药物应用护理

韩友春　李峥　张晓宇　主编

中国出版集团有限公司

世界图书出版公司

上海　西安　北京　广州

图书在版编目（CIP）数据

药物应用护理/韩友春，李峥，张晓宇主编.—上
海：上海世界图书出版公司，2024.2
ISBN 978-7-5232-0481-8

Ⅰ.①药… Ⅱ.①韩… ②李… ③张… Ⅲ.①药物—
应用 Ⅳ.①R97

中国国家版本馆CIP数据核字（2023）第127019号

书　名	药物应用护理	
	Yaowu Yingyong Huli	
主　编	韩友春　李　峥　张晓宇	
责任编辑	芮晴舟	
装帧设计	汤　梅　郁　悦	
插图绘制	彭　亮	
出版发行	上海世界图书出版公司	
地　址	上海市广中路88号9—10楼	
邮　编	200083	
网　址	http://www.wpcsh.com	
经　销	新华书店	
印　刷	江阴金马印刷有限公司	
开　本	787mm×1092mm　1/16	
印　张	26.5	
字　数	550千字	
版　次	2024年2月第1版　2024年2月第1次印刷	
书　号	ISBN 978-7-5232-0481-8/R·721	
定　价	76.00元	

《药物应用护理》
编写委员会

主　编： 韩友春　李　峥　张晓宇

副主编： 孙振洁　郑海艳　唐双龄

编　者：

韩友春　上海思博职业技术学院

李　峥　重庆市第五人民医院

张晓宇　上海东海职业技术学院

孙振洁　上海建桥学院

郑海艳　重庆医药高等专科学校

唐双龄　上海东海职业技术学院

王双冉　上海济光职业技术学院

安洪亮　南京梅山医院

张夏霖　上海东海职业技术学院

胡静雯　上海思博职业技术学院

高　毅　上海市第八人民医院

谢　红　重庆市第五人民医院

俞　淼　重庆市第五人民医院

上智云图 使用说明

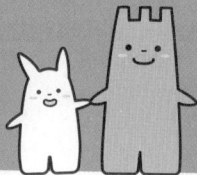

一册教材　＝　海量教学资源　＝　开放式学堂

微课视频
知识要点
名师示范
扫码即看
备课无忧

教学课件
教学课件
精美呈现
下载编辑
预习复习

在线案例
具体案例
实践分析
加深理解
拓展应用

拓展学习
课外拓展
知识延伸
强化认知
激发创造

素材文件
多样化素材
深度学习
共建共享

"上智云图"为学生个性化
定制课程，让教学更简单。

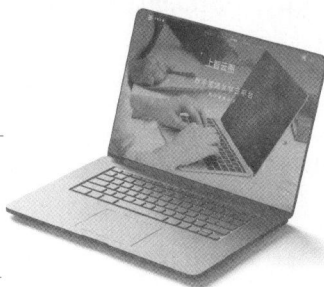

PC 端登录方式： www.SZYTU.com

详细使用说明请参见网站首页
《教师指南》《学生指南》

　　本教材是基于移动信息技术开发的智能化教材的一种探索。为了给师生提供更多增值服务，由"上智云图"提供本系列教材的所有配套资源及信息化教学相关的技术服务支持。如果您在使用过程中有任何建议或疑问，请与我们联系。

教材课件获取方式：
1. 课件下载 www.hedubook.com；
2. 上智云图 www.szytu.com；
3. 编辑邮箱 1626182826@qq.com；
4. 电话 （021）52718669。

课程兑换码

微信二维码

医学教育是卫生健康事业发展的重要基石，作为我国医学教育的重要组成部分，护理高职高专教育为我国医疗卫生行业输送了大批实用技能型人才。本人在国内外医学教育领域学习工作50年，从事护理高职高专教育20年，深感当前编写一套适应现代化、国际化人才培养需求的教材的重要性和迫切性。

2020年9月，国务院办公厅印发《关于加快医学教育创新发展的指导意见》，提出以新理念谋划医学发展、以新定位推进医学教育发展、以新内涵强化医学生培养、以新医科统领医学教育创新，同时强调要"大力发展高职护理专业教育，加大护理专业人才供给"。

为更好地适应新时期医学教育改革发展的要求，培养更多能够满足人民健康需求的高素质、实用型护理人才，上海市高职高专医药健康类专业教学指导委员会规划了护理专业"互联网+"融合型教材共26个品种，旨在更好地为护理教育事业服务，向各级医疗机构输送更多的护理专业人才。

护理专业"互联网+"融合型教材的开发背景及其特色主要表现在以下几个方面：

一、社会对护理人员素质的要求日益提高，护理专业课程备受关注。随着医疗行业的不断发展和升级，对护理人员的素质要求也越来越高，要求具备丰富的专业知识和实践技能，同时具备更高的职业素养。因此，护理专业"互联网+"融合型教材的开发是顺应时代要求的必然选择。

二、护理课程的理论与实际操作相结合，重视实践技能培养。传统的护理教育注重护理知识的掌握，但往往在实践技能培养手段方面有所不足。而护理专业"互联网+"融合型教材强调理论与实践同步，重视实践技能的培养，且教材融入了丰富的"互联网+"教学手段，使学生能够获得更加全面的护理知识和技能。

三、护理课程的国际化发展趋势，力求与国际接轨。随着国际化进程的不断推进，护理课程的国际化发展趋势也越来越明显。护理专业"互联网+"融合型教材融入了国际化教育理念，使学生的知识和技能具有更加广阔的国际视野和竞争力。

四、护理课程的多元化发展趋势，需要满足不同角色和层次的需求。新型护理类高校教材针对不同层次的学生需求，设置了不同难度和深度的知识点，更能满足学生的不同需求。

综上所述，新型护理类高校教材具备理论联系实践、国际化、多元化等特点，对于适应时代要求、提高护理人员素质、满足社会发展需求具有重要意义和价值。

总主编　沈小平

2023年6月于上海

　　为贯彻落实《国务院关于加快发展现代职业教育的决定》，护理专业被教育部、卫生部等部委列入国家紧缺人才专业，教育部对有关高等职业教育也提出了新的要求。我们始终坚持以培养医学类高级技术技能型人才为目标，积极推动教育教学改革，加快现代职业教育的发展。在上海高职高专医药健康类专业教学指导委员会医药分委会主任沈小平的倡导下，在上智云图数字出版服务平台的组织、委托下，联合上海及全国医药类高等职业教育院校及临床专业人员编写了本教材，以供护理专业学生使用。

　　《药物应用护理》是医学高等职业教育的核心课程之一，是一门在药理学基本理论指导下结合护理专业的特点指导护理工作者合理用药的课程。为防病治病提供基础理论及科学的思维方法，更好地提高学生的综合素质、解决临床工作中的实际问题，使学生能够更全面、更准确地为患者进行用药护理评估，强化岗位任务的执行能力。

　　本教材的编写立足于适应教学方法的多样化趋势、正确把握护理高职高专教学内容和教学体系的系统性、完整性及改革的方向要求。重点体现对学生素质教育和实践能力的培养，为使学生知识、素质、能力协调发展奠定良好的基础。本教材在编写过程中遵循"三基"（基本理论、基本知识、基本技能）、"五性"（科学性、先进性、启发性、创新性、适用性）的原则，力求做到突出职业教育的特点，着重介绍代表性药物的作用、用途、不良反应、注意事项、用药护理，以利于培养学生的理解能力、思维能力和在具体工作过程中解决实际问题的能力。本教材在内容上按照国家医药行业最新标准，删繁就简，突出重点，力求反映当今医药行业的现状和最新发展趋势，体现临床药物应用护理工作的严谨性、灵活性，既符合药物应用护理学科未来发展的需要，也便于教师讲授和学生自学。

　　本教材第1、2、16章由韩友春编写；第3、4章由高毅编写；第5、6、7、8章由胡静雯编写；第9、10、11、12章由张晓宇编写；第13、14、15、17章由孙振洁编写；第18、19、20、21章由唐双龄编写；第23、24、25、26章由郑海艳编写；第27、28、29章由王双冉编写；第

30、31、32章由安洪亮编写；第22、34、35章由张夏霖编写；第33章由李峥编写；第36章由俞淼编写；第37章由谢红编写。

　　本教材在编写过程中得到了各编者所在单位领导的大力支持，上智云图数字出版服务平台对本书的编写和出版付出了辛勤的劳动，在此一并表示感谢。由于编者的水平和能力所限，加上时间仓促、经验不足，书中难免有疏漏和不当之处，恳请广大师生给予批评指正。

韩友春

2023年8月

目录
Contents

第一章
总　论

章前引言

　　药物应用护理是药理学与护理学的交叉性学科，它是以药理学理论为基础结合现代护理理论与技能，阐述护理工作中临床用药所必需的基本理论、基本知识、基本技能，从而指导护士正确实施药物治疗及护理工作，保障安全有效的应用药物的一门学科。

　　药理学是以生理学、生物化学、病理学、微生物及免疫学等为基础，为指导临床各科合理用药提供理论基础的桥梁学科，是一门重要的医学基础课程。学习时应了解和掌握药理学的基本规律（药物效应动力学和药物代谢动力学），各类药物中的代表药物及常用药物的作用、用途、不良反应、注意事项等，以指导临床合理用药。

　　药物应用护理不仅包括药物的药理作用、临床用途、不良反应、注意事项、用量用法及不良反应的防治措施等内容，还包括对用药前病情的评估、用药中患者反应的观察、用药后结果的评判及用药反应的处理。本章主要学习药物应用护理的基本理论，使学生掌握各类代表性药物的药理作用、临床应用、主要不良反应及用药护理要点等内容，以便学生更好地评估患者用药及监护患者用药反应。

1.理解药物、药理学、药物效应动力学、药物代谢动力学的概念及内容。

2.识记药物的作用、作用原理、临床应用、不良反应、用药注意事项。

3.识记药物主要不良反应与用药护理的对应关系。

思政目标

通过学习药物应用护理学专业知识，指导同学们不忘党的初心，将学习到的知识、技能奉献于我们国家的医疗卫生事业，服务于广大人民群众，做到合理用药，将药物的不良反应降到最低。

案例导入

张女士，58岁，有高血压、冠心病史。近日心前区闷痛发作频繁，伴头痛，血压145/95mmHg。医嘱：普萘洛尔10mg，3次/天。治疗两月余血压控制良好，心绞痛未再发作，患者自行停药。停药后第二天，患者心绞痛再次发作，血压150/100mmHg。

思考题

为什么患者突然停用普萘洛尔会导致血压升高、心绞痛再次发作？

第一节 概 述

一、药物、药理学、药物应用护理的概念

药物（drug）是指能对机体原有生理功能及生化过程产生影响，用于预防、治疗、诊断疾病的化学物质。

药理学（pharmacology）是研究药物与机体（包括病原体）相互作用的规律及其机制的一门科学。其内容包括：研究药物对机体的作用规律和作用机制的科学称为药物效应动力学（pharmacodynamics），简称药效学；研究机体对药物的影响，即研究药物在体内的过程，包括吸收、分布、生物转化和排泄，称为药物代谢动力学（pharmacokinetics），简称药动学。药效学和药动学在体内是同时进行并相互联系的。

药物应用护理学作为药理学与护理学的桥梁课程，是以药理学理论为基础，结合现代护理学理论与技能，指导护理工作人员如何正确实施药物合理应用及护理工作，是保障安全、有效用药的一门学科。

二、药物应用中护士的职责

在临床用药过程中，护士既是患者药物治疗的实施者，也是患者药物治疗的监护人，因此，护士对药物应用护理的理论和技能的掌握程度至关重要。在用药护理过程中，护士应注意以下几个方面。

（一）用药前

1.对患者进行护理评估　了解患者病史，观察症状、体征，了解病情与医生的诊断，药物用途是否与患者疾病相适应。了解用药史，包括近期使用过和现在正在使用的药物及对药物的反应等，特别是禁忌证、药物过敏史。

2.熟悉药物的作用、用途、不良反应、多种药物联合应用时相互作用、禁忌证、用量用法等。

（二）用药中

1.严格执行"三查七对"制度和程序　三查是指操作前查、操作中查、操作后查，七对是指对床号、对姓名、对药名、对剂量、对时间、对浓度、对用法；并在用药前注意检查药物制剂的外观、有效期等。

2.注意观察药物的疗效、不良反应　询问、评估者有无与所用药物的相关反应，如发生过敏性休克，应及时向患者解释并报告医生，采取临时性护理措施，同时做好记录。

3.用药宣教　多与患者沟通，根据用药目的指导患者及其家属配合正确使用药物及某些食物可能对药物的影响，增强患者对于我不良反应和药源性疾病的防范意识。

（三）用药后

继续观察患者对药物的反应、病情的变化，发现异常反应时尽快报告医生，以查明原因，调整剂量或更换药物。确保用药的安全性、有效性。

第二节　药物效应动力学

一、药物的基本作用

药物引起的初始反应称为药物作用。药理效应是药物作用引起的机体功能或形态变化。药物作用是动因，药理效应是结果。

药物的基本作用是指药物对机体原有功能活动的调节作用。药物使原有功能活动增强的作用称为兴奋作用，如使腺体分泌增多、脉搏加快、酶活性增强等。药物使原有功能活动减弱的作用称为抑制作用，如肌肉松弛、腺体分泌减少、酶活性降低等。在一定条件下，药物的兴奋和抑制作用可相互转化，如中枢神经兴奋过度时，可出现惊厥，长时间的惊厥又会转为衰竭性抑制，甚至死亡。有些药物的兴奋和抑制作用并不是单一出现的，在同一机体内药物对不同的器官可以产生不同的作用，如肾上腺素对心脏呈现兴奋作用，而对支气管平滑肌则呈现舒张作用。

二、药物作用的主要类型

（一）局部作用与吸收作用

局部作用：是指药物被吸收入血之前，在用药局部所产生的作用，如碘酊和酒精的皮肤消毒作用、局部麻醉药的局部麻醉作用。吸收作用：是指药物进入血液循环后，随血流分布到全身各组织器官所呈现的作用，如卡托普利的降血压作用、阿司匹林的解热镇痛作用。

（二）选择作用和普遍细胞作用

选择作用：多数药物在一定剂量下，对某组织或器官产生明显的作用，而对其他组织或器官的作用不明显或无作用，此称为药物的选择作用。如治疗量的地高辛对心脏的作用。

药物的选择作用：是临床选择用药的基础，大多数药物都有各自的选择作用，在临床选择用药时，尽可能选用那些选择性高的药物。但药物选择性一般是相对的，这与药物剂量有关。选择作用的特点，随着给药剂量的增加，其作用范围逐渐扩大，选择性则逐渐降低，如尼克刹米在治疗剂量时可选择性兴奋延髓呼吸中枢，剂量过大时，可广泛兴奋中枢神经系统，甚至引起惊厥。所以，临床用药时，既要考虑药物的选择作用，还应考虑用药剂量。

普遍细胞作用：与选择作用相反，有的药物对机体的各种组织细胞均产生类似的作用，如影响组织细胞的代谢，甚至引起细胞原生质变性，这种作用称为普遍细胞作用，又称为原生质毒。如酚、甲醛等可使蛋白质变性，因而不能用于体内，仅作为消毒防腐药用于杀灭体外的病原微生物。

（三）直接作用与间接作用

药物直接作用于组织或器官引起的效应称为直接作用，也称原发作用；而由直接作用引发的其他作用称为间接作用，又称继发作用。如强心苷能选择性地作用于心肌，使心肌收缩力增强，增加衰竭心脏的排出量，此作用为强心苷的直接作用。在增强心肌收缩力、增加心排出量的同时，可反射性提高迷走神经的兴奋性，使心率减慢，此作用为强心苷的间接作用。

（四）药物作用的两重性

药物既有防治疾病的作用，也可给患者带来不适和危害，故药物作用具有两重性。

1.防治作用　凡符合用药目的或能达到防治疾病效果的作用，称为防治作用。根据治疗目的不同可分为以下几点。

（1）预防作用：用药目的在于预防疾病的发生。如接种疫苗预防疾病的发生、使用维生素D预防佝偻病等。

（2）对因治疗：用药目的在于消除原发致病因子，也称治本。如抗生素抑制或杀灭体内致病微生物，消除病因，起到防治疾病的作用。

（3）对症治疗：用药目的在于改善疾病症状或减轻患者痛苦，也称治标。如应用解热镇痛药可使高热的患者体温降至正常，起到缓解症状作用。

一般来说，对因治疗比对症治疗更为重要，但在某些情况下对症治疗也是必不可少的，如对病因未阐明暂时无法根治的疾病，或治疗某些诊断未明的危重急症如休克、高热、疼痛、惊厥、心力衰竭时，对症治疗比对因治疗更为迫切，这对维持重要的生命指征，为对因治疗赢得时间非常重要。因此，临床药物治疗时，应根据患者的具体情况，遵循"急则治其标，缓则治其本，标本兼治"的原则。

2.不良反应　凡不符合用药目的并给患者带来病苦或有害的反应称为不良反应。少数较严重的不良反应较难恢复，称为药源性疾病，例如注射庆大霉素引起的神经性耳聋，肼屈嗪引起的红斑性狼疮等。多数不良反应是药物固有的效应，且与药物剂量有关，因此是可以预知的。

（1）副作用：是指药物在治疗剂量时所产生的与治疗目的无关的作用。产生副作用的药理基础是药物选择性低，作用范围广。如麻黄碱在解除支气管哮喘的同时，也兴奋中枢神经系统，并引起失眠。为了减轻或避免不良反应的发生，可同时应用与副作用相反的药物，如麻黄碱和镇静催眠药物配伍。副作用是在治疗剂量下发生的，是药物自身固有的作用，多数较轻微且可预知。

治疗作用和副作用是可以互相转化的，如阿托品有松弛平滑和抑制腺体的分泌作用，用于胃肠绞痛时，松弛平滑肌的作用为治疗作用，而抑制唾液腺分泌引起口干则为副作用，反之用其作麻醉前给药时，其抑制腺体分泌作用则为治疗作用。松弛平滑肌的作用为副作用。

（2）毒性反应：是指用药剂量过大，用药时间过长或机体对药物敏感性过高而引起的对机体危害性反应。一般是可以预知的，也是可以避免的。如应用肝素过量引起自发性出血、组织渗血，可用鱼精蛋白对抗。

毒性反应还可根据中毒症状发生的快慢，分为急性毒性、慢性毒性，前者是指一次或突然使用过量，立即引起危及机体、生命机能的严重反应。如强心苷过量致心脏中毒，严重时可以致死。后者由于反复长时间用药，进入体内的药量超过排出的量所引起。如应用药物引起的肝、肾损害。致癌、致畸胎、致突变反应（又称三致反应）也属于慢性毒性范畴。

（3）变态反应：指少数人对药物的一种特殊反应，是免疫反应的一种特殊表现也称过敏反应。当药物作为抗原或半抗原初次进入体内，刺激免疫机制产生抗体。当药物再次进入机体内，抗原与抗体结合形成抗原抗体复合物，导致组织细胞损伤或功能紊乱，称为变态反应。各药临床表现不同，个体差异很大，且反应与用药剂量无关，不易预知。常见的变态反应有皮疹、发热、血管神经性水肿、支气管平滑肌痉挛、肠痉挛、血管扩张、血压下降。严重的引起过敏性休克。预防药物变态反应，应询问过敏史，有些药物用药前要做皮肤过敏试验。

（4）特异质反应：少数特异体质患者对某些药物特别敏感，反应严重程度与剂量成正比例。这种反应不是免疫反应，是先天遗传异常所致的反应，如先天性缺乏6-磷酸葡萄糖脱氢酶者应用伯氨喹引起的溶血反应等。

（5）后遗效应：指停药后血药浓度已降至阈浓度以下时残存的药理效应。如服用长时类巴比妥药物后，次晨出现乏力、困倦现象；长期应用肾上腺皮质激素停药后引起肾上腺皮质功能低下等。

（6）继发反应：是指应用药物治疗疾病而造成的不良后果，如长期应用广谱抗生素时，体内敏感细菌被抑制、不敏感细菌大量繁殖，可致白假丝酵母菌（白念珠菌）或抗药葡萄球菌等继发感染发生。

（7）停药反应：是指突然停药后原有疾病加剧，如长期应用可乐定降压药，停药次日血压将明显回升。

（8）药物依赖性：分为精神依赖性和身体依赖性。①精神依赖性：又称为心理依赖性或习惯性，是指连续用药突然停药，产生继续用药的强烈欲望，并产生强迫性用药行为，以求获得满足或避免不适。易产生精神依赖性的药物被称为"精神药品"，如催眠药等。②身体依赖性：又称为生理依赖性或成瘾性，是指反复用药后，一旦停药就会出现戒断症状，表现为烦躁不安、流泪、出汗、疼痛、恶心、呕吐、惊厥等，甚至危及生命。易产生身体依赖性的药物有吗啡、哌替啶等，被称为"麻醉药品"。身体依赖者为求得继续用药，可不择手段，甚至丧失道德人格。对此，根据我国《麻醉药品和精神药品管理条例》（2016修订），对麻醉药品的保管和使用等均有严格的规定，凡接触"麻醉药品"的医、护、药工作者，均需严格遵守。药物依赖性产生后，不但影响用药者的身体健康，还可带来社会危害，临床应用时需特别慎重，以防滥用造成严重后果。

三、药物的作用机制

药物与机体生物大分子之间相互作用所引起的机体生理、生化功能及病理现象的变化称为药物作用。药物与机体生物大分子之间相互作用的过程称为药物作用机制（即药物作用原理）。明确药物作用机制，有助于理解药物的作用和不良反应的本质，从而为提高药物疗效和避免或减少不良反应，合理用药，安全用药提供理论依据。由于药物种类繁多、机体的生理生化功能又十分复杂，药物作用机制也具有多样性，但基本可以归纳如下几方面。

（一）药物通过受体发挥作用

1.受体　受体是存在于细胞膜或细胞内，能选择性的与某些化学物质相结合，产生生理或药理效应的蛋白质。依据受体存在的部位，可分为：

（1）细胞膜受体：如乙酰胆碱、肾上腺素、多巴胺等物质的受体。

（2）细胞浆受体：如肾上腺皮质激素、性激素等物质的受体。

各种受体在体内有特定的分布部位和功能，有些组织细胞可同时存在多种受体，如心肌细胞同时存在乙酰胆碱受体、肾上腺素受体和组胺受体等。

2.配体　能与受体特异性结合的物质称为配体。配体可分为内源性、外源性两类，前者如神经递质、激素、自体活性物质，后者为一些外源性药物、毒物等。配体与受体结合形成复合物后，引起细胞内生理生化代谢的改变，从而引起生物效应。

3.受点　受体可由一个和数个亚基组成，其分子上只有某些立体构形或活性基团能识别、结合其配体，这些结合点称为受点，即配体的结合点。

4.受体的特性

（1）特异性：受体对其配体具有相对特异性识别能力，能与其结构相适应的配体特异性结合。

（2）敏感性：受体只需与很低浓度的配体结合就能产生显著的效应。

（3）饱和性：因受体的数量是一定的，当配体达到一定浓度时，其最大结合值不再随配体浓度增加而增大。因此，受体与配体的结合具有饱和性，作用于同一受体的配体之间存在竞争结合现象。

（4）可逆性：受体与配体的结合是可逆的，配体受体复合物可以解离，且配体与受体的结合可被其他配体置换。

（5）多样性：同一类型受体可广泛分布在不同的组织、细胞而产生不同的效应。受体的多样性是受体亚型分类的基础。

5.药物通过受体发挥作用的条件　药物与受体结合引起生物效应，尚需具备两个条件：即亲和力（药物与受体结合的能力）和内在活性（药物兴奋受体的能力）。据此将与受体结合呈

7

现作用的药物分为以下三类。

（1）受体激动药：指对受体既有亲和力，也有内在活性的药物。如肾上腺素，可激动β受体呈现兴奋心脏和扩张支气管的作用。

（2）受体拮抗药：指对受体只有亲和力，而没有内在活性的药物。与受体结合后，阻碍激动药（或内源性配体）与受体的结合。如普萘洛尔为β受体拮抗药，可与肾上腺素竞争与β受体的结合，呈现对抗肾上腺素的作用。

（3）受体部分激动药：指与受体虽具有亲和力，但仅有较弱的内在活性，故单独应用时可产生较弱激动受体的效应，与激动药合用时，则呈现对抗激动药的作用的药物。所以部分激动药具有激动药与拮抗药的双重特性。如喷他佐辛（镇痛新）即属此类。

6.受体类型

（1）离子通道耦联受体：该类受体直接操纵离子通道的开关，调控细胞内外离子的流动。药物与之结合可激动受体，影响膜离子通道，改变离子的跨膜转运，导致膜电位或细胞内离子浓度的变化而产生效应。如N胆碱受体、谷氨酸受体等。

（2）G蛋白受体耦联受体：该类受体胞内部分结合着鸟苷酸结合调节蛋白（G蛋白），G蛋白有多种亚型，形成G蛋白家族，具有信号转导功能。激动药与受体结合通过激活G蛋白，可将信息传递至细胞内。如肾上腺素、多巴胺及阿片受体等。

（3）与酶耦联受体：该类受体具有酪氨酸激酶活性，能促其本身酪氨酸残基自我磷酸化而增强此酶活性，再催化细胞内各种底物蛋白磷酸化，从而将细胞外信息传递到细胞内。如胰岛素受体等。

（4）细胞内受体：该类受体被激动后可通过转录而促进一些活性蛋白的合成。如细胞浆内的甾体激素受体、细胞核内的甲状腺素受体等。

7.受体激动后信号的转导　　受体在识别相应配体并与之结合后，细胞内第二信使如环磷酸腺苷（cAMP）、环磷酸鸟苷（cGMP）、钙离子（Ca^{2+}）、肌醇磷脂等物质增加，参与细胞的各种生物调控过程，将获得的信息增强、分化、整合并传递给效应器细胞，才能发挥特定的生理功能或药理效应。

8.受体的调节　　受体的数量、亲合力、内在活性等，可受生理、病理、药理等因素的影响而发生改变。若长期应用受体激动药，可使相应受体数目减少，称为向下调节，从而使药物作用减弱，成为某些药物产生耐受性的原因。若长期应用受体拮抗药，可使相应受体数目增多，称为向上调节，这是造成某些药物突然停药后出现反跳现象的原因，临床用药时应予注意。

（二）药物的其他作用机制

药物还可通过以下机制呈现作用：①改变某些酶的活性，如阿司匹林抑制前列腺素合成酶的活性。②参与或干扰机体的代谢过程，如铁制剂、激素类药物。③影响生物膜的通透性或离子通道，如硝苯地平阻滞Ca^{2+}通道。④改变理化环境，如甘露醇提高血浆渗透压、碳酸氢钠中和胃酸等。⑤影响递质释放或激素分泌，如麻黄碱促进去甲肾上腺素递质的释放等。

第三节　药物代谢动力学

药物代谢动力学（pharmacokinetics），简称药代动力学或药动学。是研究药物的体内过程及体内药物浓度随时间变化规律的一门科学。即研究体内药物浓度的变化过程，从而阐明药物吸收、分布、生物转化和排泄的特点，为临床制定合理的用药方案提供依据。

一、药物的跨膜转运

药物通过生物膜的过程称为药物的跨膜转运。药物在体内的转运如吸收、分布、排泄均需通过细胞的生物膜，药物通过生物膜的过程，主要有被动转运和主动转运两种方式。

（一）被动转运

药物由高浓度一侧向低浓度一侧转运，为不消耗化学能的顺浓度差转运，其转运的速度与膜两侧浓度差成正比，浓度梯度越大，药物转运的速度越快。被动转运有以下几种类型。

1.简单扩散　又称脂溶扩散。药物因其脂溶性溶解于细胞膜脂质层，以膜两侧的药物浓度差透过细胞膜，扩散至低浓度侧。其特点为：不需要载体、不消耗化学能、转运无饱和现象、不同药物之间无竞争抑制现象、当膜两侧浓度达平衡时净转运停止。影响简单扩散的因素主要有：药物的溶解度、解离度、极性大小和脂溶性高低等。因大多数药物呈弱酸性或弱碱性，在溶液中一定的pH环境下可发生解离，故药物在体液中常以解离型和非解离型两种形式存在。非解离型药物极性小，脂溶性较高，易于跨膜转运；而解离型药物极性高，脂溶性较低则不易跨膜转运。因此，当溶液中pH发生改变时可影响药物的跨膜转运。多数药物以此种方式转运。

2.膜孔扩散　又称滤过，小分子水溶性药物可通过细胞膜的膜孔扩散。其受流体静压和渗透压的影响。毛细血管壁的膜孔较大，有些药物易通过；细胞膜的膜孔较小，只有小分子药物可以通过。

3.易化扩散　包括不耗能的载体转运和离子通道转运。前者的转运受膜两侧浓度差影响，如不溶于脂质的药物，如葡萄糖、氨基酸、核苷酸等，依赖细胞膜上的特定载体进行不耗能的顺浓度差转运。其特点是：①载体具有高度特异性。②有饱和现象和竞争性抑制现象。后者的转运受膜两侧电位差的影响，如Na^+、K^+、Ca^{2+}等，可经细胞膜上特定通道，由高浓度侧向低浓度侧转运，也属于易化扩散。

（二）主动转运

为耗能的逆浓度差转运。其特点是：①需要载体协助，药物与载体结合后，将药物由低浓度侧转向高浓度侧。②消耗能量。③载体对药物有高度特异性。④有饱和现象和竞争性抑制现象。如甲状腺细胞膜上的碘泵，可将碘主动转运至细胞内；肾小管上皮细胞主动转运系统可将青霉素转运至肾小管管腔由尿排出。

二、药物的吸收

药物从给药部位进入血液循环的过程称为吸收。药物只有经吸收后才能发挥全身作用。吸收的快慢、多少，直接影响血药浓度的高低、作用呈现的快慢、强弱。吸收快而完全的药物显效快、作用强，反之则显效慢、作用弱。

（一）吸收部位及特点

1.消化道的吸收　①口服给药：这是最常用的给药方法。由于胃的吸收面积较小，排空较快，所以药物在胃的吸收较少，除少部分弱酸性药物如阿司匹林等，可在胃内部分吸收外，绝大多数弱酸和弱碱性药物主要在肠道吸收，小肠具有吸收面积大、血流丰富、小肠液是弱碱性的液体（pH约7.6）等特点，适合于大多数药物的溶解和吸收。由胃肠道吸收的药物，经门静脉进入肝脏，有些药物在首次通过肠黏膜及肝脏时部分被代谢，使进入体循环的药量减少、药效降低，这种现象被称为首关消除（first pass elimination）。首关消除较多的药物不宜口服给药，如硝酸甘油口服后约90%被首关消除。②舌下给药：舌下黏膜血流丰富，但吸收面积较小，适用于脂溶性较高、用量较小的药物。此法吸收迅速，给药方便，且可避免首关消除。③直肠给药：药物经肛门灌肠或使用栓剂置入直肠，由直肠黏膜吸收，起效快，也可避开首关消除。

2.皮下或肌肉组织的吸收　皮下或肌内注射后，药物通过毛细血管进入血液循环，其吸收速度主要与局部组织血流量及药物制剂有关。由于肌肉组织血流量较皮下组织丰富，故肌内注射比皮下注射吸收快。当休克时，因周围循环不良，皮下和肌内注射吸收速度均明显减慢，需静脉注射才能达到急救的目的。

3.皮肤、黏膜和肺泡的吸收　完整的皮肤吸收能力很差，外用药物时因皮脂腺的分泌物覆盖在皮肤表面，可阻止水溶性药物的吸收，外用药物主要发挥局部作用，皮肤角质层可使部分脂溶性高的药物通过。黏膜给药除前述的舌下和直肠给药外，尚有鼻黏膜给药，如安乃近滴鼻用于小儿高热等。肺泡表面积较大且血流丰富，气体、挥发性液体和气雾剂等均可通过肺泡壁而被迅速吸收。

（二）影响药物吸收的因素

影响药物吸收的因素较多，除上述给药途径外，尚与以下因素有关。

1.药物的理化性质　一般来说药物分子小、脂溶性高、溶解度大，易被吸收；反之则难以吸收。

2.药物的剂型　不同的剂型其吸收速度是不同的。口服给药时，液体制剂较片剂或胶囊剂等固体制剂吸收快。皮下或肌内注射时，药物的水溶液吸收迅速，而混悬剂和油制剂在注射部位吸收较慢，故显效慢，作用维持时间长。同一种药物的不同剂型、不同的赋型剂、不同批号、不同厂家生产的药物，其生物利用度不同，吸收率不同。因此在使用药物时应考虑药物的生物利用度。

3.吸收环境　　口服给药时，胃的排空速度、肠蠕动的快慢、pH、肠内容物的多少和性质均可影响药物的吸收。如胃排空延缓、肠蠕动过快或肠内容物过多等均不利于药物的吸收。

三、药物的分布

药物被吸收后，随血液到达各组织器官的过程称为分布。药物在体内的分布是不均匀的，有些组织器官分布浓度较高，有些组织器官分布浓度较低，所以药物的分布与药物的作用是相关的。因此影响药物分布的因素可影响药物的作用。影响药物分布的因素主要有以下几个方面。

（一）体液的pH与药物的理化性质

生理情况下细胞内液pH约为7.0，细胞外液pH为7.4。弱碱性药物在细胞外解离少，易扩散进入细胞内液；弱酸性药物则相反，在细胞外液浓度高。如果改变体液pH，则可影响药物的分布。如用碳酸氢钠碱化血液及尿液，可促使苯巴比妥等酸性药物从组织向血浆转移、减少在肾小管的吸收，从而加速酸性药物从尿中排出，用于解救药物中毒。此外，脂溶性或水溶性小分子药物易通过毛细血管壁，由血液分布到组织；水溶性大分子药物难以透出血管壁进入组织，如甘露醇由于分子较大，不易透出血管壁，故静脉滴注后，可提高血浆渗透压，使组织脱水。

（二）药物与血浆蛋白结合

在治疗量时药物与血浆蛋白结合的百分率，表示该药与血浆蛋白结合的程度。多数药物进入血液循环后，可不同程度地与血浆蛋白结合，药物与血浆蛋白结合率是决定药物在体内分布的重要因素，药物与血浆蛋白结合具有以下特点：①结合是可逆的。②暂时失去药理活性。③由于分子体积增大，不易透出血管壁，限制了其转运。④药物之间具有竞争蛋白结合的置换现象。血浆蛋白结合率高的药物显效慢、作用持续时间长，反之显效快、维持时间短。结合率高的药物可影响结合率低的药物作用，使后者游离浓度增高，其作用、毒性增加。

（三）药物与组织的亲和力

有些药物对某些组织有特殊的亲和力，因此导致了药物在不同组织中呈现不均匀的分布。氯喹在肝、脾、肾、肺中的浓度高于血浆浓度达200～700倍。碘在甲状腺中的浓度比血浆中浓度高约25倍。

（四）血脑屏障与胎盘屏障

血脑屏障是指血液与脑细胞、血液与脑脊液、脑脊液与脑细胞之间3种屏障的总称。脑毛细血管内皮细胞间紧密联接，基底膜外还有一层星状细胞包围，使许多分子较大、极性高的药物不能穿过血脑屏障，所以不易进入脑组织。故脑脊液中药物浓度总是低于血浆浓度，这是大脑的自我保护机制。但当脑膜发生炎症时，血脑屏障的通透性增加，使某些药物进入脑脊液中的量增多，如青霉素在脑膜炎患者的脑脊液中可达有效浓度。胎盘屏障是胎盘绒毛与子宫血窦之间的屏障，由于母亲与胎儿间交换营养成分与代谢废物的需要，其通透性与一般毛细血管无显著差别，几乎所有药物都能通过胎盘进入胎儿体内。胎儿血液和组织内的药物浓度通常和母亲的血浆药物浓度相似。某些药物对胎儿发育有损害，故妊娠期间禁用或慎用。

四、药物的生物转化

药物在体内发生的化学变化称为生物转化或代谢。大多数药物经生物转化后失去药理活性，故称为灭活。但有的药物如地西泮、水合氯醛等，其代谢产物仍具有药理活性；少数药物如环磷酰胺等，只有经过生物转化才具有药理活性；也有的药物如青霉素等，不经生物转化，而是以原形由肾排泄。肝脏是药物代谢的主要器官，其次是肠、肾、肺和血浆等。药物在肝脏代谢时受肝功能影响，肝功能不全时可使经肝代谢的药物在体内蓄积。代谢与排泄统称为药物的消除过程。

（一）药物代谢方式

药物在体内代谢可分为两个时相，包括4种方式。Ⅰ相反应包括有氧化、还原、水解，可使多数药物被灭活，但可使少数药物被活化。Ⅱ相反应为结合反应，使药物或Ⅰ相反应后的产物与体内的葡萄糖醛酸、硫酸、甘氨酸、乙酰基、甲基等结合，使药物的药理活性减弱或消失、水溶性和极性增加，易于排出。

（二）药酶

药物进行生物转化有赖于酶的催化，促进药物代谢的酶，可分为两大类：一类为特异性酶，其催化特定的底物，如胆碱酯酶选择性代谢乙酰胆碱；另一类为非特异性酶，一般指肝脏微粒体混合功能酶系统，此酶系统可代谢数百种化合物，由于存在于肝细胞的内质网，故又称为肝药酶或药酶。肝药酶的活性和数量个体差异性较大，受遗传因素、年龄、营养、病理状态及药物作用的影响。

（三）药酶的诱导剂与抑制剂

能使肝药酶活性增强或合成增多的药物称为药酶诱导剂，如苯妥英钠、利福平等，能使在肝脏代谢的药物消除加快，药效减弱；能使肝药酶活性减弱或合成减少的药物称为药酶抑制剂，如异烟肼、氯霉素等，能使在肝脏代谢的药物消除减慢，药效增强。

五、药物的排泄

药物从体内以原形或代谢产物被排出体外的过程，称为药物的排泄。排泄是药物自机体消除的重要方式，肾是主要的排泄器官，胆道、肠道、肺、乳腺、唾液腺、汗腺、泪腺及胃等也可排泄某些药物。

（一）肾排泄

药物及其代谢产物经肾排泄的方式主要是肾小球滤过，其次是肾小管的分泌。当肾功能不全时，药物排泄速度减慢。有些药物经肾小球滤过后，又有部分被肾小管重吸收，重吸收量的多少，与药物的脂溶性、尿量和尿液pH有关。脂溶性高的药物重吸收较多，水溶性药物重吸收较少；尿量增多，尿液中药物浓度降低，重吸收减少；尿液pH能影响药物的解离度，因而也影响药物在远曲小管的重吸收，弱酸性药物在碱性尿液中解离增多，重吸收减少；在酸性尿液中解离减少，重吸收增多。弱碱性药物与之相反。利用这一规律可改变药物的排泄速度，如弱酸性药物巴比妥类中毒时，静脉滴注碳酸氢钠以碱化尿液，促进巴比妥类药物的解离，以加快排泄，达到解救中毒的目的。

药物在肾小管内随尿液的浓缩其浓度逐渐升高，有的药物如链霉素，在肾小管内浓度可比血液中浓度高几十倍，有利于泌尿道感染的治疗，但也增加了对肾的毒性作用；有的药物可在肾小管内析出结晶，引起肾损害。故肾功能不全时，应禁用或慎用对肾脏有损害的药物。

有些药物由肾小管主动分泌排泄，相互间有竞争性抑制现象，如青霉素和丙磺舒。

（二）胆汁排泄

有的药物及其代谢产物可经胆汁排泄进入肠道，随粪便排出。药物经胆汁排泄时在肠道内再次被吸收经肝进入血液循环，这种肝、胆汁、小肠间的循环称为肝肠循环。进入肝肠循环药物的量越多，其排泄愈慢，作用维持时间愈长。不同的药物肝肠循环的比例不同，当阻断肝肠循环时可加速药物的排泄。如消胆胺可阻断洋地黄毒苷的肝肠循环，是后者中毒解救的措施之一。当经胆汁排泄的药物浓度较高时，可用于胆道疾病的治疗。如多西环素、红霉素、四环素等，因在胆汁中的浓度较高，有利于胆道感染的治疗。

（三）其他排泄途径

有的药物经乳汁排泄，可对乳儿产生影响，故哺乳期妇女用药应予注意，少数药物也可经唾液腺和汗腺排泄。

六、药物代谢动力学的基本参数及概念

（一）时量曲线

药物效应的强度与作用部位的药物浓度成比例，作用部位的药物浓度虽然不易测定，但大多数药物在血浆中的浓度，常可反映作用部位的药物浓度变化，为了观察给药后血药浓度的改变，常以血药浓度为纵坐标，时间为横坐标作图，即为时量曲线，从单次非静脉给药后时量曲线（图1-3-1），可以看出药物的体内过程对血浆浓度变化的影响。曲线升段反映药物吸收与分布过程，其坡度反映该过程的速度。坡度陡坡，则药物吸收快、分布慢。曲线的峰值反映给药后所达到的最高血药浓度。曲线降段反映药物的消除速度，坡度陡跌，消除快、坡度平，则消除慢。当然，药物吸收时消除过程已经开始，同样，血浓度达高峰时吸收也未完全停止，只是在曲线升段时，吸收超过消除；在曲线降段时，消除快于吸收；峰浓度时表示药物的吸收与消除速度相等。若将时量曲线纵坐标的血药浓度改为药物效应时，可得到"时效曲线"（图1-3-2）。由于血药浓度与药物效应呈正相关，时效曲线的形态和意义也与时量曲线相

似。曲线下面积（area under curve，AUC）是坐标轴与时量曲线围成的面积。AUC反映进入体循环药物的相对量，与吸收进入血液循环的药物相对累积量成比例。

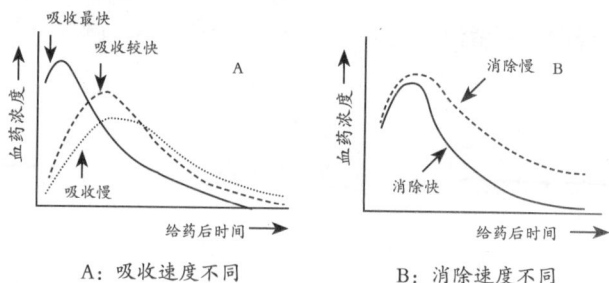

A：吸收速度不同   B：消除速度不同

图1-3-1 单次非静脉给药的时量曲线

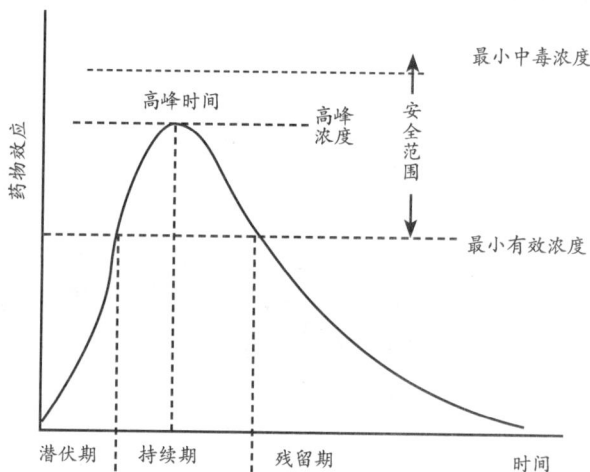

图1-3-2 单次非静脉给药的时效曲线

（二）生物利用度（bioavailability）

指非血管给药时，药物实际被吸收进入血液循环的药量占所给总药量的百分率，常用F表示：

$$F=A/D\times100\%$$

A为进入血液循环的药量；D为实际给药总量，通常用血管内给药所得时量曲线下面积表示。药物静脉注射全部进入血液循环，F值为100%。以口服药物为例，其绝对和相对生物利用度计算公式：

$$绝对生物利用度（\%）=\frac{口服等量药物后\ AUC}{静脉注射定量药物后\ AUC}\times100\%$$

$$相对生物利用度（\%）=\frac{待测制剂\ AUC}{标准制剂\ AUC}\times100\%$$

生物利用度是评价药物吸收率、药物制剂质量或生物等效性的一个重要指标；绝对生物利用度可用于评价同一药物不同途径给药的吸收程度；相对生物利用度可用于评价药物剂型对吸收率的影响，可以反映不同厂家同一种制剂或同一厂家的不同批号药品的吸收情况。

（三）表观分布容积（apparent volume of distribution，V_d）

指理论上药物均匀分布应占有的体液容积。它不是指药物在体内占有的真实体液容积，所以称为表观分布容积。通过它可以了解药物在体内分布情况，如分布的范围大小、与组织的结合程度的高低等。V_d大小取决于药物脂溶性和药物与组织的亲和力。如一个70kg体重的正常人，V_d在5L左右时表示药物大部分分布于血浆；V_d=10~20L时则分布于全身体液中；V_d>40L时表示药物分布到组织器官中；V_d>100L时表示药物集中分布到某器官内和组织内。一般来说，V_d越小药物排泄越快，在体内存留时间越短；V_d越大药物排泄越慢，在体内存留时间越长。

（四）药物半减期（half-life，$t_{1/2}$）

指血浆药物浓度下降一半所需要的时间。反映了药物在体内的消除速度，由于多数药物是按恒比方式消除，其半减期是固定的。一次给药后，经过5个半减期，血中药物浓度消除约97%，可以认为药物已基本消除。临床采用口服或肌内注射多次给药时，常以半减期为给药间隔时间，以维持体内相对稳定的有效浓度，如每隔1个半减期重复恒量给药1次，体内药量将逐渐累积，给药5次后（即经5个半减期），基本达到稳态血药浓度，称为稳态血浓度。此时药物的吸收量与消除量几乎相等。由于达到稳态血药浓度越早，药物的疗效出现越快，所以，当病情需要药物迅速显效时，可采用首次剂量加倍的方法，即可在第一个半减期内达到稳态血药浓度的水平，以后每次给常用量，予以维持，首次加倍的剂量称为负荷剂量。如磺胺甲噁唑的半减期约为10小时。每日2次给药，首次加倍，以使在第一个半减期内达到稳态有效浓度。

肝、肾功能不全时，药物半减期可明显延长，易发生蓄积中毒，应予注意。

（五）药物的消除

药物经生物转化和排泄，使药理活性逐渐消失的过程称为消除。药物在体内的消除主要有两种类型。

1.恒比消除　又称一级动力学消除。是指药物在单位时间内按恒定比例进行消除，使血药浓度逐渐降低，大多数药物的消除属于这一类型。血中药物消除速率与血浓度成正比，即血浓度高单位时间内消除的药量多；当血浓度降低后，药物消除速率也成比例下降。说明机体消除功能正常，体内药量没有超过机体的最大消除能力，大多数药物在治疗量时的消除属于恒比消除。其特点为$t_{1/2}$是不变的。

2.恒量消除　又称零级动力学消除。是指药物在单位时间内按恒定数量进行消除，即每单位时间内消除的药量相等。当用药量过大时，血液药物浓度超过机体消除能力的极限时，机体只能以恒定的最大速率使药物自体内消除，待血药浓度下降到低于机体的最大消除能力时，又可转化为恒比消除。其特点为$t_{1/2}$可随血药浓度的不同而发生变化。

第四节　影响药物作用的因素

药物作用的性质和强弱受多种因素的影响，除前述的影响因素外，还与以下几个方面有关。

一、机体方面的因素

（一）年龄与体重

一般所说的剂量是指18～60岁成年人用药的平均剂量。老年人由于各器官功能逐渐减退，特别是肝、肾功能逐渐减退，对药物的代谢和排泄能力降低，对药物的耐受性较差，用药剂量一般为成人的3/4。在敏感性方面，老年人与成年人也有不同。

小儿用药首先要考虑体重的差异，通常可按体重比例折算剂量，除体重差异外，小儿正处在生长发育时期，各器官的功能发育尚未完善，对药物的代谢及排泄能力差，对药物的反应性与成人也不完全相同。

（二）性别

性别对药物反应无明显差别，但妇女有月经、妊娠、哺乳等生理特点，用药时应予注意。月经期应避免使用作用强烈的泻药和抗凝药，以免月经过多。妊娠期，特别在妊娠早期，避免使用可能引起胎儿畸形或流产的药物。哺乳期妇女应注意药物可否进入乳汁，对乳儿产生影响。

（三）个体差异

大多数人对药物的反应是相似的。但少部分人，在年龄、性别、体重相同的情况下，使用相同剂量的同一种药物，在两个以上的个体中所产生的不同反应，称为个体差异。既有量差异也有质的差异，前者如高敏性和耐受性，后者如变态反应和特异质反应。患者对某些药物特别敏感，应用较小剂量即可产生较强的作用，称为高敏性。与此相反，对药物的敏感性较低，必须应用较大剂量方可呈现应有的治疗作用，称为耐受性（耐受性又可分为先天耐受性和后天耐受性）。量差异通过调整剂量可以继续使用该药物，但质差异的人不能再使用该药物。个体差异产生的原因除后天耐受性外其他多与遗传因素有关。

（四）病理状态

机体不同的病理状态对药物的反应性是不同的。如阿司匹林的解热作用，只能使发热患者体温降低，而对正常体温无影响；有机磷农药中毒患者对阿托品的耐受性增强，用量可大于极量规定的范围；肝、肾功能不全患者，药物的作用和半减期将发生改变等。

（五）心理精神因素

患者的精神因素和思想情绪往往会影响药物的疗效。如情绪激动可使血压升高，亦可引起失眠；暗示对癔症和心理障碍性疾病有较明显的治疗作用；由于心理作用，患者服用无药理活性的安慰剂对许多病症均可产生一定的效果。医护人员在接诊患者时应态度和蔼、关爱、尊重患者，与患者建立起良好的互信关系。应鼓励患者正确对待疾病，树立战胜疾病的信心，这有利于疾病的痊愈和康复，并可减轻患者的痛苦以便药物更好地发挥疗效。

二、药物方面的因素

（一）药物的化学结构

化学结构与效应之间的关系称为构效关系。构效关系有4个特点。

1.化学结构相似的药物其作用相似，如苯二氮䓬类药物均具有镇静催眠作用。

2.化学结构相似其作用相反，如维生素K与华法林化学结构相似，其分别具有促凝血和抗凝血作用。

3.旋光性不同作用不同，如左旋体奎宁为抗疟疾药，其右旋体奎尼丁则为抗心律失常药。

4.结构中含有卤族元素时，作用、毒性都增加，如氟氢可的松的抗炎及对水、代谢的影响比氢化可的松强。

（二）量效关系

剂量与效应之间的关系称为量效关系。其特点：在一定范围内，剂量越大，血药浓度越高，作用也越强，但超过一定范围，则会引起中毒，甚至死亡（图1-4-1）。因此，临床用药时应严格掌用药物剂量。在学习药物剂量对药物作用的影响时，了解有关几个量的概念是必要的。

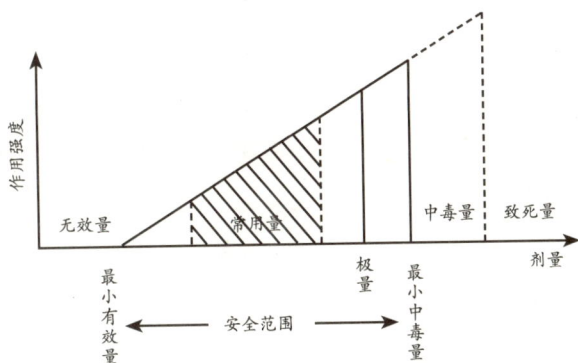

图1-4-1 剂量与作用的关系示意图

1.无效量 是指由于用药剂量过小，不出现防治作用的量。

2.最小有效量 开始出现疗效的最小剂量。

3.最大治疗量（极量） 是指出现最大治疗作用，但尚未引起毒性反应的量。极量由国家药典规定，是安全用药的极限。

4.最小中毒量 是指超过剂量，血药浓度继续升高，引起毒性反应的最小剂量。

5.治疗量和常用量 前者是指最小有效量与极量之间的量。临床为使药物疗效可靠而安全，常采用比最小有效量大，比极量小的量，即为常用量。

6.安全范围　是指最小有效量和最小中毒量之间的范围，此范围越大，药物毒性越小。

7.治疗指数　在评价药物毒性、疗效及安全性的动物实验中，常需测定半数致死量（LD$_{50}$）和半数有效量（ED$_{50}$），半数致死量与半数有效量的比值（LD$_{50}$/ED$_{50}$）称为治疗指数。治疗指数越大，安全性越大；治疗指数越小，说明治疗量与中毒量接近，毒性大。

三、给药方法方面的因素

（一）给药途径

给药途径不同，药物出现作用的快慢和强弱不同，有时甚至作用性质也不同，如硫酸镁口服呈现导泻和利胆作用，肌内注射则呈现抗惊厥、降血压作用，外用则可消肿止痛。不同给药途径出现作用的快慢顺序依次为：静注＞吸入＞舌下＞肌注＞皮下＞直肠＞口服＞皮肤给药。掌握各种给药途径对药物作用的影响，以便根据病情需要，正确选择。常用的给药途径有：①口服给药：为最常用的给药途径，简便安全，适用于大多数药物和患者。口服给药的缺点是：药物吸收较慢且不规则，易受胃肠功能、消化酶和胃肠内容物的影响，不适用于急救、昏迷和呕吐等患者。②注射给药：此法用量准确，显效较快，适用于危急和不能口服的患者或药物，但技术性操作要求较高。常用的注射方法有皮下注射、肌内注射（肌注）、静脉注射（静注）、静脉滴注（静滴）。此外尚有皮内注射、穴位注射、动脉注射、胸膜腔注射和鞘内注射等。注射用的药物制剂质量要求较高，且必须严格灭菌，用药前需仔细进行外观检查等。由于药物作用或制剂等原因，有的药物如链霉素等，只能肌内注射而不能静脉注射或静脉滴注。相反，有的药物如去甲肾上腺素等，只能静脉注射或静脉滴注而不能肌注，临床注射给药时应予注意。③吸入给药：气体或易挥发的药物可经呼吸道吸入，药物吸入后迅速产生作用。不易挥发的药物可制成气雾剂吸入或制成细粉吸入。④舌下给药：脂溶性较高用量较小的药物，可用舌下给药的方法由口腔黏膜吸收，此法具有吸收迅速和可避开首关消除的特点，但吸收面积小。⑤直肠给药：药物经肛门灌肠或使用栓剂进入直肠或结肠，虽然吸收面积不大，吸收量较口服少，但可避开首关消除。⑥皮肤和黏膜给药：外用药物时由于皮肤角质层仅可使脂溶性高的药物通过，皮脂腺的分泌物覆盖在皮肤表面，可阻止水溶性药物通过，所以完整皮肤的吸收能力很差。但脂溶性很高的药物可经皮肤吸收，如硝酸甘油。黏膜吸收能力虽比皮肤强，但除口腔黏膜外，其他部位的黏膜给药其吸收作用的治疗意义不大。

（二）给药时间和次数

给药的时间可影响药物疗效，临床用药时，需视具体药物和病情而定，如催眠药应在睡前服；助消化药需在饭前或饭时服用；驱肠虫药宜空腹或半空腹服用；有的药物如利福平等，因食物影响其吸收也特别注明空腹服用；对胃肠道有刺激性的药物宜饭后服等。

人体的生理功能活动表现为昼夜节律性变化，机体在昼夜24小时内的不同时间，对某些药物的敏感性不同。按照生物周期节律性变化，设计临床给药方案以顺应人体生物节律变化，能更好地发挥药物疗效，减少不良反应，如肾上腺糖皮质激素的分泌高峰在上午8点左右，然后逐渐降低，零时达低谷，临床需长期应用糖皮质激素类药物治疗时，可依据此节律在上午8点一次顿服，既能达到治疗效果，又可减轻对肾上腺皮质的负反馈抑制作用。

每日用药的次数，除根据病情需要外，药物半减期是给药间隔的基本参考依据，一般来说半减期在6～8小时的药物，每日可给药3～4次，半减期在12～24小时的药物，每日给药1～2次，这样可较好的维持有效血药浓度，且不会导致蓄积中毒。

（三）联合用药

两种或两种以上的药物同时或先后应用称为联合用药或配伍用药。临床联合用药的目的是为了呈现协同作用，从而提高疗效；减少不良反应或延缓病原体耐药性产生，如治疗结核病时，将利福平、异烟肼联合应用即为一例。但联合不当，也可发生拮抗作用（对抗作用），使疗效降低或不良反应增多，如硫酸亚铁与碱性药物复方氢氧化铝同服，可减少铁的吸收。因此，临床联合用药时，应根据药物的理化性质、体内过程、作用、不良反应及药物之间的相互作用，结合病情需要综合考虑，以确保联合用药安全、有效。

案例回顾

通过对药物应用护理的学习，指导临床合理用药。本案例试想，应围绕着药效学、药动学的基本理念、患者的具体情况及医生的建议，调整疾病用药的用法、用量。不能随意自行调整。

第二章
传出神经系统药理概论

上 智 云 图
数字资源素材

章前引言

　　传出神经包括自主神经系统和运动神经系统两大类：前者可分为交感神经和副交感神经，主要支配心脏、平滑肌、腺体和眼等效应器，后者支配骨骼肌。传出神经系统的递质主要有乙酰胆碱和去甲肾上腺素，传出神经按其末梢所释放的递质不同，又可分为胆碱能神经和去甲肾上腺素能神经。传出神经的受体分为胆碱受体和肾上腺素受体，其中胆碱受体又分为M胆碱受体和N胆碱受体，肾上腺素受体又分为α型肾上腺素受体和β型肾上腺素受体，M、N、α、β受体又可以进一步分为相应的受体亚型。不同的传出神经递质具有不同的合成、贮存、释放和灭活机制。传出神经递质与受体结合后，通过受体效应器耦联机制，使靶细胞产生一系列生物化学过程的改变，进而产生生理效应。机体的多数器官都接受胆碱能神经和去甲肾上腺素能神经的双重支配，这两类神经同时兴奋时所产生的效应比较复杂。

　　传出神经系统药物可直接或间接作用于受体。药物与受体结合后：激动受体产生与递质相似作用的药物，称拟似药；阻断受体产生与递质相反作用的药物，称拮抗药。有的药物能够影响传出神经递质的生物合成、释放、转运、贮存和生物转化等环节来发挥作用。根据传出神经系统药物的作用方式和对受体作用的选择性，将其分为拟胆碱药、抗胆碱药、拟肾上腺素药、抗肾上腺素药四大类。

学习目标 ✏️

1.理解传出神经系统按解剖、递质分类的类型；传出神经系统受体的分型、分布及效应。

2.识记传出神经系统递质的合成、贮存、释放及消除；传出神经系统药物的基本作用及分类。

3.识记传出神经系统按解剖学分类。

思政目标 📑

传出神经系统药物数量多、作用广泛，部分药物作用快、强，用量较大时可出现较严重的不良反应。希望同学们在学习过程中或是将来的工作中注意用药反应的观察，充分进行医患沟通，尽最大努力减少不良反应、药源性疾病的发生。

案例导入 📑

患者，女，62岁。因窦性心动过缓常服阿托品治疗。近来感觉头痛、眼痛，并有畏光、流泪现象，视力明显下降。

检查：瞳孔中等散大，对光反射迟钝，眼底视网膜血管阻塞，眼压65mmHg。

诊断：急性闭角型青光眼。

思考题

你认为用什么药治疗效果最佳？为什么？应用时应注意哪些问题？

第一节　传出神经的分类与递质

一、传出神经的解剖学分类

传出神经包括自主神经系统和运动神经系统，自主神经系统又称为植物神经系统（图2-1-1）。

（一）自主神经

自主神经系统的神经通路和神经网络构成了对心脏、血管、腺体等内脏器官和平滑肌的神经支配，它们的分布遍及全身。它们自中枢发出后，一般先经神经节更换神经元（支配肾上腺髓质的交感神经不更换神经元），再到达所支配的效应器。因此，自主神经有节前纤维和节后纤维之分。根据发出部位的不同又分为：

1. 交感神经　从脊髓的胸椎1～12段、腰椎1～3段发出，经交感神经节更换神经元后，再到达效应器，它们的节前纤维短而节后纤维较长。

2. 副交感神经　从脑干第3、7、9、10对脑神经核、骶髓的2～4节发出，在效应器附近更换神经元后，再支配效应器，因此它们的节前纤维长而节后纤维较短。

（二）运动神经

自中枢发出后，中途不更换神经元，直达所支配的骨骼肌，因此没有节前及节后纤维之分。

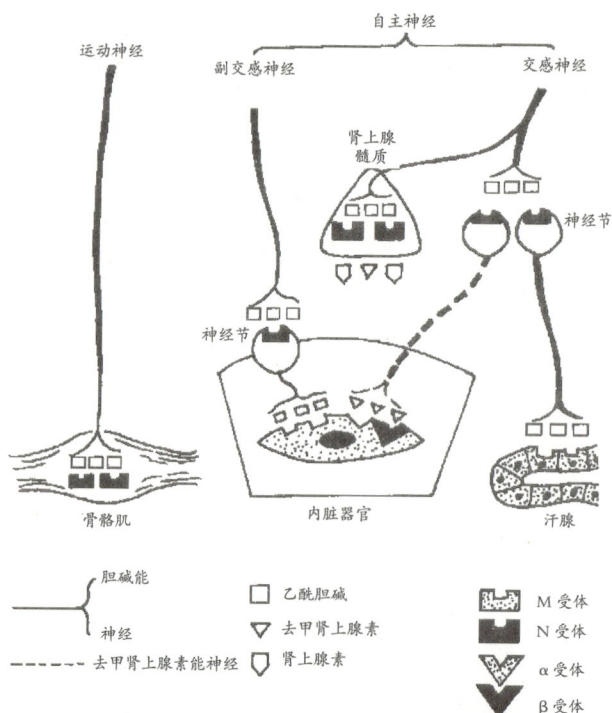

图2-1-1　传出神经的化学传递及分类

二、传出神经的递质

化学传递的概念：由化学物质传递神经信息的过程称为化学传递。首先是由勒韦（Loewi）于1921年通过双蛙心灌流实验观察到的。神经系统的功能活动是由多个神经元共同完成的。神经元之间的接触处或神经元与效应器细胞之间的接触处称为突触。突触包括突触前膜、突触间隙、突触后膜3个部分。在正常情况下，当神经冲动到达神经末梢时，突触前膜可释放出传递信息的化学物质——递质，递质通过激动突触后膜上相应的受体（receptor）而影响次一级神经元或效应器的活动；递质也可通过激动突触前膜上相应的受体调节递质的释放。传出神经的递质主要有乙酰胆碱（acetylcholine，ACh）和去甲肾上腺素（noradrenaline，NA）。

三、传出神经系统按递质分类

根据传出神经所释放的递质不同可分为：

1.胆碱能神经　是合成并释放乙酰胆碱的神经，包括运动神经、自主神经的节前纤维、副交感神经的节后纤维和极少数交感神经的节后纤维（如支配汗腺者）。

2.去甲肾上腺素能神经　是合成并释放去甲肾上腺素的神经，大部分交感神经节后纤维属于此类神经。

第二节　传出神经递质的体内过程

传出神经递质的体内过程，包括生物合成、贮存、释放和生物转化等环节。这些过程可能不同程度的成为药物作用的靶点，当不同的环节被不同的药物影响时可产生不同的药物效应。

一、乙酰胆碱的体内过程

乙酰胆碱主要在胆碱能神经末梢的胞浆内合成，它是以胆碱与乙酰辅酶A为原料，在胆碱乙酰化酶的催化下合成乙酰胆碱，然后进入到囊泡内与三磷酸腺苷（ATP）、囊泡蛋白结合并贮存于囊泡中，少部分则以游离形式存在于胞浆中（图2-2-1）。囊泡为神经末梢释放乙酰胆碱的基本单位，每一个囊泡所含的乙酰胆碱的量就称为一个量子，以囊泡为单位的乙酰胆碱的释放被

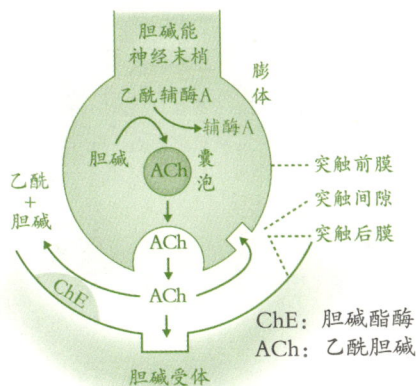

图2-2-1　乙酰胆碱的代谢过程

称为"量子释放"。当神经冲动使突触前膜通透性发生改变时，Ca^{2+}内流使一定数量的囊泡与突触前膜融合，并产生裂孔，将乙酰胆碱排至突触间隙，这种方式称为胞裂外排。释放出的乙酰胆碱作用于突触前、后膜的受体引起生理效应，然后迅速地被突触间隙的胆碱酯酶（ChE）水解为乙酸和胆碱。部分胆碱又可被胆碱能神经末梢摄取，再参与乙酰胆碱合成。

二、去甲肾上腺素的体内过程

去甲肾上腺素主要在去甲肾上腺素能神经末梢内合成，以酪氨酸为原料，经酪氨酸羟化酶的催化生成多巴，多巴在多巴脱羧酶的催化下生成多巴胺（DA），多巴胺经囊泡膜上的胺泵被泵入囊泡后，在多巴胺β羟化酶的催化下转变为去甲肾上腺素，并与三磷酸腺苷和嗜铬颗粒蛋白等结合贮存于囊泡中。当神经冲动使突触前膜通透性发生改变时，Ca^{2+}内流，也通过胞裂外排方式将去甲肾上腺素释放至突触间隙，作用于突触前、后膜上的受体，引起生理效应。在去甲肾上腺素生物合成过程中，酪氨酸羟化酶是限速酶。当胞浆中多巴胺或去甲肾上腺素浓度增高时，对该酶有反馈性抑制作用；反之，当胞浆中多巴胺或去甲肾上腺素浓度降低时，对该酶抑制作用减弱，加速去甲肾上腺素的合成。

突触间隙内的去甲肾上腺素消除很快，故作用时间很短。消除的方式：小部分被突触间隙内的儿茶酚氧位甲基转移酶（COMT）破坏，大部分（75%～95%）被突触前膜的胺泵摄取进入神经末梢胞浆内，这是该递质在突触间隙消除的主要方式。被摄入神经末梢胞浆内的去甲肾上腺素，大部分再通过囊泡膜胺泵的作用被摄取进入囊泡内贮存备用，小部分被胞浆内的单胺氧化酶（MAO）破坏。有些组织如心肌、平滑肌等也能摄取去甲肾上腺素，然后被组织中的儿茶酚氧位甲基转移酶破坏。此外，尚有小部分去甲肾上腺素释放后从突触间隙扩散到血液中，最后被肝、肾等的COMT和MAO所破坏（图2-2-2）。

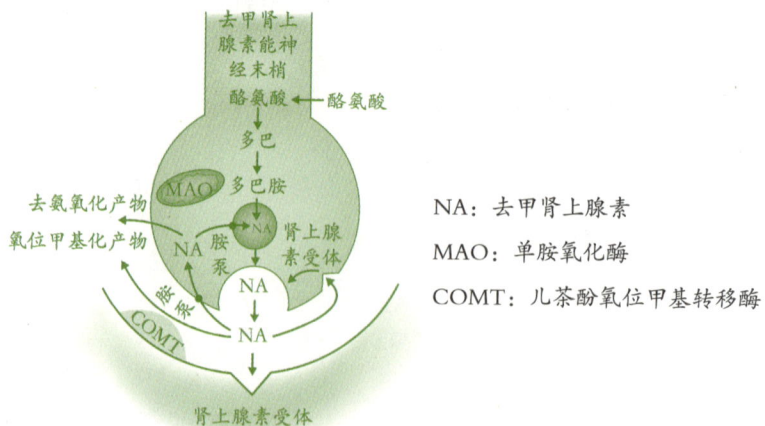

NA：去甲肾上腺素
MAO：单胺氧化酶
COMT：儿茶酚氧位甲基转移酶

图2-2-2 去甲肾上腺素的代谢过程

第三节 传出神经系统的受体与作用

一、受体的分型

传出神经系统的受体是根据能与之选择性地相结合的递质或药物而命名，并根据其对特异性激动剂、拮抗剂及其亲和力和内在活性来分类及分型（表2-3-1）。

表2-3-1 传出神经系统主要受体分布及其效应

效应器		去甲肾上腺素能神经兴奋		胆碱能神经兴奋	
		受体	效应	受体	效应
心脏	窦房结	β_1	心率加快	M	心率减慢 *
	房室结	β_1	传导加快	M	传导减慢 *
	传导系统	β_1	传导加快	M	传导减慢 *
	心肌	α_1；β_1	收缩增强 *	M	收缩减弱
平滑肌	皮肤，黏膜	$\alpha_1\alpha_2$	收缩 *		—
	腹腔内脏	α_1；β_2	收缩 *，舒张		—
	冠状动脉	$\alpha_1\alpha_2$；β_2	收缩，舒张 *		—
	骨骼肌	α；β_2	收缩 *，舒张 *	M	舒张
	肺	α_1；β_2	收缩 *，舒张		—
	肾	α_1；$\beta_1\beta_2$	收缩 *，舒张		—
	静脉	$\alpha_1\alpha_2$；$\beta_1\beta_2$	收缩，舒张		—
	支气管	β_2	舒张	M	收缩 *
	胃壁	$\alpha_1\alpha_2$；β_2	舒张	M	收缩 *
	肠壁	$\alpha_1\alpha_2$；$\beta_1\beta_2$	舒张	M	收缩 *
	括约肌	α_1	收缩	M	舒张
	胆囊、胆道	β_2	舒张	M	收缩
	逼尿肌	β_2	舒张	M	收缩
	括约肌	α_1	收缩	M	舒张
	子宫	α_1 β_2	收缩 舒张 *		不定
	瞳孔开大肌	α_1	收缩（散瞳）*		—
	瞳孔括约肌	—	—	M	收缩（缩瞳）*
	睫状肌	β_2	舒张（远视）	M	收缩（近视）*

（注：胃肠道为"胃肠道"大类，含胃壁、肠壁、括约肌；膀胱大类含逼尿肌、括约肌；眼睛大类含瞳孔开大肌、瞳孔括约肌、睫状肌）

效应器		去甲肾上腺素能神经兴奋		胆碱能神经兴奋	
		受体	效应	受体	效应
腺体	汗腺	α_1	分泌	M	分泌 *
	唾液腺	α_1 β	分泌 K^+ 和 H_2O 分泌淀粉酶	M	分泌 K^+ 和 H_2O*
	支气管腺体	α_1 β_2	— —	M	分泌 *
代谢	肝脏糖代谢	α_1；β_2	肝糖原分解和异生 *	—	—
	骨骼肌糖代谢	β_2	肌糖原分解 *	—	—
	脂肪代谢	α_2；$\beta_1\beta_2$	脂肪分解 *	—	—
肾上腺髓质		—	—	N_1	分泌
自主神经节		—	—	N_1	兴奋
骨骼肌		β_2	收缩	N_2	收缩 *

* 支配占优势者

（一）胆碱受体

能选择性地与乙酰胆碱结合的受体。根据胆碱受体与某些物质结合的选择性不同，又可分为两类。

1.毒蕈碱型胆碱受体（M胆碱受体或M受体）　由于在早期的研究中，发现位于副交感神经节后纤维所支配的效应器细胞膜的胆碱受体对以毒蕈碱为代表的拟胆碱药较为敏感，故将这部分受体称为毒蕈碱（muscarine）型胆碱受体（M胆碱受体）。目前，已经发现M胆碱受体有5个亚型，即M_1、M_2、M_3、M_4和M_5受体之分。

2.烟碱型胆碱受体（N胆碱受体或N受体）　位于神经节细胞膜、肾上腺髓质和骨骼肌细胞膜的胆碱受体对烟碱比较敏感，故将这些部位的受体称为烟碱（nicotine）型胆碱受体（N胆碱受体）。其中，位于神经节细胞膜、肾上腺髓质的称为N_1受体，位于骨骼肌的称为N_2受体。

（二）肾上腺素受体

能选择性地与肾上腺素或去甲肾上腺素结合的受体称为肾上腺素受体。根据受体对某些激动剂和拮抗剂的反应不同又将受体分为两类。

1.α肾上腺素受体（α受体）再分为2个亚型：α_1受体、α_2受体。

2.β肾上腺素受体（β受体）再分为2个亚型：β_1受体、β_2受体。

二、受体的分布与效应

（一）胆碱受体

1.毒蕈碱型胆碱受体（M受体）　M受体主要分布于副交感神经节后纤维所支配的效应器官如心肌、血管、胃肠平滑肌、支气管平滑肌、腺体、虹膜括约肌、睫状肌等处。M受体兴奋时，表现为心脏抑制、血管扩张、胃肠及支气管平滑肌收缩、腺体分泌、瞳孔缩小、导致近视等。

2.烟碱型胆碱受体（N受体） N_1受体分布于植物神经节和肾上腺髓质，N_2受体分布于骨骼肌。N受体兴奋时，表现为自主神经节兴奋、肾上腺髓质分泌、骨骼肌收缩。

（二）肾上腺素受体

1.α肾上腺素受体（α受体） α_1受体主要分布于皮肤、黏膜、内脏的血管、虹膜辐射肌、腺体等处。兴奋时，表现为皮肤、黏膜、内脏的血管收缩，瞳孔散大，手、脚心腺体分泌等。突触前膜的α受体为α_2受体，兴奋时可使去甲肾上腺素释放减少，这是一种负反馈的调节作用。

2.β肾上腺素受体（β受体） β_1受体主要分布于心脏、脂肪组织、肾小球旁细胞等处。兴奋时，表现为心脏兴奋、脂肪分解、肾素分泌增加；β_2受体主要分布于支气管、骨骼肌血管、冠状血管、肝细胞、肌细胞及突触前膜等处。兴奋时，表现为支气管平滑肌松弛，骨骼肌血管及冠状血管扩张，肝糖原、肌糖原分解。突触前膜的β受体兴奋时可使去甲肾上腺素释放增加，起到正反馈的调节作用。

（三）两类神经递质、受体对立统一的关系

大多数器官都接受胆碱能神经和去甲肾上腺素能神经的双重支配。在同一器官上，胆碱能神经和去甲肾上腺素能神经的作用大多是相互拮抗的，但在中枢神经系统的调节下，它们的功能既是对立的又是统一的。这种对立统一的关系保证了内脏器官活动的协调性。一般来说，心血管系统是以去甲肾上腺素能神经支配为主（占优势）；胃肠道平滑肌、膀胱逼尿肌、腺体等是以胆碱能神经支配为主（占优势）。当两类神经同时兴奋或抑制时，一般表现为优势支配增强或减弱效应。近年来，在受体水平的研究中，也发现胆碱能神经和去甲肾上腺素能神经的功能并非截然分割，而是互相调节和互相制约的。例如，有些去甲肾上腺素能神经和胆碱能神经突触前膜可能兼具抑制性的α受体和M受体，既受其本身所释放递质的反馈性调节，也受其生理拮抗性神经元所释放的递质的控制。

三、受体激动后的信息传递机制

不同类型受体激动后的信息传递机制是不同的，传出神经系统的受体激动后的信息传递机制主要有以下两种方式。

1.与G蛋白耦联 M受体、α受体、β受体属G蛋白耦联受体，这些受体激动后，通过改变某些酶的活性，继而影响第二信使环—磷酸腺苷（cAMP）、三磷酸肌醇（IP_3）、二酰基甘油（DAG）、Ca^{2+}等的形成，产生相应的生物效应。

2.与离子通道相耦联 N胆碱受体属配体门控通道受体。ACh与N受体结合后，促使配体门控离子通道开放，细胞外Na^+、Ca^{2+}进入细胞内，产生局部除极化，当电位达到一定阈值后即可打开电压门控离子通道，致使大量Na^+、Ca^{2+}进入细胞内，形成动作电位。N_1受体激动后

产生兴奋性突触后电位，当达到一定阈值后形成动作电位，并沿轴突向下传导，完成神经节的信息传递过程。N_2受体激动后可产生终板电位，并激发肌细胞兴奋收缩耦联过程，引起骨骼肌收缩。

第四节　传出神经系统药物的作用及分类

一、作用机制

传出神经系统药物的作用广泛，它们主要通过影响传出神经在传导冲动过程中不同的环节（受体或递质）而发挥作用。近年来，随着分子生物学技术的广泛应用，已克隆出多种不同的肾上腺素受体和胆碱受体亚型，可以预言，随着这一技术的深入发展，新的受体亚型会不断被发现和研究，这些都将成为今后新型药物作用的靶点。传出神经系统药物的作用机制可分为以下两方面。

（一）直接作用受体

许多传出神经系统药物能直接与胆碱受体或肾上腺素受体结合，结合后产生与递质相似的作用，称为激动药。结合后不产生或较少产生拟似递质的作用，并能妨碍递质与受体的结合，从而阻断了冲动的传导，产生与递质相反的作用，称为拮抗药（阻断药）。

由于胆碱受体分为M和N两型，肾上腺素受体也有α和β两型。因此，选择性地作用于不同类型受体的激动药和阻断药也具有相应的分类。

（二）影响递质的代谢

1.影响递质的释放　有些药物通过促进神经末梢释放递质而发挥作用，如麻黄素和间羟胺不但能直接激动受体，还可通过促进去甲肾上腺素能神经末梢释放去甲肾上腺素而发挥拟肾上腺素的作用。

2.影响递质的转运和贮存　有些药物通过影响递质的摄取和贮存而发挥作用，如利舍平（利血平）就是通过耗竭递质影响贮存而发挥作用的。

3.影响递质的再摄取　三环类抗抑郁药为非选择性单胺类物质摄取抑制药，能阻断去甲肾上腺素及5-羟色胺（5-HT）递质的再摄取，使突触间隙递质浓度增加。

4.影响递质的代谢　如ACh的灭活主要是被胆碱酯酶水解。因此，抗胆碱酯酶药能妨碍ACh的水解，提高ACh在突触间隙内的浓度，产生拟ACh的效应。

二、传出神经系统药物的分类

传出神经系统药物的分类，按其作用性质（激动或阻断受体）、作用部位和对递质代谢影响的不同，可分为以下几类：胆碱受体激动药、胆碱受体阻断药、肾上腺素受体激动药、肾上腺素受体阻断药、抗胆碱酯酶药及胆碱酯酶复活药，见表2-4-1。

表2-4-1　常用传出神经系统药物的分类

拟似药	拮抗药
1.胆碱受体激动药	1.胆碱受体阻断药
（1）M、N受体激动药（卡巴胆碱）	（1）M受体阻断药
（2）M受体激动药（毛果芸香碱）	（2）非选择性M受体阻断药（阿托品）
（3）N受体激动药（烟碱）	2.胆碱酯酶复活药（碘解磷定）
2.抗胆碱酯酶药（新斯的明）	3.肾上腺素受体阻断药
3.肾上腺素受体激动药	（1）α受体阻断药
（1）α、β受体激动药（肾上腺素）	① α_1、α_2 受体阻断药
（2）α受体激动药	a.短效类（酚妥拉明）
① α_1、α_2 受体激动药（去甲肾上腺素）	b.长效类（酚苄明）
② α_1 受体激动药（去氧肾上腺素）	② α_1 受体阻断药（哌唑嗪）
③ α_2 受体激动药（可乐定）	③ α_2 受体阻断药（育亨宾）
（3）β受体激动药	（2）β受体阻断药
① β_1、β_2 受体激动药（异丙肾上腺素）	① β_1、β_2 受体阻断药（普萘洛尔）
② β_1 受体激动药（多巴酚丁胺）	② β_1 受体阻断药（阿替洛尔）
③ β_2 受体激动药（沙丁胺醇）	③ β_2 受体阻断药（布他沙明）
	（3）α_1、α_2、β_1、β_2 受体阻断药（拉贝洛尔）

案例回顾

通过本案例，让同学们了解到：同一疾病可用许多不同的药物来治疗。但是对具体患者，除考虑用法、用量外，还要考虑其不良反应、不良反应出现后的处置。

本案例用药时要了解除阿托品外的其他药物选择，同时通过对不良反应的处理理解药物受体激动剂、阻断剂在受体水平的相互对抗的本质区别，并注意用药后的护理观察。

第三章
拟胆碱药及抗胆碱药

章前引言

　　拟胆碱药主要包括胆碱受体激动药和抗胆碱酯酶药两大类。胆碱受体激动药根据对胆碱受体的选择性不同，又分为M胆碱受体激动药和N胆碱受体激动药。毛果芸香碱是M胆碱受体激动药的代表药，能直接激动M胆碱受体，由于对眼和腺体有较高的选择性，可引起缩瞳、降低眼内压和调节痉挛等作用，主要用于青光眼和虹膜炎的治疗。乙酰胆碱对M、N受体都能激动，烟碱对N_1、N_2受体都能激动，但是由于它们作用广泛、复杂，实际临床意义不大，常作为药理学工具药，用于其他药物及生理、生化方面的研究。

　　抗胆碱药包括胆碱受体阻断药及胆碱酯酶复活药。阿托品生物碱类药物是非选择性的M胆碱受体阻断药，代表药物是阿托品。该药对各种M胆碱受体亚型的选择性较低，作用、应用广泛，但不良反应和禁忌证也较多。本类的其他药物有山莨菪碱、东莨菪碱等，它们作用与阿托品相似但不良反应较少。

　　抗胆碱酯酶药可以与胆碱酯酶结合，抑制该酶的活性，使乙酰胆碱在体内蓄积，产生拟胆碱作用，代表性的药物是新斯的明。

　　胆碱酯酶复活药是一类能使被有机磷酸酯类抑制的胆碱酯酶恢复活性的药物，主要用于中、重度有机磷酸酯类药物中毒的解救。常用的药物有碘解磷定和氯解磷定。

学习目标

1.理解毛果芸香碱、新斯的明、阿托品、东莨菪碱、山莨菪碱的药理作用、作用原理、临床用途及主要不良反应。

2.识记有机磷酸酯类的中毒原理、临床表现及防治。

3.识记药物主要不良反应与用药护理的对应关系。

4.学会观察M胆碱受体阻断药、肌松药的疗效和不良反应，能够正确指导患者安全合理用药，能够对有机磷酸酯类的中毒患者做出初步诊断并了解解救措施。

思政目标

有机磷酸酯类中毒是较为常见的急性农药中毒，必须尽快合理地使用M受体阻断药及胆碱酯酶复活药。通过学习拟胆碱药及抗胆碱药，希望同学们能够熟悉有机磷酸酯类中毒的原理、表现、治疗措施。在急性农药中毒的抢救过程中，通过医护人员协调配合、积极施救，以保障患者的生命安全，体现珍爱生命的人文关怀。

案例导入

患者，女，53岁，自服敌敌畏农药约100mL，1小时后被家属送到医院。入院时患者神智不清，口吐白沫，面色发绀，皮肤湿冷，瞳孔约1mm，对光反射减弱，代谢性酸中毒，低氧血症，诊断为急性敌敌畏中毒。

思考题

敌敌畏引起机体中毒的机制是什么？医护人员应采取哪些抢救措施？常用的特效药物有哪些？

第一节　拟胆碱药

拟胆碱药是一类与胆碱能神经递质（ACh）作用相似的药物。按其作用机制可分为胆碱受体激动药和抗胆碱酯酶药两类（表3-1-1）：前者直接作用于胆碱受体，后者间接作用于胆碱受体。

表3-1-1　拟胆碱药的分类表

类　别	药　物
胆碱受体激动药 （1）M、N受体激动药 （2）M受体激动药 （3）N受体激动药	乙酰胆碱、卡巴胆碱 毛果芸香碱 烟碱
抗胆碱酯酶药 （1）易复性胆碱酯酶抑制药 （2）难复性胆碱酯酶抑制药	新斯的明、毒扁豆碱等 有机磷酸酯类（敌敌畏、敌百虫、对硫磷等） 神经毒剂（沙林、梭曼、塔崩等）

一、胆碱受体激动药

胆碱受体激动药与胆碱受体结合，激动受体，产生与乙酰胆碱相似的作用。按其对胆碱受体亚型的选择性，可分为：①M胆碱受体激动药；②N胆碱受体激动药。

（一）M胆碱受体激动药

毛果芸香碱

毛果芸香碱（pilocarpine，匹罗卡品）是从毛果芸香属植物中提取的生物碱。已能人工合成，水溶液稳定。

【药理作用】能直接作用于副交感神经（包括支配汗腺交感神经）节后纤维支配的效应器官的M胆碱受体，产生M样作用。对眼和腺体的作用较明显。

1.眼　对眼后可引起以下三方面的作用。

（1）缩瞳：虹膜有两种平滑肌，一种是瞳孔括约肌，受动眼神经的副交感神经纤维（胆碱能神经）支配，兴奋时瞳孔括约肌向瞳孔中心收缩，瞳孔缩小；另一种是瞳孔开大肌，受去甲肾上腺素能神经支配，兴奋时瞳孔开大肌向瞳孔外周收缩，瞳孔扩大。用毛果芸香碱后，可激动瞳孔括约肌的M胆碱受体，表现为瞳孔缩小。

（2）降低眼内压：房水是由睫状肌上皮细胞分泌及血管渗出产生的，经瞳孔流入前房，到达前房角间隙，经滤帘流入巩膜静脉窦，然后进入血液循环。毛果芸香碱可通过缩瞳作用使虹膜向中心收缩，虹膜根部变薄，从而使前房角间隙扩大，房水易于通过滤帘进入巩膜静脉窦，使眼内压下降。

（3）调节痉挛：眼睛视力的调节主要取决于晶状体的曲度变化。晶状体囊富有弹性，使晶状体有略呈球形的倾向，但由于睫状小带（悬韧带）向外缘的牵拉，通常使晶状体维持于比较扁平的状态。睫状小带又受睫状肌控制，睫状肌由环状和辐射状两种平滑肌纤维组成，其中以胆碱能神经（动眼神经）支配的环状肌纤维为主。动眼神经兴奋时或用拟胆碱药如毛果芸香碱兴奋其上M受体时，使环状肌向瞳孔中心方向收缩，结果使睫状小带放松，晶状体变凸，屈光度增加，使远距离的物像不能成像在视网膜上，而成像在视网膜之前，此时看近物清楚，看远物模糊。这种现象称为调节痉挛。

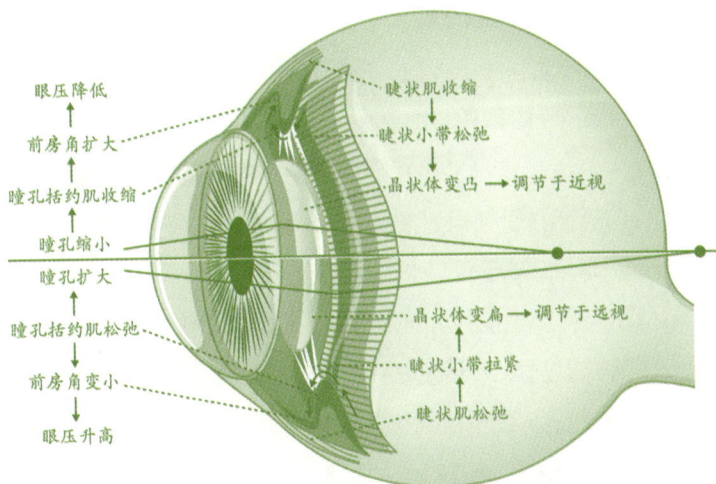

图3-1-1　拟胆碱药（上）和抗胆碱药（下）对眼的影响

2.腺体　吸收后能激动腺体的M胆碱受体，其中汗腺和唾液腺分泌增加最明显，其他腺体如泪腺、胃腺、胰腺、小肠腺体和呼吸道腺体分泌也增加。

【临床应用】

1.青光眼　眼内压增高是青光眼的主要特征，可引起头痛、视力减退等症状，严重时可致失明。青光眼可分闭角型与开角型两型，闭角型青光眼患者前房角狭窄，眼内压增高。毛果芸香碱能使瞳孔缩小、前房角间隙扩大，眼内压迅速降低，从而缓解或消除青光眼症状。毛果芸香碱也适用于开角型青光眼的治疗，其作用可能是通过扩张巩膜静脉窦周围的小血管以及收缩睫状肌后，小梁网结构发生改变而使眼内压下降。

常用1%～2%溶液滴眼，用后30～40分钟缩瞳作用达高峰，降低眼内压作用可维持4～8小时，调节痉挛作用在2小时左右消失。

2.虹膜炎　与扩瞳药交替应用，可防止虹膜与晶状体粘连。

3.用于阿托品等M胆碱受体阻断药中毒的解救。

【不良反应】全身给药或滴眼吸收过多可引起汗腺分泌、流涎、恶心、呕吐、腹泻、呼吸困难、眼痛、视力模糊、头痛。可用阿托品解救及支持疗法，如维持血压和人工呼吸等。故滴眼时应注意用手指压迫内眦，以防药液经鼻泪管入鼻腔吸收。

（二）N受体激动药

N受体激动药有烟碱、洛贝林等，它们都是天然生物碱，洛贝林的作用比烟碱弱（洛贝林见中枢兴奋药）。烟碱作用广泛，可兴奋N_1、N_2受体，能作用于多种效应器和化学感受器，既可激动N受体，又可使受体脱敏，最终的生物效应是烟碱的兴奋和抑制作用的总和。随着作用时间的延长，烟碱对N受体还有阻断作用。因烟碱的作用复杂，无临床应用价值，仅有毒理学意义，故不详述。

二、抗胆碱酯酶药

胆碱酯酶以多种同工酶形式存在于体内。一般可分为真性胆碱酯酶和假性胆碱脂酶。真性胆碱酯酶也称乙酰胆碱酯酶（AChE），主要存在于胆碱能神经末梢突触间隙，特别是运动神经终板突触后膜的皱褶中聚集较多；也存在于胆碱能神经元内和红细胞中。一般常简称为胆碱酯酶。假性胆碱酯酶广泛存在于神经胶质细胞、血浆、肝、肾、肠中。对ACh的特异性较低，假性胆碱酯酶可水解其他胆碱酯类，如琥珀胆碱。

抗胆碱酯酶药和ACh一样，也能与AChE结合，抑制AChE活性，使胆碱能神经末梢释放的ACh破坏的量减少，从而引起ACh大量堆积，激动M和N受体，表现出M和N样作用。根据抗胆碱酯酶药与AChE结合后，AChE活性恢复的快慢，将抗胆碱酯酶药分两类：①易复性胆碱酯酶抑制药；②难复性胆碱酯酶抑制药。

新斯的明

新斯的明（neostigmine）是人工合成品。化学结构中具有季铵基团，故口服吸收少而不规则。一般口服剂量为皮下注射量的10倍以上。不易透过血脑屏障，无明显的中枢作用。溶液滴眼时，不易透过角膜进入前房，故对眼的作用也较弱。

【药理作用】新斯的明能可逆地抑制胆碱酯酶，使胆碱酯酶暂时失去活性，导致胆碱能神经突触间隙内的ACh浓度增加，从而表现M和N样作用。新斯的明对不同的组织器官有一定的选择性，对心血管、腺体、眼和支气管平滑肌作用较弱，对胃肠道和膀胱平滑肌作用较强，对骨骼肌的兴奋作用最强。因为它除通过抑制胆碱酯酶而发挥作用外，还能直接激动骨骼肌运动终板上的N_2胆碱受体以及促进运动神经末梢释放乙酰胆碱。

【临床应用】

1.重症肌无力　其主要特征是肌肉经过短暂重复的活动后，出现肌无力症状。这是一种自身免疫病，多数患者血清中有抗胆碱受体的抗体。皮下或肌内注射新斯的明后，经15分钟左右症状减轻，维持2~4小时。除严重和紧急情况外，一般采用口服给药，因需长期、反复用药，故应掌握好剂量，以免因过量转入抑制，引起"胆碱能危象"使肌无力症状加重。

2.腹气胀和尿潴留　新斯的明能兴奋胃肠道平滑肌及膀胱逼尿肌，促进排气和排尿，适用于手术后平滑肌收缩力减弱引起的腹气胀和尿潴留。

3.阵发性室上性心动过速　通过拟胆碱作用使心率减慢。

4.非去极化型骨骼肌松弛药中毒　如用于筒箭毒碱过量时中毒的解毒。

【不良反应】治疗量时不良反应较小，过量可产生恶心、呕吐、腹痛、心动过缓、肌束颤动等。中毒量可致胆碱能危象，表现为大汗淋漓、大小便失禁、心动过速，还可见肌痉挛，由于肌细胞膜过度除极化，可阻断神经肌肉传导，加重肌无力症状。

口服过量时应洗胃、维持呼吸。为迅速控制M样症状应立即静脉注射阿托品1～2mg，必要时可重复肌内注射阿托品，直至症状缓解。禁用于机械性肠梗阻、尿路梗塞和支气管哮喘患者。氨基糖苷类抗生素等能抑制神经肌肉接头部位，可减弱新斯的明的作用。

毒扁豆碱

毒扁豆碱（pHysostigmine，依色林），是从非洲出产的毒扁豆种子中提取的生物碱，现已能人工合成。为叔胺类化合物，脂溶性较高，口服及注射都易吸收、易于透过血脑屏障。

【药理作用】具有与新斯的明相似的可逆性抑制胆碱酯酶的作用，吸收后在外周可出现拟胆碱作用。对中枢神经系统，小剂量兴奋，大剂量抑制，中毒时可引起呼吸麻痹。

【临床应用】

1.青光眼　作用较毛果芸香碱强而持久，但刺激性较大。又由于收缩睫状肌的作用较强，可引起头痛。滴眼后5分钟即出现缩瞳，眼内压下降作用可维持1～2天，调节痉挛现象消失较快。滴眼时应压迫内眦，避免药液流入鼻腔后吸收，引起中毒。

2.抗胆碱药中毒　可用于阿托品等抗胆碱药中毒的解救。

【不良反应】进入中枢后，全身反应较新斯的明严重。由于选择性低、毒性大，故除用于治疗阿托品类中毒外，一般不予全身用药。

吡斯的明

吡斯的明（pyridostigmine）作用较新斯的明稍弱。主要用于治疗重症肌无力，因肌力改善作用维持较久，故适于晚上用药。也可用于手术后腹气胀和尿潴留。过量中毒的危险较少。禁忌证同新斯的明。

加兰他敏

加兰他敏（galanthamine）也是可逆性抗胆碱酯酶药，体外抗胆碱酯酶效价约为毒扁豆碱的1/10。可用于重症肌无力，但疗效较差，也用于脊髓灰质炎（小儿麻痹症）后遗症的治疗。

石杉碱甲

石杉碱甲（huperzine A）是从中药蛇足石杉中提取的生物碱，为一种强效、可逆胆碱酯酶抑制药。具有促进记忆再现和增强记忆保持的作用。易透过血脑屏障，对脑内胆碱酯酶有较强的抑制作用，明显提高脑内乙酰胆碱水平。可用于良性记忆障碍。对阿尔茨海默病、血管性痴呆和脑器质性病变引起的记忆障碍也有所改善。

多奈哌齐

多奈哌齐（donepezil）通过抑制胆碱酯酶，提高脑内乙酰胆碱水平来改善阿尔茨海默病患者的记忆障碍和认知功能。可用于轻、中度阿尔茨海默病的治疗，也可用于血管性痴呆的治疗。

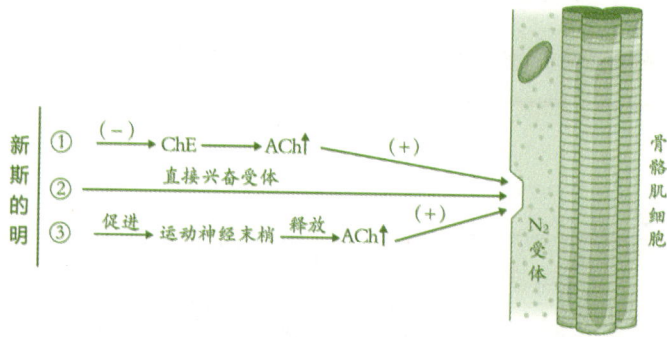

图3-1-2 新斯的明兴奋骨骼肌的作用途径

第二节 抗胆碱药

抗胆碱药能与胆碱受体结合，阻断ACh或胆碱受体激动药与胆碱受体结合，从而产生抗胆碱作用。根据抗胆碱药对M受体和N受体选择性的不同，可分为M受体阻断药及N受体阻断药。

一、阿托品类生物碱

阿托品

阿托品（atropine）可与ACh竞争性拮抗M胆碱受体，表现为M受体阻断作用。因各脏器对阿托品的敏感性不同，随着剂量增加可依次出现腺体分泌减少、瞳孔扩大和调节麻痹、胃肠和膀胱平滑肌松弛、心率加快、血管扩张、大剂量可兴奋中枢等作用。

【药理作用】

1.抑制腺体分泌 阿托品通过M胆碱受体的阻断作用抑制腺体的分泌。其对不同腺体的抑制作用强度不同，唾液腺与汗腺对其最敏感，其次为泪腺及呼吸道腺体。较大剂量也减少胃液分泌，但对胃酸的分泌影响较小，因胃酸分泌还受其他因素影响。

2.眼

（1）扩瞳：由于阿托品可阻断虹膜括约肌的M胆碱受体，故使去甲肾上腺素能神经支配的瞳孔开大肌功能占优势，使瞳孔扩大。

（2）眼内压升高：由于瞳孔扩大，使虹膜退向外缘，因而前房角间隙变的狭窄，阻碍房水回流入巩膜静脉窦，造成眼内压升高。故青光眼患者禁用。

（3）调节麻痹：阿托品能使睫状肌松弛而退向外缘，使悬韧带拉紧，晶状体变为扁平，其屈光度降低，视力处于远视状态，看近物模糊不清，即为调节麻痹。此作用可持续2~3天。

3.松弛内脏平滑肌　阿托品对多种内脏平滑肌有松弛作用，此作用与内脏平滑肌的功能状态有关，对正常状态平滑肌影响较小。因可抑制胃肠平滑肌，降低蠕动的幅度和频率，从而缓解胃肠绞痛，尤其对过度活动或痉挛的平滑肌作用更为显著。阿托品可降低尿道和膀胱逼尿肌的张力和收缩幅度，但对胆管、输尿管、支气管和子宫平滑肌作用较弱。

4.心脏

（1）心率：小剂量的阿托品（0.4~0.6mg）在部分患者常可见心率短暂性轻度减慢，可能是由于它阻断了副交感神经节后纤维上的M胆碱受体（即为突触前膜M受体），从而减弱突触中ACh对递质释放的负反馈抑制作用，使ACh的释放增加所致。较大剂量阿托品（1~2mg），由于窦房结M_2受体被阻断，解除了迷走神经对心脏抑制作用，可引起心率加快，心率加快的程度取决于迷走神经对心脏抑制的程度。

（2）血管与血压：治疗量阿托品对血管与血压无明显影响。大剂量的阿托品可引起皮肤血管扩张，出现潮红、温热等症状。扩张血管作用机制未明，但与其抗M胆碱作用无关，可能是机体对阿托品引起的体温升高后的代偿性散热反应，也可能是阿托品的直接舒血管作用所致。

5.中枢神经系统　较大剂量可轻度兴奋中枢，随剂量增大中枢兴奋作用增强，严重中毒时，中枢由兴奋转入抑制。

【临床应用】

1.抑制平滑肌痉挛　适用于各种内脏绞痛，对胃肠绞痛、膀胱刺激症状如尿频、尿急等疗效较好，但对胆绞痛或肾绞痛疗效较差，常需与阿片类镇痛药合用。还可治疗遗尿症。对支气管解痉作用也较弱，且可使痰液变的黏稠，不宜用作平喘药。

2.抑制腺体分泌　用于全身麻醉前给药，抑制支气管内腺体分泌，防止分泌物阻塞呼吸道及吸入性肺炎的发生。也可用于严重的盗汗及流涎症。

3.眼科

（1）虹膜睫状体炎：可用0.5%~1%阿托品溶液滴眼，使虹膜括约肌和睫状肌松弛，活动减少，有利于炎症的消退；与毛果芸香碱交替使用，可防止虹膜与晶状体粘连。

（2）验光配眼镜：阿托品滴眼使睫状肌松弛，此时由于晶状体固定，可准确测定晶状体的屈光度。但阿托品作用持续时间较长，故现已少用。只有儿童验光时用，因儿童的睫状肌调节功能较强，验光时仍用阿托品。

4.过缓型心律失常　可用于治疗迷走神经过度兴奋所致房室传导阻滞等过缓型心律失常。

5.抗休克　大剂量阿托品能解除血管痉挛，改善微循环。可用于感染性休克的治疗，但必须注意补充血容量后再用药，以免因血管扩张引起血压下降。但对休克伴有高热或心率过快者，不宜用阿托品。

【不良反应及注意事项】治疗量时常见不良反应有口干、视近物模糊、心率加快、瞳孔扩大及皮肤潮红等。中毒剂量时可产生幻觉、定向障碍、共济失调、抽搐或惊厥。严重中毒时，中枢由兴奋转入抑制，出现昏迷及延髓麻痹而死亡。阿托品的最低致死量成人为80~130mg，儿童约为10mg。阿托品中毒的解救主要以对症治疗为主，可用毛果芸香碱、新斯的明解救。青光眼、前列腺肥大及幽门梗阻患者禁用。

东莨菪碱

东莨菪碱（scopolamine）的外周作用与阿托品相似，仅在作用强度上略有差异，其抑制腺体分泌，扩瞳及调节麻痹作用均较阿托品强，对胃肠平滑肌及心血管系统作用较阿托品弱。在治疗剂量时即可引起中枢神经系统抑制，表现为困倦、遗忘、疲乏、少梦、快波睡眠缩短等。东莨菪碱主要用于麻醉前给药，尚可用于晕动病、帕金森病的治疗。禁忌证同阿托品。

山莨菪碱

山莨菪碱（anisodamine，654），天然品称为654-1、人工合成品称为654-2。具有与阿托品类似的药理作用，但其对血管平滑肌解痉作用选择性较高，对内脏平滑肌、心脏作用较阿托品稍弱。主要用于感染性休克，也可用于内脏绞痛，如胃肠平滑肌痉挛、胆道疼痛等。不良反应和禁忌证与阿托品相似，但毒性较低。

戊乙奎醚

戊乙奎醚（penehyclidine）是一种新型抗胆碱药，其药理作用类似于阿托品。其能阻断乙酰胆碱对脑内M受体和N受体的激动作用，因此有较强的中枢抗M受体和抗N受体作用。其选择性地作用M_1和M_3受体亚型，对M_2受体无明显的作用。对外周N受体亦无明显拮抗作用。本品能通过血脑屏障，半减期较长，作用持续时间较长。

用于有机磷毒物中毒急救治疗和中毒后期或胆碱酯酶（ChE）老化后维持阿托品化。但单独使用疗效较弱，应与胆碱酯酶复活药联合使用。

二、阿托品的合成代用品

（一）合成扩瞳药

后马托品（homatropine）的扩瞳与调节麻痹作用维持时间比阿托品短，调节麻痹作用约在用药后24~36小时消退，适用于一般眼科检查。但不如阿托品完全，特别是对于儿童。青光眼禁用。

托吡卡胺（tropicamide）的特点是起效快而持续时间最短，用药后扩瞳和睫状肌麻痹恢复正常约需6小时，是目前散瞳查眼底和屈光检查的常用药。青光眼禁用。

（二）合成解痉药

丙胺太林（propantheline，普鲁本辛），口服吸收较差，不易透过血脑屏障，对胃肠道平滑肌M受体选择性较高，解痉作用较强而持久，并减少胃液分泌。用于治疗溃疡病、胃肠痉挛和妊娠呕吐。

贝那替秦（benactyzine，胃复康），口服易吸收，具有解痉和抑制胃液分泌作用。此外尚有安定作用。适用于伴有焦虑症的溃疡病、胃酸过多、肠蠕动亢进或膀胱刺激症状的患者。主要不良反应为口干、恶心、视力模糊等。

第三节　N受体阻断药

一、N_1受体阻断药

N_1受体阻断药又称神经节阻断药，能选择性地与神经节突触后膜的N_1受体结合，阻断ACh与受体结合，使ACh不能引起节后神经细胞的去极化，从而阻断了神经冲动在神经节中的传导，对交感神经节和副交感神经节都有阻断作用。神经节阻断药在过去曾用于治疗高血压，但由于其作用过于广泛，不良反应多，且其降压作用过强过快，故现已少用于治疗高血压。目前还有美卡拉明（mecamylamine）和樟磺咪芬（trimetaphan camsilate）主要用于外科手术控制性降压，使患者血压不致明显升高。以减少手术中出血并有利于止血。

二、N_2受体阻断药

N_2受体阻断药又称骨骼肌松弛药。能选择性地与骨骼肌上的N_2受体结合，阻断ACh与N_2受体结合，使骨骼肌松弛，主要用作外科手术麻醉辅助用药。根据其作用机制不同，分为两类：①去极化型：本类药物与运动终板上的N_2受体结合，激动受体而产生与ACh相似而更为持久的去极化作用，使终板膜失去对ACh的反应性，因而骨骼肌松弛。如琥珀胆碱，对喉肌松弛作用较强，适用于气管内插管、气管镜、食管镜检查等短时间操作，静脉滴注适用于较长时间的手术。②非去极化型：又称竞争型肌松药，能与运动终板上的N_2受体结合，但不能激动受体，仅竞争性阻断ACh对N_2受体的作用，使骨骼肌松弛。如筒箭毒碱，由于不良反应较多，现已少用。

第四节　有机磷酸酯类的毒理和胆碱酯酶复活药

一、有机磷酸酯类的毒理

有机磷酸酯类（organophosphates）可与胆碱酯酶结合后，时间稍久，胆碱酯酶即难以恢复活性，故称难复性抗胆碱酯酶药，毒性很强。主要用作农业杀虫剂，如敌百虫（dipterex）、乐果（rogor）、马拉硫磷（malathion）、敌敌畏（DDVP）、内吸磷（systox E1059）和对硫磷（parathion）等。有些用做战争毒剂，如沙林（sarin）、梭曼（soman）、塔崩（tabun）等。

【毒性作用机制】有机磷酸酯类的作用机制与易复性胆碱酯酶抑制药相似，只是与胆碱酯酶的结合更为牢固，生成难以水解的磷酰化胆碱酯酶，结果使胆碱酯酶失去水解乙酰胆碱的能力，造成乙酰胆碱在体内大量积聚，引起一系列中毒症状。若不及时抢救，酶在几分钟或几小时内就"老化"。"老化"过程可能是使磷酰化胆碱酯酶的磷酰化基团上的一个烷氧基断裂，生成更稳定的单烷氧基磷酰化胆碱酯酶。此时即使用胆碱酯酶复活药，也不能恢复酶的活性，必须等待新生的胆碱酯酶出现，才有水解乙酰胆碱的能力，此过程需15～30天。因此一旦中毒，必须迅速抢救。

【中毒途径】有机磷酸酯类在胃肠道、呼吸道、皮肤和黏膜都可吸收。经胃肠道吸收中毒的多由误食农药而引起。许多有机磷酸酯类容易挥发，因此也易吸入中毒。皮肤沾染了一定量的有机磷酸酯类时，也可引起全身性中毒。吸收后可分布全身，以肝浓度最高，大部分经肾排泄，一般不易蓄积。

【中毒表现】

1.急性毒性　本类毒物使乙酰胆碱蓄积，而乙酰胆碱的作用又极其广泛，故有机磷酸酯类的中毒症状表现为多样化。轻度中毒者以M样症状为主，中度中毒者可同时有M样症状和N样症状，严重中毒者除外周M样和N样症状外，还出现中枢神经系统症状。

（1）M样症状：①眼瞳孔缩小，严重中毒者几乎全部出现，但中毒早期可能并不出现。因此，缩瞳不宜作为早期诊断的依据。此外，可出现视力模糊或因睫状肌痉挛而感觉眼痛者。②腺体分泌增多，引起流涎和出汗。重者可口吐白沫，大汗淋漓。③呼吸困难，支气管平滑肌收缩和腺体分泌增加，引起呼吸困难甚至肺水肿。④胃肠道症状，由于胃肠道平滑肌的兴奋和有机磷酸酯类对胃肠道黏膜的刺激作用，可引起恶心、呕吐、腹痛和腹泻等。⑤泌尿系统症状，由于膀胱逼尿肌收缩而引起小便失禁。⑥心血管系统症状，M样症状可表现为心率减慢和血压下降，但由于同时有N样症状，故有时也可引起血压升高。

（2）N样症状：交感和副交感神经节的N_1受体和骨骼肌运动终板的N_2受体都被激动，其中神经节兴奋症状在胃肠道、腺体、眼等方面，表现胆碱能神经占优势，因此结果和M样作用一致。在心血管，则去甲肾上腺素能神经占优势，故常表现为心收缩力加强、血压上升。N_2受体激动则表现为肌束颤动，常先自小肌群如眼睑、颜面和舌肌开始，逐渐发展至全身；严重者可因呼吸肌麻痹而死亡。

（3）中枢症状：有机磷酸酯类可使脑内乙酰胆碱含量升高，从而影响神经冲动在中枢突触的传递。表现为先兴奋、不安、谵语以及全身肌肉抽搐，进而由过度兴奋转入抑制，出现昏迷，并因血管运动中枢抑制而血压下降及呼吸中枢麻痹而呼吸停止。

2.慢性毒性　多发生在生产农药的工人或长期接触农药的人员中。突出表现为血中胆碱酯酶活性显著而持久地下降，但与临床症状并不平行。主要症状有神经衰弱综合征和腹胀、多汗、偶有肌束颤动及瞳孔缩小。在慢性中毒的基础上，一次稍大剂量的吸收，也可能引起急性毒性发作。

【中毒防治】

1.消除毒物　对由皮肤吸收者，应用温水和肥皂水清洗皮肤。经口中毒者，应首先洗胃，并用微温的2%碳酸氢钠溶液（敌百虫口服中毒时不能用碱性溶液洗胃，以免转变为敌敌畏而毒性增加；对硫磷中毒不能用高锰酸钾洗胃，以免对硫磷转变为对氧磷）或1%盐水反复洗胃直至洗出液无农药味，然后给硫酸镁导泻。眼部染毒，可用2%碳酸氢钠溶液或生理盐水反复冲洗数分钟。

2.对症治疗　给氧、人工呼吸、补液等处理。

3.解毒药物

（1）阿托品：通过阻断M受体，为治疗急性有机磷酸酯类中毒特异性的、高效的解毒药物。须早期、足量、反复地注射阿托品，能迅速解除有机磷酸酯类中毒时的M样症状，用药后表现为松弛多种平滑肌、抑制多种腺体分泌、加快心率和扩大瞳孔等，从而有效地减轻或消除有机磷酸酯类中毒所引起的恶心、呕吐、腹痛、大小便失禁、流涎、支气管分泌增多、呼吸困难、出汗、瞳孔缩小、心率减慢和血压下降等症状。由于阿托品不能阻断N受体，所以对中、重度中毒的N样症状无效、中枢症状较差。

（2）胆碱酯酶复活药：应及时、足量使用胆碱酯酶复活药以恢复胆碱酯酶的活性。

二、胆碱酯酶复活药

胆碱酯酶复活药是一类能使被有机磷酸酯类抑制的胆碱酯酶恢复活性的药物，它不但能消除M样症状，也能消除N样症状和中枢症状，使单用阿托品所不能控制的严重中毒得到有效的治疗，而且显著地缩短了中毒的病程。常用药物有碘解磷定、氯解磷定。

碘解磷定

碘解磷定（pralidoxime iodide）简称派姆（PAM），为最早应用的胆碱酯酶复活药。水溶性较低，水溶液不稳定，久置可释放出碘。在碱性溶液中易水解生成剧毒的氰化物，因此忌与碱性药物合用。因半减期短（不到1小时），需反复给药。

【药理作用】碘解磷定与磷酰化胆碱酯酶中的磷酰基结合，形成磷酰化胆碱酯酶－碘解磷定复合物，后者进一步裂解成为磷酰化碘解磷定和胆碱酯酶，恢复胆碱酯酶水解ACh的能力。此外，碘解磷定也能与体内游离的有机磷酸酯类直接结合，生成无毒的磷酰化碘解磷定，由尿排出，从而阻止游离的有机磷酸酯类对胆碱酯酶的抑制作用。

【临床应用】主要用于解救中度和重度有机磷酸酯类中毒。碘解磷定使胆碱酯酶复活的效果因不同的有机磷酸酯的种类而异，例如对内吸磷、马拉硫磷和对硫磷中毒的疗效较好，对敌百虫、敌敌畏中毒的疗效稍差，而对乐果中毒则无效。因乐果中毒时所形成的磷酰化胆碱酯酶比较稳定，几乎是不可逆的，加以乐果乳剂含有苯，可能同时有苯中毒。

碘解磷定恢复酶活性的作用对骨骼肌最为明显，能迅速制止肌束颤动；对自主神经系统功能的恢复较差。对中枢神经系统的中毒症状（如昏迷）有一定改善。对轻度中毒者可用0.5～1g缓慢静脉注射。中度中毒者可用1～2g缓慢静脉注射，可根据情况反复给药。重度中毒者可用2～3g缓慢静脉注射，0.5～1小时后可根据情况反复给药。

由于碘解磷定不能直接对抗体内积聚的乙酰胆碱的作用，故应与阿托品合用，以便及时、有效控制M样症状。

【不良反应】治疗量时毒性不大，如剂量超过2g或静脉注射过快（每分钟超过500mg）时，可产生轻度乏力、视力模糊、眩晕，有时出现恶心、呕吐和心动过速等症状。偶有咽痛和其他碘反应。剂量过大，碘解磷定本身也可抑制胆碱酯酶，加重有机磷酸酯类的中毒程度。因不良反应较多、溶解度低，只能静脉给药，故目前已较少使用。

氯解磷定

氯解磷定（pralioxime chloride，PAM-CI）的药理作用和用途与碘解磷定相似，但水溶性高，溶液较稳定，可肌内注射或静脉给药。特别适用于农村基层使用和初步急救。氯解磷定经肾排泄也较快，半减期约1.5小时。不良反应较碘解磷定小，偶见轻度头痛、头晕、恶心、呕吐等。由于氯解磷定溶解度高，既可静脉给药、也可肌内注射，给药方便，不良反应较小，现已逐渐取代了碘解磷定。

第五节　用药护理

一、用药前护理

1. 拟胆碱药

（1）用法用量：①毛果芸香碱滴眼液浓度以1%～2%为宜，浓度过高易出现头痛、眼痛等症状。②新斯的明口服1次15mg，每日45mg；皮下注射、肌内注射每次0.25～1mg；极量一次1mg；静脉注射0.04～0.06mg/kg（一次最大量不超过2.5mg），同时给阿托品0.02～0.03mg/kg 。

（2）用药前询问用药史、过敏史，支气管哮喘、急性结膜炎、角膜炎、机械性肠梗阻、尿路梗阻者禁用毛果芸香碱、新斯的明。

2. 抗胆碱药

（1）用法用量：阿托品成人应用：缓解内脏绞痛，每次皮下注射0.5mg；麻醉前给药，皮下注射0.5mg；感染中毒性休克、改善微循环，每次1～2mg，静脉注射，每15～30分钟1次，2～3次后情况不见好转可逐渐增加用量，至情况好转后即减量或停药。有机磷农药中毒：①与碘解磷定等合用时：对中度中毒，每次皮下注射0.5～1mg，隔30～60分钟1次；对严重中毒，每次静脉注射1～2mg，隔15～30分钟1次，病情稳定后，逐渐减量并改用皮下注射。②单用时：对轻度中毒，每次皮下注射0.5～1mg，隔30～120分钟1次；对中度中毒，每次皮下注射1～2mg，隔15～30分钟1次；对严重中毒，即刻静脉注射2～5mg，以后每次1～2mg，隔15～30分钟1次，根据病情逐渐减量和延长间隔时间。

（2）评估患者一般情况；测量体温、血压、心率等。了解患者的病情。老年人及心动过速者慎用，对心率>100次/分，体温高于38℃及眼压高的患者，需要使用本类药物时，应及时向医生反馈情况，防止发生因使用阿托品导致眼压进一步升高，青光眼、前列腺增生患者禁用。

（3）对有机磷农药中毒者，评估中毒程度。明确阿托品的用药原则：尽早、足量、反复用药直至达"阿托品化"后逐渐减量，阿托品化的指征：瞳孔开大、皮肤干燥、面部红热、心率加快、肺部啰音减少或消失、意识障碍逐渐转为清醒等。有机磷酸酯中毒患者对阿托品的耐受性大，阿托品的用量可不受《药典》规定的极量的限制。

（4）使用N受体阻断药时应注意评估患者的肌张力、眼压、血压、肝肾功能情况，有无心血管疾病、支气管哮喘及用药史。

二、用药中护理

1. 拟胆碱药

（1）滴眼用药时，指导患者正确的用药方法，应将下眼睑拉成杯状，同时压住内眦，避免药物经鼻泪管流入鼻腔增加药物吸收。

（2）要注意鉴别疾病与药物引起的肌无力的症状，用药后肌无力现象不仅没有缓解甚至有加重的要警惕出现胆碱能危象。新斯的明因口服与注射剂的生物利用度差异很大，改变给药途径时须调整剂量。

（3）需要注意敌百虫中毒时不能用碱性溶液清洗或洗胃，以免转变为敌敌畏而毒性增加。对硫磷中毒不能用高锰酸钾清洗或洗胃，以免对硫磷转变为对氧磷。有中枢抑制时不能用硫酸镁导泻。

2.抗胆碱药

（1）用阿托品时出现口干者可用冷开水含漱。抗休克时，应在补足血容量的基础上用药，对于休克或心率加快者不宜使用。阿托品可引起视近物模糊，用药期间应避免驾驶、机械操作或高空作业。注射大剂量前应准备好毛果芸香碱、新斯的明及地西泮等对抗药以备用。

（2）应用N受体阻断药时，应注意：肌肉松弛药安全范围小，使用中应密切观察患者血压、呼吸、心电图的变化，肌肉松弛药过量易引起呼吸肌麻痹而导致呼吸衰竭，应准备好呼吸机。使用筒箭毒碱时还应备好新斯的明。

三、用药后护理

1.拟胆碱药

（1）应用毛果芸香碱时，可引起看远物不清楚，须与患者解释原因，避免引起恐慌，在症状消失前不做精细工作尤其是开车等注视远处的工作。

（2）应用新斯的明后，应注意检测患者心率、呼吸、吞咽能力及握力等是否改善，以防止胆碱能危象出现。

2.抗胆碱药

（1）注意观察患者的血压、呼吸、心率等。若出现瞳孔扩大、呼吸加快、中枢兴奋症状者，提示阿托品中毒，应立即报告医生，及时停药并对症处理。①应用镇静药对抗中枢兴奋症状，但应严格控制镇静药的用量。②应用拟胆碱药毛果芸香碱、新斯的明对抗其外周症状。③对呼吸抑制者，可采用人工呼吸机和给氧等措施抢救。

（2）评估药物疗效，监测不良反应。

案例回顾

急性有机磷中毒是常见的毒物中毒之一。应先了解有机磷中毒的机制，然后了解中毒程度（分为轻、中、重三级），随后进行解毒：现场急救、解毒药的使用（阿托品、胆碱酯酶复活药）等。

　　建议：如果发现有人中毒，第一步非常重要，要最大程度的减少有机磷的吸收，并且拨打120。能够保留农药包装瓶的尽量保留，因为有些农药不一定是有机磷，每种类型的农药治疗方法是不一样的，这样可以帮助医生更好的治疗。而且通过剩的农药能够大致判断中毒者喝了多少。

　　如果发生严重的中毒，在暂时抢救成功以后，如果医生建议继续治疗，一定要听医生的，因为可能会发生中间型综合征或迟发性神经病变。如果医生建议转院继续治疗，也应该听从医生的话，可能他们那里没有继续治疗的相应设备。

第四章
拟肾上腺素药和
抗肾上腺素药

章前引言

　　拟肾上腺素药通过直接或间接激动肾上腺素受体，产生与交感神经兴奋相似的效应。根据药物对肾上腺素受体的选择性，可分为α、β受体激动药，α受体激动药和β受体激动药三大类。肾上腺素是α、β受体激动药的代表药，能激动α和β两类受体，产生较强的α型和β型作用。可表现为对心血管的兴奋、扩张支气管平滑肌、促进代谢等，主要用于心跳骤停、过敏性休克、支气管哮喘急性发作等。去甲肾上腺素是α受体激动药的代表药，激动α受体，对β_1受体的作用较弱，对β_2受体几乎无作用，主要用于休克、药物中毒引起的低血压等，因收缩血管的作用强容易出现局部组织坏死、急性肾功能衰竭、高血压等。异丙肾上腺素是β受体激动药的代表药，可表现为兴奋心脏、扩张支气管平滑肌、促进代谢等，主要用于心跳骤停、支气管哮喘急性发作等。

　　抗肾上腺素药能拮抗去甲肾上腺素或肾上腺素受体激动药与受体结合，从而产生阻断肾上腺素受体作用，根据对α和β肾上腺素受体选择性的不同，可分为α受体阻断药和β受体阻断药两大类。酚妥拉明为α受体阻断药的代表药，对心血管系统影响明显，可翻转肾上腺素的升压作用。普萘洛尔为β受体阻断药的代表药，通过阻断β受体，主要用于心律失常、心绞痛、心肌梗死、高血压、甲状腺功能亢进、甲状腺中毒危象及慢性充血性心力衰竭等。

1.理解肾上腺素、去甲肾上腺素、异丙肾上腺素、多巴胺的药理作用、作用原理、临床用途及主要不良反应。

2.识记麻黄碱、间羟胺和去甲肾上腺素药理作用及应用。

3.识记肾上腺素、去甲肾上腺素、异丙肾上腺素、多巴胺的理化性质及药动学特点。

4.学会观察肾上腺素、去甲肾上腺素、异丙肾上腺素、多巴胺的疗效和不良反应，能够正确指导患者安全、合理用药。

青霉素过敏性休克属于Ⅰ型变态反应性疾病，是一种严重的全身性过敏性反应，多突然发生，且严重程度剧烈，若不及时处理，常可危及生命。

通过学习肾上腺素等药物的药理作用及应用，让同学们充分了解青霉素过敏性休克的抢救措施及原理，以高度负责的态度对患者进行有条不紊的施救。

患者，女，9岁，因为畏寒、咽痛2天，由母亲陪同就医。诊断为急性扁桃体炎。给予青霉素治疗，皮试（－）。注射青霉素后，顿时感觉不适、面色苍白、冷汗如注，测血压40/26mmHg，诊断为青霉素过敏性休克。

思考题

该患者应选择何种药物进行抢救？为什么？

第一节　拟肾上腺素药

拟肾上腺素药通过直接或间接激动肾上腺素受体，产生与交感神经兴奋相似的效应。根据药物对肾上腺素受体的选择性的不同，可分为α、β受体激动药，α受体激动药和β受体激动药三大类。

一、α、β受体激动药

肾上腺素

肾上腺素（adrenaline，AD）是肾上腺髓质分泌的主要激素，药用肾上腺素可从家畜肾上腺提取，或人工合成。口服后在碱性肠液及肠黏膜和肝内被破坏，吸收很少，不能达到有效血药浓度。皮下注射因能收缩血管，故吸收缓慢。肌内注射的吸收远较皮下注射为快。

【药理作用】肾上腺素能激动α和β两类受体，产生较强的α型和β型作用。

1.兴奋心脏　作用于心肌、传导系统和窦房结的β_1受体，加强心肌收缩力，加快传导，使心率加快，提高心肌的兴奋性。由于心肌收缩力增加，心率加快，故心输出量增加。但因使心肌氧耗量增加，加上心肌兴奋性提高，并对正位、异位起搏点有同样的兴奋作用，如剂量大或静脉注射过快，可导致心律失常，甚至引起心室纤颤。

2.舒缩血管　通过激动α受体，使α受体分布占优势的皮肤、黏膜血管和部分内脏血管（如肾血管等）收缩。而通过激动β_2受体，使β_2受体分布占优势的冠状血管和骨骼肌血管舒张。冠状血管的扩张与心肌代谢产物腺苷（可直接扩张血管）增加有关。对大脑、肺血管影响较小。

3.影响血压　对血压的影响与给药剂量和途径有关。皮下注射治疗量（0.5～1mg）或低浓度静脉滴注时，由于心脏兴奋，心输出量增加，故收缩压升高，而收缩皮肤、黏膜及内脏血管的作用被舒张骨骼肌血管的作用所抵消，故舒张压不变或稍下降，因β受体对小剂量的肾上腺素较为敏感。大剂量静脉注射时，激动血管α受体作用强，皮肤、黏膜及内脏血管的收缩占优势，使收缩压和舒张压均升高，因α受体对大剂量的肾上腺素较为敏感。静脉注射后血压很快升高，继而下降至原水平之下，再恢复至原水平，是因为α受体激动作用强而短，β受体激动作用弱而长。此外，肾上腺素尚能作用于邻肾小球细胞的β_1受体，促进肾素的分泌。如先给予α受体阻断药（如酚妥拉明等）后再给予肾上腺素，则使肾上腺素的缩血管作用减弱或取消，而保留其激动β_2受体的舒血管效应，使肾上腺素的升压作用翻转为降压，这一现象称为"肾上腺素升压作用的翻转"（图4-1-1）。

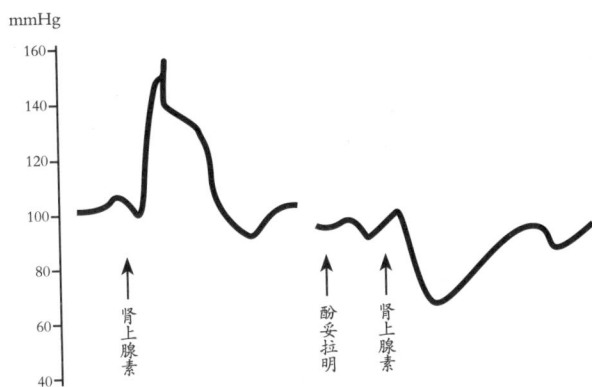

图4-1-1　静脉注射肾上腺素和应用酚妥拉明后再注射肾上腺素对血压的影响

4.支气管　能激动支气管平滑肌的β_2受体，使支气管平滑肌舒张，改善通气，特别是支气管平滑肌处于痉挛状态时，此作用更为明显。此外，并能抑制肥大细胞释放过敏性物质如组胺等，还可使支气管黏膜血管收缩，降低毛细血管的通透性，有利于消除支气管黏膜充血水肿。

5.代谢　能促进机体物质代谢，治疗量下，可使耗氧量升高20%～30%，由于α受体和β_2受体的激动都可促进肝糖原分解，而肾上腺素兼具α、β作用，故其升高血糖作用显著。此外，肾上腺素尚具降低外周组织对葡萄糖摄取的作用。通过激动脂肪细胞上β受体，促进脂肪分解，使血液中游离脂肪酸升高。

【临床应用】

1.心脏骤停　用于溺水、麻醉和手术过程中的意外，药物中毒、传染病和心脏传导阻滞等所致的心脏骤停，在配合心脏人工呼吸、心脏按压和纠正酸中毒等措施的情况下，可用本品0.5～1mg稀释后静脉注射或心室内注射，恢复心跳。也可用含肾上腺素、阿托品各1mg及利多卡因50～100mg的混合注射液（心脏复苏三联针）静脉注射或心室内注射。其中阿托品能阻断M受体而解除迷走神经对心脏的抑制，利多卡因可抗心室颤动，它们与肾上腺素合用可取长补短而获良效。

2.过敏性休克　过敏性休克主要表现为小动脉扩张，毛细血管通透性增加，全身血容量降低，血压下降；心肌收缩力减弱，心率加快；支气管平滑肌痉挛引起呼吸困难等。肾上腺素能兴奋心脏、收缩血管、松弛支气管平滑肌、抑制过敏质释放，可迅速缓解休克的心脏抑制、血压下降、支气管平滑肌痉挛、呼吸困难等症状，为治疗过敏性休克的首选药物。

3.支气管哮喘　肾上腺素通过抑制过敏物质释放、松弛支气管平滑肌、收缩支气管黏膜血管，减轻支气管黏膜充血水肿，可有效控制支气管哮喘的急性发作，作用快而强。皮下或肌内注射能于数分钟内奏效。

4.与局部麻醉药配伍及局部止血　将肾上腺素加入局部麻醉药注射液中，可延缓局部麻醉药的吸收，减少吸收中毒的可能性，同时又可延长局部麻醉药的麻醉时间。一般局部麻醉药中肾上腺素的浓度为1∶250 000，一次用量不要超过0.3mg。但在手指、足趾、耳、阴茎等部位，禁止加用肾上腺素，以免影响局部血液循环，甚至可引起局部组织坏死。当鼻黏膜和齿龈出血可将浸有0.1%盐酸肾上腺素的纱布或棉花球填塞出血处，以起到局部止血作用。

【不良反应及用药注意事项】

1.主要不良反应为心悸、烦躁不安、头痛和血压升高等，剂量过大可使血压骤然升高，有发生脑溢血的危险，故老年人慎用。也能引起心律失常，甚至心室纤颤，故应严格掌握剂量。

2.本品遇光、热、氧化物及碱类可分解变色失效。

3.与全麻药、洋地黄、三环类抗抑郁药合用，易产生心律失常。

4.禁用于高血压、器质性心脏病、脑动脉硬化、糖尿病和甲状腺功能亢进症等。

多巴胺

多巴胺（dopamine，DA）是合成去甲肾上腺素的前体物，药用的是人工合成品。

【药理作用】直接激动α、β₁和外周的多巴胺受体，并能促进神经释放NA。

1.心脏　由于激动心脏β₁受体及促进去甲肾上腺素能神经释放NA，使心肌收缩力加强，心输出量增加。一般剂量对心率影响不明显，大剂量可加快心率。与异丙肾上腺素比较，多巴胺增加心输出量的作用较弱，对心率影响较少，并发心律失常者也较少。

2.血管和血压　激动多巴胺受体，使肾和肠系膜血管扩张；激动α受体，使皮肤、黏膜血管收缩。故小剂量时收缩压升高而舒张压不变或稍升高；大剂量时，激动α受体使血管收缩的作用占优势，收缩压、舒张压均升高。

3.肾脏　激动肾脏多巴胺受体，可使肾血管扩张，肾血流量增加，肾小球的滤过率也增加；有排钠利尿作用，是因直接抑制肾小管对钠的重吸收；用大剂量时，也可使肾血管明显收缩。

【临床应用】用于治疗各种休克，如感染中毒性休克、心源性休克、出血性休克等，对于伴有心收缩力减弱及尿量减少而血容量已补足的休克患者疗效较好。多巴胺作用时间短，需静脉滴注。用药时应注意补充血容量、纠正酸中毒。此外，本品尚可与利尿药合用，用于急性肾功能衰竭。因具有改善血流动力学的作用，也可用于急性心功能不全。

【不良反应】治疗量不良反应较轻，偶见恶心、呕吐。如剂量过大或静脉滴注太快可出现心动过速、心律失常和肾血管收缩引致肾功能下降等，一旦发生，应减慢滴注速度或停药。慎用于室性心律失常、闭塞性血管病、心肌梗死、动脉硬化和高血压的患者。禁用于嗜铬细胞瘤的患者。

麻黄碱

麻黄碱（ephedrine，麻黄素）是从中药麻黄中提取的生物碱，也可人工合成。口服、皮下和肌内注射均易吸收。少部分在体内经脱胺氧化代谢，大部分以原形由肾排出，排泄较慢，故作用时间较长。因易透过血脑屏障，故兴奋中枢作用较明显。

【药理作用及应用】本药能直接激动α、β受体，又可促进去甲肾上腺素能神经末梢释放去甲肾上腺素。其作用与肾上腺素相似，但起效慢，作用维持时间较长。外周作用比肾上腺素弱，中枢作用比和肾上腺素强。

1.收缩血管　可使皮肤黏膜血管收缩，故可用于治疗鼻黏膜肿胀（用0.5%～1%溶液滴鼻）。

2.升高血压　因增加心肌收缩力，增加心输出量，并收缩血管，故可升高血压，且作用缓慢而持久，临床常用于防治腰麻及硬膜外麻醉引起的低血压，亦可治疗慢性低血压。

3.扩张支气管　较肾上腺素弱，起效慢，但持久。可用于预防和治疗轻症支气管哮喘，对重症急性发作的支气管哮喘效果较差。

【不良反应和注意事项】

1.外周反应　大剂量可引起心率加快，血压升高等，故器质性心脏病、甲亢及高血压患者禁用。

2.中枢反应　因兴奋中枢可引起烦躁不安、失眠。

3.易产生快速耐受性。

4.禁忌证同肾上腺素。

二、α 受体激动药

去甲肾上腺素

去甲肾上腺素（noradrenaline，NA）药用者是人工合成品。口服易被碱性肠液破坏，皮下、肌内注射因强烈收缩局部血管而极少吸收，且易致局部组织缺血坏死。静脉注射因迅速被消除而作用短暂，故常用静脉滴注法给药以维持有效血药浓度。进入体内后迅速被去甲肾上腺能神经末梢摄取和被COMT及MAO破坏而作用消失。

【药理作用】主要激动 α 受体，对 β_1 受体的作用较弱，对 β_2 受体几乎无作用。

1.收缩血管　通过激动血管的 α 受体使血管收缩。皮肤黏膜血管收缩最明显，其次是对肾脏血管的收缩。此外脑、肝、肠系膜甚至骨骼肌的血管也都呈收缩反应。但使冠状血管扩张，这主要因兴奋心脏使心肌代谢产物腺苷增加所致。

2.兴奋心脏　通过激动 β_1 受体使心脏兴奋，但因血压升高反射性地兴奋迷走神经而减慢心率的效应超过它直接加快心率的作用，故可使心率减慢。剂量过大时，也可出现过速型心律失常，但较肾上腺素少见。

3.升高血压　因兴奋心脏而增加心输出量，并收缩血管而加大外周阻力，故可使收缩压及舒张压都升高。其升压作用较强，因对 β_2 受体无作用，其升压作用不被 α 受体阻断药所翻转，因此对 α 受体阻断药引起的低血压可用本药治疗。

【临床应用】

1.治疗休克　因能加强心肌收缩力、增加心输出量，收缩周围血管、升高血压、增加重要组织如脑和冠状血管血流量，故可治疗过敏性休克、神经性休克、心源性休克和应用血管扩张药无效时的感染性休克，对出血性休克，在止血和补足血容量之后如周围循环仍未改善，也可酌情选用本药治疗。也可用于药物中毒引起的急性低血压。

2.上消化道出血　用本药1～3mg适当稀释后口服，可使食管或胃黏膜血管收缩而止血。

【不良反应和注意事项】

1.局部反应　如静脉滴注时间过久、浓度过高或药液漏出血管，可因剧烈收缩局部血管而致局部缺血，甚至组织坏死。故静脉滴注时应防止药液外漏，并注意观察局部反应，一旦药液外漏或发现滴注部位发白，应立即调换滴注部位，并对原滴注部位进行热敷，或应用普鲁卡因封闭，或应用α受体阻断药（如酚妥拉明）作局部浸润注射，以对抗去甲肾上腺素的缩血管作用，防止组织坏死。

2.心血管反应　静脉滴注浓度过高或滴速过快时，可致血压过度升高，偶致心律失常。因此，用药过程中应随时测量血压，根据血压情况酌情调整滴速或浓度。禁用于高血压、动脉硬化、器质性心脏病及甲亢患者。

3.肾脏反应　用药过久或用量过大时，可使肾血管剧烈收缩导致肾脏严重缺血，而引起急性肾功能衰竭，使尿量减少，甚至尿闭。因此，用药期间应注意保持尿量至少每小时在25mL以上。对尿少及肾功能不全者慎用或禁用。

间羟胺

间羟胺（metaraminol）又名阿拉明，为人工合成品。

【药理作用及应用】本药即可直接激动肾上腺素受体，又可促进去甲肾上腺素能神经末梢释放去甲肾上腺素。主要作用于α受体，对β受体作用较弱；其作用与去甲肾上腺相似，但比去甲肾上腺素温和而持久，对肾血管收缩较弱，较少发生尿少，尿闭等肾功能减退的现象，对心率影响不明显，很少引起心律失常；此药即可静脉滴注，又可肌内注射，应用方便。因此间羟胺是去甲肾上腺素的良好代用品，可用于治疗心源性休克、感染性休克及出血性休克等，亦可用于防治低血压。但连续应用可因囊泡内去甲肾上腺素减少而效应逐渐减弱，产生耐受性。

【不良反应和注意事项】大剂量可有头痛、头晕、神经过敏、震颤等不良反应。静脉用药外漏时偶可引起局部组织坏死。甲亢及高血压患者充血性心力衰竭禁用或慎用。

去氧肾上腺素

去氧肾上腺素（phenylephrine，苯肾上腺素）是人工合成品。本药可选择性激动 α_1 受体，呈现 α_1 型作用。因此，可收缩血管，使外周阻力增大而升高血压。升压作用较去甲肾上腺素弱，但持久。可用于防治低血压、感染性、过敏休克。由于血压升高能反射性地减慢心率，故可治疗室上性阵发性心动过速。通过激动 α_1 受体，并能使瞳孔开大肌收缩而散大瞳孔，故还用于眼底检查。与阿托品相比，对眼的作用弱、维持时间短、不升高眼压、不产生调节麻痹等优点。器质性心脏病、甲亢、动脉硬化及高血压患者禁用。前房角狭窄者用药后可使眼压升高，故闭角型青光眼患者禁用。

甲氧明

甲氧明（methoxamine，甲氧胺）是人工合成品。本药主要激动 α_1 受体，能收缩血管，升高血压，故可防治低血压；由于使血压升高能反射性地引起心率减慢，故也可用于治疗阵发性室上性心动过速。动脉硬化、器质性心脏病、甲亢患者禁用。

三、β 受体激动药

异丙肾上腺素

异丙肾上腺素（Isoprenaline，喘息定）是人工合成品。口服无效，静脉、舌下给药及气雾剂吸入可迅速生效。在体内主要被COMT破坏，代谢速度较慢，故作用时间比肾上腺素及去甲肾上腺素略长。其在体内的氧化甲基化产物3－甲氧异丙肾上腺素能阻断 β 受体，这可能是反复用药后作用减弱的原因之一。它不易透过血脑屏障，故治疗量对中枢无明显影响。

【药理作用】本品对 β 受体有很强的激动作用，对 β_1 和 β_2 受体选择性很低。

1. 兴奋心脏　因激动 β_1 受体，可使心肌收缩力加强、传导加速、心率增快、耗氧量明显增加。大剂量也可引起心律失常，但比肾上腺素少见（因异丙肾上腺素对心脏正位起搏点窦房结兴奋作用较强，而肾上腺素对正位及异位起搏点都有较强的兴奋作用）。

2. 对血管和血压的影响　对血管有舒张作用，主要是使骨骼肌血管舒张（激动 β_2 受体），对肾血管和肠系膜血管舒张作用较弱，对冠状血管也有舒张作用。当静脉滴注每分钟 $2\sim10\mu g$，由于心脏兴奋和外周血管舒张，使收缩压升高而舒张压略下降，此时冠脉流量增加；但如静脉注射给药，则可引起舒张压明显下降，降低了冠状血管的灌注压，冠脉有效血管流量不增加。

3. 扩张支气管　异丙肾上腺素激动支气管平滑肌上的 β_2 受体，使支气管平滑肌松弛，特别是对痉挛状态的支气管平滑肌松弛作用更明显。此外尚有抑制过敏介质释放作用，也有利于支气管的扩张。

4. 促进代谢　激动 β 受体，可促进糖原及脂肪分解，使血糖及血中游离脂肪酸含量升高，组织耗氧量增加。

【临床应用】

1. 支气管哮喘　本品与肾上腺素相似，适用于支气管哮喘急性发作，常以气雾剂吸入给药。

2. 心跳骤停　对溺水、手术意外等引起的心跳骤停，可用本品0.5～1mg心室内注射。

3. 房室传导阻滞　本品能兴奋窦房结、房室结及加速房室传导，可静脉滴注或舌下给药以治疗房室传导阻滞。

4.抗休克　本药能增强心肌收缩力并舒张血管，在补足血容量的基础上，可用于治疗感染性休克及伴有房室传导阻滞或心率减慢的心源性休克。

【不良反应和注意事项】可引起心悸、头晕等，对缺氧患者易致心律失常和诱发或加剧心绞痛，故冠心病、心肌炎及甲亢患者禁用。哮喘患者长期大量用本品有引起猝死之可能，应予注意。

多巴酚丁胺

多巴酚丁胺（dobutamine）为人工合成品，其化学结构和体内过程与多巴胺相似，口服无效，仅供静脉注射给药。

本药是含有右旋多巴酚丁胺和左旋多巴酚丁胺的消旋体。前者阻断 α_1 受体，后者激动 α_1 受体，对 α_1 受体的作用因此而抵消。两者都激动 β 受体，但前者激动 β 受体作用为后者的10倍。由于其对 β_1 受体激动作用强于 β_2 受体，故此药属于 β_1 受体激动药。与异丙肾上腺素比较，本品的正性肌力作用比正性频率作用显著。较少引起心动过速。

静脉滴注短期治疗心脏手术后心输出量低的休克或心肌梗死并发心力衰竭。治疗休克疗效优于异丙肾上腺素，且较安全。连续应用可产生快速耐受性。梗阻型肥厚性心肌病者禁用。

第二节　抗肾上腺素药

抗肾上腺素药根据对 α 和 β 肾上腺素受体选择性的不同， α 受体阻断药和 β 受体阻断药两大类。

一、α受体阻断药

目前临床上使用的 α 受体阻断药分两类：①短效类：以氢键、离子键或范德华力与 α 受体结合，结合比较疏松，易于解离故作用维持时间短，属于竞争性 α 受体阻断药，如酚妥拉明和妥拉唑啉；②长效类：以共价键与 α 受体牢固结合，作用维持时间持久，属于非竞争性 α 受体阻断药，如酚苄明。

酚妥拉明

酚妥拉明（phentolamine，立其丁）口服吸收差，生物利用度低，口服效果仅为注射给药的20%。

【药理作用】为非选择性 α 受体阻断药，对 α_1 和 α_2 受体均有阻断作用，但 α_2 受体作用较弱。

1.血管　通过阻断血管平滑肌 α 受体及直接扩张血管，使血管扩张，外周血管阻力降低，血压下降。

2.心脏 因血管舒张，血压下降，反射性引起心脏兴奋，使心收缩力加强，心率加快，输出量增加。另外，阻断去甲肾上腺素能神经末梢突触前膜 α_2 受体，促进去甲肾上腺素的释放也是引起心脏兴奋因素。

3.拟胆碱、组胺样作用 表现为使胃肠平滑肌兴奋、胃酸分泌增加，皮肤潮红等。

【临床应用】

1.外周血管痉挛性疾病 如肢端动脉痉挛、血栓闭塞性脉管炎等。也可局部浸润注射，治疗由于大剂量静脉滴注去甲肾上腺素或去甲肾上腺素漏出血管所造成的血管痉挛。

2.休克 因使心输出量增加，血管舒张，外周阻力降低，从而改善微循环增加组织血液供应等作用，用于感染性、心源性及神经性休克，但给药前必需补足血容量。

3.嗜铬细胞瘤 因能翻转肾上腺素的升压作用，可用于诊断和此病引起的高血压危象以及此病手术前的准备，能使嗜铬细胞瘤所致的高血压下降（对于主要作用于血管 α 受体的去甲肾上腺素，它只能取消或减弱其升压效应而无"翻转作用"）。

4.急性心肌梗死及充血性心力衰竭 通过扩张小动脉，降低外周阻力，使心脏后负荷明显降低；通过扩张小静脉，使回心血量减少，减轻心脏的前负荷。同时因肺毛细血管压降低，减轻肺水肿，使心力衰竭得以减轻。

【不良反应及注意事项】常见的不良反应有低血压，胃肠道平滑肌兴奋所致的腹痛、腹泻、呕吐等，静脉给药有时可引起严重的心动过速、心绞痛，剂量过大可引起体位性低血压，因此静脉给药时须缓慢注射或滴注。胃炎、胃/十二指肠溃疡病、冠心病患者慎用。

妥拉唑啉

妥拉唑啉（tolazoline）对 α 受体阻断作用与酚妥拉明相似，但较弱，而组胺样作用和拟胆碱作用较强。口服吸收较慢，排泄较快，效果远不及注射给药。主要用于血管痉挛性疾病的治疗，局部浸润注射用以处理去甲肾上腺素静脉滴注时药液外漏。不良反应与酚妥拉明相同。

酚苄明

酚苄明（phenoxybenzamine，酚苄胺）是人工合成品。

酚苄明以共价键与 α 受体结合，属于长效、非竞争性 α 受体阻断药。能扩张血管，降低外周阻力，改善血液循环。由于血压下降，反射性引起心脏兴奋，加上阻断突触前 α_2 受体使去甲肾上腺素释放增加，可使心率加快。其特点作用强、缓慢、持久。主要用于外周血管痉挛性疾病，也可用于休克及嗜铬细胞瘤所引起的高血压。

常见的不良反应有体位性低血压、心动过速、鼻塞；口服可致恶心、呕吐、嗜睡及疲乏等。静脉注射或用于休克时必须缓慢给药，以免引起血压下降，并注意补充血容量和密切监护患者。

二、β受体阻断药

β受体阻断药能选择性与β受体结合，竞争性阻断交感神经递质或β受体激动药的β型效应。β受体阻断药种类较多，但基本药理作用相似。根据对β受体的选择性不同，可分为β_1、β_2受体阻断药（普萘洛尔、噻吗洛尔），β_1受体阻断药（美托洛尔、阿替洛尔）和α、β受体阻断药（拉贝洛尔）三类。

【药理作用】

1.β受体阻断作用　①阻断心脏β_1受体，抑制心脏，表现为心率减慢，心收缩力减弱，心输出量减少，心肌耗氧量下降。②阻断血管β_2受体，使血管收缩。③阻断支气管平滑肌β_2受体收缩支气管，可诱发或加重哮喘发作。④阻断肾小球旁细胞的β_1受体而抑制肾素的释放，使血压下降。⑤可抑制脂肪代谢、糖原分解，普萘洛尔对正常人血糖无影响，但可抑制肾上腺素引起的高血糖反应，并能延缓用胰岛素后血糖水平的恢复。

2.内在拟交感活性　有些β受体阻断药与β受体结合后，在阻断受体的同时，还具有微弱的β受体激动作用，称内在拟交感活性（如吲哚洛尔、醋丁洛尔）。由于这种作用较弱，一般被其β受体阻断作用所掩盖。

3.膜稳定作用　有些β受体阻断药在高浓度时能降低细胞膜对Na^+的通透性，称为膜稳定作用。由于所需浓度高于β受体阻断有效血药浓度的50～100倍，因此临床意义不大。

【临床应用】主要用于心律失常、心绞痛、心肌梗死、高血压、慢性心功能不全、甲状腺功能亢进及甲状腺中毒危象等，也用于偏头痛、肌震颤等。

【不良反应及注意事项】一般的不良反应如恶心、呕吐、轻度腹泻等，停药后迅速消失。若用药不当，可引起急性心功能不全、诱发或加重支气管哮喘等严重不良反应。偶见过敏反应如皮疹、血小板减少等。长期用药突然停药时，可产生反跳现象，致病情明显恶化，这可能是由于长期应用β受体阻断药后，受体向上调节，β受体数量增多，对递质的敏感性增高所致，故停药时应逐渐减量。禁用于急性心功能不全、窦性心动过缓、重度房室传导阻滞和支气管哮喘等患者。即使是β_1受体选择性阻断药，仍应慎用于支气管哮喘患者。

第三节　用药护理

一、用药前护理

1.拟肾上腺素药

（1）用法用量：①肾上腺素：常用量为皮下注射，每次0.25～1mg；心内注射，每次0.25～1mg。极量为皮下注射，每次1mg。抢救过敏性休克，皮下或肌内注射，每次0.5～1mg，也可用0.1～0.5mg缓慢静脉注射（以0.9%氯化钠注射液稀释到10mL）。如果疗效不好，可改用4～8mg静脉滴注（溶于5%葡萄糖注射液500～1 000mL）。抢救心搏骤停，以0.25～0.5mg心内注射，同时做心脏按压、人工呼吸和纠正酸中毒。治疗支气管哮喘，皮下注射，每次0.25～0.5mg，3～5分钟即见效，效果迅速但不持久，仅能维持1小时。必要时可重复注射一次。②去甲肾上腺素：用5%葡萄糖注射液或氯化钠注射液稀释后静脉滴注。成人常用量，开始以每分钟8～12μg速度滴注，调整滴速以达到血压升到理想水平；维持量为每分钟8～12μg。③多巴胺：成人常用量为开始时静脉注射每分钟按体重1～5μg/kg，10分钟内以每分钟1～4μg/kg速度递增，以达到最大疗效。

（2）明确用药目的，评估患者一般情况：①肾上腺素：了解血压、呼吸、脉搏、瞳孔大小等生命体征；对休克患者应了解液体出入量及微循环情况；对有糖尿病、高血压、器质性心脏病、心律失常、动脉硬化、甲状腺功能亢进、外周血管痉挛性疾病等疾病者禁用。②去甲肾上腺素：了解血压、呼吸、脉搏、瞳孔大小等生命体征；对休克患者应了解液体出入量及微循环情况；对有高血压、器质性心脏病、冠心病及动脉硬化、少尿或无尿患者禁用。③异丙肾上腺素：冠心病、心肌炎、甲状腺功能亢进等患者禁用。

2.抗肾上腺素药

（1）用法用量：①酚妥拉明：成人治疗疗血管痉挛性疾病，肌内注射或静脉注射，每次5～10mg，20～30分钟后可按需要重复给药。抗休克，以每分钟0.3mg的剂量进行静脉注射。②普萘洛尔：口服治疗各种心律失常，每日10～30mg，分3次服用，用量根据心律、心率及血压变化而及时调整。嗜铬细胞瘤，手术前3日服药，每日60mg，3次分服。心绞痛，每日40～80mg，分3～4次服。高血压，每次5mg，每日4次，1～2周后增加1/4量，在严密观察下可逐渐增加至1日100mg。甲状腺功能亢进，每日3～4次，每次10～40mg。

（2）评估患者一般情况：①酚妥拉明：明确用药目的，检测患者血压、心率等。询问用药史。心律失常、心绞痛、冠心病、胃炎、消化性溃疡者慎用。②β受体拮抗药，用药前应检测血压、心率，了解血糖水平及心、肝、肾功能情况。心功能不全、窦性心动过缓、重度房室传导阻滞、支气管哮喘者禁用。

二、用药中护理

1.拟肾上腺素药

（1）肾上腺素：口服无效、也不宜静脉推注。皮下注射极量为每次1mg。皮下或肌内注射时应确定回吸无血，以免误入血管造成严重不良反应。静脉滴注时应严格控制剂量及滴速。肾上腺素化学性质不稳定，在中性、碱性溶液中易氧化，见光易分解，当变为红色或棕色时即失效不可再用。宜避光阴凉处保存。

（2）去甲肾上腺素：一般采用静脉滴注给药，严禁皮下和肌内注射。静脉滴注时严格控制滴速每分钟4～8μg，极量每分钟25μg。静脉滴注时如发现药液外漏或注射部位皮肤苍白、疼痛，应更换注射部位、进行热敷，并用普鲁卡因或酚妥拉明作局部封闭，以扩张血管。若尿液小于25mL/h是急性肾衰的预兆，应及时报告医生，采取必要措施，防止急性肾衰的发生。

（3）异丙肾上腺素：可采取舌下含服、气雾吸入、静脉滴注给药。舌下含服时应嘱患者嚼碎药片，否则不易达到速效效果。舌下含服或气雾吸入时，待药物完全吸收后应立即漱口，以免刺激口腔和咽喉部。用药过程中应注意控制心率，若成人患者心率大于每分钟120次、儿童患者心率大于每分钟140～160次，应根据病情减量或停药。对已有明显缺氧的哮喘患者，应嘱其自用气雾剂或舌下含服时不要超量使用，以免诱发心律失常、猝死。

2.抗肾上腺素药

（1）酚妥拉明：静脉给药时为防止体位性低血压：①静脉给药须缓慢；②注射给药后应让患者静卧30分钟，变换体位时动作要慢；③用药过程中定时测血压、脉搏，每日不少于2次；一旦发生低血压反应，可使患者采取头低位仰卧，用去甲肾上腺素升压，一般用2mg去甲肾上腺素加入5%葡萄糖溶液250～500mL中，以每分钟1mL速度静脉滴注，禁用肾上腺素升压。

（2）β受体拮抗药：静脉注射时给药速度应缓慢，并应备好β受体兴奋药；如肾上腺素，M受体拮抗药；如阿托品等，以防患者出现心率减慢、血压降低、循环衰竭、呼吸困难等。用药期间，心率低于50次/分，应立即报告医生。本类药物可对抗拟肾上腺素药引起的血糖升高，用药期间注意血糖的变化。病情控制后不可突然停药，以免出现病情的"反跳现象"。

三、用药后护理

1.拟肾上腺素药　注意观察患者用药后的疗效，以及血压、心率、脉搏及用药局部变化。评估药物疗效，监测不良反应。

2.抗肾上腺素药　评估药物疗效，监测不良反应。

案例回顾

本案例让同学们了解：青霉素过敏性休克属于Ⅰ型过敏反应，从本章内容中重点学习青霉素过敏性休克的抢救措施，抢救青霉素过敏性休克应使用哪些药物，如何预防青霉素过敏性休克。

第五章
麻醉药

章前引言

麻醉药是一类能产生麻醉作用的药物，麻醉即迅速、舒适的镇痛、消除焦虑、充分松弛肌肉，全身麻醉时可使患者失去意识，适用于外科手术及其他引起疼痛的操作。目前常见的麻醉方法有全身麻醉（general anesthesia，GA）、脊管内麻醉（包括蛛网膜下腔麻醉和硬膜外麻醉）、传导麻醉、静脉区域麻醉（intravenous regional anesthesia，IVRA）及监护麻醉（monitored anesthesia care）等。任何一种麻醉都有利有弊，为患者选择适宜的麻醉方法取决于外科手术技术要求、预计的手术持续时间、患者的共存疾病和偏好、术后镇痛计划、麻醉管理人员的经验及偏好。麻醉药可分为局部麻醉药和全身麻醉药。

1.掌握常用局部麻醉药物的应用方法、药理作用特点及临床应用。

2.掌握常用吸入麻醉药和静脉麻醉药的药理作用和应用特点。

3.熟悉复合麻醉药的原则和应用。

思政目标

树立以患者为中心的医护服务理念，提高护理标准。培养"用自己的爱心、耐心、细心和责任心去照顾好每一位患者"的南丁格尔精神，始终把患者的生命安全放在首位。

案例导入

患者，男性，25岁。因转移性右下腹疼痛7小时入院，经体检及辅助检查，诊断为急性阑尾炎。采用硬膜外麻醉进行手术治疗。局部麻醉药选用2%利多卡因（含1∶20万肾上腺素溶液）。

思考题

为何在局部麻醉药中加入肾上腺素？利多卡因的不良反应有哪些？如何防治？局部麻醉药的作用和作用机制有哪些？

第一节　局部麻醉药

局部麻醉药（local anaesthetics），简称局麻药，是一类能可逆性阻断神经纤维上动作电位的产生和传导的药物，在意识清醒的状态下，局部感觉和痛觉可暂时消失。可先影响无髓鞘的交感神经功能，后抑制有髓神经的功能（如锐痛、温度、运动功能）。正常使用局麻药对神经纤维和细胞无损，作用过后神经功能可完全恢复。局部麻醉药按理化性质可分为酯类和酰胺类，前者常用有普鲁卡因、丁卡因等，后者常用有利多卡因、布比卡因、罗哌卡因等。

一、局部麻醉作用

1. 麻醉顺序　因局部麻醉药液浓度及各类神经结构的不同，麻醉作用可表现出一定的顺序，如低浓度可使较细的感觉神经麻醉，高浓度可使自主神经及运动神经产生麻醉。对不同的感觉神经纤维的麻醉作用也有一定的顺序，痛觉先消失，后依次消失的是冷觉、温觉、触觉及压觉。

2. 作用机制　神经冲动的产生与传导有赖于神经细胞膜的去极化，而细胞膜的去极化与Na^+内流有关。局部麻醉药作用于神经细胞Na^+通道内侧，抑制Na^+内流，阻止动作电位的产生与传导，使细胞膜不能去极化，而呈现麻醉状态。

二、吸收作用

本品从给药部位入血液后达到一定浓度或意外注入至血管内可引起全身作用或吸收作用，是局部麻醉药主要不良反应的原因。吸收作用表现如下：

1. 中枢神经系统反应　一般先兴奋后抑制，即先出现焦虑、烦躁、眩晕、口唇周围感觉异常、耳鸣、视物模糊、震颤、甚至惊厥，再转入中枢抑制，引起循环系统、呼吸系统衰弱甚至昏迷、死亡。

2. 心血管系统反应　可发生心肌收缩力减弱、传导减慢、血压下降等。一般发生在中枢神经系统反应后。

3. 过敏反应　常见荨麻疹，可诱发哮喘（支气管痉挛）甚至全身过敏反应，多见于酯类局部麻醉药。

三、局部麻醉药的给药方法

（一）表面麻醉

将局部麻醉药用于皮肤和黏膜表面，达到麻醉黏膜和皮肤下的神经末梢。一般用于呼吸道、气管、鼻腔、眼部和尿道等黏膜的浅表手术和检查。一般用穿透力强的局部麻醉药，如利多卡因和丁卡因等。

（二）浸润麻醉

将局部麻醉药注射到手术部位的皮下和深部组织，使局部神经末梢浸润其中产生麻醉作用。一般选用毒性低、穿透力弱的药物，如普鲁卡因。

（三）传导麻醉

局部麻醉药被注入神经干或神经丛周围，使该神经分布的整个区域麻醉。常用于口腔、四肢等部位的手术。注射时，注意勿将局部麻醉药注入血管内，以免引起吸收作用。

（四）蛛网膜下腔麻醉

蛛网膜下腔麻醉，又称腰麻，是一种将局部麻醉药注入腰椎蛛网膜下腔内，使该部位脊髓神经根、注射部位以下整个区域麻醉的方法。一般用于下腹部和下肢的手术。使用时要注意药液的比重与患者的体位，避免药液进入脑室，抑制呼吸中枢。

（五）硬膜外麻醉

此法药物被注入硬膜外腔、使从此腔穿出椎间孔的脊髓神经根麻醉，适用于颈部至下肢的手术。硬膜外麻醉不破坏硬膜腔、不引起麻醉后头痛症状、不易引起呼吸中枢麻痹，但用量较腰麻大，要避免药液误入蛛网膜下腔。

四、常用局部麻醉药

（一）酯类局部麻醉药

常用的药物有普鲁卡因和丁卡因。

普鲁卡因（procaine）

【药理作用】本品为短效局部麻醉药，起效快、作用时间短。对皮肤、黏膜穿透力弱，故不用于表面麻醉，需注射给药。普鲁卡因对中枢无刺激性，毒性低，但过敏率较高。少量加入肾上腺素，可延长局麻时间。

【临床应用】主要用于浸润麻醉、传导麻醉、腰麻、硬膜外腔麻醉及局部封闭疗法。

【不良反应】一般剂量下几乎无不良反应。大剂量或误入静脉可引起吸收作用（中毒反应）。

1.中枢神经系统先兴奋后抑制。

2.心血管反应　如血压下降、心率过缓，甚至心脏停搏。

3.过敏反应。

4.胃肠道反应　恶心、呕吐。

5.其他　用于硬膜外腔麻醉时，可出现尿潴留、大小便失禁、头痛等。

【注意事项】

1.禁忌证　对本品过敏者禁用。感染、炎症、心脏传导阻滞、血压异常、胃肠道出血者、妊娠者禁用。体弱、老年人、产妇、低血容量、腹内压升高、心律失常、休克患者慎用。

2.药物相互作用 ①一些普鲁卡因代谢物可抑制磺胺类药物的抗菌作用，也有增强强心苷心脏毒性的，不宜合用；②禁止与抗胆碱酯酶药物合用。

丁卡因 （tetracaine）

【药理作用】丁卡因为酯类长效局部麻醉药，作用持续时间可达数小时。对黏膜穿透力强，局麻强度为普鲁卡因的5～10倍，但相比毒性也大10～12倍，一般不用于浸润麻醉。

【临床应用】主要用于表面麻醉、传导麻醉、腰麻和硬膜外腔麻醉。

【不良反应】与普鲁卡因的不良反应相似，因更易吸收，不良反应发生率更高。

1.中枢神经系统反应 可出现麻醉后头痛、焦虑、眩晕、脊髓神经麻痹、抽搐、严重者可出现呼吸麻痹。

2.心血管反应 见普鲁卡因的不良反应。

3.消化系统反应 见普鲁卡因的不良反应。

4.过敏反应 皮肤和黏膜灼烧感、皮疹、水肿等表现。

【注意事项】

1.禁忌证 对本品、酯类药物或氨基苯甲酸过敏者禁用。体弱、小儿、老年人、孕妇、注射处有感染者禁用。哺乳妇女、休克、心律失常、心脏传导阻滞者慎用。

2.药物相互作用 本品代谢产物可抑制磺胺类药物的抗菌作用，应避免两药合用。

（二）酰胺类局部麻醉药

常用药有利多卡因、布比卡因、罗哌卡因等。

利多卡因 （lidocaine）

【药理作用】利多卡因是酰胺类中效局部麻醉药，麻醉作用时间和强度比普鲁卡因大1倍左右。本品的麻醉特点为起效快，穿透性好，扩散性强，对血管无明显扩张作用，其毒性和浓度成正比。因其扩散性，麻醉范围和部位不好控制，一般不用于腰麻。另外，利多卡因可降低浦肯野纤维的自律性和心室肌的兴奋性用于治疗快速性心律失常（详情见第十五章）。

【临床应用】

1.主要用于浸润麻醉、硬膜外麻醉、传导麻醉和表面麻醉。

2.治疗心律失常 包括室性期前收缩、室性心动过速和心室震颤，需静脉推注或输注。

【不良反应】易被吸收，容易发生毒性反应。

1.中枢神经反应 如嗜睡、目眩、不安、错乱、定向障碍、易怒、听力下降、色觉受损、唇舌麻木、肌肉抽搐、精神失常等反应。再大剂量可出现惊厥、呼吸抑制甚至停止。

2.心血管反应 见普鲁卡因的不良反应。

3.消化道反应和过敏反应 见普鲁卡因的不良反应。

【注意事项】禁忌证：对酰胺类药物过敏者禁用。Ⅱ度和Ⅲ度房室传导阻滞、室性传导阻滞、癫痫大发作、严重创伤、休克、感染、毒血症、哺乳妇女、儿童、严重肝功能不全者禁用。低血容量、充血性心力衰竭患者、肝肾功能不全者、呼吸困难者、高血压患者、老年人和孕妇慎用。

布比卡因（bupivacaine）

【药理作用和临床应用】布比卡因为酰胺类长效局部麻醉药，局麻作用和毒性比利多卡因强约4倍，作用时间为利多卡因的2~3倍。无明显的血管扩张作用，但对心脏的毒性大。主要用于浸润麻醉、传导麻醉、硬膜外麻醉和术后镇痛。

【不良反应及注意事项】

1.偶见吸收作用，如荨麻疹、抽搐、眩晕、心动过缓、恶心等。

2.禁忌证　对酰胺类过敏者禁用。

罗哌卡因（ropivacaine）

【药理作用和临床应用】本品为纯左旋体酰胺类长效局部麻醉药。小剂量罗哌卡因可阻滞感觉，大剂量可产生外科麻醉，外加肾上腺素并不会改变本品的麻醉作用和持续时间。临床主要用于外科手术麻醉（包括腰麻、硬膜外麻醉或区域阻滞）和急性疼痛控制（镇痛作用）。一般外科麻醉需要较高的剂量和浓度，而控制急性疼痛的剂量和浓度则较低。

【不良反应及注意事项】

1.最常见的不良反应为低血压和恶心，较常见的不良反应有呕吐、心动过缓、发热、疼痛、贫血、感觉异常、瘙痒、背痛、头晕等。

2.本品可能引起心脏骤停，且复苏很困难，延长复苏时间可提高成功的可能性；极少见的不良反应，多数报道发生在老年人和伴有心脏病患意外血管内注入罗哌卡因。

3.禁忌证　对本品或其他酰胺类局部麻醉药过敏者禁用。

4.罗哌卡因的剂量应逐步增加，不适合紧急麻醉。

第二节　全身麻醉药

全身麻醉药（general anaesthetics），简称全麻药，可逆性抑制中枢神经系统，患者暂时丧失意识、失去感觉尤其是痛觉、松弛骨骼肌或抑制行动、阻断机体对外科手术刺激的反应。全身麻醉分3个阶段：诱导、维持和苏醒。按给药途径不同，全麻药可分为吸入麻醉药和静脉麻醉药。

一、吸入麻醉药

吸入麻醉药是一类发挥性强，可产生不同程度镇静作用（最深为全身麻醉）、松弛骨骼肌和平滑肌、也可刺激呼吸道、影响心血管功能，甚至有细胞毒性的药物。恶心和呕吐为术后常见不良反应。用药时要缓慢注射和观察注射后的患者反应。吸入麻醉药的作用机制并未完全解开，可根据其药理特性（如吸入麻醉药的血液/气体、脑/血液和脂肪/气体的分布系数）、拟交感神经兴奋作用等作为选药基准。各种分布系数可用于评价麻醉诱导期的长短和组织内蓄积的药量。常用药有七氟烷（sevoflurane）、地氟烷（desflurane）、异氟烷（isoflurane）、氟烷（halothane）及氧化亚氮（nitrous oxide）等。除了氧化亚氮，其余常用吸入麻醉药均为强效挥发性液体。

七氟烷

广泛用于诱导全麻和维持全麻：2小时内的手术，苏醒速度要较异氟烷快，但操作成本高。作为吸入麻醉药，本品的优点为刺激性低、诱导快、消除（苏醒）也快，可扩张支气管。偶尔可引起低血压和咳嗽加重，对心脏和脑血流量影响随剂量增加而增强，一般较轻。

氟烷

因成本低，刺激性中等，最低肺泡有效浓度很低，曾常用于诱导全麻。但氟烷的缺点也很明显：①对心脏影响较大：易引起心律失常，剂量高时可引起重度心动过缓，甚至停搏；②肝毒性明显，可导致药物性肝炎；③诱导非常慢、苏醒也非常慢；④禁止3岁以下，妊娠晚期、长期或重复使用。现已退出临床常用制剂。

异氟烷

虽为气体，最低肺泡有效浓度和成本都低，但刺激性强，一般不宜吸入给药，也不用与诱导麻醉。临床用于维持全麻，尤其手术时间较长时，可作为静脉诱导的补充剂。可引起心动过速，麻醉后苏醒慢。禁止3岁以下，妊娠晚期、长期或重复使用。

地氟烷

组织内蓄积少，可长时间使用，苏醒也快，一般用于维持全麻。因刺激性强，可引起咳嗽、流涎、吼痉挛、屏气等。不适合吸烟者和有反应性呼吸道疾病者。偶可见心动过速和高血压。禁止3岁以下，妊娠晚期、长期或重复使用。

氧化亚氮

本品刺激性弱，与挥发性液体麻醉药合用可加快诱导麻醉和苏醒，镇痛力强，有抗焦虑作用，可减少麻醉药的剂量，降低术后疼痛症状。临床常用于全麻的诱导和维持，还可用于程序镇静和疼痛管理的自助用药。但效价低，术后恶心呕吐发生率较高，可出现药物滥用。动物实验中表现出致畸作用，禁忌证较多，使用前需逐一核查。

二、静脉麻醉药

静脉麻醉药属于静脉给药的非挥发性麻醉药。麻醉方法简单、作用迅速，但不易控制麻醉深度。静脉麻醉药可以用于全身麻醉的诱导和维持。常用药有丙泊酚（propofol）、依托咪酯（etomidate）和氯胺酮（ketamine）。

丙泊酚

本品起效快、苏醒迅速，可降低颅内压和眼内压，但无镇痛作用。临床常用于全身麻醉的诱导和维持及重症监护辅助通气治疗时的镇静。常同时加用镇痛药，选较大的血管给药以减轻注射部位疼痛感，不与其他溶液一同输液。用药中可见血压异常、痉挛、注射部位灼烧或痛感、皮疹、瘙痒、心动过缓等不良反应。注射过快时可引起呼吸和（或）心脏暂停。要缓慢注射。对本品过敏及对蛋制品或豆制品过敏者禁用。3岁以下儿童慎用。

依托咪酯

本品适用于较短手术的全身麻醉诱导，静脉全麻诱导及辅助全麻维持。偶见短暂性静脉疼痛、短暂运动症状（如痉挛、强直、眼球运动等）、呼吸困难等。可出现小儿神经毒性等严重不良反应，故禁止10岁以下儿童和对本品过敏者使用。禁止妊娠晚期、长期或重复使用，其他时间段的孕妇和哺乳期妇女慎用。老年人应适当减量。恶心、呕吐明显时，可用东莨菪碱或阿托品预防。

氯胺酮

氯胺酮的麻醉效果和镇痛作用均强，但意识的丧失并不完全，产生分离麻醉，即意识和感觉分离的状态。一般用于各种浅表、短小手术麻醉，不合作小儿的诊断性检查麻醉及全身复合麻醉。也可用于急性疼痛。不良反应常见心血管症状、眼部症状、胃肠道症状和泌尿系统症状等。严重可出现心律不齐、血压突然升高、呼吸抑制、肝毒性、小儿神经毒性、术后谵妄等不良反应。青光眼，严重高血压及心功能不全者禁用。禁止3岁以下，妊娠晚期、长期或重复使用。孕妇慎用，哺乳妇暂无数据。老年患者应减量。不可与茶碱同时服用（降低癫痫发作阈值），不建议与中枢抑制药合用（增强中枢抑制），不建议与拟交感神经药合用（增加心血管不良反应）。发生梦觉和紧急妄想症状时，应降低剂量。

三、复合麻醉药

目前全麻药单独使用达不到理想的全麻效果，故经常同时或先后使用两种或两种以上的全麻药或辅助药物，以满足手术条件和手术镇痛效果，增强麻醉效果和安全性，同时减少麻醉药剂量，此称为复合麻醉。常规联合方法如下。

1.麻醉前给药　预先给患者服用可消除焦虑、紧张、恐惧、不安等情绪的药物。安静舒适的状态使患者对麻醉药更敏感，继而可减少麻醉药的剂量，增强麻醉效果、减少药物的不良反应。常用地西泮、巴比妥类、哌替啶等药物。可加用镇痛药和肌松药，以消除麻醉过程和手术可能带来的刺激性反应。

2.诱导麻醉　用快速型麻醉药进行诱导麻醉，让患者迅速进入外科麻醉状态，后改为维持麻醉，控制麻醉深度。

3.低温麻醉　进行麻醉时，将体温降至28～30℃可将重要的器官的代谢率和反应性降低，有利于手术的顺利实施。

第三节　用药护理

一、用药前护理

1.局部麻醉药物的最大允许剂量只有粗略指导数值，无循证数据，且不同刊物对同一药物的建议使用剂量也有不同。然而，发布的最大允许剂量仍可作为决定麻醉剂量的基准点，再根据目标麻醉程度和持续时间决定使用总量。

2.非心脏手术或其他操作麻醉前，麻醉师应先评估患者的医学状态是否适宜拟定的操作，制定相应降低麻醉风险的策略，制定麻醉计划，并将发生率较高的不良反应告知患者。

3.麻醉前空腹以预防胃内容物误吸入肺的措施，适用于所预做手术的患者，包括全身麻醉、区域麻醉和监护麻醉下的手术。

4.用药前应先了解患者有无药物过敏史，首次使用建议先做皮试。

5.利多卡因的剂量个体差异大，应从小剂量、低浓度药液开始注射，给药速度尽量缓慢。

二、用药中护理

1.使用局部麻醉药时：①严格控制浓度和剂量，避免出现毒性反应；②检测呼吸、心率、血压和中枢神经系统反应；③多数局部麻醉药和少量肾上腺素合用可延长麻醉持续时间，但肾上腺素不可用于肢端手术的麻醉，易引起局部组织坏死，也不建议联合使用于有心脏疾病的患者。

2.腰麻和硬膜外腔麻醉时，交感神经传导可被阻滞，引起血管扩张、血压下降、心脏抑制等表现。可在麻醉前肌内注射麻黄碱预防。

3.注射局部麻醉药时应缓慢注射，并观察有无回血，以免误入血管，引起全身不良反应。肌内注射的话，宜在上臂三角肌处进行。

4.目前在我国，利多卡因静脉注射只用于抗心律失常。注射时要注意剂量、速度、有无类似麻醉作用和中枢神经系统反应，同时监测心功能和血压等。

5.咽喉部局部麻醉者在恢复感觉前不可进食。

6.多数吸入麻醉药会引起恶心和呕吐感。

三、用药后护理

丁卡因眼膏会使眼部暂时失去感觉，用药后不可揉眼或触摸，以免导致角膜受损。也不可长期使用，以免引起角膜的腐蚀。

案例回顾

阑尾炎是一种常需要手术干预的急性腹痛疾病，患者多为成年人，一般采用硬膜外麻醉进行切除手术。明确诊断后，阑尾炎手术原则上应尽早进行；如出现化脓或坏疽后再进行手术，操作会更困难，同时并发症亦更显著。阑尾炎手术后出现寒战的比例较高，可使患者机体耗氧增加，引起心脏功能紊乱，增强痛感等反应。护理人员应在术后严密监测患者情况，及时采取有效措施，帮助患者安全度过围术期。

第六章
镇静催眠药

章前引言

　　镇静催眠药是一类对中枢神经系统起抑制作用的药物，控制兴奋、不安、烦躁等情绪。本类药对中枢抑制作用与剂量直接相关；同一个药物，小剂量时可引起镇静作用，较大剂量时引起催眠作用，再增加剂量时可产生抗惊厥作用。早期应用的镇静催眠药多为巴比妥类镇静催眠药，但因后遗效应较明显，现逐渐被苯二氮䓬类和新型催眠药（如唑吡坦、佐匹克隆等）替代。

1.掌握常用镇静催眠药的药理作用、主要应用、注意事项，避免镇静催眠药物的滥用。

2.熟悉巴比妥类药物的应用、急性中毒的症状和急救措施。

思政目标 📋

通过学习本章节内容，加强学生对镇静催眠药的认识和应用了解。比如暑期学生常熬夜到凌晨，昼夜颠倒，开学后可能出现睡眠问题，长此以往还可能引起心血管疾病。而长期使用镇静催眠药极易产生依赖性。新型镇静催眠药虽然好用但更要谨慎使用，更应引导学生养成良好的作息习惯，珍爱生命，丰富大学生活。

案例导入 📋

李某，男，17岁。一直健康。酷爱网游，暑假期间当了一个多月的游戏代练，天天凌晨3～4点睡觉。开学后辞去代练，但是，晚上11点上床后依然凌晨3～4点才能睡着，早上6～7点醒，且多梦、易醒、醒后无法入睡。经诊断，医生给予艾司唑仑，睡前口服1mg，睡眠状态得到改善。

思考题

1.李某可能发生了什么问题？

2.艾司唑仑属于哪类镇静催眠药？本类药物的药理作用、临床应用和不良反应是什么？

第一节 苯二氮䓬类

苯二氮䓬类（benzodiazepines，BZ）相对巴比妥类镇静催眠药，苯二氮䓬类安全性较好，少见因过量致死。不过随着近年苯二氮䓬类药物处方增多，因药物治疗入院、急诊就诊和过量致死的案例也明显增加，包括用药时间过长、剂量较高和受教育水平较低等因素。苯二氮䓬类药物的作用相似，具有抗焦虑、镇静催眠、抗惊厥、肌松等作用，亦可产生安眠效果。根据药物血浆半减期可将苯二氮䓬类分为短效类、中效类和长效类。临床常用药有地西泮（diazepam）、氯氮䓬（chlordiazepoxide）、阿普唑仑（alprazolam）、硝西泮（nitrazepam）、艾司唑仑（estazolam）、氯硝西泮（clonazepam）、氟西泮（flurazepam）、咪达唑仑（midazolam）、劳拉西泮（lorazepam）及奥沙西泮（oxazepam）。

地西泮（diazepam）

【药理作用】苯二氮䓬类药物作用于中枢神经系统内抑制性神经递质 γ 氨基丁酸（GABA）受体，促进该受体与GABA的结合，增加受体偶联的氯离子通道的开放频率，产生中枢抑制作用。

1.抗焦虑 小剂量可减轻或消除焦虑、紧张、恐惧及伴随的心悸、出汗等症状。

2.镇静催眠 中等剂量可产生镇静催眠作用，可缩短入睡时间、延长睡眠持续时间、减少觉醒次数，有可能产生暂时性记忆缺失。相比巴比妥类镇静催眠药，本类药物的优点有：①对呼吸影响小，大剂量不会产生麻醉；②无诱导肝药酶的作用；③嗜睡反应轻；④耐受性和依赖性较轻；⑤停药后反跳现象轻。

3.抗惊厥和抗癫痫作用 抗惊厥作用较强，可抑制异常放电向外扩散，但不能直接作用于病灶本身。

4.中枢骨骼肌松弛作用 本品肌松作用强，小剂量可抑制脑干网状结构对脊髓运动神经元的激动；大剂量可增强脊髓突触前抑制，继而抑制其他突触反射。

5.其他作用 可加强麻醉作用，增强其他化学物（如巴比妥类、乙醇）引起的中枢抑制作用。

【临床应用】

1.治疗各种原因引起的焦虑症效果明显。

2.治疗各种原因引起的失眠症均有效 入睡困难者应选用半减期短的制剂，而早醒的患者应选用半减期长的制剂。

3.抗惊厥和抗癫痫发作，尤其对大发作的疗效良好。静脉注射地西泮是治疗癫痫持续发作的首选药。

4.其他　治疗脑血管意外或脊髓损伤等引起的肌肉强直，内镜检查或炎症引起的肌肉痉挛。可麻醉前给药，常用于心脏电复律前用药。

【不良反应】常见不良反应如下。

1.中枢神经系统反应　治疗量下可出现轻度头晕、乏力、困倦等反应；大剂量（中毒）时可引起共济失调、口齿不清、意识障碍、精神错乱、认知损害和遗忘症状；严重时可引起昏迷和呼吸抑制。

2.耐药性和依赖性　开始用药后4周可出现耐药性，需增加剂量以维持疗效。连续用药6个月以上，高达45%的患者会现出躯体依赖。长期用药不可突然停药，以避免出现戒断症状，如焦虑、失眠、自主神经过度兴奋、震颤，更严重可导致暂时性幻觉和谵妄等表现。

3.静脉炎　地西泮不溶于水，易结晶，静脉推注时易产生细小的沉淀、附着于血管壁上，导致静脉炎甚至静脉血栓。

4.其他　口干、腹泻、便秘、视物模糊等不良反应。分娩前后大剂量使用本药可引起新生儿体温下降，肌力下降及呼吸抑制，新生儿可能产生戒断症状。致畸形。

5.大剂量静脉注射可引起心率加快，心搏出量减少，血压轻微下降。

【注意事项】

1.禁忌证　备孕、孕妇和哺乳妇女禁用。驾驶、操作机械或高空作业人员，肝、肾功能不全者，老年人慎用，慢性呼吸系统疾病等慎用。

2.药物相互作用　①与其他中枢抑制药合用可加重中枢抑制作用，联合使用时需调整剂量并观察反应。②与肝药酶诱导剂或抑制剂合用时可影响本品药效强度和持续时间，肝功能不全者应调整剂量。

3.苯二氮䓬类药物和乙醇有交叉依赖性。同时长期服用乙醇可损害肝脏、降低药物代谢，延长苯二氮䓬类的作用。

4.慢性阻塞性肺病者使用本类做内镜检查时可升高二氧化碳分压、降低肺泡内的氧气分压，对呼吸有一定的危险性，需多加注意。

第二节　巴比妥类

根据作用持续时间，可将巴比妥类分为长效类、中效类、短效类和超短效类4种。超短效类巴比妥，如硫喷妥钠（pentothal sodium）不作为镇静催眠药使用，临床主要用于静脉麻醉。

【药理作用】巴比妥类药物对中枢神经系统有普遍性抑制作用，且随着剂量的增加，相继出现镇静、催眠、抗惊厥、麻醉等作用。

1.镇静、催眠 小剂量可直接激活GABA受体和选择性抑制脑干网状结构上行激活系统，产生抑制中枢，引中枢进入睡眠状态等作用。

2.抗惊厥。

3.麻醉。

4.其他抑制作用 较大剂量下对心血管系统有抑制作用。

【临床应用】

1.焦虑症，失眠症 易出现耐受性、依赖性、后遗效应明显，目前已不作为镇静催眠常规药使用。

2.抗癫痫、抗惊厥 常用药有苯巴比妥，可用于癫痫大发作和癫痫持续状态的治疗，及小儿高热、破伤风、子痫、脑膜炎及中枢兴奋药引起的惊厥。

3.麻醉前用药和麻醉 如硫苯妥钠用于静脉麻醉。

4.增强中枢抑制作用。

【不良反应和注意事项】

1.后遗反应 次晨头晕、乏力、困倦等。用药期间不宜驾车、操作机械或高空作业。

2.耐受性及依赖性 产生依赖性后突然停药可出现反跳现象和（或）戒断症状，如延长快波睡眠时相，伴随梦魇、焦虑、激动、睡眠障碍，甚至惊厥等表现。

3.过敏反应 少数患者可表现出皮疹、药物热、剥脱性皮炎等反应。

4.其他 对心血管系统、肝、呼吸系统都有副作用，大剂量（催眠剂量的10倍）可麻痹呼吸中枢，最终引向死亡。

5.急性中毒反应 药物过量表现为突然躁动、精神迟滞、眼球震颤、血压下降；中毒量会出现昏迷、体温下降、呼吸抑制甚至休克死亡。

6.药物相互作用 ①巴比妥类与乙醇或其他中枢神经系统抑制药合用可加重抑制作用，不宜合用；②巴比妥类可诱导肝药酶活性，加速自身和其他药物的代谢，如香豆素类抗凝药、皮质激素等。故长期合用时，需适当增加合用药物的剂量保证药效，待停用巴比妥类后再逐渐减少合用药物的剂量。

第三节　其他镇静催眠药

目前临床应用较广的其他类镇静催眠药有唑吡坦（zolpidem）和佐匹克隆（zopiclone）。

唑吡坦（zolpidem）

【药理作用和临床应用】药理机制与中枢GABA受体被激活相关。本品可缩短入睡时间，减少中途觉醒次数，延长睡眠时间。常用于治疗短暂性、偶发性失眠症或慢性失眠的短期治疗。

【不良反应和注意事项】

1.常见不良反应有眩晕、嗜睡、乏力、恶心、头痛等。

2.禁忌证 15岁以下儿童、孕妇、哺乳妇女禁用。肝功能不全者、呼吸功能不全者、肌无力患者及操作机械和驾车者应慎用。

3.老年人和肝肾功能受损者可出现血浆半减期延长的现象，应调整剂量。

4.停药后可出现失眠、皮疹、瘙痒等症状。

佐匹克隆（zopiclone）

【药理作用和临床应用】非苯二氮䓬类苯二氮䓬受体激动药，可表现出抗焦虑、镇静、催眠、肌松和抗惊厥作用。本品的优点为高效、低毒、低成瘾性。用于各种失眠症的治疗。

【不良反应和注意事项】

1.不良反应少，可出现口干、口苦、恶心、便秘、肌无力等症状。

2.长期用药后，突然停药可出现戒断症状。

3.禁忌证 过敏者、呼吸功能不全者及严重肝功能不全者禁用。15岁以下儿童、孕妇、哺乳妇女不宜使用。

第四节 用药护理

一、用药前护理

1.用量用法 见表6-4-1。

表6-4-1 常用苯二氮䓬类药物及用法

分类	药物	半减期（h）	常见剂量与用法
短效类	咪达唑仑（midazolam）	1.5～4	催眠：口服片剂，每次7.5～15mg，睡前服用。依赖性形成快，宜短期用药。 术前镇静、抗焦虑：注射给药，剂量根据患者情况、麻醉药剂量进行调整。
	奥沙西泮（oxazepam）	5～12	抗焦虑、镇静催眠、急性酒精戒断症状：口服片剂，每次15～30mg，每日3次。6岁以下禁用。 一般失眠：每次15mg，睡前服用。
中效类	阿普唑仑（alprazolam）	12～26	抗焦虑、抗惊恐：口服片剂，每次0.4mg，每日3次，可按需递增。 镇静催眠：口服片剂，0.4～0.8mg，睡前服用。
	劳拉西泮（lorazepam）	10～20	抗焦虑：口服片剂，每日2～3mg，分2～3次服用。 镇静失眠：2～4mg单次服用，睡前服用。
	氯硝西泮（clonazepam）	24～48	抗癫痫：口服片剂，每日1.5～20mg，分次服用。

分类	药物	半减期（h）	常见剂量与用法
长效类	地西泮（diazepam）	20～54	抗惊厥、镇静：口服片剂，每次2.5～5mg，每日3次。催眠：5～10mg，单次睡前服用。癫痫持续状态：静脉注射，起始剂量10mg，每隔10～15分钟可按需增加至最高剂量。用于静脉全麻：每次注射10～30mg。
	氯西泮（flurazepam）	70～160	催眠：口服片剂，15～30mg，睡前给药
	氯氮䓬（chlordiazepoxide）	24～48	抗焦虑、镇静：口服片剂，每次5～10mg，每日2～3次。催眠：口服片剂，10～20mg，睡前服用。抗癫痫：每次10～20mg，每日3次。

2.服用任何一种镇静催眠药前，应向患者叙述所用药物常见的不良反应、用药时要注意的问题，如服药期间不可饮酒，不建议从事与驾车、操作机械或高空作业的工作。

3.苯二氮䓬类药物种类众多，应根据患者的实际情况选择，比如难入睡者宜选择短效苯二氮䓬类药，而夜间多梦、早醒者宜选用长效苯二氮䓬类药。

4.常用苯二氮䓬类药物及其用法：药物的血浆半减期范围较宽，因为除个体差异外，不同的剂型，如缓释片，也影响血浆半减期（表6-4-1）。

5.唑吡坦的常用剂量为口服10mg，单次，睡前服用。佐匹克隆的常用剂量为口服7.5～15mg，睡前服用。老年人剂量减半。

6.老年人和肝功能不全者应适量减轻镇静催眠药物的常规用量或者分次服用。

7.患有严重呼吸系统疾病者服用巴比妥类药物时，应密切观察呼吸频率和节律，注意嘴唇、指甲有无发绀表现。

8.严格遵从医嘱，不可自行减量或突然停药，以免发生反跳现象和（或）戒断症状。尤其用于治疗癫痫时，骤然停药可引起癫痫发作，甚至出现癫痫持续状态。

二、用药中护理

1.服用镇静催眠类药物时不可饮酒，不建议驾车，操作机械或高空活动。

2.使用镇静催眠药，尤其使用苯二氮䓬类治疗失眠时，应间断性用药，避免长期单一用药，可降低耐受性和依赖性的发生。故失眠症治疗的疗程不宜过长，停药时要逐渐减药，可防止戒断症状。

3.老年人服用苯二氮䓬类易站立不稳，导致摔伤、骨折等意外，须注意防护。

4.苯二氮䓬类药物急性中毒的抢救措施：①口服中毒：洗胃、导泻；②对症治疗；③使用特效药苯二氮䓬受体拮抗药氟马西尼（flumazenil）直接对抗。氟马西尼对苯二氮䓬类药物耐受的患者可诱发戒断性癫痫发作，用特效药前应评估风险。

5.巴比妥类药物急性中毒的应对措施：①洗胃：可用大量温生理盐水或1：2 000高锰酸钾溶液；②导泻：10%～15%硫酸钠，避免使用硫酸镁（可加重中枢抑制）；③碱化尿液，促进排泄：严重时可碳酸氢钠静脉注射；④对症治疗：保持呼吸通畅和维持循环系统功能正常。

6.服用唑吡坦后1小时未能入睡者，可能会出现记忆减退、眩晕等表现。

三、用药后护理

苯二氮䓬类药物使用障碍是一种慢性反复出现的病况，用药时伴随着并发症和死亡率发生率升高。原因包括处方滥用和药品转移使用。出现该状况时，可用辅助性心理治疗（心理、社会强化治疗）和医学监督下减量治疗。

案例回顾

近年来，青少年失眠问题愈发严重，原因包括电子产品的过晚使用、咖啡因的过度摄取、尼古丁、酒精以及学业的压力等因素。用药治疗失眠问题时，应同时进行鉴别诊断（焦虑症、忧郁症），多方评估（居住环境、个人状态），排除提升警觉度的因素，搭配时间疗法和光线疗法以求安全有效的治疗。本章案例中，患者因节假日和平常上学日的睡眠习惯不同导致严重的睡眠节律延后，白天嗜睡。艾司唑仑虽有潜在依赖性，但戒断症状较轻，安全性在同类药物中较高，常规剂量对健康人也不易引起明显的不良反应。

第七章
抗癫痫药和抗惊厥药

章前引言

癫痫发作（seizure）是由于大脑神经元异常和（或）过度超同步化放电所造成的突发临床现象。可分为急性症状性发作（全身性损害；如代谢紊乱、药物、酒精戒断等，与明确脑损伤；如脑卒中、脑炎等，有密切时间关联）及非诱发性发作（病因不明，与已存在的脑部损伤、神经系统紊乱相关）。

癫痫症（epilepsy）则被认定为临床症状符合以下任何一种情况即可：①至少两次间隔24小时以上的非诱发性癫痫发作；②一次非诱发性癫痫发作，且未来10年内再次发作的风险与两次非诱发性发作后的再发风险相近（如60%以上）；③被诊断为某种癫痫综合征。癫痫症具有短暂性、突发性和反复发作等特点，可导致患者表现出神经系统功能失调和（或）认知异常。

根据大脑异常电活动的起源可将癫痫发作分类为：①局灶性癫痫发作：意识保留的局灶性发作（前称为单纯性部分癫痫发作）、伴意识障碍的局灶性发作（前称为复杂部分性癫痫发作）及双侧强直-阵挛性癫痫发作（前称为继发全面性癫痫发作）；②全面性癫痫发作：全面强直-阵挛性癫痫发作（大发作）、失神发作（小发作）、阵挛性发作、肌阵挛性发作、强直性发作和失张力发作；③全面性合并局灶性癫痫；④全面性或局灶性起源未知的癫痫。一次癫痫发作持续30分钟以上，或连续多次发作且发作间期意识未能完全恢复，称为癫痫持续状态（status epilepticus）；该发作为急症，需要紧急处理。

　　癫痫暂不能根治，治疗目的主要为控制癫痫发作、避免不良反应并改善患者的生活质量，需要长期用药。抗癫痫药（antiepileptic drugs）是一种可抑制癫痫发作的药物，种类很多，各有不同的药理特性。代表药有丙戊酸钠、卡马西平、苯妥英钠等，其他常用抗癫痫药整合在表7-1-1。

学习目标 ✏️

1. 掌握苯妥英钠、卡马西平、丙戊酸钠的药理作用、临床应用、不良反应和用药注意事项。
2. 熟悉其他常用抗癫痫药的药理特点和应用。
3. 学会观察抗癫痫药的疗效及不良反应，正确进行用药护理和指导。

思政目标 📑

　　培养学生实际运用理论知识与技能，培养学生的药学服务意识，学会通过有效沟通加强患者对治疗的顺从性和信心，改善患者的躯体痛苦和心理问题，进而缓解医患矛盾，共筑和谐社会。

案例导入 📑

　　李某，女，19岁。癫痫患者，突然意识丧失，全身强直痉挛，口吐白沫，持续3分钟，随后进入沉睡状态。

思考题

　　你考虑可能为哪一类癫痫发作？应该首选何种药物治疗？治疗过程中应如何进行用药护理？

第一节 抗癫痫药

常用抗癫痫药的药理特性见表7-1-1。

表7-1-1 常用抗癫痫药的药理特性

药物名称	药理机制	临床应用	不良反应	其他
苯巴比妥	GABA受体偶联氯通道激动药：抑制神经冲动	治疗全面性发作和局灶性发作	1.中枢抑制作用明显：不作为首选药 2.依赖性、耐受性	静脉注射过快可引起呼吸抑制
扑米酮	其代谢物为苯巴比妥和PEMA：抑制神经冲动	治疗局灶性发作和全面强直收缩	中枢抑制作用	
苯二氮䓬类	GABA受体偶联氯通道激动药：抑制神经冲动	对各类癫痫有效；癫痫持续状态的首选药	1.中枢抑制作用 2.依赖性、耐受性	静脉注射过快可引起呼吸抑制
乙琥胺	抑制神经细胞上的T型钙通道	失神发作的首选药，对其他癫痫发作无效	胃肠道反应、睡眠障碍、嗜睡等。严重可引起再生障碍性贫血	不诱导肝药酶
拉莫三嗪	抑制神经细胞钠通道	治疗12岁以上儿童及成年人癫痫发作，可作为顽固性癫痫的添加疗法	头疼、头晕、疲倦、嗜睡、失眠等	对认知功能无损害可能出现光过敏
托吡酯	抑制钠通道、激动GABA活动、阻断NMDA-谷氨酸受体	治疗各类癫痫发作	头晕、注意力受损、嗜睡、共济失调、感觉异常等	宜晚间服用
加巴喷丁	抑制神经细胞钙通道	局灶顽固性癫痫发作的添加疗法	镇静、眩晕、共济失调、体重变化	

丙戊酸钠（sodium valproate）

【药理作用与作用机制】本药一般是通过阻断电压式钠通道来抑制神经元高频率重复放电，但其作用位点与卡马西平和苯妥英钠不同。同时丙戊酸钠对GABA受体未表现任何直接影响，但可能对增加GABA释放和合成有一定的作用。最后，该药有拟似阻断T型钙电流的作用，但比乙琥胺弱。

【临床应用】丙戊酸钠是一种广谱抗癫痫药，可单独使用或与其他药物联用于治疗各类全面性和局灶性癫痫发作。被视为全面性癫痫伴全面强直-阵挛性癫痫发作的最有效的抗癫痫药。对失神癫痫亦有效，但患者依从性不如乙琥胺，且因为其肝毒性较大，临床应用受到限制。

【不良反应】

1.胃肠道反应　常见恶心、呕吐。

2.血液系统反应　可出现血小板减少，导致易出现紫癜和（或）其他的凝血障碍，应定期检查血常规。

3.神经系统反应　较少见的震颤、眩晕等现象。

4.肝功能的影响　长期使用可引起肝功能异常，可能发生严重的毒性反应，包括高血氨脑病、急性肝细胞损伤伴黄疸，可危害生命。需定期检查肝功能。

5.其他反应　可能出现体重增加、肥胖、胰岛素抵抗、急性胰腺炎、代谢综合征、可逆性听力受损等，还有致畸作用。有文献报道丙戊酸钠或与甲减症状和多囊卵巢综合征有关联。

【注意事项】

1.禁忌证　妊娠期、药源性肝损害个人史、肝病或严重肝功能不全者、已知存在尿素循环障碍的患者禁用。患有血液病、肝病史、肝功能不全者、器质性脑病患者需谨慎使用。

2.禁止患者酗酒。保持良好的睡眠和生活习惯、饮食应均衡。避免情绪波动。

3.丙戊酸与血浆蛋白结合率较高。代谢部位主要在肝脏，为细胞色素P450酶系统和尿苷二磷酸葡萄糖醛酸化的中效广谱抑制剂。肝功能不全患者需要调整剂量。

4.药物相互作用　丙戊酸（钠）的血清浓度可和多种药物相互影响，包括常用抗癫痫药物、口服抗凝药等，联合用药须调整剂量。口服避孕药的有效成分可增加丙戊酸的清除率，使本品血药浓度下降。

卡马西平（carbamazepine）

【作用机制】本药通过与电压式钠通道结合，延长钠通道失活状态，抑制神经细胞快速动作电位的产生。抑制作用随神经元放电频率的增加而增强。

【药理作用与临床应用】

1.抗癫痫　广泛用于局灶性发作和全面性发作。成人局灶性发作时单用疗效良好，儿童局灶性发作时单用疗效较好。对于全面强直-痉挛性发作有潜在作用，但有报道指出用于此应用时可诱发失神发作、强直性发作和肌阵挛性发作。

2.抗外周神经痛　对三叉神经痛和舌炎神经痛有良好的疗效。

3.抗躁狂抑郁　对躁狂症和抑郁症的疗效良好，对精神分裂症的躁狂症状和妄想症状疗效较好，对锂盐无效的躁狂抑郁症也有效。

【不良反应】

1.全身症状　恶心、呕吐、腹泻、低血钾引起的心律失常、皮疹、瘙痒、水钠潴留等。

2.神经系统症状　眩晕、嗜睡、视力模糊、复视、头疼等。

3.严重不良反应　粒细胞减少、血小板减少，甚至骨髓抑制、史提芬强生综合征、毒性表皮溶解症等。

4.对肝脏有损害，可致畸作用。

【注意事项】

1.禁忌证　出现肝细胞性黄疸、肝功能损害，应立即停药。严重心、肝、肾功能不全者，房室传导阻滞，血液系统功能严重异常，孕妇及哺乳期的女性禁用。

2.药物相互作用　卡马西平为广谱肝药酶诱导剂，自身也由肝药酶CYP3A4代谢。是以卡马西平可加速自身及其他多种药物代谢，如香豆素类、雌激素类、洋地黄类，使其血药浓度下降。其他抗癫痫药也有降低本药血药浓度的作用，而肝药酶抑制剂可升高本药的血药浓度。

苯妥英钠（sodium phenytoin）

【作用机制】苯妥英钠的作用机制与卡马西平相似，主要通过阻断神经细胞上的钠离子通道起到抑制兴奋传递作用。还可通过减少突触传递、限制细胞离子梯度波动等起作用。

【药理作用与临床应用】苯妥英钠于20世纪30年代引入市场广泛用于所有癫痫发作的治疗，包括癫痫持续状态和混合型癫痫发作。

1.抗癫痫　主要用于治疗全面强直-阵挛性发作和意识保留的局灶性发作，但可加重失神发作和肌阵挛性发作。因血药浓度个体差异大、药物相互作用多、不良反应多，现在很少作为局灶性发作的一线药应用。

2.抗外周神经痛　用于治疗三叉神经痛、舌咽神经痛和坐骨神经痛等症状。

3.抗心律失常。

【不良反应】长期大量使用，不良反应较多，主要有以下表现。

1.局部刺激　本药呈强碱性，口服可引起胃肠道的反应。不宜肌内注射，静脉注射宜稀释后给药。

2.毒性反应

（1）急性毒性反应：①神经系统反应：眩晕、眼球震颤、复视和共济失调、语言不清、精神错乱、昏睡、昏迷等。②心血管反应：血压下降、心脏抑制甚至骤停。

（2）慢性毒性反应：①牙龈增生：常见的反应（20%），多见于儿童和青少年，应多注意口腔卫生，常按摩齿龈可减轻症状。②对造血系统的影响：最常见巨幼红细胞性贫血，偶见粒细胞缺乏、血小板减少等。③降低骨密度：本药可加速维生素D的代谢，引起低钙血症、佝偻病和软骨病。④其他：周围神经炎，偶见女性多毛症和男性乳房增大。

3.过敏反应　常见皮疹和药热，偶见剥脱性皮炎等严重反应。

4.偶见致畸作用。

【注意事项】

1.禁忌证　哺乳期的妇女慎用，孕妇、心动过缓者、Ⅱ度和Ⅲ度房室传导阻滞者、阿-斯综合征的患者禁用。

2.药物相互作用　由肝脏代谢，同时本药是肝药酶CYP系统和UGT−葡萄糖醛酸化反应的诱导剂，可引起多种药物和本品血药浓度的变化。联合用药时很难正确控制有效剂量和不良反应，不能避免联用时应注意给药剂量和用药后的反应。

第二节　抗惊厥药

　　惊厥（convulsion）又称为抽搐，表现为阵发性四肢和（或）面部肌肉强直收缩、可伴有失神表现，也可反复发作。呼吸肌可能痉挛导致呼吸停止、如抢救不及时可引起窒息死亡。常见于小儿高热、破伤风、子痫、中枢兴奋药物中毒及癫痫发作中等情况。常用抗惊厥药（anticonvulsant drugs）包括之前介绍过的苯二氮䓬类药、巴比妥类药及水合氯醛等药物，以及硫酸镁。

硫酸镁（magnesium sulfate）

　　【药理作用和机制】硫酸镁注射给药后可产生抗惊厥和降压的效果。其药理机制源于镁（Mg^{2+}）在神经化学传递和肌肉收缩过程中竞争性结合钙（Ca^{2+}）的结合位点，起到拮抗钙的作用，继而引起中枢神经系统抑制、骨骼肌松弛、心脏抑制、血管舒张等反应。

　　【临床应用】主要用于子痫和破伤风引起的惊厥，是治疗子痫的首选药。也可用于治疗高血压危象。

　　【不良反应】镁中毒：注射过快或过量时出现，表现为腱反射消失、呼吸和心脏抑制、血压急剧下降甚至心脏骤停。

　　【注意事项】肾功能不全者禁用。

第三节　用药护理

一、用药前护理

　　1.用量用法

　　（1）丙戊酸钠：①治疗癫痫及惊厥，口服，成人起始剂量为10～15mg/（kg·d）或600～1 200mg/d，分为3次给药。按需每周可增加1次剂量，每次增加5～10mg/（kg·d），每日最大剂量不得超过2 400mg或30mg/kg。儿童起始剂量按5～10mg/（kg·d），每周可增加剂量1次，直至控制发作为止。②根据药品说明书推荐，可静脉滴注，建议滴注速率低于或等于每分钟20mg、缓慢输注60分钟。③肾功能不全者应调整剂量。

（2）卡马西平：①用于抗癫痫、惊厥：口服给药，成人初始剂量100~400mg/d，分1~2次用药。逐渐加大剂量直至控制症状（不得超过1.2g/d），再调整到最低有效量维持治疗。儿童剂量为10~20mg/（kg·d），分次服用。②用于镇痛：口服给药，成人起始剂量0.2g/d，分2次。第二日后每隔一日加0.1~0.2g，直到疼痛缓解。用量在0.4~0.8g/d。

（3）苯妥英钠：①用于抗癫痫：口服给药，成人起始剂量50~100mg/d，分次服用，可增至250~300mg/d。儿童起始剂量为5mg/（kg·d），分2~3次服用，按需调整。②用于治疗三叉神经痛：口服，成人剂量，每次100~200mg，每日2~3次。

（4）硫酸镁：用于中重度妊娠高血压征、先兆子痫和子痫，首次剂量2.5~4g，稀释于20mL的25%葡萄糖注射液，缓慢静脉注射。然后以每小时1~2g静脉滴注维持，24小时总量30g。

2.一般用药护理　包括了解患者的病史、用药史、过敏史、一般情况和体征症状，拿到血常规、肝功能，肾功能、心电图等基础检查的结果。

3.对使用抗癫痫药物的患者及其家属做好正确用药宣传

（1）癫痫症的治疗需要长期服药（数年），患者的配合尤为重要。如长时间用药时，毒性反应的发生会明显增加，要学会识别相关反应，多加注意。

（2）不可随意更换药或停药。如有需要，应在原药物的基础上，逐渐加入新药，等新药发挥药效后再逐渐减少原药量直至停止。突然更换或停药可使癫痫发作加剧，甚至诱发癫痫持续状态。

（3）避免高空作业、机械操作、驾驶、接近"危险"区域，包括水边、火旁。优先选择淋浴，少泡澡，以免遭受意外伤害。

（4）禁止酗酒，尽量保持良好的情绪、睡眠和生活习惯。

（5）需要做手术，应提前告知医师正在使用本品。

（6）需要服用其他药物，如解热镇痛抗炎药、镇静药时应在医师的指导下进行。

（7）用药剂量需个体化，可以的话应监测血药浓度。

二、用药中护理

1.若有胃肠反应，可与食物同用或者饭后服用。

2.常用抗癫痫药物的特殊用药须知：①口服丙戊酸钠片剂（缓释片或肠溶片）时，不可压碎或咀嚼，以免刺激口腔及咽喉黏膜。②使用卡马西平可引起水中毒和光过敏反应，患者应避免大量饮水和直接日晒。③使用苯妥英钠时，应告知患者和家属多注意口腔卫生和口腔清洁，尤其是儿童。建议经常按摩牙龈以减缓牙龈增生现象。④同时苯妥英钠可使尿液呈红色或红棕色，属正常现象，不必停药。

三、用药后护理

1.癫痫症药物治疗过程中应定期做神经系统、血常规、凝血时间、大便隐血试验、肝功能检查、肾功能等检查。若是患者表现出恶心、呕吐、水肿或黄疸症状，应每周检查1次肝功能。如连续3次血清氨基转移酶均超过上限数值，应立即报告医生并停药。长时间使用卡马西平和苯妥英钠，还应定期做心电图。

2.使用卡马西平时，若是出现出血、尿黑等反应，立即报告医生并停药。

3.使用苯妥英钠初期（7～14天后），注意观察是否出现淋巴结肿大，呈片状、紫癜性及大孢性或红斑狼疮样皮疹，可疑多形性红斑、剥落性皮炎，若有应立即停药。长期使用时要注意神经系统和心血管系统的不良反应。出现巨幼红细胞性贫血时应用甲酰四氢叶酸治疗，骨骼系统反应明显时及时补充维生素D。

4.注射苯妥英钠时要同时注意血压和心电图并缓慢注射，尤其对肝肾功能不全者或者老年人。

5.出现硫酸镁中毒表现时，应立即停药并进行抢救：人工呼吸、缓慢静脉注射葡萄糖酸钙或氯化钙

6.注射硫酸镁时应监测腱反射、呼吸次数和尿液量，如尿液量每4小时低于100mL，应减缓或停药。

7.治疗过程中出现任何异常反应和严重的不良反应，都应立即报告医师。

案例回顾

全球患有癫痫症的人群达数百万，分布于所有年龄段。然而大众对癫痫的认识和干预方案知之不多。作为医护人员，应担负起传导正确卫生知识的责任，尤其在学校和青少年环境中。癫痫发作时，应将患者周围尖锐或其他危险物移开，将其衣领松开，头侧一边，以防止呕吐物堵住气道；不要强行压制患者肢体的抽搐，不要尝试在发作时喂药，不可将硬物放入患者口中，以防止咬舌。患者及其看护人应熟悉癫痫诱发因素，采取措施避免危险，协助患者建立自尊自信。

第八章
抗帕金森病药和治疗阿尔茨海默病药

章前引言

　　帕金森病（Parkinson disease）、又称震颤麻痹，是锥体外系功能紊乱引起的中枢神经系统退行性疾病。退行性疾病属慢性疾病，病征有进行性加重的特点。正常生理情况下，中枢神经黑质-纹状体中多巴胺能神经元与胆碱能神经元功能处于平衡状态，共同调节机体功能，包括脊髓前角运动神经元。目前认为帕金森病是因为黑质中多巴胺能神经元功能减弱、数量减少或多巴胺合成和释放减少，导致胆碱能神经元功能相对奋起所致。本病的典型症状为运动迟缓、静止性震颤、肌肉强直和姿势反射受损，到帕金森病后期可出现记忆障碍和痴呆症状。帕金森病的诊断主要通过临床症状、神经病理学检查及拟多巴胺药物治疗效果确诊。

　　阿尔茨海默病（Alzheimer disease），又称老年痴呆，是以进行性认知功能障碍和记忆损害为主的中枢神经系统退行性疾病，也是老年患者痴呆症状中最常见的原因，早期最常出现的症状为选择性记忆障碍。本病病理特征为脑组织内老年斑沉积、神经纤维缠结、胆碱能神经元变性和死亡等。主要表现为记忆力、判断力、抽象思维等功能全面衰退的临床综合征。

1.掌握左旋多巴、金刚烷胺的抗帕金森病作用的特点及临床应用。

2.熟悉左旋多巴增效剂的作用特点和应用。

3.学会观察抗帕金森病药和治疗阿尔茨海默病药的疗效、处理药物的不良反应、正确指导用药护理。

思政目标

以抗中枢退行性疾病药物教会学生多关怀老年人，通过了解退行性疾病的病理过程及治疗选择，正确指导用药护理，提高老年人的身心健康，培养具有崇高医德、专业精湛的可信赖的卓越护理人才。

案例导入

章某，男，71岁。四年前开始出现左侧下肢肢体震颤、僵直，1个月后出现左侧上肢肢体震颤、僵直，无明显诱因。经医院检查，诊断为"帕金森病"，口服美多芭（多巴丝肼），起初每次1/4片，每日3次，效果较好。后疗效逐渐下降，逐渐加大剂量到每次半片，每日4～5次。最近右侧下肢震颤、僵直。

思考题

请给予用药建议。治疗过程中应如何进行用药护理？

第一节　抗帕金森病药

帕金森病的治疗可分为药物治疗、非药物治疗（患者的教育、心理支持、适当运动和营养配合）和手术治疗。应根据患者的症状、体征、年龄、疾病阶段、功能障碍程度、活动和生产力水平制定个人治疗计划。帕金森病的用药策略为增强中枢多巴胺能神经元功能或降低中枢胆碱能神经元功能。抗帕金森病药分为中枢拟多巴胺药和中枢性抗胆碱药。

一、中枢拟多巴胺类药

根据作用机制可分为多巴胺前体药、左旋多巴增效剂、多巴胺递质促释放药和多巴胺受体激动药。

（一）多巴胺前体药

左旋多巴（levodopa，L-DOPA）

【药理作用】左旋多巴是多巴胺前体物，经多巴胺脱羧酶转变成多巴胺。多巴胺脱羧酶可广泛存在于中枢神经系统和外周神经系统，故单用时仅1%药物透过血脑屏障，在中枢神经系统内发挥作用。一般与外周多巴胺脱羧酶合用。

本品抗帕金森作用有以下几个特点：①起效慢：服用2～3周后起效，1～6个月后达到最大疗效；②疗效与疗程有关：用药1年以上，75%的患者有较好的疗效，使用2～3年后疗效逐渐下降，3～5年后疗效不显著甚至消失；③对年轻患者和轻症患者效果较好，对重症和老年患者疗效较差；④对改善肌肉僵直及运动困难疗效较好；⑤对多种原因引起的帕金森综合征有效，但对抗精神病药引起的帕金森综合征无效。

【临床应用】

1.治疗帕金森病或帕金森综合征。

2.治疗肝昏迷　仅暂时改善脑功能，不能改善肝功能，治标不治本。

【不良反应】

1.胃肠道反应　常见于用药初期，表现为恶心、呕吐、食欲减退，偶见消化道溃疡、出血或穿孔。

2.神经系统反应　①异动症：舞蹈症、手足徐动症，或面部肌群刻板不自主动作、肌张力障碍（如口-舌-颊抽搐、伸舌、头颈部扭动等）。②开-关现象（运动症状波动）：表现为症状在突然缓解（"开现象"）和加重（"关现象"）之间波动，交替出现。③剂末现象：表现为每次用药后有效作用时间缩短，症状随着血药浓度的变化出现浮动，多数发生在用药后的3小时。

3.精神障碍　表现为失眠、梦魇、狂躁、妄想、抑郁。

4.心血管反应　用药初期可见体位性低血压，继续用药可消失。严重时可用米多君控制，极少数患者有心绞痛、心律失常，可用 β 受体阻断药治疗。

5.其他　偶见溶血性贫血、白细胞减少、血糖升高等。

【注意事项】

1.禁忌证　严重精神病、青光眼、心力衰竭、严重心律失常、孕妇及哺乳妇禁用；有消化道溃疡、支气管哮喘史、精神病史、癫痫病史者慎用，权衡利弊后再决定是否可以使用。

2.药物的相互作用　①维生素B$_6$可加速外周多巴胺的形成，降低本品的疗效；②不可与中枢多巴胺受体阻断药合用（拮抗作用）；③与利舍平、麻黄碱、拟肾上腺素药合用可影响血压，与非选择性单胺氧化酶抑制药合用会使血压升高、心率加快；④抗抑郁药可加强本品的不良反应；⑤若与其他抗帕金森病药合用，应减少本品用药量。

3.左旋多巴对帕金森病的运动症状效果最好，但同时存在高频率诱发多巴胺能运动并发症的风险，需要常监测血药浓度。一般帕金森病的运动症状影响生活日常和质量时开始使用左旋多巴。

（二）左旋多巴增效剂

卡比多巴（carbidopa）

【药理作用和临床应用】本品为外周多巴胺脱羧酶抑制药，主要用于治疗帕金森病，单用无效，常与左旋多巴配伍使用。可使进入中枢神经系统中的左旋多巴增多，增强后者的疗效，减少外周的不良反应，减轻左旋多巴的用药量。

【不良反应和注意事项】

1.禁忌证　严重心血管病者及孕妇禁用；骨质疏松者慎用。

2.药物相互作用　①避免与单胺氧化酶抑制药合用，可危害生命。②不宜与抗精神病药合用。

3.卡比多巴的不良反应较罕见，出现的不良反应多数源于合用的左旋多巴，如眩晕、恶心、呕吐、食欲不振、睡眠障碍、体液颜色变深等。因经常与左旋多巴合用，其他注意事项和不良反应可参见左旋多巴。

其他左旋多巴增效剂

单胺氧化酶B抑制药（MAO-B inhibitor）和儿茶酚氧位甲基转移酶抑制药（COMT inhibitor）可延长中枢多巴胺和左旋多巴的作用时间，但本品抗帕金森病作用较弱，适用于治疗症状很轻或不影响日常生活的帕金森病。不单用，常与左旋多巴合用，可减少后者的剂量（表8-1-1）。

表8-1-1 其他左旋多巴增效剂的药理特点

	单胺氧化酶B抑制药	儿茶酚氧位甲基转移酶抑制药
可用于治疗帕金森病的药物	司来吉兰（selegiline）、雷沙吉兰（rasagiline）、沙芬酰胺（safinamide）	托卡朋（tolcapone）、恩托卡朋（entacapone）
药理特点	易透过血脑屏障，抑制中枢多巴胺降解和再摄取，抗氧化作用。可见恶心、头痛、意识模糊、失眠、异动症（后者可因疾病晚期表现或左旋多巴）。	减少左旋多巴和多巴胺在外周的降解。常见眩晕、幻觉、胃肠反应，可见直立性低血压、肝损害（见左旋多巴）。
注意事项	过敏、严重精神病、活动性溃疡者禁用。其他见左旋多巴。宜用餐时用药，避免夜间用药。避免与氟西汀和帕罗西汀合用。	过敏、嗜铬细胞瘤、肝功能不全者禁用。其他见左旋多巴。与铁合用应隔至少2~3小时。

（三）多巴胺递质促释药

金刚烷胺（amantadine）

【药理作用】最初因抗A型流感病毒而被使用，后发现有抗帕金森作用，但机制尚未完全明确（已知促进多巴胺释放，抑制多巴胺再摄取等）。治疗帕金森病的效应与司来吉兰和恩托卡朋相似，与左旋多巴合用可明显增强金刚烷胺的效应、可改善左旋多巴引起的运动症状波动和异动症。患者连续用药1~2年后会出现药物耐受，药效大幅度降低甚至消失。

【临床应用】

1.治疗帕金森病，尤其对轻症和震颤症状效果较好，可单用或联合使用。

2.防治A型流感病毒引起的感染症状。

【不良反应】

1.中枢神经系统反应　头晕、眩晕、失眠、运动失调等。

2.胃肠道反应　恶心、呕吐、腹痛、腹泻、口干、便秘。

3.其他　精神不安、直立性低血压、足踝水肿、下肢皮肤出现网状青斑等。

【注意事项】

1.哺乳期妇女、孕妇禁用，脑动脉硬化、充血性心力衰竭、精神病、癫痫、肾功能不全者慎用。

2.药物相互作用　①与其他抗帕金森病药、抗胆碱药、抗组胺药、吩噻嗪类或三环类抗抑郁药合用可使阿托品样症状加强，如果合用要注意；②与中枢神经兴奋药可能引起惊厥或心律失常。

（四）多巴胺受体激动药

溴隐亭（bromocriptine）

【药理作用】易透过血脑屏障，可直接激动中枢黑质－纹状体通路的多巴胺受体，改善帕金森病症状。小剂量可激动运动节－漏斗通路的多巴胺受体，抑制催乳素和生长素的分泌。

【临床应用】

1.治疗帕金森病　对重症患者有效，但不良反应多，仅用于左旋多巴疗效差或不耐受的帕金森病患者。

2.其他应用　治疗溢乳、闭经综合征和肢端肥大症。

【不良反应】

1.胃肠道反应　常见食欲减退、恶心、呕吐、便秘等反应。

2.心血管反应　直立性低血压、心律失常等反应。

3.神经系统反应　与左旋多巴引起的相似，头痛、眩晕、运动功能障碍，精神障碍等。只是精神障碍相对更常见更严重，停药可消失。

【注意事项】

1.禁忌证　对麦角新碱过敏、高血压控制不良、冠心病及其他严重心脏病、周围血管疾病的患者及孕妇禁用。

2.可与左旋多巴合用，疗效可增加但毒性也是，应从最小有效剂量开始。

3.避免驾车、高空活动和机械操作。

二、中枢抗胆碱药

苯海索（trihexyphenidyl）

【药理作用】易透过血脑屏障，阻断中枢胆碱受体作用强，可明显对抗中枢胆碱功能亢奋的表现，发挥抗帕金森病作用。苯海索的外周抗胆碱作用较弱，仅阿托品的$1/10 \sim 1/3$。对改善震颤症状疗效较好，改善僵直及运动迟缓症状的效果较差，可改善某些继发性症状，如过度流涎。

【临床应用】治疗帕金森病、帕金森综合征：主要用于早期轻症、不耐受左旋多巴的帕金森病或帕金森综合征，对抗精神病药引起的帕金森综合征亦有效。

【不良反应】

1.认知受损的患者及年纪较大的患者容易出现记忆损害、意识模糊和幻觉等反应，因而不建议用本药。

2.阿托品样反应　口干、视力模糊、瞳孔扩大、便秘、尿潴留，心动过速等症状。

3.少数患者可出现精神紊乱、激动、谵妄、幻觉等。

【注意事项】

1.禁忌证　闭角型青光眼、前列腺肥大的患者禁用。哺乳妇、孕妇及儿童慎用。

2.出现严重不良反应时，如心悸或血压明显下降，应停药。

3.药物相互作用

（1）和中枢抑制药合用可加强中枢抑制。

（2）与金刚烷胺、抗胆碱药、司来吉兰合用可加强抗胆碱作用，易发生麻痹性肠梗阻。

（3）与MAO抑制药合用可引起高血压。

（4）与强心苷类药合用可加强强心苷类药对心脏的毒性。

4.避免驾车、高空活动和机械操作。

第二节　治疗阿尔茨海默病药

目前阿尔茨海默病无有效的治疗方法，治疗目的为延缓症状的出现、改善患者的生活品质，但并不能阻止疾病的进程。药物治疗以增强中枢胆碱能神经功能为主，分为胆碱酯酶抑制药和M胆碱受体激动药。

一、胆碱酯酶抑制药

目前临床的胆碱酯酶抑制药分第一代和第二代药物，两者均易透过血脑屏障，抑制乙酰胆碱的水解，增强中枢胆碱能神经元的功能。第二代药的特点在于对中枢乙酰胆碱酯酶的选择性更高、外周不良反应较轻、耐受性更好。常用药有多奈哌齐（donezepil）、利斯的明（rivastigmine）、加兰他敏（galantamine）等。

多奈哌齐（donezepil）

【药理作用与临床应用】多奈哌齐为第二代可逆性胆碱酯酶抑制药，口服吸收不受食物影响。用于治疗轻、中度阿尔茨海默病，可改善患者的认知功能。相比第一代胆碱酯酶抑制药他克林，安全性和疗效更好，现广泛用于临床。

【不良反应和注意事项】

1.常见不良反应有失眠、幻觉、胃肠道反应、肌肉紧挛、疲乏、心动过缓等。

2.肝毒性较低。

3.对本品过敏者禁用。

他克林（tacrine）

【药理作用】他克林为第一代胆碱酯酶抑制药，可增加中枢神经系统内的乙酰胆碱、可直接激动胆碱受体、促进乙酰胆碱的释放并促进脑组织对葡萄糖的利用等作用。但口服吸收个体差异大，受食物影响也较大，且不良反应较多，已逐渐被其他新药取代。

【临床应用】主要用于治疗轻、中度阿尔茨海默病：常和卵磷脂合用，可延缓病程、改善认知功能并提高患者的生活自理能力。

【不良反应和注意事项】

1.常见肝毒性　用药期间，氨基转移酶可明显升高，肝功能不全者慎用。

2.可见胃肠道反应、肌痛、皮疹、皮炎，大剂量可出现胆碱综合征。

3.禁忌证　心动过缓、哮喘或阻塞性肺病的患者慎用。对本品过敏者、患有活动性肝病、活动性消化性溃疡、孕妇和哺乳妇禁用。

二、M₁受体激动药

占诺美林（xanomeline）

为选择性很高的M_1受体激动药，易透过血脑屏障，高剂量下可明显改善阿尔茨海默病患者的认知功能和行为能力，但不良反应较明显，目前未用于阿尔茨海默病的临床常规治疗。

三、N-甲基-D-天冬氨酸（NMDA）受体非竞争性阻断药

美金刚（memantine）

【药理作用和临床应用】本品通过阻断NMDA受体可保护因该受体过度兴奋引起的神经细胞损伤。对妄想、攻击性和易激惹性行为的改善最明显。主要用于治疗中、重度阿尔茨海默病，可与胆碱酯酶抑制药合用。

【不良反应和禁忌证】

1.不良反应较轻。常见头晕、头痛、幻觉等，可见焦虑、肌张力增加、膀胱炎、性欲增加等不良反应。

2.对本品过敏者禁用。

四、其他治疗阿尔茨海默病药

除上述药物，自由基清除剂、维生素E、维生素C、脑循环改善药（如二氧麦角碱等）、大脑功能恢复药（如吡拉西坦、胞磷胆碱等）、褪黑素等对阿尔茨海默病均有一定的治疗作用。

第三节 用药护理

一、用药前护理

1.用量用法

（1）抗帕金森药的用量用法：①左旋多巴，治疗帕金森病，口服，起始剂量为每次250mg，每日2～4次，饭后服用。根据患者病况，每隔3～7日可增加一次剂量，直至最理想的疗效为止，每日最大剂量6g，分4～6次服用。患有脑炎和老年人应酌情减量。②金刚烷胺：口服，每次100mg，每日1～2次，每日最大剂量为400mg。③溴隐亭：起始剂量一次1.25mg，每日1～2次，每间隔2～4周可增加剂量每日2.5mg，直到满意剂量。④苯海索：起始剂量每次0.5～1mg，每日2次，逐渐加量至每次2mg，每日3次。

（2）治疗阿尔茨海默病药的用量用法：①多奈哌齐，口服，起始剂量为每次5mg，每日1次。初始剂量维持至少1个月，根据治疗效果，剂量可增至每次10mg，每日1次。一般建议睡前服用，避免意外发生，如果用药后出现严重失眠可改为早晨服用。②他克林，口服，起始剂量为每次10mg，每日4次。用药6周以上再根据血浆氨基转移酶浓度决定增加剂量，如无明显升高，每次可增10mg，每日4次，每日最大剂量160mg。③美金刚，口服，起始剂量为每日1次，每次5mg。每周可增量5mg。最高剂量为每日20mg，分2次服用。肾功能不全者可酌情减量。

2.了解患者的病史、用药史、过敏史、有无禁忌证、一般情况、体征和症状，如血压、心率等。

3.向患者及其家属做好正确用药宣传 ①帕金森病和阿尔茨海默病都需要长期用药，症状能缓解，但病情会继续发展。长期用药疗效也可能逐渐消失，故家属要做好思想准备。②高蛋白质或富含维生素B_6的食物可减少药物的吸收，建议饭后90分钟或饭前30分钟服用。患有糖尿病、高脂血症的患者更需注意。③用药初期常见直立性低血压、眩晕或晕厥，日常生活中应避免突然站立，防止意外发生。④唾液和尿液可能变成棕色，停药后可消失。⑤可能引起神经系统或精神活动异常，应避免驾驶、机械操作或高处作业。⑥阿尔茨海默患者用药需要可靠的照护人陪同，监控服药。

二、用药中护理

1.对左旋多巴不良反应的措施

（1）胃肠道反应明显时，减少每次剂量且同时增加服药次数或每日剂量。严重时可用非吩噻嗪类止吐药如多潘立酮。

（2）神经系统反应表示药物使用已达到最大耐受量。针对"疗效减退"的现象可：①将药物分多次小剂量服用，换成长效口服制剂（如控释片、缓释片等）或与其他抗帕金森病药合用（如多巴胺受体激动药、COMT抑制剂、MAO抑制剂等）。②通过减少蛋白质摄入和（或）空腹服药来增强左旋多巴的疗效。

（3）出现精神错乱时，减少剂量可缓解症状，无须停药。如果症状严重或呈持续状态，可对症用药。

2.使用金刚烷胺期间　①不可饮酒，饮酒可引起头昏、晕厥、精神障碍等反应。②因其兴奋中枢作用，避免睡前用药。

3.对溴隐亭不良反应的措施

（1）为减轻胃肠道反应，避免失眠，选早餐及午餐时服药。

（2）饮酒可引起双硫仑反应，用药期间不可饮酒。

（3）为避免直立性低血压，勿久站，避免驾车、高空活动和机械操作。

（4）因催乳素分泌抑制，患者可能"恢复"生育能力，如需避孕，可用不含雌激素的避孕药或其他可靠的避孕措施。

4.服用多奈哌齐初期和增加剂量时，易出现头晕、乏力、肌肉痉挛等症状，应评估患者是否可以驾驶或操作机械，避免意外发生。

三、用药后护理

1.长期使用抗帕金森病药物应定期监测血压、脉搏、心电图、血常规及肝肾功能。眼疾患者者应定期做眼科检查，尤其眼内压的监测。服用较大剂量金刚烷胺者还应注意呼吸和体温变化。

2.服用抗帕金森病药出现耐受性或症状波动等现象时，应调整用药剂量、次数或联合用药。若需要停药或换药，应逐渐减量，不可突然停药引起反跳现象。

3.较大剂量使用溴隐亭时，可出现幻觉、抑郁、头痛、四肢皮肤青斑、脚踝水肿、呼吸困难、精神紊乱等症状，需调整剂量或停药。

4.服用多奈哌齐时

（1）心脏疾病患者应注意观察病症，定期监测脉搏和心电图。

（2）有哮喘、阻塞性肺病、消化道溃疡的患者要密切观察用药后反应。

5.药物治疗过程中发生任何异常反应，应及时报告医生。

　　帕金森病是一种慢性的脑部退化疾病，日常功能会逐渐退化，后期可影响患者的认知。药物治疗以增加中枢多巴胺为主，药效不佳者可考虑"脑部深层刺激术"。同时鼓励患者多参与散步、跳舞、瑜伽或太极拳等娱乐性体育活动，既可帮助改善肌肉关节的功能，又可增加生活乐趣，增强患者的自信心。除此以外，也要多关注看护人及患者家属的身心健康，与患者保持良好关系和沟通时尽量照顾好自己。

第九章
抗精神失常药

章前引言

精神失常（psychiatric disorders）是由多种原因引起的情感、思维、行为等精神活动障碍的一类疾病，包括精神分裂症、躁狂症、抑郁症和焦虑症。治疗这类疾病的药物统称为抗精神失常药。根据临床用途，分为四类：即抗精神病药（antipsychotic drugs）、抗躁狂或抑郁症药（antimanic or antidepressive drugs）、抗焦虑药（antianxiety drugs）。焦虑也是多种精神病的常见症状，以急性焦虑反复发作为特征，并伴有自主神经功能紊乱。无论是焦虑症或焦虑状态，临床多用抗焦虑药治疗，常用的为苯二氮䓬类（详见第六章）。本章主要介绍抗精神病药、抗躁狂症药及抗抑郁症药的药理和用药护理。

学习目标

1.理解氯丙嗪、丙米嗪、碳酸锂的药理作用、临床应用、不良反应及用药护理。

2.识记吩噻嗪类药物、硫杂蒽类、丁酰苯类代表药物的药理作用特点及临床应用。

3.学会观察抗精神失常药的不良反应，并采取有效的预防手段避免或减轻不良反应。

思政目标

抗精神失常药物属国家管制药品，有严格的生产、管理、应用制度，合格的护士应该能够利用此类药物护理知识综合分析判断患者情况和社会心理关系，及时应对和处理不良反应，还需对患者和家属进行正确、合理用药的指导。

案例导入

患者女，高中文化，无业，未婚。经常不洗脸、不洗澡和不刷牙。因为不能完成工作任务多次被雇主辞退，最后一次工作时与人吵架认为同事在害自己。其姐姐在接到通知后将其领回家，后患者表现行为怪异，自笑、发愣或自言自语。不喜欢在床上睡觉，喜欢抱着被子在地上睡。症状持续两年多，后加重两个月，走在路上总感觉后面有人追杀，并伤人毁物。

思考题

1.患者属哪种精神疾病？

2.用哪类药物治疗较合适？

躁狂症和抑郁症又称情感性精神障碍（affective disorders）也称双相障碍，是一种以情感病态变化为主要症状的精神病。其中躁狂抑郁症表现为躁狂或抑郁两者之一反复发作（单相型），或两者交替发作（双相型）。临床多见单相发病，但近年双向发病患者越来越常见，且呈年轻化趋势。其病因可能与脑内单胺类功能失衡有关，但5-HT缺乏是其共同的生化基础。在此基础上，NA功能亢进为躁狂，发作时患者情绪高涨，联想敏捷，活动增多。NA功能不足则为抑郁，表现为情绪低落，言语减少，精神、运动迟缓、常自责自罪，甚至企图自杀。

第一节　抗精神病药

抗精神病药主要用于治疗精神分裂症及其他精神失常的兴奋症状。根据化学结构可将常用抗精神病药分为吩噻嗪类、硫杂蒽类、丁酰苯类，以及其他类药物。用药治疗的作用主要包括3个方面：抗精神病作用，即抗幻觉、妄想作用和激活作用；非特异性的镇静作用；预防疾病复发作用。此类药物大多数都有较突出的不良反应，其中以锥体外系综合征给患者带来的痛苦最严重。目前临床常用的新药如利培酮、氯氮平等锥体外系不良反应较轻或较少。

氯丙嗪是这类药物的代表药，较为常用的还有奋乃静、氟哌啶醇和氯氮平等。各药疗效较接近，治疗简便有效，是精神病首选的治疗方法。口服后易于吸收，在肝内代谢，主要由尿排出，少量由胆汁、粪便及乳汁排出。对幻觉、妄想和兴奋躁动等阳性精神症状疗效显著，对思维贫乏、情感淡漠和意志活动缺乏疗效不佳。严重的心、肝、肾疾病应当禁用，老年人和孕妇应当慎用。

【药理作用】几乎所有的抗精神病药物都能阻断脑内多巴胺受体（尤其是多巴胺D_2受体）而具有抗精神病作用。几个主要受体的阻断作用特点分述如下：

1.多巴胺受体阻断　主要阻断D_2。

2.5-羟色胺（5-HT）受体阻断作用　主要阻断5-HT_2A。

3.肾上腺素能受体阻断作用　主要阻断α_1受体。

4.胆碱能受体阻断作用　主要阻断M_1受体。

5.组胺受体阻断作用　主要阻断H_1受体。

抗精神病药物的药理作用广泛，除了上述阻断作用以外，还具有加强其他中枢抑制剂的效应、镇吐、降低体温、诱发癫痫以及对心脏和血液系统的影响等作用。

【不良反应】

1.锥体外系反应

（1）急性肌张力障碍：呈现不自主的奇特的表现，包括眼上翻、斜颈、颈后倾、面部怪相和扭曲、吐舌、张口困难、角弓反张和脊柱侧弯等。

（2）静坐不能：表现为无法控制的激越不安、不能静坐、反复走动或原地踏步。

（3）类帕金森症：运动不能、肌张力高、震颤和神经功能紊乱。

（4）迟发性运动障碍：以不由自主的、有节律的刻板式运动为主要特征。

2.其他神经系统不良反应

（1）恶性综合征：意识波动、肌肉强直、高热和自主神经功能不稳定。

（2）癫痫发作。

3.自主神经的不良反应　口干、视力模糊、排尿困难和便秘。

4.代谢内分泌的不良反应

（1）催乳素分泌增加。

（2）体重增加。

5.精神方面的不良反应　过度镇静。

6.其他　肝损伤。

7.过量中毒。

一、吩噻嗪类

吩噻嗪是由硫、氮原子联结两个苯环的一类化合物。根据其侧链基团不同，分为二甲胺类、哌嗪类及哌啶类。以上三类中，以哌嗪类抗精神病作用最强，其次是二甲胺类，哌啶类最弱。目前国内临床常用的有氯丙嗪、氟奋乃静及三氟拉嗪等，以氯丙嗪应用最广。常用吩噻嗪类药物剂量与不良反应比较见表9-1-1。

表9-1-1　常用吩噻嗪类药物剂量与不良反应比较

药物名称	抗精神病剂量	不良反应		
	(mg/d)	镇静作用	锥体外系反应	降压作用
氯丙嗪	300 ~ 800	+++	++	+++（肌内注射） ++（口服）
氟奋乃静	1 ~ 20	+	+++	+
三氟拉嗪	6 ~ 20	+	+++	+
奋乃静	8 ~ 32	++	+++	+
硫利达嗪	200 ~ 600	+++	+	++

氯丙嗪（chlorpromazine）

氯丙嗪又称冬眠灵（wintermin）。氯丙嗪的发现改善了精神分裂症患者的预后，使许多精神病患者不必被终身强迫监管在医院内，具有里程碑的意义。

【体内过程】口服或注射均易吸收，但吸收速度受剂型、胃内食物的影响，如同时服用胆碱受体阻断药，可显著延缓其吸收。口服氯丙嗪2～4小时血浆药物浓度达峰值，肌内注射吸收迅速，但因刺激性强应深部注射，其生物利用度比口服大3～4倍，这与口服具有首过效应有关。吸收后，约90%与血浆蛋白结合。氯丙嗪具有高亲脂性，易透过血脑屏障，脑组织中分布较广，以下丘脑、基底神经节、丘脑和海马等部位浓度最高，脑内浓度可达血浆浓度的10倍。氯丙嗪主要经肝微粒体酶代谢成去甲氯丙嗪、氯吩噻嗪、甲氧基化或羟化产物及葡萄糖醛酸结合物。氯丙嗪及其代谢物主要经肾排泄。氯丙嗪排泄缓慢，停药后2～6周，甚至6个月，尿中仍可检出。体内消除速度随年龄增大而明显减慢，需注意药物的蓄积作用，必要时减量。不同个体口服相同剂量氯丙嗪后，血浆药物浓度相差可达10倍以上，因此，临床用药应个体化。

【药理作用】氯丙嗪主要对DA受体有阻断作用，另外也能阻断α受体和M受体等。因此，其药理作用广泛而复杂。

DA受体存在于外周神经系统和中枢神经系统，有D_1和D_2两种亚型。D_1受体激动时可引起血管扩张、心肌收缩增强。D_2受体在中枢神经系统有多条脑内通路，与锥体外系的运动功能和精神、情绪及行为活动有关，此外，还与调控下丘脑某些激素的分泌有关。氯丙嗪对脑内DA受体缺乏特异的选择性，因而作用多样。

1.中枢神经系统

（1）抗精神病作用：氯丙嗪可迅速控制兴奋、躁动等行为紊乱症状，长期用药可缓解幻觉、妄想等思维障碍，恢复理智和自制力。抗精神病作用机制是阻断中脑D_2受体，其特点包括不易产生耐受性、加大剂量无麻醉作用、不影响感觉功能。正常人服药后会出现镇静、感情淡漠、对周围事物不感兴趣、活动减少等症状，易入睡也易唤醒，醒后神志正常。氯丙嗪对抑郁症不仅无效甚至会加重症状。

（2）镇吐作用：氯丙嗪有强大镇吐作用，甚至可对抗脱水吗啡的催吐作用，大剂量则直接抑制呕吐中枢。但氯丙嗪对刺激前庭引起的呕吐无效。对顽固性呃逆有效。

（3）对体温调节中枢的影响：氯丙嗪抑制下丘脑体温调节中枢，使体温调节失灵，因而机体体温随环境温度变化而升降。在低温环境中体温降低；而在高温环境则体温升高。氯丙嗪不仅降低发热体温，而且也能略降正常体温。

（4）加强中枢抑制药的作用：氯丙嗪可加强麻醉药、镇静催眠药、镇痛药及乙醇的作用。上述药物与氯丙嗪合用时，应适当减量，以免加深对中枢神经系统的抑制。

（5）对锥体外系的影响：氯丙嗪阻断黑质-纹状体通路的D_2受体，导致胆碱能神经功能占优势。因而在长期大量应用时可出现锥体外系反应。

2.自主神经系统　氯丙嗪具有明显的α受体阻断作用，可翻转肾上腺素的升压效应，同时还能抑制血管运动中枢，并有直接舒张血管平滑肌的作用，因而扩张血管、降低血压。但反复用药降压作用减弱，故不适于高血压病的治疗。氯丙嗪尚可阻断M胆碱受体，但作用弱，无治疗意义，甚至导致口干、视力模糊、便秘等不良反应。

3.内分泌系统　氯丙嗪可阻断某些DA通路的D_2受体，减少下丘脑释放催乳素抑制因子，使催乳素分泌增加，引起乳房肿大及泌乳。乳腺癌患者应禁用氯丙嗪。此外，氯丙嗪能抑制促性腺释放激素的分泌，使卵泡雌激素和黄体生成素释放减少，引起排卵延迟或闭经；还可抑制促皮质激素和生长激素分泌，用于辅助治疗巨人症，但影响生长发育，儿童不宜长期使用。

【临床应用】

1.治疗精神病　可治疗急、慢性精神分裂症，对急性精神分裂症疗效好，能缓解患者的躁狂、攻击行为，消除幻觉与妄想，改善思维、情感和行为障碍，使患者恢复生活自理能力。对慢性精神分裂症患者有效。也可消除躁狂症患者及其他精神病患者的兴奋、紧张和妄想症状。对所有精神病都没有根治作用，需长期服药以维持疗效。

2.止吐　可治疗顽固性呃逆，对多种疾病如尿毒症、胃肠炎、放射、癌症等引起的呕吐，以及多种药物如吗啡、四环素、强心苷所致的呕吐都有强大的镇吐作用，但对前庭神经刺激所致的晕动病、晕车、晕船无效。

3.人工冬眠与低温麻醉　与抗组胺药异丙嗪和镇痛药哌替啶（即杜冷丁）组成冬眠合剂，配合物理降温如冰袋、冰浴，用于低温麻醉，可使患者处于深睡，体温、代谢及组织耗氧量均降低的状态，称"人工冬眠"。目的是使患者机体新陈代谢下降，降低患者体温，对外界病理刺激的反应性降低，耗氧量减少，对缺氧的耐受性提高，是严重感染、高热惊厥、甲亢危象、妊娠毒血症等疾病重要的辅助治疗方法，可争取一定的抢救时间。

【不良反应】氯丙嗪安全范围大，但长期大量应用不良反应较多。

1.一般不良反应　有嗜睡、无力、视力模糊、鼻塞、心动过速、口干、便秘等中枢神经及自主神经系统的不良反应。长期应用可致乳房肿大、闭经及生长减慢等内分泌紊乱症状。氯丙嗪局部刺激性较强，不应作皮上注射。静脉注射可引起血栓性静脉炎，应以生理盐水或葡萄糖溶液稀释后缓慢注射。静脉注射或肌内注射后，可出现体位性低血压。

2.锥体外系反应　是长期大量应用氯丙嗪治疗精神分裂症时最常见的不良反应，其发生率与药物剂量、疗程和个体因素有关。其表现为：①帕金森综合征，老年人多发，患者出现肌张力增高、面容呆板（面具脸）、动作迟缓、肌肉震颤、流涎等。②急性肌张力障碍，青年人多发，患者出现强迫性张口、伸舌、斜颈、呼吸运动障碍及吞咽困难。③静坐不能，中年人多发，患者出现坐立不安，反复徘徊。以上3种症状是因为长期用药使胆碱受体功能增强所致，可用胆碱受体阻断药缓解。④迟发性运动障碍或迟发性多动症，患者表现为不自主、有节律的刻板运动，出现口-舌-颊三联症，如吸吮、舐舌、咀嚼等。若早期发现及时停药可以恢复，但也有停药后仍难恢复的案例，如使用胆碱受体阻断药反而加重该症状，应谨慎对待。

3.过敏反应　常见皮疹、光敏性皮炎。少数患者出现肝细胞内微胆管阻塞性黄疸。也有少数患者出现急性粒细胞缺乏，应立即停药，并用抗生素预防感染。

4.急性中毒 超大剂量使用氯丙嗪可发生急性中毒，出现昏睡、血压下降甚至休克，并出现心动过速、心电图异常（P-R间期或Q-T间期延长，T波低平或倒置），应立即抢救。

【禁忌证】氯丙嗪能降低惊厥阈值，诱发癫痫，有癫痫史者禁用。昏迷患者（特别是应用中枢抑制药后）禁用。伴有心血管疾病的老年患者慎用，冠心病患者易致猝死应加注意。严重肝功能损害者禁用。

其他吩噻嗪类

其他吩噻嗪类药物包括奋乃静（perphenazine）、氟奋乃静（fluphenazine）、三氟拉嗪（trifluoperazine）和硫利达嗪（thioridazine）等，前三者作用和临床应用与氯丙嗪相似，抗精神病作用比氯丙嗪强，但锥体外系不良反应也相应增强，镇静作用弱。硫利达嗪镇静作用强，但抗精神病作用不及氯丙嗪，最大的优点是锥体外系反应少，适用于门诊患者及年老体弱者。

二、硫杂蒽类

硫杂蒽类基本化学结构与吩噻嗪类相似，其代表药物为氯普噻吨（chlorprothixene），又名泰尔登（tardan）。其抗精神分裂症和抗幻觉、妄想作用比氯丙嗪弱，但镇静作用强，而抗肾上腺素作用和抗胆碱作用较弱。因化学结构又与三环类抗抑郁药相似，故有较弱的抗抑郁作用。适用于伴有焦虑或焦虑性抑郁的精神分裂症、焦虑性神经官能症、更年期抑郁症等。因有特殊的激动效应，禁用于躁狂症。不良反应为锥体外系反应，与氯丙嗪相似。同类药珠氯噻醇（clopenthixol）、氟哌噻吨（flupenthixol）为选择性多巴胺受体阻断剂，抗精神病作用较强，起效较快。

三、丁酰苯类

本类代表药物是氟哌啶醇（haloperidol），其作用及作用机制与吩噻嗪类相似。抗精神病作用及锥体外系反应均很强，镇静、降压作用弱。因抗躁狂、抗幻觉、妄想作用显著，常用于治疗以兴奋躁动、幻觉、妄想为主的精神分裂症及躁狂症。镇吐作用较强，用于多种疾病及药物引起的呕吐，对持续性呃逆也有效。锥体外系反应高达80%，常见急性肌张力障碍和静坐不能。大量长期应用可致心肌损伤。孕妇禁用。

同类药物氟哌利多（droperidol）又名氟哌啶，作用维持时间短，可增强镇痛药和麻醉药。临床常与镇痛药芬太尼合用，即神经阻滞镇痛术，可用于烧伤大面积换药、各种内镜检查、外科清创、造影及各种手术的全麻诱导和维持等。主要不良反应是锥体外系反应。

四、其他类

五氟利多（penfluridol）

五氟利多是氟哌利多的衍生物，为长效抗精神病药，常见剂型每周仅需服药1次。疗效无明显镇静作用，不良反应中以锥体外系反应常见，孕妇慎用。适用于急、慢性精神分裂症，尤适用于慢性患者维持与巩固疗效。

同类药物尚有匹莫齐特（pimozide），其作用维持时间较五氟利多短，每日口服1次，对幻觉、妄想、懒散退缩、情绪淡漠等症状疗效较好，一般在用药3周内见效。主治精神分裂症，常见不良反应为锥体外系反应和室性心律失常。伴心脏疾病的患者禁用。

舒必利（sulpiride）

舒必利对急慢性精神分裂症有较好疗效，对长期用其他药物无效的难治病例也有一定疗效。无明显镇静作用，对自主神经系统几无影响，不良反应少，锥体外系反应轻微。本药还有抗抑郁作用，也可用于治疗抑郁症。对各种呕吐和晕动病也有效。

氯氮平（clozapine）

氯氮平又名氯扎平，属苯二氮䓬类药物，抗精神病作用较强，对其他药物无效的病例仍可有效，也适用于慢性精神分裂症。最大优点是几乎无锥体外系统反应，但可引起粒细胞减少甚至致死，不做精神病首选，且用药期间需要监测血液白细胞计数，警惕粒细胞缺乏。

利培酮（risperidone）

利培酮是近年来治疗精神分裂症的一线药物，具有用药剂量小、使用方便、起效快、锥体外系反应小等优点。可改善精神分裂症的阳性症状和阴性症状，适用于首发患者和慢性精神分裂症患者。

第二节　抗躁狂症药

躁狂症的临床表现有活动、思维、言语不能自制、烦躁不安、情绪高涨，发病机制可能与脑内5-HT减少而NA释放过多有关。抗躁狂症药（antimanic drugs）的代表药是碳酸锂（lithium carbonate），此外，氯丙嗪、丙戊酸钠及抗癫痫药卡马西平等也有治疗效果。

碳酸锂

锂盐可抑制脑内NA及DA的释放，并促进两者再摄取和灭活，同时减少二磷酸肌醇含量。

碳酸锂口服吸收快而完全，2～4小时血药浓度达峰值，但通过血脑屏障进入脑组织和神经细胞需要一定时间，因此显效较慢。主要自肾排泄，因与钠离子竞争性重吸收，纳盐摄入量改变时对血浆锂离子的浓度有显著影响。治疗量锂盐对正常人精神活动几无影响，但对躁狂症发作者则有显著疗效，使言语、行为恢复正常。长期使用既可减少躁狂复发次数，又可预防抑郁复发。临床主要用于治疗躁狂症。对精神分裂症的兴奋躁动也有效，与抗精神病药合用疗效较好，可减少抗精神病药的剂量；同时抗精神病药还可缓解锂盐所致恶心、呕吐等不良反应。

第三节　抗抑郁药

抑郁症的临床表现为思维迟钝、情绪低落、语言减少、自责消极，甚至有自杀倾向。发病机制与脑内5-HT、NA及DA减少有关。在此类药物诞生之前，常用电休克疗法，患者异常痛苦。最早用于临床的单胺氧化酶类药物，因不良反应多且严重，已被淘汰。目前常用的抗抑郁药为三环类、NA摄取抑制药、5-HT再摄取抑制药、其他抗抑郁药。

一、三环类抗抑郁药（TCAs）

此类药物包括丙米嗪（imipramine）、地昔帕明（desipramine）、阿米替林（amitriptyline）、多塞平（doxepin）等，效能对比见表9-3-1。

表9-3-1　三环类抗抑郁药效能对比

药物名称	半减期（小时）	抑制 5-HT 摄取	抑制 NA 摄取	镇静作用	抗胆碱作用	起效
丙米嗪	9 ～ 24	++	++	++	++	慢
地昔帕明	14 ～ 76	－	+++	+	+	快
阿米替林	17 ～ 40	+++	+	+++	+++	快
多塞平	8 ～ 24	弱	弱	+++	+++	慢

丙米嗪（米帕明）

【体内过程】口服吸收良好，但个体差异大。血药浓度于2～8小时达峰值，血浆$t_{1/2}$为10～20小时。广泛分布于全身各组织，以脑、肝、肾及心肌分布较多。主要在肝代谢，基侧链N脱甲基转化为地昔帕明，后者有显著抗抑郁作用。丙米嗪及地昔帕明最终被氧化成无效的羟化物或与葡萄糖醛酸结合，自尿排出。

【药理作用】

1.中枢神经系统　正常人口服本药后，出现困倦、头晕、口干、视力模糊及血压稍降等。若连续用药数天，以上症状加重，并出现注意力不集中，思维能力下降。相反，抑郁症患者连续服药后，情绪提高，精神振奋，出现明显抗抑郁作用。但丙米嗪起效缓慢，连续用药2～3周后才见效，故不作应急药物应用。这是因为丙米嗪必须在脑内有儿茶酚胺贮存时，才能发挥抗抑郁作用。

2.自主神经系统　治疗量丙米嗪能阻断M胆碱受体，引起阿托品样作用。

3.心血管系统　丙米嗪能降低血压，抑制多种心血管反射，易致心律失常，这与它抑制心肌中NA再摄取有关。此外，丙米嗪还可以引起体位性低血压及心动过速。心电图中T波倒置可低平。丙米嗪对心肌有奎尼丁样作用，因此心血管疾病患者慎用。

【临床应用】主要用于各型抑郁症的治疗。对内源性、反应性及更年期抑郁症疗效较好，而对精神分裂症的抑郁状态疗效较差。

【不良反应】最常见的不良反应为阿托品样作用的口干、便秘、视力模糊、心悸等。因易致尿潴留及升高眼内压，故前列腺肥大及青光眼患者禁用。中枢神经方面表现为乏力、肌肉震颤。某些患者用药后可自抑制状态转为躁狂兴奋状态，剂量大时尤易发生。极少数患者出现皮疹、粒细胞缺乏及黄疸等过敏反应。

【注意事项】三环类药物能增强中枢抑制药的作用以及对抗可乐定的降压作用。三环类与苯海索等抗帕金森病药或抗精神病药合用，则注意它们的抗胆碱效应可能相互增强。

二、NA 摄取抑制药

马普替林

马普替林（maprotiline）能选择性抑制NA的再摄取。为广谱抗抑郁药，具有起效快，不良反应小的特点。临床用于各型抑郁症，老年抑郁症患者尤为适用。

诺米芬新

诺米芬新（nomifensine）能显著抑制NA及DA的再摄取，而对5-HT再摄取抑制作用微弱。抗胆碱作用及心血管作用极弱。适用于各型抑郁症，老年患者易于接受，疗效比丙米嗪略高或相似。此外，本药缓解抑郁患者的严重运动迟缓疗效好，这可能与其抑制DA的再摄取有关。

三、5-HT 再摄取抑制药

此类药物有氟西汀（fluoxetine，百忧解）、帕罗西汀（paroxetine，塞洛特）、舍曲林

（sertraline，郁乐复）、曲唑酮（trazodone）等。本类药物镇静作用小，也不损伤精神运动功能，对心血管和自主神经系统功能影响很小。本类药物还具有抗抑郁和抗焦虑双重作用，多用于脑内5-HT减少所致的抑郁症。不能与单胺氧化酶抑制剂合用，哺乳期妇女及儿童禁用。

氟西汀

氟西汀为临床广泛应用的选择性5-HT再摄取抑制剂，可选择性地抑制5-HT转运体，阻断突触前膜对5-HT的再摄取，延长和增加5-HT的作用，从而产生抗抑郁作用。对肾上腺素能、组胺能、胆碱能受体的亲和力低，作用较弱，因而产生的不良反应少。口服后吸收良好，生物利用度70%，易通过血脑屏障，另有少量可分泌入乳汁。在肝脏代谢生成去甲氟西汀，亦有抗抑郁作用。

【注意事项】氟西汀抗抑郁作用一般在4周后才显现出来。氟西汀可单次或分次给药，可与食物同服，亦可餐间服用。应注意密切观察在药物适用过程中，特别是初期和剂量变动期时，患者的行为异常与精神情绪异常，及时发现并制止恶性事件发生。有癫痫病史、双向情感障碍病史、急性心脏病、有自杀倾向、有出血倾向者慎用。儿童、孕妇及哺乳期妇女慎用。服药期间不宜驾驶车辆或操作机器。

四、其他抗抑郁药

临床尚有四环类抗抑郁药，代表药物是前述马普替林和米安色林（mianserin），均为广谱抗抑郁药物，疗效与三环抗抑郁药物相似，但其效快、不良反应少、抗抑郁作用谱广。因其对心脏毒性较小，患者对该药的耐受性较好，适用于老年或已有心血管疾病的抑郁症患者。

第四节 用药护理

一、用药前护理

1.用量用法

（1）盐酸氯丙嗪（chlorpromazine hydrochloride）一般口服量每次12.5～50mg，每日2次。肌内注射，每次25～50mg。治疗精神病宜从小剂量开始，轻症每日300mg，重症每日600～800mg，好转后逐渐减用维持量（每日50～100mg）。拒服药者每次50～100mg，加于25%葡萄糖溶液20mL内，缓慢静脉注射。

（2）奋乃静（perphenazine）口服一般每次2～4mg，每日3次。每次注射5～10mg，肌内注射。治疗精神病：轻症每日20～30mg，重症每日40～60mg，分2次肌内注射。

（3）盐酸三氟拉嗪（trifluperazine hydrochloride）口服每次10～30mg，分3次服。

（4）盐酸氟奋乃静（fluphenazine hydrochloride）口服每日2～20mg。

（5）氟奋乃静癸酸酯（fluphenazine decanoate）每2周25mg，肌内注射。

（6）氟普噻吨（chlorprothixene）口服，轻症每日150mg，重症每日300～600mg。

（7）氟哌啶醇（haloperidol）口服每次2～10mg，每日3次；肌内注射，每次5mg。

（8）氟哌利多（droperidol）治疗精神分裂症：每日10～30mg，分1～2次，肌内注射。神经安定镇痛：需每5mg加入芬太尼0.1mg，在2～3分钟内缓慢静脉注入，5～6分钟内如未达一级浅麻状态，可追加半量至一倍量。麻醉前给药：手术前半小时肌内注射2.5～5mg。

（9）碳酸锂（lithium carbonate）口服，由小剂量起，每日0.5g，递增至每日0.9～1.8g，分3～4次服下，每日维持剂量1.5g左右。

（10）盐酸丙米嗪（imiprahe hydrochloride）口服每次25～75mg，每日3次。年老体弱者每日自12.5mg开始，逐渐增量。

（11）阿米替林（amitriptyline）每日75～150mg，分3次口服。

（12）氟西汀（fluoxetine）：口服。用于治疗强迫症，每日20～60mg。用于治疗神经性贪食症，每日60mg。老年人日剂量不宜超过40mg，成人最高日剂量为60mg。

2.明确用药目的，评估患者一般情况，如年龄、心脑血管状态、血压、妊娠情况等，询问是否有药物依赖史、中枢神经系统其他类型疾病史、便秘、嗜酒等。

3.询问患者用药史及药物过敏史，发病前是否用过治疗精神疾病的药物，所用药物名称、剂量、用药时间、疗效及不良反应的情况。有无过敏史。

4.指导规律规范服药，要用足够的剂量和疗程，按时、按量服用。

5.指导患者和家属改变不良生活环境，戒烟酒，多进食新鲜蔬菜和水果，适当有效的运动和社交活动，发病用自备药控制无效时应该及时就医。

二、用药中护理

1.氯丙嗪治疗精神分裂症应该持续用药3个月左右，症状充分缓解后，逐渐减至治疗量的30%左右，长期维持治疗以防复发。一般口服给药，兴奋或不合作的患者可以肌内或静脉注射。①用药过程中应密切观察病情，一旦出现不良反应应及时报告医生；②静脉注射或肌内注射后可出现体位性低血压，应嘱患者卧床休息1～2小时后缓慢起立；③长期用药应用小剂量维持，以防止锥体外系反应的发生，若出现帕金森综合征、静坐不能及急性肌张力障碍三种症状，最好减量，必要时用中枢抗胆碱药东莨菪碱对抗，若出现迟发性运动障碍，不可用中枢抗胆碱药防治，会使症状加重；④出现急性中毒，应立即停药并对症治疗，必要时用去甲肾上腺素（NA）升血压；⑤可致药源性精神异常，如意识障碍、兴奋、躁动、抑郁等，需与原有疾病区别，并减量或停药。

2.锂盐不良反应较多，有个体差异性。用药初期有恶心、呕吐、腹泻、疲乏、肌肉无力、肢体震颤、口干、多尿等，常在继续治疗1～2周内逐渐减轻或消失。此外，尚有抗甲状腺作用，可引起甲状腺功能低下或甲状腺肿，一般无明显自觉症状，停药后可恢复。锂盐中毒主要表现为中枢神经症状，如意识障碍、昏迷、肌张力增高、深反射亢进、共济失调、震颤及癫痫发作、惊厥、昏迷甚至死亡。静脉注射生理盐水可加速锂的排泄，碳酸氢钠及甘露醇等也可应用，必要时可进行血液透析。为确保用药安全，对服用锂盐患者应每日测定血锂浓度，当血锂高至1.6mmol/L时，应立即停药。

3.三环类抗抑郁药物不良反应主要是药物对血压的影响和对心脏的毒性较大，可引起心肌损害，应密切观察心律及心电图变化。因丙米嗪不良反应中M受体阻断作用常见，故阿托品禁忌的患者禁用。老年患者中可导致尿潴留，肠麻痹等，需关心老年患者的不适症状。另需防范脑出血风险。还需知晓药物相互作用：与巴比妥类、乙醇及口服避孕药合用可降低疗效；与吩噻嗪类抗精神病药合用可增强疗效；与单胺氧化酶抑制剂合用可相互增强毒性，换药时需停药2周；与儿茶酚胺类合用可致高血压反应。

三、用药后护理

1.根据患者精神症状改善程度、不良反应发生情况，评估药物疗效。

2.服药期间定期监测血压、心率、电解质等生理机能和理化指标变化，密切观察和监护，及时阻止攻击行为和自杀行为。

3.若出现严重不良反应如剧烈头疼、心慌、血压下降或晕厥等，应立刻报告医生。

4.有些抗精神病药长期使用会产生依赖，严禁此类药物滥用和乱用。

案例回顾

近年我国躁狂症和抑郁症双向发病患者越来越常见，且呈年轻化趋势，根据国内外心理疾病学者对青少年患者的调查研究结果显示，青少年的生活环境，尤其是家庭、学校、社会压力等，与发病、病程轻重有密切的关系。希望通过本章药物的学习，能加深同学对精神疾病的认识，并且能掌握精神疾病的应对策略，重视预防，及时治疗，并从职业角度关爱患者，相互支持，更好地生活、工作、学习。

第十章
镇痛药

章前引言

　　疼痛（pain）是因各种原因造成组织损伤而产生的痛苦感觉，常会伴有不愉快的情绪变化，属于机体的自我保护和提醒机制。疼痛会对机体生理、心理形成很大负面影响，剧烈疼痛会引起机体功能紊乱甚至休克，所以控制疼痛是临床用药治疗的主要目的之一。在不影响患者意识状态和其他感觉的情况下，迅速、有效地减轻或消除疼痛及疼痛引起的不愉快情绪的药物，统称为镇痛药。需要注意的是，疼痛时很多疾病的重要表现和诊断依据，不明病因的情况下应慎用镇痛药，以免掩盖病情、贻误诊治。

广义的镇痛药，包括麻醉性镇痛药和非麻醉性镇痛药。麻醉性镇痛药是指通过激动中枢神经系统特定部位的阿片受体，或者直接阻断痛觉传输等方式产生镇痛作用，并同时缓解疼痛引起的不愉快情绪。此类药不良反应有严重的药物依赖，即成瘾性，会导致药物滥用及停药戒断综合征，也称为麻醉性镇痛药，或称阿片类镇痛药、中枢性镇痛药、成瘾性镇痛药等，属国家严格管理的麻醉药品，其生产、销售和使用必须严格遵守《中华人民共和国药品管理法》和《麻醉药品和精神药品管理条例》。非麻醉性镇痛药主要指的是非甾体类抗炎药，是对中枢影响较少或镇痛机制不同的一类药物，包括阿司匹林、布洛芬、对乙酰氨基酚等，这类药物的镇痛作用一般比麻醉性镇痛药弱，将在下一章节详述。本章主要介绍除局部麻醉药之外的麻醉性镇痛药，此类药物主要有阿片生物碱类药物吗啡、可待因等，人工合成药物如哌替啶、美沙酮等，其他类药物如罗通定等。本类药物镇痛作用强大，但不良反应也较为明显，包括呼吸抑制、镇静等，最突出的不良反应是成瘾性。另外，本章还将介绍阿片受体阻断剂纳洛酮和纳曲酮的相关知识。

第一节　阿片生物碱类镇痛药

此类药物原型化学物质主要存在于天然植物罂粟中，成熟罂粟果实中含量最多，粗制提取物即鸦片，内含吗啡、可待因及罂粟碱等有药用价值的成分。临床药用成分主要为人工提纯或化学合成，纯度较高，降低了天然材料中杂质造成的不良影响。

吗啡（morphine）

【体内过程】口服易吸收，但首关消除明显，常皮下注射给药，30分钟即可吸收60%，分布广，但难以透过血脑屏障，脑中浓度虽低，但足以发挥强大的镇痛作用。可透过胎盘屏障并影响胎儿，主要经肝代谢、肾排泄，少量经乳腺排泄，影响乳儿。孕妇和哺乳期妇女禁用。

【药理作用】吗啡为阿片受体激动剂，主要激动丘脑内侧、脑内导水管周围灰质，以及脊髓角质区的3种阿片受体而发挥作用。

1.中枢神经系统

（1）镇痛、镇静：皮下注射5～10mg就可明显减轻或消除各种疼痛，可维持4～5小时，伴随强大的镇静作用，可消除患者由疼痛引起的紧张、焦虑情绪，提高对疼痛的耐受力。在安静环境中，还能使患者进入浅而易醒的睡眠状态。90%～95%的患者会产生飘飘欲仙的欣快感，反复应用可致成瘾性。

（2）镇咳：镇咳作用强大，但易成瘾，临床上不用于镇咳。

（3）呼吸抑制：有强大的呼吸中枢抑制作用，治疗量可使呼吸深而慢，大剂量可使呼吸浅而快，中毒量可使呼吸深度抑制，导致呼吸衰竭而死亡，是吗啡中毒致死的最常见原因。

（4）缩瞳：激动脑干缩瞳核，中毒时可致瞳孔针尖样缩小，临床上可作为吗啡中毒的重要诊断指征。

（5）催吐：激动延髓催吐化学感受器，引起恶心、呕吐。

2.平滑肌　使平滑肌张力增加，主要表现为以下几点。

（1）提高胃肠平滑肌张力，使肠蠕动减少，有止泻作用，并可导致便秘。

（2）提高胆道括约肌张力，使胆汁排空受阻，胆内压增加，诱发胆绞痛，临床合用阿托品治疗内脏绞痛时一般不用于治疗胆绞痛。

（3）提高输尿管平滑肌和膀胱括约肌张力，引起尿潴留。

（4）大剂量可提高支气管平滑肌张力，诱发哮喘。

（5）可提高子宫平滑肌张力，对抗催产素的作用，延长产程，禁用于分娩止痛。

3.心血管系统　扩张血管，其机制为以下两点。

（1）直接扩张外周血管，引起体位性低血压。

（2）抑制呼吸中枢，使CO_2蓄积，引起脑血管扩张，颅内压升高，故低血压或颅内压升高患者禁用吗啡。

【临床应用】

1.镇痛

（1）用于急性锐痛如术后、严重创伤、烧伤、癌性疼痛、血压正常心绞痛。

（2）合用阿托品解除胆、肾绞痛。注意不可用于分娩止痛、低血压或颅内压升高患者止痛。因有成瘾性，也不用于慢性钝痛。

2.治疗心源性哮喘　吗啡是治疗心源性哮喘的首选药，其机制为：

（1）扩血管作用，减轻心脏的前后负荷，缓解左心衰竭所致急性肺水肿。

（2）镇静作用，消除患者紧张情绪，间接减轻心脏负荷。

（3）降低呼吸中枢对CO_2的敏感性，使浅、快呼吸得以缓解。因吗啡可抑制呼吸中枢，并使支气管平滑肌张力增加，故禁用于支气管哮喘。

3.止泻　临床上曾用阿片酊剂形式治疗消耗性腹泻，因有成瘾性，现已少用。

【不良反应】

1.一般不良反应　常见呼吸抑制、直立性低血压、呕吐、嗜睡，易诱发胆绞痛、排尿困难、便秘等。

2.耐受性及依赖性　反复应用易致耐受性，甚至产生依赖性，突然停药可引起严重生理功能紊乱，表现为戒断症状，如烦躁不安、流涕、流泪、呕吐、腹绞痛、肌肉痛、出汗、意识丧失，重者可危及生命。患者为减少痛苦会不择手段获得吗啡，注射药物时多人共用针管导致传播疾病，对社会危害极大，应严格限制使用。

3.急性中毒　主要表现为昏迷、呼吸极度抑制、针尖样瞳孔、血压骤降，呼吸麻痹是致死的主要原因。

可待因（codeine）

可待因又名甲基吗啡。其镇痛作用是吗啡的1/12，镇咳作用及依赖性也比吗啡弱，临床上用于癌症患者中等程度疼痛，也常作为中枢性镇咳药治疗剧烈干咳，易产生依赖性，禁止滥用。

第二节　人工合成的阿片类镇痛药

因罂粟中的天然化学物质不良反应较多，临床也常用人工合成阿片镇痛药。根据阿片受体的μ、κ、δ三种亚型相关研究发现，药物的镇痛、呼吸抑制、致欣快和成瘾性作用主要与μ受体有关。临床所用药物根据药物受体作用又分阿片受体激动药和阿片受体部分激动药。

一、阿片受体激动药

此类药物主要是指人工研发的阿片受体激动药，及阿片受体激动-拮抗药。人工合成的阿片受体激动药同吗啡和可待因的药理，常用药物有哌替啶、美沙酮等。阿片受体激动-拮抗药可对阿片受体某一亚型起激动作用，而对另一亚型阿片受体起拮抗作用，因此称为阿片受体混合型激动-拮抗药，常用药物有喷他佐辛、布托啡诺、曲马多等。这类药物以镇痛作用为主，呼吸抑制作用较弱，成瘾性较小。

哌替啶（pethidine，度冷丁，dolantin）

【体内过程】口服吸收快，但首关消除大，镇痛效力仅为注射的1/2。皮下注射局部刺激性强，故常采用肌内注射给药。分布广，可透过胎盘屏障影响胎儿，少量经乳汁排泄。

【药理作用】与吗啡相似，主要影响μ受体，整体作用弱，维持时间短。镇痛作用是吗啡的1/10；呼吸抑制作用弱；对平滑肌影响小，没有止泻和便秘作用，不诱发胆绞痛，不延长产程，治疗量对支气管平滑肌无影响。

【临床应用】

1.镇痛　替代吗啡用于各种急性锐痛，如创伤后疼痛、术后疼痛及分娩疼痛（分娩前2~4小时内禁用，以防胎儿宫内缺氧），胆绞痛或肾绞痛需合用阿托品。

2.治疗心源性哮喘　因依赖性发生慢而弱，效果良好，已取代吗啡，作用机制同吗啡。

3.麻醉前给药　具有镇静作用，可消除患者紧张情绪，也可增强麻醉药的镇痛作用。

4.人工冬眠　与氯丙嗪、异丙嗪组成冬眠合剂，用于人工冬眠疗法。

【不良反应与注意事项】治疗量可致口干、恶心、心悸、体位性低血压。长期反复用药可产生耐受性和依赖性。因中枢毒性，过量可抑制呼吸、肌肉颤动甚至惊厥，应结合临床情况与吗啡互为替代药。需控制用量，连续用药不宜超过2周。支气管哮喘和颅脑外伤患者禁用。

美沙酮（methadone）

美沙酮主要影响μ受体，镇痛作用与吗啡相当，成瘾性发生慢且易治。临床主要用于急性锐痛镇痛和阿片类药物、毒品成瘾者脱瘾替代疗法。不良反应与吗啡类似，但较轻。因呼吸抑制作用，孕妇临产前、呼吸功能不全患者、婴幼儿禁用。

其他人工合成镇痛药有芬太尼（fentanyl）、二氢埃托啡（dihydroetorphine）、喷他佐辛（pentazocine）、曲马多（tramadol）、布桂嗪（bucinnazine）等，其作用特点和应用比较见表10-2-1。

表10-2-1　其他常用人工合成镇痛药的应用特点比较

药物名称	作用特点	临床应用	不良反应及注意事项
芬太尼	镇痛作用比吗啡强100倍，呼吸抑制轻，短效，成瘾性小	急性锐痛；与氟哌利多合用于神经阻滞镇痛	大剂量致呼吸抑制，支气管哮喘、脑外伤、脑肿瘤致昏迷、2岁以下小儿禁用
二氢埃托啡	镇痛作用是吗啡12 000倍，有解痉作用，仅有2小时短效，成瘾性小	急性锐痛和阿片脱毒替代疗法，用于内脏绞痛不必合用阿托品	口服不吸收，常舌下含服，需每隔2～3小时静脉注射或肌内注射1次
喷他佐辛（镇痛新）	镇痛作用是吗啡的1/3，另有升血压、加快心率效果	慢性剧痛，因成瘾性极小，药政管理上已列入非麻醉药品	大剂量呼吸抑制，血压高、心率加快，也可致焦虑、噩梦及幻觉
曲马多	镇痛作用是吗啡的1/3，无呼吸抑制，无欣快感，有成瘾性	急、慢性剧痛，外科手术和癌症疼痛	长期应用不排除成瘾可能，孕妇及肝、肾功能不全患者慎用
布桂嗪（强痛定）	镇痛作用是吗啡的1/3，有止咳效果，成瘾性小	各种剧痛，包括神经性、炎症性、外伤性疼痛，痛经	长期应用可成瘾，偶致困倦、恶心、眩晕、头痛等

二、阿片受体部分激动药

阿片受体部分激动药物若单独使用，可对阿片受体起较弱的激动作用；若小剂量与其他阿片受体激动剂合用时可增强激动剂的药效；而大剂量与其他阿片受体激动剂合用时因竞争受体和弱药效，反而对阿片受体起阻断拮抗作用，引发长期使用阿片受体激动剂的患者立即出现戒断症状，因此称为阿片受体部分激动药。总体而言，这类药物成瘾性较小，部分药物已不作为麻醉药品管理。

人工合成的此类药物中，喷他佐辛（镇痛新）、布托啡诺（butorphanol，布托吗啡）、丁丙啡诺（buprenorphine，丁丙吗啡）、埃托啡（etorphine）、纳布啡（nalbuphine）等药物，均为阿片受体部分激动剂，主要激动 κ 受体，对 μ 受体有阻断作用，临床应用及不良反应、禁忌证等与喷他佐辛相似。

第三节 其他镇痛药

罗 通 定（rotundine）

罗通定的作用特点：①为非阿片受体兴奋剂，镇痛作用弱，但比解热镇痛药强；②无呼吸抑制作用，不引起胃肠道平滑肌痉挛；③无成瘾性；④能穿过血脑屏障，有镇静、催眠作用。对慢性钝痛效果好，如头痛、痛经、胃肠绞痛、肝胆系统引起的钝痛，分娩后镇痛效果好，也可用于疼痛所致的失眠。

第四节 阿片受体阻断药

纳 洛 酮（naloxone）

纳洛酮的作用特点：①与阿片全部4型受体都有亲和力，但没有内在活性，阻止吗啡或内啡肽与受体结合而发挥作用；②首关消除明显，常肌内注射或静脉注射；③正常人注射治疗剂量除困倦感外无其他明显药效或毒性，但对吗啡中毒者，小剂量（0.4~0.8mg）肌内或静脉注射能迅速翻转吗啡的作用，1~2分钟就可消除呼吸抑制现象，增加呼吸频率；对吗啡成瘾者可迅速诱发戒断症状。临床用于吗啡中毒解救及急性酒精中毒解救；也用于阿片依赖者的鉴别诊断。同类药物还有纳曲酮（naltrexone），其作用与纳洛酮相同，但口服生物利用度较高，可作为口服剂型备选，且其作用维持时间较纳洛酮长。

第五节 镇痛药的应用原则

目前治疗疼痛的主要方法有：①病因性治疗；②药物治疗；③神经阻滞术；④外科手术治疗；⑤心理治疗；⑥其他，如针刺、物理疗法等。临床上常用的镇痛药物有阿片受体激动药、解热镇痛抗炎药（非甾体类药物）等，糖皮质激素（甾体类药物）也可以作为镇痛的辅助用药。

【镇痛药应用原则】药物治疗疼痛时应遵循口服给药、按时规律给药、按阶梯给药、用药个体化的原则。

1.选择适当的药物及剂量　对于轻、中度疼痛患者，解热镇痛药常有效；而阿片类镇痛药在治疗严重的急性疼痛及癌性疼痛极为有效；对于慢性疼痛伴有焦虑、烦躁、抑郁、失眠、恶心、呕吐等症状者常需合用抗焦虑症药、抗抑郁症药以及糖皮质激素等辅助治疗。

癌症患者使用止痛药需要按照世界卫生组织（World Health Organization，WHO）推荐的三级止痛阶梯疗法进行。按阶梯给药是指由弱到强，逐渐加量，不要等患者需要了才用，而是有规律地按时用药。应从最简单的剂量方案及创伤最小的止痛疗法开始；最好口服，如不能口服应考虑直肠或经皮给药；不要采用安慰剂治疗癌性疼痛，因安慰剂并不能真正止痛。对阿片类药物，不同患者对不良反应的敏感性差异很大，应用时要注意不良反应及个体差异。

（1）轻度疼痛：主要选用解热镇痛药，如对乙酰氨基酚、布洛芬、吲哚美辛等。

（2）中度疼痛：选用弱阿片类，如可待因、曲马多等。

（3）重度疼痛：选用强阿片类，如吗啡、美沙酮等。

2.选择适当的给药途径和给药间隔　应选择给药方法简单、易于掌握的给药途径。口服给药是治疗疼痛的首选给药途径；根据不同药物的药代动力学特点制订适当的给药间期，可提高疗效、减少不良反应。

3.随时调整药物剂量　疼痛受心理、精神等因素的影响，患者的个体差异较大，治疗过程中应注意剂量的调整。爆发性疼痛反复发作需频繁追加药物剂量者常提示药量不足，配合辅助治疗，疼痛减轻者应减少药物用量，一般调整幅度为25%～75%，出现严重不良反应者也不可突然停药。

【不良反应及处理】应注意用药监护，密切观察疼痛缓解程度和身体反应，采取必要措施，减少药物不良反应，避免药物依赖性产生。同时积极配合心理治疗、外科疗法等非药物辅助治疗，以减少镇痛药剂量，提高镇痛效果。

第六节　用药护理

一、用药前护理

1.用量用法

（1）盐酸吗啡：口服片剂：5mg、10mg制剂，每次5～10mg，每日1～3次。注射剂：5mg/0.5mL、10mg/mL，每次10mg，每日3次，皮下注射。极量：口服每次30mg，每日100mg，皮下注射每次20mg，每日60mg。

（2）盐酸哌替啶：口服片剂：25mg、50mg制剂，每次50～100mg，每日2～4次。注射剂：50mg/mL、100mg/2mL，每次50～100mg，2～4次/天，皮下或肌内注射。

（3）枸橼酸芬太尼：注射剂：0.1mg/2mL，每次0.05～0.1mg，皮下或肌内注射。

（4）盐酸美沙酮：口服片剂：2.5mg制剂，每次5～10mg，每日2～3次。注射剂：5mg/mL，每次5～10mg，每日2～3次，肌内注射。

（5）盐酸喷他佐辛：口服片剂：25mg、50mg制剂，每次25～50mg。注射剂：30mg/mL，每次30mg，皮下或肌内注射。

（6）盐酸曲马朵：胶囊剂：50mg口服制剂，每次50mg，每日3次。注射剂：50mg/2mL，缓慢静脉滴注每日50～200mg。

（7）盐酸罗通定：口服片剂：30mg制剂，每次60～100mg，每日3次。注射剂：60mg/2mL，每次60mg，肌内注射。

（8）纳洛酮：注射剂：0.4mg/mL，肌内或静脉注射，每次0.4～0.8mg。

2.了解病史及用药史，了解患者及家属对麻醉性镇痛药治疗的必要性及成瘾性危险的知晓程度，了解家属对用药方式的态度和诉求。

3.用药指导　镇痛药不能轻易地使用，应在明确病因的前提下使用，否则容易掩盖疾病真相、延误诊治；镇痛药仅限于急性剧烈疼痛时用，而且是短期的，不能反复多次使用；镇痛药多数都有成瘾性，属于麻醉药品，国家有严格的管理条例，使用时应严格掌握适应证，遵医嘱用药。

另外需要指出的是：临床用药一方面强调不盲目滥用，即有、无适应证；另一方面担心产生药物依赖性而过于谨慎的情况要避免，否则可能导致给药量不足，即避免对药物的过度恐惧心理，但仍要注意长期使用镇痛药时，可能会产生不伴有心理依赖的生理依赖情形。因此，对有滥用药物史者、嗜酒者、情绪不稳定者、有情感性疾病者，不能剥夺其使用镇痛药的权力，且必须在医生监督下使用。

二、用药中护理

1.吗啡　晚期癌症患者最常选用的镇痛药物，口服易吸收，肝脏首关消除作用较强。速释硫酸吗啡、盐酸吗啡镇痛时间为4～6小时，口服吗啡控释片的作用时间可达12小时。对于经胃肠道给药不能控制的疼痛或疼痛发作特别频繁的患者，可经静脉全身给药。在口服、静脉经皮等途径都失败后或产生难以控制的不良反应时，可改用椎管内给药或复合局部神经阻滞疗法。

2.芬太尼　术中常用的镇痛药物，经皮芬太尼贴剂是晚期癌性疼痛治疗的重要药物。其镇痛强度是吗啡的70～100倍。芬太尼缓释透皮贴剂适用于不能口服的患者，初次用药6～12小时达到血药浓度峰值，12～24小时达到稳态血药浓度，每隔72小时更换一次贴剂，可维持稳定的血药浓度。

3.哌替啶　因其在体内的代谢物去甲哌替啶的半减期是哌替啶本身的2～3倍，长期使用可导致在体内的蓄积，引起中枢神经系统的一系列不良反应，如震颤、肌阵挛甚至癫痫发作。此时使用纳洛酮不能拮抗去甲哌替啶引起的不良反应，甚至有加重的趋势，故哌替啶不适用于慢性疼痛和癌痛的治疗。

三、用药后护理

监测生命体征，评估药物疗效：疼痛是否缓解，生命体征是否正常，呼吸是否通畅，有无药物依赖性发生，有无毒性反应症状，患者是否基本知晓所用镇痛药的相关知识，正确、合理用药，配合治疗。

案例回顾

本章案例提醒人们，"珍惜生命、远离毒品"不仅仅是一句口号，还要从日常的生活中防微杜渐，拒绝不良生活习惯和不良的所谓"朋友"群体。希望通过本章节药物的学习，能加深同学们对某些镇痛药物成瘾性的认识，并且能熟练掌握临床用药时对患者成瘾性等不良反应的防护与处理，重视预防，及时救治，并从职业角度关爱患者身心健康，鼓励支持患者戒除依赖，更好地生活、工作、学习。

第十一章
解热镇痛抗炎药

章前引言

解热镇痛抗炎药是感冒发热时临床常用的非处方药复方制剂的主要组成成分，临床应用广泛。其中，阿司匹林在超过百年的临床应用过程中不但发挥着应有的作用，还被发现了新的用途，学好这类药物对今后的护理工作有重要的临床意义。

1.理解阿司匹林、对乙酰氨基酚等的药理作用、临床应用、不良反应及用药护理。

2.识记阿司匹林、布洛芬、双氯芬酸等的作用机制和其他常用解热镇痛抗炎药特点。

3.了解常用感冒复方制剂的组成药物和临床应用依据。

4.学会观察、预防和处置解热镇痛抗炎药的不良反应，能够利用用药护理知识，综合分析判断，正确对病患和家属进行用药指导。

思政目标

解热镇痛抗炎药因药效明确，对抗感冒、风湿病及各类炎症等临床效果较好，不良反应相对较易防控，应用非常广泛，且民间对此类药物的应用知识相对掌握较多，但还需要医生、护士利用此类药物护理知识综合分析判断患者情况和社会心理关系，及时应对和处理不良反应，并对患者和家属进行正确、合理用药的指导，纠正用药误区和错误习惯。

案例导入

患儿女，1岁，因发高热，哭闹不止，难以入睡。实验室检查血常规提示并无细菌性感染，为普通感冒病毒感染。医生嘱患儿家属多给患儿饮水，开具小儿退热药物美林（即专为幼儿设计的布洛芬制剂）和泰诺林（即对乙酰氨基酚悬浊液制剂），并嘱咐家属先按医生告知的服药顿次、用量服用美林退热，且配合物理降温，保障患儿饮食和睡眠，如两日内仍不能退热，再用泰诺林退热，并强调两药物不可同时使用，若仍不能退热，需及时就医。

思考题

1.布洛芬和泰诺林治疗感冒为何不可同时使用？

2.解热镇痛抗炎药物退热的主要机制是什么？

第一节　解热镇痛抗炎药

一、概述

解热镇痛抗炎药具有解热镇痛作用，大部分药物还具有抗炎、抗风湿作用。本类药物的共同作用机制是抑制前列腺素合成酶（COX），即环氧酶，使前列腺素（PGs）不能合成和释放减少。由于其化学结构不含甾核，与肾上腺皮质激素类抗炎药（甾体类抗炎药）不同，本类药物又称为非甾体类抗炎药（NSAIDs）。两类药物抗炎作用位点的区别见图11-1-1。

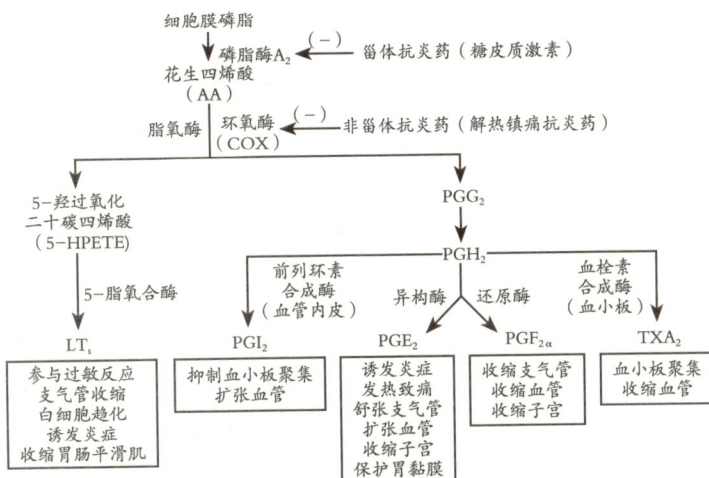

细胞膜磷脂
磷脂酶A$_2$ ←（−）—— 甾体抗炎药（糖皮质激素）
花生四烯酸
（AA）
脂氧酶　环氧酶（COX）←（−）—— 非甾体抗炎药（解热镇痛抗炎药）

5-羟过氧化二十碳四烯酸（5-HPETE）　　　　PGG$_2$

5-脂氧合酶　　前列环素合成酶（血管内皮）　异构酶　还原酶　血栓素合成酶（血小板）

PGH$_2$

LT$_s$　　PGI$_2$　　PGE$_2$　　PGF$_{2\alpha}$　　TXA$_2$

LT$_s$：参与过敏反应 支气管收缩 白细胞趋化 诱发炎症 收缩胃肠平滑肌

PGI$_2$：抑制血小板聚集 扩张血管

PGE$_2$：诱发炎症 发热致痛 舒张支气管 扩张血管 收缩子宫 保护胃黏膜

PGF$_{2\alpha}$：收缩支气管 收缩血管 收缩子宫

TXA$_2$：血小板聚集 收缩血管

图11-1-1　花生四烯酸代谢途径及抗炎药物的作用环节

1.解热作用　机体感染时，多种细胞因子增加，刺激机体产生并释放内热原，使PGs合成释放增加，促使下丘脑体温调定点升高，机体产热增加、散热减少，引起发热。本类药物通过抑制PGs合成，使体温调定点恢复正常，产生解热作用。其特点是可使发热者体温降至正常，对正常体温无影响，是临床发热常用的解热药物。

2.镇痛作用　机体炎症或损伤时，产生和释放的致痛性化学物质，如缓激肽、组胺、PGs、5-羟色胺等，刺激痛觉感受器，产生痛觉。其中PGs不仅可导致疼痛，还具有痛觉放大的作用。本类药物通过抑制PGs合成，减轻PGs的致痛作用和痛觉增敏作用，产生镇痛作用。其特点是镇痛作用弱，对炎症引起的疼痛尤为有效，对手术后的慢性疼痛有效，对创伤性剧痛、内脏绞痛几乎无效，不抑制呼吸，无成瘾性。临床广泛应用于慢性钝痛，如头痛、牙痛、神经痛、肌肉痛、关节痛及痛经。

3.抗炎、抗风湿作用　PGs能使血管扩张，通透性增加，引起局部充血、水肿等炎性症状，并能增强缓激肽等活性物质的致炎作用。本类药物（除苯胺类外）通过抑制PGs合成，缓解炎性症状，产生抗炎、抗风湿作用。临床上主要用于缓解风湿热、风湿与类风湿关节炎的症状，疗效肯定，但不能根治，也不能阻止病程的发展或并发症的出现。

二、常用解热镇痛抗炎药

（一）水杨酸类

阿司匹林（aspirin，乙酰水杨酸）

【体内过程】

1.吸收　口服吸收迅速，主要吸收部位在小肠上部。肠溶片剂、pH、食物等多种因素可影响药物的吸收。

2.分布　吸收后迅速水解为水杨酸发挥作用，广泛分布到机体的组织和细胞间液，包括关节腔、脑脊液、乳汁和胎儿的血液循环。血浆蛋白结合率为80%～90%。

3.代谢　阿司匹林在吸收过程中和吸收后很快被水解，血浆半减期短，大约15分钟。生成的水杨酸主要在肝脏进行生物转化，因为肝脏对水杨酸的代谢能力有限，所以不同剂量的水杨酸盐的血浆半减期不同，小剂量时为2～3小时，大剂量时可达15～30小时。

4.排泄　主要经肾脏排泄，碱化尿液可促进排泄。

【作用与应用】

1.解热、镇痛、抗炎、抗风湿　一般剂量（每次325～650mg）有较强的解热、镇痛作用，常与其他药物组成复方制剂，用于感冒等引起的发热症状及头痛、牙痛、神经痛、肌肉痛、关节痛、痛经等慢性钝痛。大剂量（每日4～6g）有较强的抗炎、抗风湿作用，可使急性风湿热患者24～48小时内退热，关节红肿疼痛症状缓解。临床作为风湿热、急性风湿性关节炎及类风湿性关节炎的首选药。

2.抑制血栓形成　小剂量（每日40mg）主要抑制血小板中的COX，抑制血栓素A_2（TXA_2）的合成，可以防止血小板聚集及血栓形成，发挥抗凝作用。治疗量阿司匹林可抑制血管壁中的COX，抑制PGI_2的合成（PGI_2与TXA_2是生理拮抗剂，图11-1-2），反而促进血栓的形成（图11-1-3）。所以临床常用小剂量的阿司匹林防治心肌梗死和深静脉栓塞等血栓性疾病，长期应用能降低病死率及再梗死率。

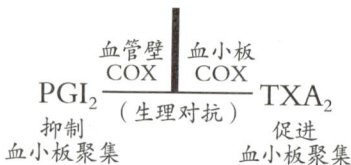

$$PGI_2 \xrightarrow[\text{（生理对抗）}]{\overset{\text{血管壁}}{COX} \Big| \overset{\text{血小板}}{COX}} TXA_2$$

抑制血小板聚集　　　　促进血小板聚集

图11-1-2　PGI_2与TXA_2的生理作用

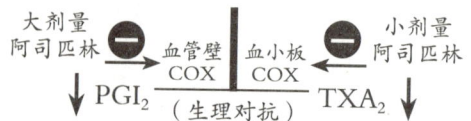

$$\text{大剂量阿司匹林} \ominus \xrightarrow[\text{（生理对抗）}]{\overset{\text{血管壁}}{COX} \Big| \overset{\text{血小板}}{COX}} \ominus \text{小剂量阿司匹林}$$

$\downarrow PGI_2$ 　　　　$TXA_2 \downarrow$

图11-1-3　不同剂量阿司匹林对血栓的作用

3.其他　有妊娠高血压倾向的孕妇每日口服60～100mg阿司匹林，可减少TXA_2的生成，减少高血压的发生；儿科用于治疗小儿皮肤黏膜淋巴综合征（川崎病），减少炎症反应和预防血管内血栓的形成；直肠给予5-氨基水杨酸可治疗炎性肠道疾病。

【不良反应】

1.胃肠道反应　胃肠道反应是最常见的不良反应，表现为上腹部不适、恶心、呕吐等。大剂量诱发、加重消化道溃疡和无痛性出血，长期使用更易出现。

2.凝血障碍　小剂量可抑制血小板聚集，延长凝血时间。大剂量（每日5g以上）或长期服用，可抑制肝脏凝血酶原的形成，引起凝血障碍。

3.过敏反应　表现为皮肤黏膜过敏症状，多为药热、荨麻疹、血管神经性水肿等。个别患者出现特殊的"阿司匹林哮喘"反应。

4.水杨酸反应　大剂量（每日5g以上）应用时易引起中毒，表现为头痛、眩晕、恶心、呕吐、耳鸣、听力减退等，严重者可出现精神紊乱乃至昏迷，此种现象称"水杨酸反应"。

5.瑞夷综合征（Reye's syndrome）　瑞夷综合征又称肝脂肪变性脑病综合征，以肝功能衰竭合并脑病为突出表现，死亡率高，较少见，于病毒性感染伴发热的儿童、青少年在使用阿司匹林退热时出现。

【禁忌证】溃疡病活动期、哮喘、鼻息肉综合征、对本类药物过敏者、儿童和青春期水痘及流感病毒感染、血友病、血小板减少症等凝血功能障碍的患者、术前1周内患者、肝功能减退患者、肾功能衰竭患者等禁用。妊娠期和哺乳期妇女慎用。

（二）苯胺类

对乙酰氨基酚（paracetamol，扑热息痛）

对乙酰氨基酚口服吸收快而完全，起效缓慢而作用持久，解热镇痛作用强度与阿司匹林相似，但几乎无抗炎、抗风湿作用。主要用于感冒等引起的发热、各种钝痛如头痛、关节痛、神经肌肉痛及对阿司匹林不能耐受或过敏的患者。

不良反应少，偶见皮疹、药热等过敏反应和剥脱性皮炎等严重反应。长期反复应用可致药物依赖性及肾损害。过量（成人10～15g）、急性中毒可致肝坏死。

（三）吲哚类

吲哚美辛（indomethacin，消炎痛）

吲哚美辛抑制PGs合成作用强大，抗炎、抗风湿及解热镇痛作用强于阿司匹林，对炎性疼痛有明显的镇痛效果。一般用于其他解热镇痛药物不能耐受或疗效不显著的病例，对急性风湿性及类风湿关节炎作用强，对强直性脊柱炎、骨关节炎、腱鞘炎、滑囊炎也有效，也可用于癌性发热及其他难以控制的发热。

不良反应多且重，发生率高（30%～50%），与剂量过大有关，表现与阿司匹林相同且更加严重，尤其是消化道反应，严重者可导致消化道穿孔，是停药的主要原因，故其应用受到限制。同类药物还有舒林酸（sulindac）、依托度酸（etodolac）等，作用类似于吲哚美辛，不良反应较轻，其中依托度酸是选择性COX_2抑制剂。

（四）杂环芳基乙酸类

双氯芬酸（diclofenac）

抑制COX的活性较吲哚美辛强，具有显著的抗炎、解热镇痛作用。主要用于长期治疗风湿性及类风湿性关节炎、骨性关节炎、强直性脊柱炎等，亦可短期用药治疗急性肌肉及关节损伤、关节疼痛、手术后疼痛、痛经等。

不良反应类似于阿司匹林。同类药物还有托美丁（tolmetin）。

（五）芳基丙酸类

布洛芬（ibuprofen，芬必得）

布洛芬口服易吸收，血浆蛋白结合率约99%，可缓慢进入滑膜腔保持较高浓度，血浆半减期为2小时。布洛芬具有较强抗炎、解热及镇痛作用，效价强度与阿司匹林相似，临床应用广泛，主要用于治疗类风湿关节炎、骨关节炎、强直性脊柱炎、急性痛风性关节炎、肌腱炎、腱鞘炎、痛经等。

不良反应少，消化道反应较轻，表现为上腹部疼痛、恶心以及饱胀感等，但长期服用仍应注意胃溃疡和出血。偶见头痛、眩晕和视力障碍，一旦出现视力障碍应立即停药。由于布洛芬的半减期短，每日服药频次较多，因此临床常使用其控释剂型，如芬必得等。

同类药物还包括萘普生（naproxen）、酮洛芬（ketoprofen）、非诺洛芬（fenoprofen）、氟比洛芬（flurbiprofen）等。

（六）选择性COX_2抑制药

塞来昔布（celecoxib）

塞来昔布治疗剂量对体内COX_1无明显影响，故胃肠道不良反应、出血和溃疡发生率较非选择性COX抑制剂低。抗炎、镇痛和解热作用与阿司匹林相当，口服易吸收，主要用于风湿病、类风湿关节炎和骨关节炎的治疗，也可用于术后镇痛等。

有些选择性COX_2抑制药有明显增加心血管不良反应的作用，因此，应加强此类药物在心血管等方面的不良反应监测。选择性COX_2抑制剂还包括尼美舒利（nimesulide）、美洛昔康（meloxicam）等。

【发热患者用药基础】发热是机体的一种防御反应，同时热型也是诊断疾病的重要依据，故对一般发热患者可不急于使用解热药物，在体温过高时则有必要应用，以防高热引起并发症。临床上常用的对体温有影响的药物有以下三类，它们常需要联合使用。

1. 解热镇痛药　抑制体温调节中枢，使体温降至正常。

2. 糖皮质激素　通过抑制免疫反应、炎症反应降低体温，提高机体对不良刺激的耐受力。

3. 抗微生物药　不直接降低体温，通过消除病原体和病灶，发挥对因治疗作用。

除了药物治疗外，临床上还常采用非药物疗法，主要是物理降温，如冰敷、冷湿敷或酒精擦浴等法，因不能降低下丘脑体温调定点，对于高热患者需配合药物降温，以免发生严重并发症。中医学认为针刺人中穴、合谷穴也有退热效果。

【复方制剂配方】解热镇痛药常需配伍使用（表11-1-1），以增强疗效、减少不良反应，以非处方药中的抗感冒药最常见。其主要作用及常用成分有：①解热镇痛作用，如阿司匹林、对乙酰氨基酚等；②收缩上呼吸道毛细血管、消除鼻塞、流涕等鼻黏膜症状，如伪麻黄碱等；③收缩脑血管、缓解头痛，对抗嗜睡，如咖啡因等；④对抗细菌、病毒等引起的过敏症状，如氯苯那敏、苯海拉明等，配伍具有中枢抑制作用的抗组胺药同时可以增强解热镇痛药的作用，具有一定的镇静作用，有助于感冒症状减轻，但会出现嗜睡等不良反应，一般选用中枢抑制作用相对较轻的氯苯那敏；⑤中枢性镇咳作用，如可待因、右美沙芬等；⑥刺激性祛痰药，如愈创甘油醚等；⑦抗病毒作用，如金刚烷胺、利巴韦林等。另外，人工牛黄、维生素C和B族维生素，以及某些中药如金银花、连翘等也经常出现在感冒药配方中。

表11-1-1　常见感冒药配方

制剂名称		成分与含量（mg）										用量用法
		阿司匹林	对乙酰氨基酚	非那西丁	盐酸伪麻黄碱	咖啡因	右美沙芬	氯苯那敏	盐酸苯海拉明	金刚烷胺	人工牛黄	
白加黑感冒片	白片		325		30		15					每次1片，必要时
	黑片		325		30		15		25			每次1片，必要时，睡前服
新速效感冒片			250			15		2		100	10	每次1片，每日2次
复方阿司匹林片		220		150		35						1～2片，必要时
扑尔感冒片		220		16		32.4		2				1～2片，必要时
复方氨酚烷胺片（感康）			250			15		2		100	10	每次1片，每日2次
新康泰克（蓝）					90			4				每次1片，每12小时1次
新康泰克（红）			500		30		15	2				每次1片，每6小时1次
泰诺			325		30		15	2				每次1～2片，每6小时1次
快克			250				15	2		100	10	每次1片，每日2次
小快克			125					0.5			5	遵医嘱
美林			120					0.5				遵医嘱

注：非那西丁是对乙酰氨基酚的前体药

选择抗感冒药时应注意以下原则：①根据症状选择，如鼻塞、流涕、感冒初起应选择含盐酸伪麻黄碱成分的药物；②根据年龄选择，儿童最好选用儿科专用的抗感冒复方制剂，避免使用含咖啡因的复方制剂，以免引起惊厥；③根据职业特点选择，如高空作业、司机、精细工种患者白天不可用含有抗组胺药的感冒药；④避免诱发严重不良反应，如消化性溃疡、哮喘患者慎用阿司匹林，高血压、甲亢、心绞痛患者应慎用或禁用含伪麻黄碱成分的抗感冒药，孕妇前3个月慎用、不用抗感冒药等；⑤避免重复用药，如非处方药中的复方制剂主要组成成分多数相同，联合应用会出现重复、过量用药的问题，这是民间用药的常见误区。解热镇痛药仅用于缓解症状，在对症治疗的基础上应积极实施对因治疗，促进患者早日康复。

第二节　抗痛风药

痛风是嘌呤代谢紊乱、尿酸在体内堆积所引起的一种代谢性疾病，表现为高尿酸血症，尿酸盐在关节、肾脏及结缔组织中析出结晶，可引起关节局部炎症及粒细胞浸润，导致痛风性关节炎和肾结石等病变。临床用药的目的是控制急性发作，纠正高尿酸血症，防止关节炎复发，预防尿酸盐沉积造成的关节破坏、肾脏损伤及痛风石的形成。临床常用药物及特点见表11-2-1。

表11-2-1 临床常用抗痛风药物作用及应用比较

分类	药物名称	作用特点及临床应用
抑制尿酸生成药	别嘌醇	减少尿酸生成和排泄，避免尿酸盐结晶沉积，是目前唯一能抑制尿酸合成的药物，主要用于慢性原发性或继发性痛风、痛风性肾病
促进尿酸排泄药	丙磺舒、保泰松	大剂量增加尿酸排泄而抗痛风，主要用于治疗慢性痛风
抑制粒细胞浸润药	秋水仙碱	通过抑制痛风急性发作时的粒细胞浸润，对急性痛风性关节炎产生选择性抗炎作用，对血中尿酸浓度及其排泄无影响，主要用于痛风性关节炎的急性发作
镇痛抗炎类	吲哚美辛、布洛芬	缓解痛风性关节炎的症状
糖皮质激素	醋酸泼尼松片	控制症状，不宜久用

第三节　用药护理

一、用药前护理

1.用量用法

（1）阿司匹林：口服片剂：0.05g、0.1g、0.3g、0.5g。肠溶片：0.3g。解热镇痛：每次0.3～0.6g，每日3次或必要时每4小时服1次，饭后服。抗风湿：每日4～6g，分4次饭后服，症状控制后逐渐减量。预防血栓形成：每日40～325mg。

（2）对乙酰氨基酚：口服片剂：0.3g。每次0.3～0.6g，每日0.6～0.8g，每日用量不宜超过2g，每疗程不宜超过10日；儿童制剂泰诺林，12岁以下按每日1.5g分次服。肌内注射制剂：每次0.15～0.25g。直肠栓剂：每次0.3～0.6g，每日1～2次。

（3）吲哚美辛：口服胶囊：25mg。开始时每次服25mg，每日2～3次，饭时或饭后立即服（可减少胃肠道不良反应）。治疗风湿性关节炎等。若未见不良反应，可逐渐增至每日125～150mg。直肠栓剂：具有维持药效时间较长的特点，一般连用10日为1个疗程。

（4）布洛芬：口服片剂：0.1g、0.2g。缓释胶囊0.3g。抗风湿：每次0.4～0.6克，每日3～4次。用于急性的轻、中度疼痛和发热，餐中服，每次0.2～0.4g，每4～6小时1次，最大限量为每日2.4g。缓释胶囊：成人及12岁以上儿童，每次0.3～0.6克，每日2次。儿童制剂美林：2g/100mL。6月龄～3岁幼儿每次不超过4mL，每日2次，3岁以上按体重遵医嘱。

（5）双氯芬酸：口服肠溶片剂：25mg。每次25mg，每日3次。注射剂：75mg/2mL。每次75mg，每日1次，深部肌内注射。

（6）秋水仙碱：口服片剂：0.5mg、1mg。痛风急性发作期：首剂1mg，以后每2小时服0.5mg，直到关节症状缓解、出现消化道症状或24小时内总量达6mg后，服维持量，每次0.5～1mg，每日2～3次，10～14天为1疗程.预防痛风：每次0.5mg，每日1～2次。

（7）保泰松：口服糖衣片剂：0.1g。治疗关节炎：每次0.1～0.2g，每日3次，饭后服。每日总量不宜超过0.8g。1周后如无不良反应，病情改善可继续服用，剂量应递减至维持量：每次0.1～0.2g，每日1次。急性痛风：口服：初量0.2～0.4g，以后每6小时0.1～0.2g。症状好转后减为每次0.1g，每日3次，连服3日。

2.详细了解用药史，根据适应证和禁忌证，提出合理化建议和措施。因剂量不同的阿司匹林产生的作用也不同，护士应正确指导患者适用的剂量。用于预防血栓栓塞性疾病使用小剂量（每日40～325mg，每日1次）；用于解热镇痛使用中等剂量（每日325～650mg，每日3次或必要时每4小时1次）；用于抗炎、抗风湿需使用大剂量（每日4～6g，分4次服）。

3.本章所述药物适用于慢性钝痛，特别是炎性疼痛效果好，但需注意药物间相互作用。与双香豆素类、磺酰脲类等合用，可加重出血、低血糖的不良反应；与甲氨蝶呤、青霉素、呋塞米等药合用时同样增强各自毒性；与肾上腺皮质激素类药物合用，更易诱发消化道溃疡，加重消化道出血，应避免与上述药物联合应用。

4.评估有无禁忌证。特殊人群如肝肾功能不全者和妊娠期、哺乳期妇女禁用或者慎用；感染病毒患儿禁用阿司匹林，常用对乙酰氨基酚代替治疗。

二、用药中护理

（一）解热镇痛抗炎药

1.用药过程中应密切观察病情，做好药物中毒抢救的常规准备工作等。

2.为预防胃肠道不良反应，嘱患者饭后嚼碎口服药物，或与抗酸药合用也可减少对胃肠刺激，若服用肠溶片剂应餐前整片吞服，服药期间不宜饮酒。活动性溃疡患者禁用。

3.为预防凝血障碍，嘱患者同服维生素K预防；对长期用药而需要手术的患者，应提示注意检查凝血时间，并在术前1周停药；孕妇长期使用可使产程延长，产后出血增多，故应在临产前2周停药。

4.解热时嘱患者多补充水、电解质，避免因大量出汗引起体液丧失过多甚至虚脱。

5.药物不良反应的监护：①如胃痛、便血、牙龈出血、月经量过多、紫癜、眩晕、耳鸣等症状出现时应及时通知医生，采取应对措施；②若出现困倦、头晕等，应避免驾驶或高空作业；③密切观察过敏反应，对急性发作的"阿司匹林哮喘"要高度重视，抢救不当可导致死亡，使用常规拟肾上腺素类药物无效，应立即停药，必须使用糖皮质激素和抗组胺药物，并配合吸氧等支持措施；④密切观察水杨酸反应，一旦出现应立即停药，静脉滴注碳酸氢钠溶液以碱化尿液，加速药物排泄，并给予对症治疗。

（二）抗痛风药

要注意根据痛风的急性期和缓解期合理用药。秋水仙碱配伍非甾体类抗炎药对急性发作效果明显，但毒性较大，对造血系统影响较大，不可长期应用，一旦缓解应改用别嘌醇等。加强健康教育，控制富含嘌呤食物的摄入，如海鲜、啤酒等，并限制饮用汤品，如肉汤、菜汤等；鼓励经常饮用碱性水如苏打水等，有助于药物治疗，延缓关节损伤。

三、用药后护理

评估药物疗效：体温降至正常、疼痛发作次数明显减少、持续时间明显缩短、炎症症状得到控制，说明药物起效，应停用或调整治疗方案。用于解热一般限定服用3天；用于镇痛一般限定服用5天；治疗风湿痛时需1～2周的疗程。

案例回顾

　　本章案例提示大家，很多疾病的患者可能会出现发热等炎症的症状，是否需要使用解热、镇痛、消炎药物，需要根据实际情况区别对待。希望通过本章节药物的学习，能加深同学们对此类病症和用药的认识，并且能熟练掌握用药的禁忌情况，精确、及时治疗病症的同时，避免滥用、乱用药物，并从职业角度关爱患者，祝其早日康复。

第十二章
中枢兴奋药

章前引言

中枢兴奋药（central stimulant drugs）是一类能提高中枢神经功能活动的药物。根据治疗时主要选择作用部位的不同，将药物分为：①主要兴奋大脑皮质的药物，如咖啡因等；②主要兴奋延髓呼吸中枢的药物，如尼可刹米等；③主要促进大脑功能恢复的药物。本类药随着剂量增大，作用范围扩大、作用增强，使中枢神经系统广泛兴奋，严重者可致惊厥，继而能量耗竭，转为抑制，直至呼吸抑制而死亡。因部分药物成瘾性和中枢毒性，需控制用量，并严密监测患者呼吸、血压、脉搏等生命体征，必要时可用地西泮或巴比妥类药物抗惊厥，确保用药安全有效。

学习目标

1.理解咖啡因、尼可刹米、洛贝林的作用特点、临床应用、用药护理。

2.识记中枢兴奋药的分类法。

3.学会观察中枢兴奋药的不良反应，学会采取有效的预防手段避免或减轻不良反应，能够利用用药护理知识，综合分析判断，正确进行用药指导。

思政目标

中枢兴奋药物也属国家管制药品，因过量使用有严重危险，合格的护士应该能够利用此类药物护理知识综合分析判断患者情况和社会心理关系，及时应对和处理不良反应，还需对患者和家属进行正确、合理的用药指导。

案例导入

一位刚参加工作的护士，不适应夜间值班，为避免工作时瞌睡，常喝咖啡因饮料（如浓缩咖啡、浓茶、可乐、功能性饮料等）来保持工作时的精神状态，久而久之喝的量越来越大，最多一夜喝十几瓶。而饭量越来越少，甚至可以不吃饭，以饮料替代。

思考题

1.导致这种结果的原因是什么？

2.如何避免出现这种情况？已经出现的症状应如何处理？

第一节　主要兴奋大脑皮层的药物

咖啡因（caffeine）

咖啡因是从茶叶或咖啡豆中提取的生物碱，临床常用其人工合成品。

【作用与应用】

1.兴奋大脑皮质　小剂量（50～100mg）明显兴奋大脑皮质，振奋精神，改善思维，提高工作和学习效率。

2.兴奋延髓　较大剂量（200～250mg）直接兴奋延髓呼吸中枢和血管运动中枢，使呼吸中枢对二氧化碳的敏感性增强，升高血压，改善微循环，主要抢救严重传染病、催眠药和抗组胺药过量中毒及其他原因引起的中枢性呼吸抑制。

3.收缩脑血管　临床常用麦角胺咖啡因制剂治疗脑血管扩张所致的偏头痛。APC（A为阿司匹林，P为对乙酰氨基酚，C为咖啡因）用于治疗一般性的头痛。咖啡因与溴化物合用治疗神经官能症。

【不良反应】

1.剂量较大可致激动、失眠、心悸等。过量致惊厥，婴儿高热时更易发生。

2.久用有依赖性　为第一类精神药品，应实施严格管理。

【禁忌证】

1.小儿高热不宜用含咖啡因的复方制剂如APC等退热。

2.因增加胃酸分泌，消化性溃疡患者不宜久用。

3.与肾上腺素或麻黄碱合用相互增强作用，不宜同时注射给药。

哌甲酯（methylphenidate，利他林）

【作用与应用】促进NA、5-羟色胺、多巴胺的释放，改善精神活动，消除睡意，解除疲乏，较大剂量可兴奋呼吸中枢。适用于发作性睡病、儿童多动症、小儿遗尿症、中枢抑制药中毒所致呼吸抑制等。

【不良反应】治疗量不良反应少，剂量可致惊厥和血压升高，长期使用可产生耐受性和精神依赖性，宜在医生指导下使用。高血压患者禁用。

第二节　主要兴奋延髓呼吸中枢的药物

尼可刹米（nikethamide，可拉明）

【作用与应用】既有直接兴奋呼吸中枢作用，又可刺激颈动脉体和主动脉体化学感受器，反射性兴奋呼吸中枢。作用温和，较安全，但作用时间短（5～10分钟），必要时需间歇重复给药维持疗效。主要用于肺心病引起的呼吸衰竭和吗啡中毒所致的呼吸抑制。

【不良反应】治疗量不良反应少。过量致血压升高、心动过速、咳嗽、呕吐、肌肉震颤、惊厥，可用地西泮抗惊厥。不宜与碱性药物如碳酸氢钠合用，以防沉淀析出。

洛贝林（lobeline，山梗菜碱）

【作用与应用】刺激颈动脉体和主动脉体化学感受器，反射性兴奋呼吸中枢，起效迅速，作用弱，维持时间短，安全且不易致惊厥，主要适用于新生儿窒息、小儿呼吸衰竭和一氧化碳中毒治疗。

【不良反应】大剂量兴奋迷走神经，使心动过缓、传导阻滞。过量又使心动过速，出现惊厥。用药时应严密观察心脏的毒性反应。

二甲弗林（dimefline，回苏灵）

二甲弗林直接兴奋呼吸中枢而发挥作用，起效迅速，比尼可刹米强100倍。主要用于各种传染病和药物中毒所致中枢性呼吸抑制，也可治疗肺性脑病。易致惊厥，有惊厥史者、吗啡中毒者禁用。

多沙普仑（doxapram，多普兰）

【作用与应用】多沙普仑为新型呼吸兴奋药。小剂量刺激颈动脉体和主动脉体化学感受器，反射性兴奋呼吸中枢。较大剂量直接兴奋呼吸中枢，作用较尼可刹米强，具有起效快、作用强、安全有效等优点。主要用于早产儿窒息，各种原因引起的中枢性呼吸抑制。

【不良反应】对心血管有轻度兴奋作用，可使心率加快、血压升高，过量可致惊厥，用药时应严密观察心血管反应，避免过量使用。

第三节　主要促大脑恢复的药物

胞磷胆碱（citicoline，尼可林）

胞磷胆碱可促进卵磷脂的合成，改善脑循环，增加脑血流量而促进脑细胞代谢，对大脑功能的恢复、催醒有一定作用。主要用于急性颅外伤及脑手术所致意识障碍、中枢抑制药中毒、一氧化碳中毒及各种器质性脑病。不良反应少，偶见眩晕、头痛、恶心及暂时性血压下降。如治疗脑水肿应合用甘露醇。活动期颅内出血患者慎用。有癫痫史者禁用。

甲氯芬酯（meclofenoxate，氯酯醒）

甲氯芬酯能促进脑细胞代谢，增加糖的利用，对抑制状态的中枢神经有兴奋作用，能振奋精神、消除疲劳。适用于颅脑外伤后昏迷，乙醇、一氧化碳中毒、脑动脉硬化所致的意识障碍及儿童遗尿症等。起效缓慢，需反复用药后方可显效。

吡拉西坦（piracetam，脑复康）

吡拉西坦为γ氨基丁酸（GABA）的衍生物，作用于大脑皮质，具有激活和修复神经细胞，改善和恢复记忆，促进思维活动等作用。排泄主要为原形经肾排出。适用于脑动脉硬化及脑血管意外引起的记忆和思维活动减退等，亦用于阿尔茨海默病、早老性痴呆症和儿童智力缺陷。不良反应轻，偶有食欲减退、失眠等反应，停药后消失。肝、肾功能不良者慎用。孕妇禁用。

第四节 用药护理

一、用药前护理

1.用量用法

（1）安钠咖：注射剂：0.25g/mL，0.5g/2mL。每次0.25g～0.5g，必要时皮下注射或肌内注射。

（2）哌甲酯：口服片剂：10mg。每次10mg，每日2～3次。注射剂：20mg/mL。每次10～20mg，每日1～3次，皮下注射、肌内注射或静脉注射。

（3）尼可刹米：注射剂：250mg/mL，375mg/1.5mL，500mg/2mL。每次250～500mg，皮下注射、肌内注射或静脉注射，必要时每1～2小时重复1次，或与其他中枢兴奋药交替使用。极量：每次1.25g。

（4）洛贝林：注射剂：3mg/mL，10mg/mL。成人每次3～10mg，小儿每次1～3mg，皮下注射或肌内注射。极量：每次20mg，每日50mg。必要时可每次3mg（小儿每次0.3～3mg）缓慢静脉注射，间隔30分钟可重复1次。抢救新生儿窒息可用3mg自脐静脉注射。

（5）多沙普仑：注射剂：20mg/mL，100mg/5mL。每次0.5～1mg/kg体重，用5%葡萄糖注射液稀释后静脉滴注。每日总量不超过300mg。

（6）胞磷胆碱：注射剂：0.25mg/2mL。每次0.5～1g加入5%葡萄糖注射液或者10%葡萄糖注射液500mL中静脉滴注，每日1次，5～10日为1疗程；也可用25%葡萄糖注射液20mL稀释后缓慢静脉注射。

（7）吡拉西坦：口服片剂：0.2g、0.4g。每次0.4～0.8g，每日2～3次。

2.明确用药目的，评估患者一般情况：年龄、心脑血管状态、血压、妊娠情况等，询问是否有药物依赖史、中枢神经系统其他类型疾病史、心血管疾病、嗜酒等。

3.询问患者用药史及药物过敏史：发病前是否用过治疗精神疾病的药物，所用药物名称、剂量、用药时间、疗效及不良反应的情况。有无过敏史。

4.指导规律规范服药，按时、按量服用，告知过量用药的危害。

5.指导患者和家属适当有效的运动和社交活动，避免对疾病症状过度恐慌，积极治疗。

二、用药中护理

1.本类药物大剂量能使中枢神经系统广泛兴奋，严重者可致惊厥、中枢抑制、心脏毒性等，甚至导致死亡。用药时需控制用量和给药速度，并严密监测患者呼吸、血压、脉搏等生命体征，必要时可用地西泮或巴比妥类药物抗惊厥，其他症状对症抢救。应注意惊厥先兆，如烦躁不安，反射亢进，局部出现肌震颤、抽搐现象等。

2.因部分药物有成瘾性，需按国家相关法规严格管理和应用。

三、用药后护理

监测生命体征，评估药物疗效：呼吸抑制及其他中枢症状是否缓解，生命体征是否正常，有无药物依赖性发生，有无毒性反应症状，患者是否基本知晓所用药物的相关知识，正确、合理用药。

案例回顾

本章案例提醒人们，中枢神经用药因其影响之强、不良反应危害之大，实际临床给药过程中需要慎之又慎。生活中的食物、保健品如果添加此类药物成分，虽然不如处方药物含量高，大量或长期使用时仍需小心。希望通过本章节药物的学习，能加深同学们对此类药物耐受性、成瘾性的重视，能熟练掌握临床用药时对患者不良反应的防护与处理，并从职业角度关爱患者身心健康。

第十三章
抗高血压药

章前引言

　　抗高血压药（antihypertensive agents）又称降压药，临床上主要用于治疗高血压和预防并发症如脑卒中、慢性心功能不全、肾功能衰竭等的发生。高血压病是最常见的心血管疾病，患病率高达 15%～20%，尤其在中老年人群，血压的持续升高可引起靶器官如心脏、肾脏、脑以及血管损伤，并导致全身性代谢改变。按照WHO的标准：成人在静息状态下，收缩压≥140mmHg（18.7kPa）或舒张压≥90mmHg（12.0kPa）即可诊断为高血压。临床上主要根据血压升高的程度和血管病变引起重要器官受损伤的程度，把高血压分为轻度高血压（1级）、中度高血压（2级）和重度高血压（3级）。血压形成的基本因素是心输出量和外周血管阻力。前者主要受心脏功能、回心血量及有效血容量影响；后者则主要受血管收缩状态的影响。现认为机体主要通过交感神经系统和肾素—血管紧张素—醛固酮系统（RAAS）对血压起着重要的调节作用。抗高血压药往往通过直接或间接影响这些系统，使外周血管阻力降低或心输出量减少或同时作用于两者而发挥降压作用。合理应用抗高血压药不仅能控制血压，改善症状，并能减少或预防并发症的发生，降低死亡率，延长寿命，提高生活质量。若能配合非药物治疗，如控制体重、低盐饮食、限制饮酒、适当的运动锻炼等，会取得更好的效果，降低高血压发病率及死亡率。

学习目标 ✏️

1.理解利尿药、β受体阻断药、钙通道阻滞药、血管紧张素转化酶抑制药、血管紧张素Ⅱ受体阻断药的药理作用、临床应用、主要不良反应及用药护理事项。

2.识记中枢性交感神经抑制药、血管舒张药的药理作用、临床应用、不良反应及用药护理事项。

3.学会各类药物的适应证以及抗高血压药物的临床选用原则。

思政目标 📑

高血压是独立的心血管疾病又是脑卒中、冠心病等慢性疾病的高危因素。通过学习抗高血压药物药理知识及临床应用，让学生充分了解抗高血压药物发挥作用的机制，以指导患者正确服药，观察用药反应，尽最大努力减少不良反应、药源性疾病的发生。

案例导入 📑

患者，男，54岁，原发性高血压病史4年，伴糖尿病及左心室肥厚，给予缬沙坦每日80mg加用卡托普利每日50mg，降压治疗6个月，血压波动在150~162/88~94mmHg，平日喜欢上网、炒股，饮食习惯口味偏重，喜咸食、辣食。

思考题

1.该患者一直服用抗高血压药物，为什么不能有效控制血压？

2.请对该治疗方案进行分析，两药降压机制与其他降压药相比有何特点？

第一节 抗高血压药物分类

血压的生理调节非常复杂，高血压的发病机制有交感神经系统亢进、肾素—血管紧张素—醛固酮系统（RAAS）激活、肾性水钠潴留和离子转运异常等几个环节。抗高血压药通过作用于血压调节的相关系统和环节，发挥其降压作用。根据药物的作用部位和作用机制（图13-1-1），可将抗高血压药分为以下几类。

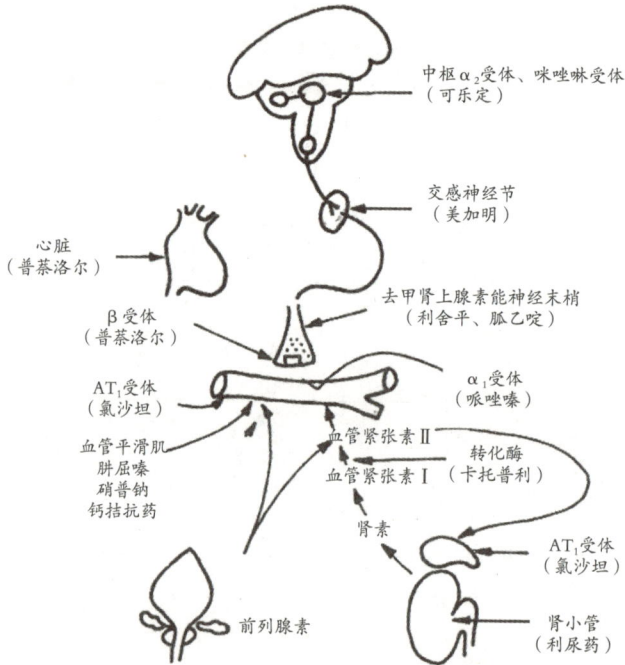

图 13-1-1 抗高血压药作用部位示意图

一、利尿降压药

主要为噻嗪类利尿药。

二、交感神经系统抑制药

1.中枢性降压药 如可乐定等。

2.神经节阻断药 如美卡拉明等。

3.去甲肾上腺素能神经末梢抑制药 如利舍平、胍乙啶等。

4.肾上腺素受体阻断药

（1）β受体阻断药：如普萘洛尔、美托洛尔、比索洛尔等。

（2）α$_1$受体阻断药：如哌唑嗪等。

（3）α和β受体阻断药：如拉贝洛尔、卡维地洛等。

三、钙通道阻滞药

如硝苯地平、氨氯地平、非洛地平、维拉帕米、地尔硫䓬等。

四、影响肾素—血管紧张素系统的药物

1.血管紧张素转化酶抑制药　如卡托普利、贝那普利等。

2.血管紧张素Ⅱ受体阻断药　如氯沙坦、缬沙坦、替米沙坦、奥美沙坦等。

五、血管舒张药

1.直接舒张血管药　如肼屈嗪、硝普钠。

2.钾通道开放药　如吡那地尔等。

目前，国内外应用广泛的一线抗高血压药物有所谓"ABCD"的四大类药物，即血管紧张素转化酶抑制药（ACEI）和血管紧张素Ⅱ受体阻断药（ARB）、β受体阻断药（beta-receptor blockers）、钙拮抗药（calcium channel blockers，CCB）和利尿药（diuretics）。因这几类药具有许多优点，临床应用愈来愈多。其他抗高血压药物如中枢性降压药和血管扩张药等较少单独应用。

第二节　常用抗高血压药

一、利尿药

常用的利尿降压药有噻嗪类如氢氯噻嗪、吲达帕胺，袢利尿药如呋塞米、托拉塞米，保钾利尿药如螺内酯等。

氢氯噻嗪

【药理作用】氢氯噻嗪（hydrochlorothiazide）用药早期，通过排钠利尿，使血容量减少而使血压下降；长期用药则由于血管平滑肌细胞内缺钠，使细胞内的钠钙交换减少，细胞内钙也降低，导致血管壁对去甲肾上腺素（noradrenaline，NA）等缩血管物质的敏感性降低，血管张力减弱而降压。本药降压特点：起效缓慢，作用温和、持久，不引起直立性低血压，不易

产生耐受性。

【临床应用】单独可用于1级高血压，或作为基础降压药与其他抗高血压药合用于2级、3级高血压，可增强疗效，减少水、钠潴留的不良反应。

【不良反应】长期应用，可引起低血钠、低血钾、低血镁、血脂异常、血糖异常及引起血尿酸升高和血浆肾素活性增加，但如果使用小剂量（≤每日25mg），则可降低代谢方面的不良反应。

【注意事项】用药期间应严格掌握用药量，控制钠盐的摄入量。本药禁用于痛风患者。

吲达帕胺

【药理作用】吲达帕胺（indapamide）为一种新的强效、长效（每日1次）降压药。其降压作用除与利尿排钠有关外，还具有阻滞钙内流作用，可直接扩张小动脉，使外周阻力下降，产生降压效应，其扩张血管的作用大于利尿作用。肾功能损害时大部分自胆汁排出，故无积蓄作用。本药降压时不引起直立性低血压、面色潮红和心动过速，对血脂、血糖影响较轻。

【临床应用】适用于1级、2级高血压。

【不良反应及注意事项】较轻，偶有上腹不适、恶心、食欲减退、头痛、嗜睡、软弱、腹泻、视力模糊等，长期应用可使血钾降低。严重肝、肾功能不全者禁用。

二、钙通道阻滞药

硝苯地平

【药理作用】硝苯地平（nifedipine）属短效钙通道阻滞药，通过抑制钙内流，使小动脉扩张而降压。特点是作用迅速、降压急剧，并伴反射性心率加快和心输出量增加，但长期用药心率增加不明显，对血脂、血糖代谢影响较小，长期控制血压的能力和服药依从性较好。

【临床应用】对各级高血压均有良好的治疗效果，尤其适用于高血压合并有心绞痛、周围血管病变患者、老年高血压患者或单纯收缩期高血压患者。舌下含服适用于治疗高血压危象。

【不良反应和注意事项】开始治疗阶段可引起心悸、面部潮红、头痛，持续用药可自行消失。部分患者出现下肢水肿，夜间卧床休息后减轻或消退。偶有致血压过低。目前，高血压治疗已不主张服用短效钙通道阻滞药，多推荐使用长效制剂，要求24小时平稳降压。如硝苯地平缓释片和控释片，疗效优于短效制剂。

氨氯地平

氨氯地平（amlodipine）是长效钙通道阻滞剂，作用与硝苯地平相似，对血管平滑肌的选择性作用大于硝苯地平，口服起效缓慢，作用时间长，每日只需给药1次，降压稳定。长期应用不会明显降低肾血流量，无水钠潴留作用，对血脂无不良影响，无耐受性。临床上用于各级高血压的治疗。不良反应发生率低，可有眩晕、头痛、水肿、乏力等，一般较轻，患者能耐受。孕妇和哺乳妇女慎用，严重肝功能不良者慎用。

同类中的非洛地平（felodipine）、尼卡地平（nicardipine）、尼群地平（nitrendipine）等也常用于高血压的治疗。

三、血管紧张素Ⅰ转化酶抑制药和血管紧张素Ⅱ受体阻断药

卡托普利

【药理作用】卡托普利（captopril，巯甲丙脯酸）选择性抑制血管紧张素转化酶：①抑制血管紧张素Ⅰ（angiotensinⅠ，AngⅠ）转化为血管紧张素Ⅱ（angiotensinⅡ，AngⅡ），使AngⅡ生成减少，扩张血管，并减轻或逆转心血管重构；②减少缓激肽水解，扩张血管；③抑制醛固酮分泌，减轻水钠潴留，降低血压。降压作用快而强，不增加心率，并能改善心脏功能及肾血流量，无水钠潴留作用，对血脂代谢无影响，长期应用不产生耐受性。

【临床应用】用于各类型高血压的治疗，特别适用于伴有充血性心力衰竭、心肌梗死后、糖尿病、肾病的高血压患者；也常用于难治性心力衰竭的治疗，无耐受性，且停药不反跳。

【不良反应及注意事项】

1. 低血压首次应用可引起血压骤降，注意从小剂量开始。
2. 刺激性干咳最常见，发生率10%～20%，可能与体内缓激肽增多有关，停药可消失。
3. 血钾增高、肾功能不全、合用留钾利尿药时易出现。
4. 血管神经性水肿一旦出现立即停药，做相应救治。
5. 长期用药个别患者可出现味觉异常、粒细胞减少。
6. 高血钾症、妊娠妇女和双侧肾动脉狭窄患者禁用，肾功能严重受损者慎用。

同类药还有依那普利，其降压机制与卡托普利相似，但作用强于卡托普利，起效慢，持续时间长，每日用药1次即可。不良反应较卡托普利轻。

氯沙坦

【药理作用】氯沙坦（losartan）阻断血管紧张素Ⅱ（AngⅡ）与其受体AT_1的结合，抑制AngⅡ收缩血管和促进醛固酮分泌的作用，从而降低了外周阻力及血容量，使血压下降。起效缓慢，但降压持久而平稳。还具有改善肾血流动力学的作用，增加肾血流量与肾小球滤过率，保护肾脏，并逆转心血管重构。由于不影响缓激肽的降解，所以没有刺激性干咳和血管神经性水肿等不良反应。

【临床应用】主要用于不能耐受ACEI所致干咳的高血压患者，对高肾素型高血压效果尤佳，对伴有糖尿病、肾功能不全、左心室肥厚的高血压患者疗效好。还可用于慢性心功能不全的治疗。

【不良反应及注意事项】较ACEI少，常见不良反应有头晕、头痛、恶心、呕吐、食欲减退、高血钾等。首次应用可引起血压骤降，注意避免跌倒。禁忌证同ACEI。

同类药物有缬沙坦、厄贝沙坦、坎地沙坦、替米沙坦等，作用维持时间长，每日用药1次。

四、肾上腺素受体阻断药

各种β受体阻断药均有不同程度的降压作用，广泛用于各种高血压治疗，且长期应用一般不引起水钠潴留，也无明显耐受性，代表药是普萘洛尔。

普萘洛尔

【药理作用】普萘洛尔（propranolol，心得安）为非选择性β受体阻断药，通过阻断不同部位β受体而产生降压作用：减少心输出量；抑制肾素分泌，使血管紧张素Ⅱ形成减少和醛固酮释放减少；减少去甲肾上腺素释放；降低外周交感神经活性等。降压作用温和、缓慢、持久。

【临床应用】主要用于1级高血压、2级高血压的治疗，特别对心输出量及肾素偏高者疗效好，对伴有心绞痛、快速型心律失常、妊娠高血压效果尤佳。

【不良反应】主要有心动过缓、四肢发冷。对心肌收缩力、房室传导及窦性心律均有抑制，诱发或加重心力衰竭、支气管哮喘。可引起糖耐量降低，糖尿病患者同服降糖药时，有可能掩盖低血糖症状，合用时注意监测血糖。

【注意事项】长期应用突然停药可出现"反跳"现象，久用后应逐渐减量，缓慢停药。支气管哮喘、Ⅱ度以上房室传导阻滞、窦性心动过缓、慢性阻塞性肺病禁用。

比索洛尔、美托洛尔

比索洛尔（bisoprolol）、美托洛尔（metoprolol）为选择性β₁受体阻断药，心脏抑制作用明显，而增加气道阻力作用较轻，对慢性阻塞性肺病患者相对安全，较少影响血脂代谢，除可用于高血压治疗外，近年也用于充血性心力衰竭的治疗。

卡维地洛

卡维地洛（carvedilol）为α、β受体阻断剂，阻断β受体的同时具有明显的扩张血管作用而降压，不良反应与普萘洛尔相似，但不影响血脂代谢。主要用于1级高血压、2级高血压或伴有肾功能不全、糖尿病的高血压患者。首次用药，偶可出现直立性低血压。

第三节　其他抗高血压药

一、中枢性降压药

可乐定

【药理作用】可乐定（clonidine）为中枢性降压药。口服易吸收，$t_{1/2}$为5.2~13小时，生物利用度为71%~82%。降压作用中等偏强，降压时对肾血流量无明显影响。有镇静、抑制胃肠运动和分泌作用。

【临床应用】适用于其他降压药无效的2级高血压，尤其适用于伴有消化性溃疡的高血压患者。

【不良反应】常见口干、乏力、嗜睡、头晕、心动过缓、便秘等，久用可引起水钠潴留，与利尿药合用可避免。

【注意事项】长期用药应注意逐渐减量停药，以防血压骤升。其控释贴膜片有引起皮肤过敏现象，每次更换贴片时应更换贴用部位。可乐定不适宜从事高空作业或驾驶车、船及操作机器的人员使用，以免因中枢抑制、嗜睡而导致事故发生。

二、抗去甲肾上腺素能神经末梢药

利舍平

利舍平（reserpine）抑制交感神经末梢囊泡膜胺泵对NA的再摄取，使囊泡内NA逐渐减少而耗竭，从而阻断交感神经冲动的传导，使血管扩张、血压下降。作用起效慢、温和、持久，用于轻、中度高血压。不良反应较多，可有镇静、嗜睡、鼻塞、胃酸分泌过多、心率减慢、阳痿等，长期大剂量应用可致抑郁，目前已不单独应用。

哌唑嗪

【药理作用】哌唑嗪（prazosin）主要通过选择性阻断突触后膜肾上腺素能α₁受体，舒张小动脉和小静脉，降低外周阻力而使血压下降。大剂量可直接松弛血管平滑肌而降压。其作用特点是：降压时不引起心率加快，对心输出量、肾血流量无明显影响，不增加肾素分泌；长期应用，能降低血清总胆固醇、低密度脂蛋白，升高高密度脂蛋白，因而在治疗高血压时还有抗动脉粥样硬化的作用。

【临床应用】主要用于1级、2级高血压的治疗，对伴有肾功能不全、心功能不全及高血脂的高血压患者尤宜，对高血压合并前列腺肥大的老年患者能显著改善排尿困难症状。

【不良反应及注意事项】主要不良反应为"首剂现象"，即部分患者首次给予哌唑嗪后，出现直立性低血压、心悸、昏厥等。故应告知患者，用药后，当由卧位转为立位时，动作须缓慢，注意防止因晕厥而跌倒摔伤，首次剂量减为0.5mg，睡前服用可避免发生。其他不良反应有头痛、鼻塞、乏力等，一般在连续用药过程中自行减少。哌唑嗪与钙通道阻滞药如硝苯地平合用时，可使血压急剧下降，应严密监护。

三、血管扩张药

硝普钠

【药理作用】硝普钠（sodium nitroprusside）直接扩张小动脉和小静脉，降低动脉血压和减轻心脏的前后负荷，起效快、作用强、持续时间短、口服不吸收，常需采用静脉滴注维持疗效。

【临床应用】主要用于治疗高血压危象、高血压脑病、恶性高血压的紧急治疗，也用于高血压合并心力衰竭、嗜铬细胞瘤发作引起的血压升高。

【不良反应及注意事项】当血压下降太快，可出现恶心、呕吐、心悸、头痛、出汗等。大剂量或连续使用（特别是有肝肾损害的患者），可引起氰化物中毒，应予以注意，必要时用硫代硫酸钠治疗。本品遇光易破坏，应用黑纸包裹整个静脉滴注系统以避光，滴注时药液应新鲜配制，超过4小时应弃之不用。孕妇禁用。

吡那地尔

吡那地尔（pinacidil）为钾通道开放药，能促进血管平滑肌细胞膜K^+通道开放，K^+外流增加，细胞膜超极化，使细胞膜上电压依赖性钙通道难以激活，因而阻止细胞外的Ca^{2+}内流。同时，兼有促进Na^+、Ca^{2+}交换，使细胞内的Ca^{2+}外流，细胞膜内侧面钙储池中与膜结合的Ca^{2+}增加。以上机制均使细胞内Ca^{2+}浓度降低，血管平滑肌舒张，血压下降。主要用于治疗1级高血压、2级高血压，与利尿药、β受体阻断药合用。主要不良反应为水肿，其次有头痛、嗜睡、心悸、乏力、直立性低血压、颜面潮红、鼻黏膜充血以及多毛症等。

钾通道开放药还有米诺地尔（minoxidil，长压定）、二氮嗪（diazoxide）等。

第四节　抗高血压药的应用原则

高血压的治疗旨在长期有效控制血压达目标水平，减轻靶器官损害，降低高血压并发症的发生率和病死率，提高患者的生命质量，延长寿命。治疗方法应遵循以下原则。

一、有效治疗与终生治疗

有效的降压治疗可以大幅度地减少高血压患者心、脑、肾等并发症的发生率，所谓有效的治疗，就是将血压控制在140/90mmHg以下。要加大宣传，明确高血压病因不明，无法根治，所有的非药物治疗只能作为药物治疗的辅助治疗。另外，患者的靶器官损伤是否继续进展也需考虑和顾及，因此，在高血压的治疗中要强调终生治疗。

二、保护靶器官

高血压的靶器官损伤包括心肌肥厚、肾小球硬化和小动脉重构等，在抗高血压治疗中必须考虑逆转或阻止靶器官损伤。血管紧张素转换酶抑制药、血管紧张素Ⅱ受体阻断药、长效钙通道阻滞药都具有良好的靶器官保护作用。

三、平稳降压

国内外的研究证明血压不稳定可导致器官损伤。血压在24小时内存在自发性波动，这种自发性波动被称为血压波动性（blood pressure variability，BPV）。在血压水平相同的高血压患者中，BPV高者，靶器官损伤严重。目前对于抗高血压药有一个衡量指标称之为"谷峰比值"。第一天用安慰剂，第二天给治疗药。药物效应最大时两天的差值称为"峰"，下一次给药前的差值称为"谷"。要求药物的"谷峰比值"在50%以上。

四、个体化治疗

1.治疗个体化　主要应根据患者的年龄、性别、种族，以及患者患有的疾病和接受的治疗等进行个体化治疗，使患者得到最佳的抗高血压治疗，并控制其他危险因子（如高脂血症、糖尿病、吸烟等），逆转靶器官的损伤，维持和改善患者的生活质量，降低心血管的发病率及死亡率等。

2.剂量个体化　因不同患者或同一患者在不同病程时期，所需剂量不同，如可乐定、普萘洛尔、肼屈嗪等药物的治疗量可相差数倍，所以，也应根据"最好疗效、最少不良反应"的原则，选择每一患者的最佳剂量。

五、联合用药

抗高血压药物的联合应用常常是有益的。在目前常用的五类药物（利尿药、β受体阻断药、钙通道阻滞药、血管紧张素转换酶抑制药和血管紧张素Ⅱ受体阻断药）中，通过优化组合，将不同作用机制的药物联合应用，两类药物联用都是可行的，多数能起协同作用，这样可使每种药物的用量均减少，不良反应也随之减小。而且，有些药物的联用还可以相互抵消某些不良反应。

第五节 用药护理

一、用药前护理

1.用量用法 ①氢氯噻嗪，口服，每次12.5～25mg，每日1～2次。②普萘洛尔，口服，每次10～20mg，每日3次，以后每周增加10～20mg，一日用量不超过100mg。③硝普钠，静脉滴注，临用前先用5%葡萄糖注射液2～3mL溶解，再用5%葡萄糖注射液500～1 000mL稀释。滴注速度每分钟1～3μg/kg，开始时速度可略快，血压下降后可逐渐减慢。④硝苯地平，口服，每次5～10mg，每日3次。急用时舌下含服。⑤卡托普利，口服，开始每次25mg，每日3次，逐渐增至每次50mg，每日3次。⑥依那普利，口服，每次10～20mg，每日1次，可根据患者情况增加至每日40mg。⑦氯沙坦，口服，每次50mg，每日1次。⑧缬沙坦，口服，每次80mg，每日1次。⑨吡那地尔，口服，每次25mg，每日2次。

2.明确用药目的，评估患者一般情况：体重、血压、血脂、血糖等情况，询问是否有高盐的饮食习惯，是否有吸烟史。

3.询问患者用药史及药物过敏史：发病前是否用过治疗高血压的药物，所用药物名称、剂量、用药时间、疗效及不良反应的情况。有无过敏史。

4.指导规律规范服药，按时服用，如每日服药1次，以早晨7点时间为最佳服药时间，如每日需2次，则以早晨7点和下午3点为宜，降压药物不宜在夜晚服用。

5.指导患者改变不良生活习惯，戒烟酒，控制钠盐摄入，多进食新鲜蔬菜和水果，适当有效的运动。

二、用药中护理

1.哌唑嗪首次给药可致严重的体位性低血压、晕厥、心悸等，称"首剂现象"，在直立体位、饥饿、低盐时较易发生。将首次用量减为0.5mg，并在临睡前服用，便可避免发生。

2.10%的患者在服用卡托普利后出现刺激性干咳。

3.有些降压药如可乐定、利舍平会使患者困倦、疲乏，故用药期间，应劝患者不要开车，或做需注意力高度集中的事情；注意喝酒或情绪激动也会使不良反应加剧。

4.硝普钠遇光易破坏，故滴注的药液应新鲜配制和避光。

5.氢氯噻嗪用药期间应严格掌握用药量，控制钠盐的摄入量。

6.吲达帕胺长期应用需监测血钾变化。

7.硝苯地平缓释片和控释片，口服时不能嚼碎，需整片吞服。

三、用药后护理

1.服药期间定期监测血压、心率、电解质变化，密切观察有无不良反应。嘱患者服降压药后起床要缓慢，防止体位性低血压。

2.若出现严重不良反应如剧烈头疼、心慌、血压下降或晕厥等，应立刻报告医生。

案例回顾

本章案例提示大家，高血压患者应在医师指导下用药，并严格按照规定的剂量和用药时间服药。希望通过本章节的学习，能加深同学们对此类病症和用药的认识，包括遵医嘱使用、监测血压、避免药物相互作用、合理饮食、定期复诊等方面。从职业角度关爱患者，根据检查结果制订下一步治疗方案。

第十四章
治疗慢性心功能不全药

章前引言

　　慢性心功能不全是由多种病因引起的心脏不能排出足量的血液，导致动脉系统供血不足、静脉系统血液瘀滞，常伴有体循环和肺循环的被动性充血，在静脉回流正常的情况下，心输出量绝对或相对减少，不能满足机体组织代谢需要的一种临床综合征，故又称充血性心力衰竭（congestive heart failure，CHF）。其临床特征是呼吸困难、乏力和体液潴留，也是各种心脏病的晚期阶段。在CHF的早期，由于交感神经系统和肾素—血管紧张素—醛固酮系统（RAAS）的激活，以及心肌的增生肥厚等，可发挥一定的代偿作用；但上述代偿机制也是导致心脏功能进一步损害，形成恶性循环的因素。随着病情的发展，最终进入心脏泵血功能衰竭、动脉系统供血不足及静脉系统淤血的失代偿阶段。其病理生理学特征主要表现在以下3个方面：①血流动力学异常：动脉系统供血不足，静脉系统淤血；②神经内分泌的激活：主要是交感神经系统、肾素—血管紧张素—醛固酮系统活性和抗利尿激素水平的升高；③心肌损害和心室重构。临床主要根据CHF的病理生理学特征，针对其不同环节，选用药理作用各具不同的药物，以消除症状，并控制其发展，如正性肌力药改善心肌收缩性能，血管扩张药和利尿药减轻心脏负荷，肾素—血管紧张素—醛固酮系统（RAAS）抑制药防止并逆转心肌肥厚与构型重建，β受体阻断药拮抗兴奋的交感神经活性。

学习目标

1.理解强心苷类药、利尿药、肾素—血管紧张素—醛固酮系统抑制药、β受体阻断药的药理作用、临床应用、主要不良反应及用药护理事项。

2.识记非强心苷类正性肌力作用药、血管舒张药的药理作用、临床应用、不良反应及用药护理事项。

3.学会各类药物的适应证以及作用特点。

思政目标

慢性心功能不全多与器质性心脏疾病有关，患者常伴有呼吸困难、胸闷、水肿、颈静脉怒张等症状，严重者危及生命。通过学习治疗慢性心功能不全药物的药理知识及临床应用，让学生充分了解治疗慢性心功能不全药物发挥作用的机制，以指导患者正确用药，观察用药反应、尽最大努力减少不良反应、药源性疾病的发生。培养学生具有科学严谨、谨言慎行的工作态度，体贴、关心、尊重患者的职业道德。

案例导入

患者，女，37岁。20年前有风湿热病史。10年前分娩后心悸症状加重，时有夜间憋醒。给予地高辛、氢氯噻嗪等治疗后症状缓解。前天，因"急性胃肠炎"在医院静脉输液治疗，当输液3小时、输液量1 000mL时，患者突然呼吸困难加重，咳粉红色泡沫样痰，皮肤发绀，双肺底湿啰音，心率148次/分。诊断：风湿性心脏瓣膜病伴急性左心衰竭。

思考题

1.为什么输液量达1 000mL时，患者突然呼吸困难，咳粉红色泡沫样痰？

2.可以选用哪些药物治疗？使用时应注意什么问题？

第一节 正性肌力作用药

一、强心苷类

强心苷（cardiac glycosides）是一类选择性作用于心脏，增强心肌收缩力的苷类化合物，来源于玄参科和夹竹桃科植物如紫花洋地黄、毛花洋地黄、黄花夹竹桃等，故又称洋地黄类（digitalis）药物。 临床常用的药物有洋地黄毒苷（digitoxin）、地高辛（digoxin）、毛花苷C（cedilanid，西地兰）、毒毛花苷K（strophanthin K）等。 各种强心苷的药理作用、作用机制和不良反应基本相同，但其作用强弱、快慢、持续时间长短有所不同。这是由它们的体内过程的差异所造成的（表14-1-1）。

表14-1-1 常用强心苷类药物药动学特点比较

分类	药物	口服吸收率（%）	血浆蛋白结合率（%）	给药途径	肝肠循环	半减期（$t_{1/2}$）
慢效	洋地黄毒苷	90～100	97	口服	27	5～7日
中效	地高辛	60～85	25	口服	7	36小时
速效	毛花苷C	20～30	＜20	静脉	少	33小时
	毒毛花苷K	3～10	5	静脉	极少	21小时

【药理作用】

1.增强心肌收缩力（正性肌力作用）　强心苷对心脏有高度选择性，能明显加强衰竭心脏的收缩力，增加心输出量，从而缓解CHF的症状和体征。强心苷对衰竭心脏的正性肌力作用有以下特点。

（1）加快心肌收缩速度：使心肌收缩敏捷，舒张期相对延长，有助于静脉回流，有利于心脏获得较长时间的休息和冠状动脉充足的血液灌注，增加心肌供氧和改善心肌代谢。

（2）降低衰竭心脏的心肌耗氧量：决定心肌耗氧量的主要因素为心肌收缩力、心率及心室壁张力，后者尤为重要。衰竭心脏因心室舒张末期容积增大，心室壁张力增加，加之心率加快，心脏前、后负荷增加，故心肌耗氧量明显增多。强心苷通过增强心肌收缩性能，减慢心率，降低心脏前、后负荷，从而抵消或超过因心肌收缩力增强而增加的耗氧量，致使心肌总耗氧量减少。

（3）增加衰竭心脏的输出量：在CHF时，强心苷除通过正性肌力作用，增加心脏每搏输出量以外，还由于强心苷加强心肌收缩力，改善心泵功能，降低因CHF而代偿性增高的交感神经张力，使外周阻力下降，减轻后负荷而增加心输出量。

2.减慢心率（负性频率作用） 主要表现在CHF而心率加快的患者。CHF时的心率加快是由于心输出量减少，经颈动脉窦、主动脉弓反射性地提高交感神经活性引起一种代偿性反应。治疗剂量的强心苷通过正性肌力作用使心输出量增加，经窦、弓压力感受器，反射性兴奋迷走神经，心率减慢。

3.抑制房室传导（负性传导作用） 治疗量强心苷因增强迷走神经活性而降低窦房结自律性，减慢房室传导。中毒剂量可导致不同程度的传导阻滞，严重时可致心脏停搏。

4.对心肌电生理的影响 强心苷对心肌电生理影响比较复杂，它有直接对心肌细胞和间接通过迷走神经的作用，还随着剂量高低，不同心脏组织及病变情况而不同。强心苷对心肌主要电生理作用的总效应见表14-1-2。

表14-1-2 强心苷对心肌的电生理作用

电生理特性	窦房结	心房	房室结	浦氏纤维	心室肌
自律性	↓			↑	
传导速度			↓	↓	↓
有效不应期		↓		↓	↓

【临床应用】

1.治疗充血性心力衰竭（congestive heart failure，CHF） 不同病因所致心功能不全，其病理生理特征及心肌受损程度不同，强心苷治疗的效果亦不同，现多用于以收缩功能障碍为主的CHF。

（1）疗效较好的CHF类型：伴有心房颤动和心房扑动或心室率快的CHF及心脏瓣膜病、高血压病、先天性心脏病等导致的CHF。

（2）疗效较差的CHF类型：甲状腺功能亢进、严重贫血、维生素B_1缺乏所继发的高心输出量型CHF，由于强心苷并不能改善心肌能量代谢障碍，故疗效较差，应以根治病因为主。对肺源性心脏病、严重心肌损伤、风湿活动期引起的心功能不全，疗效也较差，且容易发生中毒。因为这些疾病可使心肌缺氧、心肌能量代谢障碍、儿茶酚胺释放增加以及细胞内缺钾，这些都是诱发强心苷中毒的因素。

（3）不宜使用强心苷的CHF类型：心肌外机械因素如心包填塞、缩窄性心包炎、严重二尖瓣狭窄所致心功能不全。这些病理因素均使左心室舒张期血液充盈严重受损，强心苷虽加强心肌收缩力，但亦难以改善心脏功能。

2.治疗某些心律失常

（1）心房纤颤：心房各部位发生过多紊乱而细弱的纤维颤动，每分钟可达350～600次。其主要危害是心房的过多冲动可能下传到达心室，引起心室频率过快，妨碍心室排血而致循环障碍。强心苷是治疗心房纤颤的首选药物。它通过抑制房室传导使较多冲动不能穿过房室结下达心室而隐匿在房室结中，结果使心室频率减慢，心排出量增加，解除心功能不全症状，但多数患者心房颤动并不能停止。

（2）心房扑动：为快而规则的心房异位节律，每分钟达250～350次。心房扑动的频率虽少于心房颤动，但较易传入心室，所以心室率快而较难控制。强心苷也是治疗心房扑动最常用的药物，它能不均一地缩短心房有效不应期，引起折返激动，使心房扑动转为心房纤颤，然后强心苷再发挥其治疗心房纤颤的作用而取得疗效。某些患者当转为心房纤颤后，停用强心苷，有可能恢复窦性节律。因为停用强心苷等于取消其缩短心房不应期的作用，即相对地延长了不应期，可使折返冲动较多地落入较长的不应期而消失，于是折返停止，窦性节律恢复。

（3）阵发性室上性心动过速：为突发节律规则的心动过速，每分钟可达150～250次，以房室结折返性心动过速和房室折返性心动过速最常见。首先，采用压迫颈动脉窦、压迫眼球等方法刺激迷走神经功能，如果无效或同时伴有心功能不全，此时强心苷为首选药。它通过兴奋迷走神经减慢房室传导的作用而使发作停止，但应注意强心苷中毒时也可出现阵发性室上性心动过速。因此，用药前应先鉴别发病原因。

【不良反应】

1.胃肠道反应　是最常见的早期中毒症状，主要表现为厌食、恶心、呕吐及腹泻等，应注意与强心苷用量不足CHF未得到控制所致的胃肠道症状相鉴别。

2.神经系统症状　常见头痛、头晕、疲倦和谵妄等症状，以及黄视症、绿视症和视力模糊等色视障碍，色视障碍是最典型的中毒先兆。

3.心脏毒性　是最严重的中毒症状。可发生各种心律失常，主要有三方面：①快速型心律失常，最多见和早见的是室性期前收缩，约占心脏反应的33%，室性过速约占8%；②房室传导阻滞，这除与提高迷走神经兴奋性有关外，还与抑制Na^+，K^+-ATP酶使细胞失钾有关；③强心苷可降低窦房结的自律性，出现窦性心动过缓甚至窦性停搏。

【注意事项】

1.用药剂量个体化　根据患者年龄、体重、肾功能状态及临床并发症，做到用药剂量的个体化是预防强心苷中毒的关键。

（1）同时应用排钾利尿药或皮质激素、严重呕吐、腹泻等引起体内失钾，肺源性心脏病或严重心肌损害所致心肌缺血缺氧，甲状腺功能低下及肾功能减退时，为避免强心苷中毒应适当减少用量。

（2）同时伴有呼吸道感染或全身感染而加重心脏工作负担时，则应酌情加大剂量。

（3）及早发现和纠正诱发强心苷中毒的各种因素，如精神创伤、感染、低血钾、高血钙、低血镁、心肌缺氧等。

（4）警惕中毒先兆症状的出现，一旦出现以下情况应立即停药：一定次数的室性期前收缩，窦性心动过缓低于每分钟50～60次以及色视障碍等。

2.制剂的生物利用度差异　尤其是地高辛，用药时应密切观察患者的反应，有条件可以做血药浓度监测，当地高辛血药浓度在3ng/mL以上时就可确诊为中毒，根据血药浓度随时调整用量，以确保疗效，避免毒性反应。

3.中毒的救治方法包括 ①补钾：对心动过速型心律失常患者，可用氯化钾静脉滴注。对轻症如偶发期前收缩及二联律者，也可口服氯化钾，因为细胞外K^+可阻止强心苷与膜Na^+，K^+-ATP酶的结合，对抗强心苷对心脏的毒性，但有传导阻滞者禁用。②应用抗心律失常药：对严重过速型心律失常者还宜用苯妥英钠，它能控制室性期前收缩及心动过速而不减慢房室传导。苯妥英钠能与强心苷竞争膜Na^+，K^+-ATP酶而有解毒效应。利多卡因也可用于强心苷中毒所引起的室性心动过速和心室纤颤；对缓慢型心律失常患者，如窦性心动过缓和房室传导阻滞，不宜补钾，可用阿托品治疗，如无效则用异丙肾上腺素1mg加入500mL葡萄糖溶液中静脉滴注。③使用地高辛抗体：对致死性中毒，可用地高辛抗体的Fab片段做静脉注射，它对强心苷有强大的选择性亲和力，能使强心苷从Na^+，K^+-ATP 酶的结合中解离出来，能迅速有效地解除中毒症状。80mg Fab可拮抗1mg地高辛。

二、非强心苷类正性肌力作用药

主要为磷酸二酯酶抑制药，如氨力农（amrinone，氨吡酮）、米力农（milrinone，甲氰吡酮）、维司力农（versnarinone）等。

【药理作用】其对心肌和血管平滑肌细胞内磷酸二酯酶Ⅲ（PDE-Ⅲ）有特异性抑制作用，增加细胞内cAMP的含量，发挥正性肌力作用和血管舒张作用。氨力农和米力农的药理作用基本相似，但后者对PDE-Ⅲ的抑制作用较前者强10～20倍。CHF患者应用后心输出量增加，左心室充盈压和外周血管阻力降低，心肌耗氧量减少，且不伴心率加速和动脉血压降低等不良反应。

【临床应用】仅限于短期静脉滴注治疗急性心功能不全，尤其是对强心苷、利尿药和血管扩张药的联合治疗无效的患者。

【不良反应及注意事项】

1.本类药物长期口服不良反应发生率高，尤其是氨力农，可引起难以耐受的消化道不良反应、血小板减少、肝功能损害和心律失常等，甚至能增加CHF的死亡率。

2.孕妇、哺乳期妇女、儿童、肾功能不全者慎用。

第二节 减轻心脏负荷药

一、利尿药

利尿药可促进Na^+和水的排出，使心力衰竭患者的肺水肿和外周水肿在数小时或数天内得到消散，从而减轻心脏的负荷，有利于患者心功能的改善。首选利尿药是噻嗪类药物，必要时可选用强效髓袢利尿药呋塞米等。对轻度CHF，单独应用噻嗪类利尿药多能收到良好疗效；对中度心衰或单用噻嗪类疗效不佳者，可用袢利尿药或噻嗪类与留钾利尿药合用；对严重CHF、慢性心衰急性发作、急性肺水肿或全身浮肿者，噻嗪类药物常无效，宜静脉注射呋塞米。应用这类药物时应注意监测血钾浓度。保钾利尿药（如螺内酯）因可拮抗醛固酮的作用，又可减少钾的丢失，可与噻嗪类或其他袢利尿药合用。

二、血管扩张药

主要有钙拮抗药（如硝苯地平等）、α受体拮抗药（如酚妥拉明、哌唑嗪等）和直接松弛血管平滑肌的药物（如硝普钠、硝酸盐类、肼屈嗪等），他们通过舒张容量血管和阻力血管，降低心脏前、后负荷，使心搏出量增加。

1. 哌唑嗪　能扩张动静脉，减轻心脏前、后负荷，改善心功能，但容易产生耐受性，长期疗效并不优于安慰剂。

2. 硝普钠　为最常用的静脉滴注制剂。同时扩张小动脉和静脉，减轻心脏前、后负荷，迅速改善心功能，主要用于急性心肌梗死及高血压所致的CHF。

3. 硝酸酯类　主要扩张静脉和肺小动脉，对外周小动脉扩张作用较弱，减轻心脏前负荷，用药后可明显减轻患者呼吸急促和呼吸困难等症状。

4. 肼屈嗪　主要扩张小动脉，减轻心脏后负荷，增加心输出量，但容易引起反射性心率加快，长期单独应用难以持续有效。对外周血管阻力明显增高，心输出量明显减少的CHF患者效果较好。

5. 奈西立肽　通过与利钠肽A型和B型受体结合，触发细胞内第二信使环鸟苷酸激活，导致细胞内钙离子浓度降低，使平滑肌松弛，血管扩张，改善血流动力学，减少水钠潴留，改善心力衰竭的临床症状和预后。

第三节　其他药物

过去一直认为慢性心功能不全是一个血流动力学问题，而治疗则以强心、利尿和扩张血管为主。经多年基础与临床研究证实心力衰竭实际上是神经内分泌激活对心肌细胞的毒性作用。近年来，进一步完善为心肌重构（cardiac remodeling）理论，即一系列复杂的分子和细胞机制导致心肌结构、功能和表型变化，神经内分泌-细胞因子系统的激活，对心肌重构和心衰的发生起着重要作用，表现为心肌细胞肥大和非心肌细胞增生，伴有左心室形态结构的改变和机械功能的减退等；心肌损伤加重，又进一步激活神经内分泌-细胞因子。因此适时的阻断神经内分泌因素引起的心肌重构对改善心功能和治疗的预后有着十分积极的意义。神经内分泌拮抗药主要有：肾素—血管紧张素-醛固酮系统抑制药（血管紧张素转化酶抑制药、血管紧张素Ⅱ受体拮抗药、醛固酮拮抗药）和β受体阻断药等。

一、肾素—血管紧张素—醛固酮系统抑制药

（一）血管紧张素转化酶抑制药

血管紧张素转化酶抑制药（angiotensin converting enzyme inhibitors，ACEI）中，以卡托普利（captopril）为代表的ACEI治疗CHF已不仅限于其血管扩张作用，与一般血管扩张药相比，ACEI除可改善CHF患者的血流动力学及左心室功能，提高运动耐力，改善生活质量，还可逆转心室肥厚降低死亡率。目前在CHF的治疗中已显示出日益重要的地位。

【药理作用】血管紧张素Ⅱ（AngⅡ）通过激动血管紧张素Ⅱ受体（AT受体）不但可以收缩外周血管、促进醛固酮分泌，还可作为细胞生长因子引起心室重构（左室肥厚）和血管重构（管壁增厚）。ACEI通过阻止循环中及局部组织中血管紧张素Ⅱ的形成，而发挥着多种心血管效应。

1. 减轻和逆转心肌肥厚和心肌纤维化，从而改善心肌的收缩和舒张功能。

2. 扩张小动脉和静脉，减轻心脏前、后负荷，改善心功能，提高心输出量。

3. 通过有效降低血浆血管紧张素Ⅱ和醛固酮水平及降低血浆儿茶酚胺含量，有利于进一步降低心脏前、后负荷，消除钠水潴留，减轻心功能不全的症状和体征。

【临床应用】卡托普利优于一般的血管扩张药，但单独应用控制症状较差，主要用于顽固性心功能不全的治疗，常与利尿药或其他血管扩张药配伍。

（二）血管紧张素Ⅱ1受体拮抗药

血管紧张素Ⅱ1受体（AT$_1$受体）拮抗药（ARB）如氯沙坦（losartan）对AT$_1$受体有选择性阻断作用，长期用药能抑制左室心肌肥厚和血管壁增厚。与ACEI的不同之处是其拮抗作用更完全，因其对缓激肽途径无影响，不会引起咳嗽，不良反应较少。

（三）醛固酮拮抗药

CHF时血中的醛固酮水平可达正常的20倍以上，大量的醛固酮除了保钠排钾外，还有明显的促生长作用，引起心肌和血管的重构，加速CHF的恶化。醛固酮拮抗药螺内酯（spironolactone）可明显降低CHF的病死率，防止左心室肥厚时心肌间质纤维化。单用作用较弱，但与ACEI合用可同时降低血管紧张素Ⅱ及醛固酮水平，效果更佳。肾素-血管紧张素-醛固酮系统（RAAS）抑制药抗CHF的作用环节见图14-3-1。

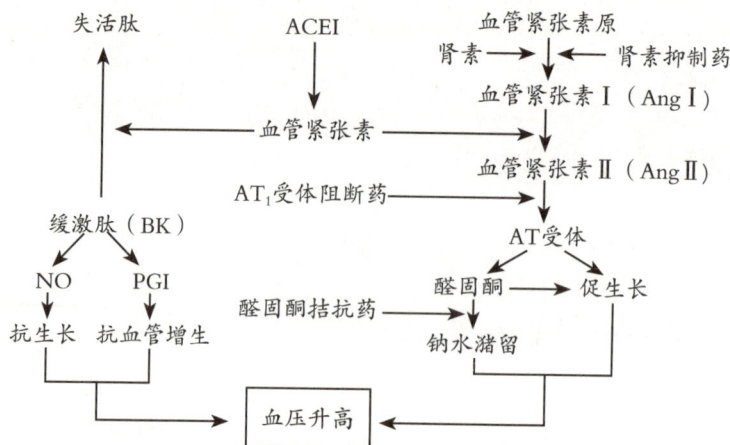

图14-3-1 肾素-血管紧张素-醛固酮系统（RAAS）抑制药抗CHF的作用环节

二、β受体阻断药

以往一直认为，β受体阻断药禁止用于慢性心功能不全的患者。但近年来经过大量的临床试验表明，β受体阻断药可以改善CHF的症状，改善患者的生活质量，降低死亡率且不良反应少，目前已被推荐为治疗慢性心功能不全的常规用药。本类药中常用的药物包括卡维地洛（carvedilol）、美托洛尔（metoprolol）、比索洛尔（bisoprolol），其中以卡维地洛的治疗效果最为显著。

【药理作用】

1.抑制肾素分泌　通过阻断肾小球β$_1$受体减少肾素释放，抑制RAAS系统，减轻心脏前、后负荷，同时防止并逆转由血浆血管紧张素Ⅱ和醛固酮介导的心肌和血管的重构。

2.抑制交感神经　CHF时心输出量下降，可通过代偿机制反射性激活交感神经，持续的交感神经亢进及血液循环中去甲肾上腺素和肾上腺素的增加可产生有害效应，导致心肌重构。长期使用可逆转慢性肾上腺素能神经系统激活介导的心肌重构。

3.保护心肌细胞　β受体阻断药能阻断心β$_1$受体，抑制心肌收缩性并减慢心率，并能减少由儿茶酚胺介导的Ca^{2+}内流，避免线粒体损伤，避免心肌坏死。

4.恢复受体的敏感性　上调心肌β受体的数目，恢复受体的敏感性（卡维地洛无），因为严重CHF时，心肌β$_1$受体密度下调，其数目可降低50%左右。

【临床应用】临床上主要用于轻、中度心力衰竭患者，包括扩张型心肌病、高血压性心脏病及缺血性心脏病等所导致的心力衰竭，尤其适用于缺血性CHF、扩张型心肌病。除非有禁忌证或不能耐受，否则需终生使用。急性心力衰竭或慢性心力衰竭急性恶化期禁用。

【不良反应及注意事项】从小剂量开始，长期用药（＞3个月），合并用药（利尿药、ACEI和地高辛）。严重心动过缓、传导阻滞、低血压、支气管哮喘者禁用。

第四节 用药护理

一、用药前护理

1. 用量用法

（1）强心苷类：强心苷用药剂量需个体化。根据患者年龄、体重、肾功能状态及临床并发症，做到用药剂量的个体化是预防强心苷中毒的关键。

1）全效量给药法：全效量给药法是强心苷传统用法，分为两个步骤，即在短时间内给予足量强心苷以达到充分疗效，此量称全效量或洋地黄化量；然后再给予维持量以保持疗效。该给药法又分为以下两种：①缓给法：适用于病情较缓的CHF患者，于3～4天达到全效量。地高辛首剂口服0.25～0.5mg，此后每6～8小时给0.25mg，至全效量1.25～1.5mg。也可口服洋地黄毒苷，每次0.1mg，每日3～4次，至全效量 0.8～1.2mg。②速给法：适用于病情较急，且2周内未用过强心苷者，24小时内给予全效量。如毒毛花苷K首剂0.125～0.25mg，加入50%葡萄糖注射液20～40mL稀释后缓慢静脉注射，2小时后再给予0.125mg至全效量0.25～0.5mg，以后用维持量。此种给药方法不良反应发生率较高，现对病情紧急者，也可选用安全有效的呋塞米和血管扩张药。

2）维持量给药法：对病情较轻者可采用此法，即每天给予地高辛维持量0.25～0.5mg，经4～5个半减期（6～7天）可在血中达到稳态血药浓度。其优点可明显降低过去全效量所引起的较高中毒发生率。

（2）利尿药：从小剂量开始使用，逐渐加大剂量直至尿量增加，体重每天减轻0.5～1.0kg为宜，体重的变化是监测利尿药效果的指标。

（3）血管扩张药：硝普钠静脉滴注2～3分钟发挥作用，停药后5～10分钟作用消失。用药从小剂量（10～20μg/分钟）开始，后酌情递增5～10μg/5～10分钟，直至症状缓解。奈西立肽首剂1.5～2μg/kg，一次静脉推注，再以0.0075～0.01μg/（kg·分钟）速度静脉滴注，一般静脉滴注时间不超过48小时。

（4）肾素—血管紧张素—醛固酮系统（RAAS）抑制药：卡托普利口服初始量每次6.25mg，每日2次，逐渐增至最大量每次50mg，每日3次；依那普利口服初始量每次2.5mg，每日1次，渐增至最大量每次20mg，每日2次。

（5）β受体阻断药：从小剂量开始，逐渐增加剂量至患者能耐受又不产生不良反应。根据患者不良反应，缓慢调整剂量。

2. 明确用药目的，评估患者一般情况：仔细询问病史，掌握患者的基本情况，记录患者的心率、心律、血压、尿量、体重及心电图等。

3. 应详细询问服药史，原则上2周内未用过慢效强心苷者，才能按常规给予，否则按具体情况调整用量。

4.指导患者严格按医嘱用药，告知患者药物可能出现的不良反应的症状，要求患者不可因漏服而自行补服或加倍补服，不可自行停药或随意加用其他药物。

5.指导患者将用药后的反应，主动、及时反馈给医护人员，提醒患者食含钾丰富、易消化的食物，少食多餐，避免过饱，勿用力大便，必要时使用缓泻药。

二、用药中护理

1.强心苷类静脉注射要缓慢，不能与其他药液混合注射，注射后1～2小时，密切观察患者的心功能状态。

2.强心苷类用药期间：①密切监测患者的心率、心律、血压、尿量、体重、心电图变化等，有条件应监测血药浓度；②及时发现诱发地高辛中毒的存在因素，如低血钾、低血镁、高血钙、缺氧等；避免联合使用胺碘酮、维拉帕米、普罗帕酮、奎尼丁等提高地高辛血药浓度的药物；③使用排钾利尿药应及时适量补钾；④晨4时左右CHF患者对地高辛敏感性最高，易发生中毒，应特别注意观察。

3.早产儿、新生儿对强心苷特别敏感，用药特别是"洋地黄化"时要十分小心。

4.氨力农和米力农静脉注射液不能用含右旋糖酐或葡萄糖的溶液稀释。

5.硝普钠具有较强的降压作用，用药期间药密切监测血压，停药应逐渐减量。疗程一般不超过72小时；长期用药可引起氰化物中毒，合并肾功能不全患者尤其药谨慎。

6.硝普钠配制好的液体放置不可超过12小时，应避光滴注，有条件时可用输液泵控制滴速。

7.β受体阻断药用药期间严密监测患者的呼吸、脉搏、血压、心率、尿量、水肿程度、末梢循环等情况，使用前每次要测心率，心率降至55～60次/分的剂量为使用的目标剂量或最大耐受量。当心率低于55次/分或伴有眩晕等症状时，应减量或停药。

三、用药后护理

1.注意监测患者血压、心率变化，密切观察有无不良反应。若出现严重不良反应如剧烈头疼、心慌、血压下降或晕厥等，应立刻报告医生。

2.强心苷类药物应用时，注意患者是否出现呕吐、视觉障碍、心悸等中毒先兆。当出现室性期前收缩或心率突然低于60次/分等体征，应立即停药并及时报告医生，一旦确诊中毒，配合医生做出正确处理。

3.对药物疗效做出评价。

案例回顾

　　本章案例提示大家，心脏患者输液过快会导致循环血容量急剧增加，使患者的心脏负担加重，从而引起急性肺水肿的发生。希望通过本章节药物的学习，能加深同学们对此类病症和用药的认识，在输液的时候一定要注意控制好速度，不能过急过多，一旦发生因输液过多过快引起的急性肺水肿，立即报告医师，对症处理。

第十五章
抗心律失常药

章前引言

　　心律失常是指心脏冲动的节律、频率、起源部位、传导速度或激动次序的异常。其原因包括窦房结激动异常或激动产生于窦房结以外，激动的传导缓慢/阻滞或经异常通道传导，即心脏活动的起源和（或）传导障碍导致心脏搏动的频率和（或）节律异常。心律失常是心血管疾病中的重要的一组疾病，它可以单独发作，也可以与其他心血管病伴发，可以持续发作累及心脏功能衰竭，也可以突然发作导致猝死。心律失常按原理可分为冲动形成异常和冲动传导异常，按发生时心率的快慢分为缓慢型心率失常（如心动过缓、各种传导阻滞等）和快速型心率失常（如各种期前收缩、窦性或异位的心动过速、心房和心室的扑动或颤动等）。

　　药物一直是防治快速型心律失常的主要手段，奎尼丁（quinidine）的应用已有百年，普鲁卡因胺（procainamide）的应用也有50年的历史，随着利多卡因（lidocaine）、普罗帕酮（propafenone）等的使用，使Ⅰ类药物的发展到了顶峰，但人们逐渐注意到应用这些药物的风险很高，患者的死亡率并未降低，并开始注意Ⅲ类药物（如胺碘酮）的发展使用，但严重的不良反应仍限制了药物的使用范围，这也促进了器械和消融手段在室上性和室性心律失常的蓬勃发展。

学习目标

1.理解抗心律失常药的用药监护。

2.识记利多卡因、苯妥英钠、普萘洛尔、胺碘酮和维拉帕米的应用、不良反应。

3.学会抗心律失常药的基本电生理作用和药物的分类。

思政目标

抗心律失常药物，大部分具有致心律失常作用和其他不良反应，通过学习抗心律失常药物的药理知识及临床应用，让学生充分了解抗心律失常药物发挥作用的机制，培养学生具有细致观察、反应敏捷、有条不紊的工作作风；慎独、严谨求实的工作态度；在临床工作过程中减轻患者痛苦，将社会的关爱、医（护）患关系的和谐，体现到自己的护理过程之中。

案例导入

患者，男，58岁，胸闷1周，自测脉搏有时达每分钟160次，到当地医院就诊，开了美托洛尔片，每次50mg，每日2次，效果不佳。遂到医院治疗，诊断：阵发性室上性心动过速（PVST），给予维拉帕米10mg加5%葡萄糖20mL，于10分钟内缓慢静脉滴注，每隔15分钟重复1次，症状得到控制。

思考题

请对上述病例进行分析。能否将美托洛尔和维拉帕米合用治疗PVST？

第一节　抗心律失常药物的电生理学基础

一、心肌细胞膜电位与离子转运

心肌细胞的静息膜电位，膜内负于膜外约$-90mV$，处于极化状态。心肌细胞兴奋时，发生除极和复极，形成动作电位。它分为五个时相。0相为除极期，是Na^+快速内流所致。1相为快速复极初期，由K^+短暂外流所致。2相为平台期或缓慢复极期，由Ca^{2+}及少量Na^+经慢通道内流与K^+外流所致。3相为快速复极末期，由大量K^+外流所致，膜电位恢复到除极前水平。0相至3相的时程合称为动作电位时程（action potential duration，APD）。4相为静息期或自动除极期，对非自律细胞，此期通过泵的活动将离子恢复到静息状态的浓度，称为静息期。对自律细胞，此期膜对K^+的通透性逐渐降低而保持着少量稳定的钠或钙离子内流，称为自动除极期。

二、心肌电生理特性

心肌电生理特性表现如下。

1.自律性　自律细胞从最大舒张电位通过自动除极，达到阈电位后激发动作电位的特性称为自律性。自律性主要取决于：①自律细胞的4相自动除极速度，凡能在快反应细胞第4相抑制Na^+内流或促进K^+外流，或在慢反应细胞抑制Ca^{2+}内流，均能使自律性降低；②舒张期最大电位水平绝对值小，接近阈电位，自律性高，反之就低；③阈电位水平下移，自律性升高，反之降低。

2.膜反应性和传导性　反应性是指膜电位水平与其所激发的0相上升最大速率之间的关系。一般，膜电位负值大，0相上升速度就快，动作电位振幅大，传导速度就快；反之，则传导减慢。因此，凡能抑制快反应细胞0相Na^+内流或慢反应细胞0相Ca^{2+}内流，均可使传导减慢。

3.兴奋性和有效不应期　复极过程中膜电位恢复到$-60\sim-50mV$时，细胞才对刺激发生可扩布的动作电位。从除极开始到这以前的一段时间即为有效不应期（effective refractory period，ERP），它反映快钠通道恢复有效开放所需的最短时间。其时间长短一般与APD的长短变化相应，但程度可有不同。在一个APD中，ERP数值大，就意味着心肌不起反应的时间延长，不易发生快速型心律失常。心肌细胞膜电位与离子转运示意图，见图15-1-1。

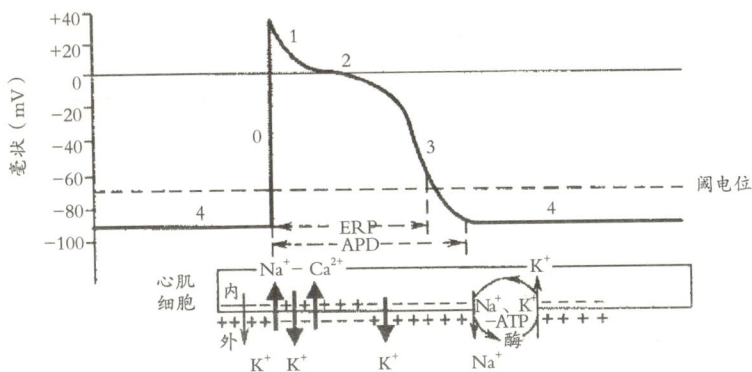

ERP：有效不应期；APD：动作电位时程

图15-1-1　心肌细胞膜电位与离子转运示意图

第二节　心律失常的异常电生理与抗心律失常药的作用

一、冲动起源异常

1. 自律性增高　自律细胞4相自动除极速率加快、最大舒张电位减小、阈电位下移都会使冲动形成增多，引起快速型心律失常。

2. 后除极　后除极是在一个动作电位中继0相除极后所发生的除极，容易引起异常冲动发放，导致心律失常，后除极分早后除极与迟后除极两种。

二、冲动传导异常

1. 单纯性传导障碍　包括传导减慢、单向传导阻滞等。图15-2-1为浦肯野纤维末梢正常冲动传导及折返形成示意图。

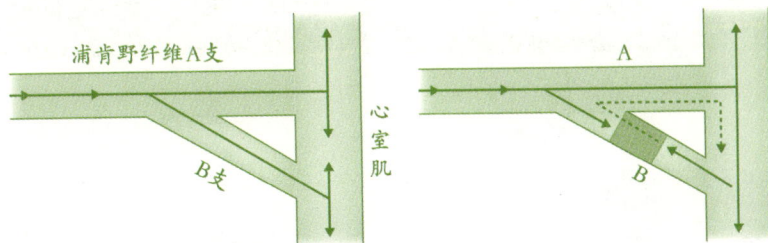

（1）浦肯野纤维末梢正常冲动传导　　　（2）单向阻滞和折返形成

图 15-2-1　心肌细胞膜电位与离子转运示意图

2.折返激动　折返激动指冲动经传导通路折回原处而反复运行的现象。如图15-2-1所示，正常时浦肯野纤维AB与AC两支同时传导冲动到达心室肌BC，激发除极与收缩，而后冲动在BC段内各自消失在对方的不应期中。在病变条件下，如AC支发生单向传导阻滞，冲动不能下传，只能沿AB支经BC段而逆行至AC支，在此得以逆行通过单向阻滞区而折回至AB支，然后冲动继续沿上述通路运行，形成折返。这样，一个冲动就会反复多次激活心肌，引起快速型心律失常。单次折返引起一次早搏，连续折返可引起阵发性心动过速、扑动或颤动。

三、抗心律失常药的基本作用

抗心律失常药物主要作用于心肌电生理过程，通过影响心肌细胞膜离子通道，干扰Na^+、Ca^{2+}、K^+等离子的转运，从而改变细胞膜的电生理状态，抑制异常冲动的形成或传导，发挥抗心律失常作用。

（一）降低自律性

通过抑制快反应细胞4相Na^+内流或慢反应细胞4相Ca^{2+}内流降低自律性，普鲁卡因胺、维拉帕米等可以通过降低4相自动除极速度而使自律性降低，利多卡因可通过促进K^+外流，增大最大舒张电位，使其远离阈电位而降低自律性。

（二）影响传导性，减少或取消折返激动

利多卡因和苯妥英钠可促进K^+外流，加大膜电位负值，加快0相除极而加快传导，可消除单向传导阻滞而消除折返，而奎尼丁等能抑制Na^+内流，减慢0相除极速率而减慢传导，变单向阻滞为双向阻滞，而终止或取消折返。

（三）改变 ERP 和 APD

奎尼丁等能抑制Na^+内流，使APD和ERP均延长，延长ERP更明显，呈现绝对延长ERP而取消折返；而利多卡因等则促进K^+外流，抑制Na^+内流，缩短APD和ERP，但缩短APD更明显，起到相对延长ERP作用而消除单向折返。

第三节　常用抗心律失常药

根据药物对离子转运及电生理作用，将抗心律失常药分为四类（表15-3-1）。

表15-3-1 抗心律失常药分类

分类	常用药物
Ⅰ类 钠通道阻滞药	
Ⅰ_a类 适度阻滞钠内流	奎尼丁、普鲁卡因胺、丙吡胺
Ⅰ_b类 轻度阻滞钠内流	利多卡因、苯妥英钠、美西律、莫雷西嗪
Ⅰ_c类 重度阻滞钠内流	普罗帕酮、恩卡尼、芬卡尼、氟卡尼
Ⅱ类 β受体阻断药	普萘洛尔、美托洛尔、阿替洛尔
Ⅲ类 延长APD药	胺碘酮、伊布利特
Ⅳ类 钙拮抗药	维拉帕米、地尔硫草

一、Ⅰ类钠通道阻滞药

（一）Ⅰ$_a$类药物

本类药适度阻滞钠通道，减少除极时Na^+内流，抑制0相上升速率和幅度，减慢传导，也能抑制自律细胞4相Na^+内流，减慢舒张期自动除极化速率而降低自律性，还能阻滞K^+外流，延长ERP和APD，呈现绝对延长ERP，本类药物有奎尼丁、普鲁卡因胺及丙吡胺等。

奎尼丁

奎尼丁（quinidine）又称异奎宁、异性金鸡纳碱，是从金鸡纳树皮中分离出的一种生物碱为奎宁的右旋体，1918年发现该药具有抗心律失常作用。

【药理作用】

1.降低自律性　抑制4相Na^+内流，降低心房、心室和浦氏纤维的自律性，抑制异位起搏点而对窦房结基本无影响。

2.减慢传导　抑制心房肌、心室肌和浦氏纤维的0相上升速率和振幅而减慢传导。该作用可使单向阻滞变为双向阻滞而取消折返。

3.延长ERP　抑制复极3相K^+外流，并延长钠通道失活后重新开放时间，而延长复极过程。从而使心房、心室及浦氏纤维的APD和ERP延长，但延长ERP更明显，可消除折返激动。

4.抗胆碱作用　有抗迷走神经效应，能对抗迷走神经、缩短心房不应期的作用而延长心房ERP，故对心房颤动疗效好，可恢复窦性心律。但奎尼丁的抗胆碱作用却解除迷走神经对房室结的抑制而加快房室结传导，使心室率加快。另外，奎尼丁有α受体阻断作用和轻度减弱心肌收缩力作用。故可使血管扩张，血压下降。

【临床应用】广谱抗心律失常药，用于房性、室性及房室结性心律失常。对心房扑动、心房颤动目前多采用电转律术，转律后可用奎尼丁维持窦性节律。预激综合征时，奎尼丁可终止室性心动过速发作。由于本品不良反应多，故一般不作一线药物应用。

【不良反应】

1. 金鸡纳反应　头痛、眩晕、恶心、呕吐、视力模糊、耳鸣、耳聋等。

2. 过敏反应　药热、皮疹、血管神经性水肿、血小板减少、粒细胞缺乏等。

3. 心脏毒性　治疗浓度时即可抑制心室内传导，高浓度时可致窦房传导阻滞、房室传导阻滞及室性心动过速等。故治疗心房扑动、心房颤动时宜先用钙通道阻滞剂或强心苷抑制房室结传导，防止心室率过快。个别患者可发生"奎尼丁晕厥"（quinidine syncope），表现为意识丧失、四肢抽搐、呼吸停止，出现室性心动过速、心室颤动而死亡。发作时可进行人工呼吸、心脏按压、电除颤等措施，可用异丙肾上腺素改善传导，静脉滴注乳酸钠碱化血液，促进药物与血浆蛋白结合，促进K^+进入细胞内而降低其毒性。

【注意事项】

1. 肝药酶诱导剂苯巴比妥、苯妥英钠、利福平等与本品合用，加快本品代谢，使奎尼丁药效减弱或失效。相反，肝药酶抑制剂氯霉素、西咪替丁等则增强其作用和毒性。

2. 本品与地高辛等强心苷类配伍时，可从组织结合处置换出地高辛，并减少其肾排泄，而使地高辛血药浓度升高1倍以上。故配伍时，应减少地高辛用量30%～50%。

3. 本品与硝酸甘油、扩血管药或降压药配伍，可明显增强后者的降压作用。

4. 本品与胺碘酮、索他洛尔、普鲁卡因胺、三环类抗抑郁剂配伍时可明显延长QT间期，应特别谨慎，最好避免配伍。

普鲁卡因胺

【药理作用】普鲁卡因胺（procainamide，奴佛卡因胺，普鲁卡因酰胺）与奎尼丁相似但较弱，降低自律性，减慢传导，延长APD和ERP，有抗胆碱作用，但无α受体阻断作用和减弱心肌收缩力作用。其活性代谢物N-乙酰卡尼的半减期长，也具有抗心律失常作用，具有一定临床意义。

【临床应用】与奎尼丁相同，常用于室性期前收缩、室性心动过速、房性期前收缩等，但对心房扑动、心房颤动效差。

【不良反应及注意事项】

1. 过敏、皮疹、药热、粒细胞减少，10%～20%患者出现红斑性狼疮样综合征。

2. 大剂量时可发生窦性停搏，房室阻滞，甚至心室颤动。禁用于严重心衰、完全性房室传导阻滞、束支传导阻滞或肝肾功能严重损害者。用药期间连续监测血压和心电图变化。

（二）Ⅰb类药物

本类药物轻度阻滞钠通道，轻度降低0相上升速率和幅度，减慢传导，在特定条件下甚至可加快或改善传导；也抑制4相Na^+内流，同时还能促进4相K^+外流，减慢舒张期自动除极化速率而降低异位自律细胞的自律性；还能促进3相K^+外流，缩短APD和ERP，但缩短APD更明显，仍使ERP/APD比值较前增大，相对延长不应期，消除折返。

利多卡因

利多卡因（lidocaine）作为局部麻醉药于1943年合成，1963年用于治疗心律失常，属窄谱抗心律失常药，广泛用于治疗危及生命的室性心律失常。

【药理作用】利多卡因选择性作用于浦氏纤维，抑制Na^+内流，促进K^+外流，对心房几乎无作用。

1.降低自律性　轻度促进4相K^+外流并轻度抑制Na^+内流，减小动作电位4相除极率，提高兴奋阈值，降低自律性，提高心室致颤阈值。

2.改变传导　治疗量时对正常传导速度无明显影响。在心肌缺血部位抑制0相Na^+内流，使单向传导阻滞变为双向传导阻滞而消除折返。对血K^+降低或因受损而部分除极的心肌，本品促进K^+外流，使静息膜电位负值增大，0相除极速率加快，加快受损组织的传导，使其恢复正常传导速度，从而消除单向传导阻滞和折返。

3.相对延长　ERP促进复极3相K^+外流，使复极速度加快，缩短APD和ERP，但缩短APD更显著，故相对延长ERP，减少或消除折返。

【临床应用】是目前治疗室性心律失常的首选药物，包括急性心肌梗死、心脏手术及强心苷中毒所致的室性期前收缩、室性心动过速和心室颤动等。早期用于心肌梗死者可防止心室颤动的发生。也可用作电击复律后预防心室颤动。对室上性心律失常疗效差。

【不良反应】不良反应少而轻，静脉滴注输注过快可见嗜睡、眩晕、视力模糊，大剂量可引起呼吸抑制、房室阻滞、血压下降等。

【注意事项】

1.治疗心律失常静脉滴注时需选用专供心律失常用的利多卡因注射液，而不能用供局部麻醉用的注射液，因后者内含防腐剂和肾上腺素。

2.低血钾时心肌细胞膜对K^+的通透性降低，可减弱本品的疗效，故此时应先补钾。

3.用药期间观察患者心率、血压和意识状态，严重房室传导阻滞、癫痫患者禁用。

苯妥英钠

苯妥英钠（pHenytoin sodium，大仑丁）除有抗癫痫作用外，还有抗心律失常作用。对心脏的作用与利多卡因相似，亦仅作用于浦氏纤维，促进浦氏纤维4相K^+外流，增大最大舒张电位（负值），减慢舒张期自动除极速率而降低自律性。治疗量不影响窦房结，大剂量时也抑制窦房结。正常血K^+时，小剂量苯妥英钠对传导无明显影响，大剂量则减慢传导。低血钾时小剂量本品即可加快传导，消除单向阻滞。是治疗强心苷中毒所致各种快速型心律失常的首选药物。

美西律

美西律（mexiletine，慢心律）与利多卡因相似，抑制Na^+内流，促进K^+外流，降低自律性，减慢传导，相对延长ERP，消除折返。口服吸收迅速、完全，作用持续8小时。用于各种原因所致的室性心律失常，如室性期前收缩、室性心动过速、心室颤动等，特别对心肌梗死后急性室性心律失常有效。不良反应主要有消化道刺激症状如恶心、呕吐等，中枢神经系统症状如头痛、眩晕、眼球震颤、视力模糊、共济失调、意识障碍和抽搐等，大剂量长期可致低血压、心动过缓、窦性停搏、传导阻滞等。

（三）Ⅰ$_c$类药物

本类药物为重度钠通道阻滞药。能选择性作用于浦氏纤维，抑制异位起搏细胞4相Na^+内流，减慢舒张期自动除极化速率，降低自律性；抑制0相Na^+内流，降低0相除极上升速率和振幅，明显减慢传导；对复极过程影响很少。

普罗帕酮

普罗帕酮（propafenone）又称心律平，为高效广谱抗心律失常药。

【药理作用】具有降低自律性、减慢传导、延长APD和ERP作用。由于化学结构与普萘洛尔相似，可轻度阻断β受体，并有一定的钙通道阻滞作用（仅为维拉帕米1/100）。

【临床应用】口服用于防治室性或室上性期前收缩。静脉注射可中止阵发性室性或室上性心动过速和预激综合征伴室上性心动过速以及电转复律后的心室颤动发作等。

【不良反应与注意事项】不良反应较少，可出现消化道刺激症状，如恶心、呕吐、便秘、口干、舌唇麻木；还有头痛、头晕、视物模糊、精神障碍、失眠、手指震颤、癫痫发作等中枢症状。严重可致心律失常，如窦性停搏、传导阻滞，可诱发急性左心衰竭或心源性休克。严重房室传导阻滞禁用，心肌严重损害、妊娠及哺乳期慎用。

氟卡尼

氟卡尼（flecainide，氟卡胺、氟卡律）与普罗帕酮相似，属广谱抗快速心律失常药。可显著抑制室内传导，降低自律性，延长ERP。适用于室上性心动过速，房室结或房室折返心动过速，心房颤动，儿童顽固性交界性心动过速及伴有应激综合征者。对其他抗心律失常药无效的患者，氟卡尼常有效。不良反应较轻，有头昏、嗜睡、头痛、头晕、感觉异常、神经过敏、手指震颤等；低血压、心动过缓、心力衰竭，并有致快速型心律失常作用。禁用于重度传导阻滞及心源性休克患者。

二、β受体阻断药

本类药物主要阻断心脏β受体，抑制自律细胞4相除极，而降低自律性。也能阻断钠通道，促进钾通道、缩短复极过程，相对延长ERP。还能减慢0相上升速率而减慢传导。如普萘洛尔、阿替洛尔、美托洛尔等。

普萘洛尔

普萘洛尔（propranolol）主要用于室上性心律失常包括心房颤动、扑动及阵发性室上性心动过速，常与强心苷合用以控制心室频率。对由交感神经兴奋性过高、甲状腺功能亢进及嗜铬细胞瘤等引发的窦性心动过速疗效最好。心肌梗死患者长期应用本品，可减少心律失常的发生，缩小梗死范围，降低死亡率。不良反应主要有窦性心动过缓、房室传导阻滞、低血压、心力衰竭等。对有病态窦房结综合征、房室传导阻滞、支气管哮喘或慢性肺部疾患者禁用。长期使用后，对脂肪及糖代谢可产生不良影响，应慎用于高脂血症及糖尿病患者。长期用药后，突然停用可能引起反跳现象。

三、延长动作电位时程药

本类药物能选择性延长所有心肌组织（窦房结、心房、房室结、心室、浦氏纤维）的APD和ERP，降低自律性，减慢传导，对多种心律失常具有较好疗效。

胺碘酮

胺碘酮（amiodarone，乙胺碘呋酮）的结构与甲状腺素类似，其中含有两个碘原子，占分子量的37.2%。口服吸收缓慢，生物利用度40%～50%，连续服药4～7天才起效，半减期为40天，故停药后仍可维持疗效达1个月左右。

【药理作用】

1.降低自律性　阻止4相Na^+内流和Ca^{2+}内流而抑制4相自动除极速率，降低窦房节、房室结和浦氏纤维的自律性。

2.减慢传导　减慢房室结和浦氏纤维0相Na^+内流，减慢传导，心室内传导也减慢，但对心房肌的传导无明显影响。

3.延长ERP　阻滞钠通道和钾通道，抑制Na^+内流和K^+外流，延长窦房结、心房肌、心室肌、房室结及浦氏纤维的APD和ERP，消除折返，作用明显强于其他抗心律失常药。

【临床应用】胺碘酮是长效广谱抗心律失常药，可用于各种室上性和室性心律失常，如用于心房颤动、心房扑动、阵发性室上性心动过速可恢复及维持窦性节律，对危及生命的室性心动过速及心室颤动可采用静脉注射给药。

【不良反应及注意事项】

1.口服时较少出现心血管反应，静脉注射过快可致心动过缓、房室传导阻滞、低血压等。

2.因含碘元素，长期服用可引起甲状腺功能亢进或低下。

3.胃肠道症状如食欲减退、恶心、呕吐、便秘等。

4.因少量药物自泪腺排出，故在角膜可有褐色微粒沉着，一般并不影响视力，停药后可自行恢复。

5.最为严重的是偶致间质性肺炎，形成肺纤维化，有致死报道，一旦发现应立即停药。

6.长期服用者应定期测肺功能，做肺部X线检查，监测血清T3、T4。心动过缓、房室传导阻滞、甲状腺功能紊乱及碘过敏者禁用。

伊布利特

伊布利特具有延长复极作用，可阻滞钾离子外流，具有独特的加速钠离子内流作用。可轻度减慢窦性节律，对房室传导和QRS间期作用轻微，但可延长QT间期。可用于中止心房扑动、心房纤颤的发作，不宜用于预防反复发作或阵发性房颤。

四、钙拮抗药

本类药通过阻滞钙通道而发挥抗心律失常效应，其电生理效应主要是抑制依赖于钙的动作电位，延长APD和ERP而取消折返，同时减慢房室结的传导速度，并能降低慢反应细胞的自律性。

维拉帕米

【药理作用】维拉帕米（verapamil，异搏定）可以阻滞心肌细胞膜钙通道，减少Ca^{2+}内流，抑制自律性细胞4相自动除极速率而降低自律性；减慢房室结传导而消除折返；延长房室结ERP。也可阻滞血管平滑肌细胞膜钙通道，减少Ca^{2+}内流，松弛血管平滑肌，扩张冠脉和外周血管。又加上心率减慢，心收缩力减弱，而使心输出量减少，故血压下降。

【临床应用】维拉帕米静脉注射治疗阵发性室上性心动过速疗效佳，能使80%以上患者转为窦性节律，可作首选药物应用。治疗心房颤动或扑动则能减少室性频率。对急性心肌梗死、心肌缺血及强心苷中毒的室性早搏有效。

【不良反应及注意事项】不良反应主要有便秘、腹胀、头痛、瘙痒等。静脉注射过快或过量可引起血压下降、心脏停搏，故应稀释后缓慢注射。心功能不全、Ⅱ度房室传导阻滞、Ⅲ度房室传导阻滞、心源性休克患者禁用，老年人、肾功能低下者慎用或减量使用。因可能会导致严重的房室传导阻滞，维拉帕米应避免与β受体阻断剂、地高辛等合用。

第四节　抗快速型心律失常药物的应用原则

1.明确病情了解患者心律失常的性质及严重程度，寻找心律失常的病因和诱因，有诱因者应去除。出现症状时嘱患者安静勿躁，保持心情舒畅。

2.严格按医嘱给药口服用药需按时按量，静脉用药应稀释后缓慢注射，同时监测用药后患者的心率、心律、脉搏、血压、呼吸和心电图，判断疗效和药物的不良反应。

3.注意药物相互作用和用药禁忌证药物相互作用可引起严重不良反应，如β受体阻断药和钙通道阻滞药合用会引起严重的心脏抑制。房室传导阻滞者禁用β受体阻断药、钙通道阻滞药，红斑狼疮样综合征者勿用普鲁卡因胺。

4.抗心律失常药的基本作用是通过纠正心肌电生理紊乱，降低心肌细胞自律性，改变传导速度、延长或相对延长有效不应期等恢复正常窦性节律而达到治疗目的。临床常用的抗心律失常药有四类：钠通道阻滞药、β肾上腺素受体阻断药、延长动作电位时程药、钙通道阻滞药。治疗时应根据不同的心律失常类型选择合适的药物。抗心律失常药可以治疗心律失常，但应用不当也可导致心律失常，故应严格按医嘱用药，口服用药需按时按量，静脉用药应稀释后缓慢注射，同时监测患者的心率、心律、脉搏、血压、呼吸、心电图和意识状态。

第五节　用药护理

抗心律失常药物，大部分具有致心律失常作用和其他不良反应。用药时，应掌握用药剂量、时间和方法，药物浓度过高、速度过快容易出现不良反应；浓度太低、速度太慢又达不到最佳治疗效果，应严密观察，注意患者的个体差异，找出适合个体的最佳治疗方案。

一、用药前护理

1.用量用法　①奎尼丁：首次口服0.2g，观察1小时，如无不良反应，次日改为每2小时0.2g，共服5次。②普鲁卡因胺：口服每次0.5～0.75g，每日3～4次，心律正常后逐渐减到每次0.25g，每日2～6次。极量：每次1g，每日3g。③丙吡胺：口服100～200mg，每日4次。④利多卡因：静脉注射，每次50～100mg或1～1.5mg/kg，如5～10分钟内无效，再重复注射1次，但静脉注射累积药量不应超过300mg。见效后可改为每分钟1～4mg静脉滴注。⑤苯妥英钠：口服每次0.1～0.2g，每日2～3次。极量：每次0.3g，每日1.0g。静脉注射：每次100mg，以后每10～15分钟重复1次，直到心律失常得到控制。总量不超过每日1g。静脉滴注：按用量药物溶于5%葡萄糖溶液100mL滴注，每日量不超过1g。⑥氟卡尼：口服每次100mg，每日2次，然后每隔4日每次增加50mg，最大剂量每次200mg，每日2次。静脉滴注：2mg/kg于15分钟内滴完，维持量每小时0.15～0.25mg/kg。⑦胺碘酮：口服每次200mg，每日3次，1周后改为每次0.2g，每日1～2次或每次0.1g，每日3次。维持量每日0.1～0.2g。长期用于心房颤动时，可每周服药5天，停2天。静脉注射：5～10mg/kg，用葡萄糖溶液或注射用水稀释后于20分钟注完。静脉滴注：每分钟0.5～1.0mg的速度滴注，24小时总量不超过20mg/kg。

⑧维拉帕米：口服40～80mg，每日3～4次，维持量40mg，每日3次。静脉滴注：5～10mg加5%葡萄糖溶液20mL，于10分钟内缓慢静脉滴注。

2.明确用药目的，评估患者一般情况：心率、心律、血压、心电图、血钾等情况，询问是否有高脂、高盐的饮食习惯，是否有吸烟史。

3.询问患者用药史及药物过敏史：发病前是否用过治疗心律失常的药物以及所用药物名称、剂量、用药时间、疗效及不良反应的情况。有无过敏史。

4.护士应告知患者，服药期间注意事项，可能出现的不良反应及自我监测方法，要求患者及时告知医务人员用药后的不适症状；指导患者合理安排休息与活动。

5.指导患者正确使用药物，如若患者是第一次用抗心律失常药，在药效高峰期间应避免下床，以防引起体位性低血压。

6.奎尼丁每次服药前要检查血压、心率和心律，记录心电图，避免低血钾。

二、用药中护理

1.对头晕、黑蒙患者尤应注意卧床休息，避免突然更换体位，防跌倒、防坠床。严密监护，注意患者病情有无反复，同时做好患者的心理护理，安抚患者情绪，对于危及生命的心律失常应床旁备好除颤仪及其他抢救器材、药物，随时做好抢救准备。

2.利多卡因静脉推注速度不宜过快，应密切监测患者心电图和血压，如心电图出现P-R间期明显延长，QRS波明显变宽，应立即停药。眼球震颤是中毒的早期信号。

3.普鲁卡因胺用药期间连续监测血压和心电图变化。

三、用药后护理

1.发现心电图异常、血压下降，及时告知医师，嘱患者卧床休息，避免突然变换体位，防坠床、防跌倒，做好患者基础护理与生活护理。

2.抗心律失常药用量过大时，均有可能诱发缓慢型心律失常，如传导阻滞，甚至窦性停搏。

3.普鲁卡因胺长期应用或发生红斑狼疮样综合征，用药超过2周应进行抗核抗体试验，有系统红斑狼疮者禁用。

4.静脉使用胺碘酮后，应做好详细的护理记录。

5.对药物疗效做出评价。

案例回顾

　　本章案例提示大家，抗心律失常的药物大多需长期服用，要在临床医生的指导下选用。联合应用时需注意药物的不良反应，并在医师建议下调整药物的剂量。希望通过本章节药物的学习，能加深同学们对此类病症和用药的认识，能熟练掌握用药的禁忌情况，精确、及时治疗病症的同时，避免滥用、乱用药物。

第十六章
抗心绞痛药

章前引言

　　心绞痛是因冠状动脉供血不足引起的心肌急剧、暂时缺血与缺氧综合征，其典型临床表现为阵发性胸骨后压榨性疼痛，可放射至心前区和左上肢，是冠状动脉粥样硬化性心脏病（冠心病）的常见症状，若不及时救治可发展为急性心肌梗死。心绞痛有3种类型：①稳定性心绞痛：患者有冠状动脉粥样硬化，常在情绪激动、劳累、寒冷等心肌需氧量增加的情况下发生。经休息或舌下含服硝酸甘油后缓解。②不稳定性心绞痛：包括初发型、恶化型、自发性心绞痛，可恶化导致心肌梗死、猝死，也可逐渐转变为稳定性心绞痛。其发病与冠状动脉硬化斑块改变、冠状动脉血管张力增高、血小板凝聚、血栓形成等有关。③变异性心绞痛：由冠状动脉痉挛所引起，常在夜间或休息时发展作，症状较重，持续时间较长。

　　心绞痛的主要病理生理机制是心肌需氧与供氧的平衡失调，导致心肌暂时性缺血缺氧，代谢产物（乳酸、丙酮酸、组胺等）聚积心肌组织，刺激心肌自主神经传入纤维引起疼痛。抗心绞痛药主要通过减少心肌工作（减慢心率、降低心室壁张力、减弱心肌收缩力）及减少心肌耗氧量或扩张冠状动脉增加心肌供血供氧，从而达到治疗目的。目前临床上常用的抗心绞痛药物有硝酸酯类、β受体阻断药及钙通道阻滞药等。

学习目标

1.理解硝酸酯类、β受体阻断药及钙通道阻滞药抗心绞痛的药理作用、作用原理、临床用途及主要不良反应。

2.识记硝酸酯类与β受体阻断药联合治疗心绞痛的意义。

3.识记药物主要不良反应与用药护理的对应关系。

4.学会药物治疗疾病过程中，对不同的药物反应从哪些方面去观察。

思政目标

培养学生如何运用学习到知识与技能，在临床工作过程中减轻或解除患者痛苦，将社会的关爱、医（护）患关系的和谐，体现到自己的护理过程之中。

案例导入

患者，女，65岁，冠心病史5年。1小时前因琐事与邻居争吵过程中，突然胸骨后绞痛，家属紧急拨打"120"就诊。接诊医生立即给予硝酸甘油0.5mg，舌下含化；普萘洛尔10mg，口服。用药后胸痛缓解，但出现面色潮红、头胀痛、头部波动感等症状。

思考题

为什么硝酸甘油与普萘洛尔常联合应用？

第一节　硝酸酯类药

硝酸酯类为抗心绞痛的常用药物，有短效作用的硝酸甘油和长效作用的硝酸异山梨酯（消心痛）、单硝酸异山梨酯等。

硝酸甘油

硝酸甘油（nitroglycerin）是硝酸酯类的代表药，用于抗心绞痛已有一百多年的历史，由于具有起效快、疗效肯定、使用经济、方便等优点，至今仍是抗心绞痛最常用的药物。

【药理作用】硝酸甘油的基本作用是松弛平滑肌，尤其对血管平滑肌的作用最明显。

1.降低心肌耗氧量　小剂量的硝酸甘油即可明显扩张静脉血管，特别是较大的静脉血管，使回心血量减少，降低了心脏的前负荷，使心腔容积变小，心室壁张力降低，心肌耗氧量减少。稍大剂量的硝酸甘油也可显著舒张动脉血管，特别是较大的动脉血管，使外周阻力降低，心脏后负荷减轻，从而降低了左室内压。

2.扩张冠状动脉，增加缺血区的血液灌注　硝酸甘油选择性扩张较大的心外膜血管、输送血管和侧支血管，尤其在冠状动脉痉挛时更为明显，而对阻力血管作用弱。当冠状动脉因粥样硬化或痉挛而发生狭窄时，缺血区的阻力血管因缺氧舒张状态而阻力降低。这样，非缺血区阻力就比缺血区大，应用硝酸甘油后，将使血流从非缺血区的输送血管经侧支血管流向缺血区，增加缺血区的血液供应（图16-1-1）。

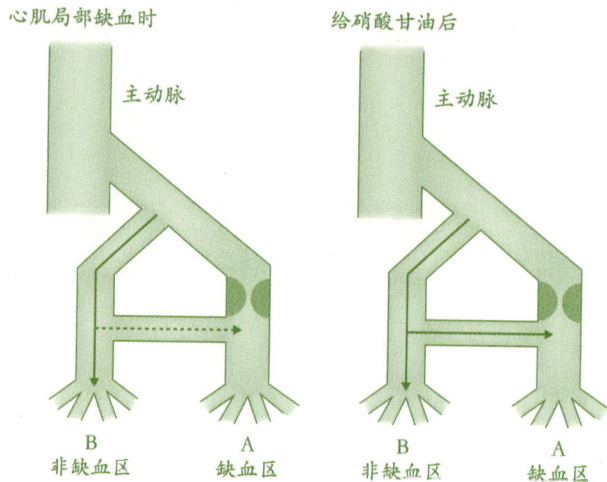

心肌局部缺血时　　　　　给硝酸甘油后

主动脉　　　　　　　　　主动脉

B　　　　　　A　　　　　B　　　　　　A
非缺血区　　　缺血区　　　非缺血区　　　缺血区

图16-1-1　硝酸甘油对冠状动脉血流分布的影响

3.降低左室充盈压，增加心内膜供血　已知心内膜下血管是由心外膜血管垂直穿过心肌延伸而来的，因此心内膜下血流易受心室壁肌张力及室内压力的影响。在心绞痛发作时，左心室舒张末期压力增高，所以心内膜下区域缺血最为严重。硝酸甘油能扩张动、静脉血管，降低左心室舒张末期压力，舒张心外膜血管及侧支血管，使血液易从心外膜向心内膜下缺血区流动，从而增加缺血区的供血。

4.减少血小板聚集 硝酸甘油本身及释放的一氧化氮，能抑制血小板聚集和粘附，具有抗血栓形成作用。

【临床应用】

1.心绞痛 舌下含服可迅速缓解各型心绞痛，对稳定型心绞痛常作为首选药应用。预防发作可用其油膏或贴膜敷于胸部和背部。

2.心肌梗死 早期、小剂量、短时间使用，不仅能减少心肌耗氧量，尚有抗血小板聚集和粘附作用，使坏死的心肌得以存活或使梗死面积缩小。

3.心功能不全 降低心脏前、后负荷，治疗重度和难治性心功能不全。

【不良反应】

1.扩血管效应 最常见者为颜面潮红、搏动性头痛、颅内压增高等。因硝酸甘油扩张皮肤和脑血管所致，连续用药可减轻。剂量过大还可导致体位性低血压、反射性心率加快、晕厥等。

2.高铁血红蛋白血症 大剂量或频繁用药时可发生，患者可出现呕吐、发绀等症状。

3.耐受性 连续用药2～3周可产生，停药1～2周后，耐受性消失。可采用小剂量、间歇给药法（给药间隙至少在8小时以上）。停药时要逐渐减量，以防产生严重心肌缺血。

【禁忌证】低血压、脑出血、脑外伤、青光眼者忌用。

硝酸异山梨酯（isosorbide dinitrate，消心痛）、单硝酸异山梨酯（isosorbide mononitrate）等起效慢，作用维持时间较长可用于预防心绞痛发作。硝酸酯类药物作用比较（表16-1-1）。

表16-1-1 硝酸酯类给药药物途径及用量比较

药物	给药途径	一次用量（mg）	起效（min）	持续（h）	每日给药次数
硝酸甘油	舌下	0.3～0.6	1～2	20～40min	
硝酸异山梨酯	舌下	5～10	2～3	1～2	3
	口服	10	15～30	2～4	3
单硝酸异山梨酯	口服	10～20	15	8	2～3

第二节　β受体阻断药

常用于心绞痛的非选择性β受体阻断药有普萘洛尔（propranolol）、吲哚洛尔（pindolol）、噻马洛尔（timolol）及选择性β₁受体阻断药如阿替洛尔（atenolol）、美托洛尔（metoprolol）等。

【药理作用】

1.降低心肌耗氧量　心绞痛发作时，心肌局部和血中儿茶酚胺含量均显著增加，使心肌收缩力增强、心率加快，血管收缩，左心室后负荷增加，从而使心肌耗氧量增加。同时心率加快，心室舒张时间相对缩短，使冠状动脉血液灌注减少，加重了心肌的缺氧。β受体阻断药通过阻断心脏β₁受体，使心率减慢，心肌收缩力减弱，血压降低等，减少心脏做功，降低心肌耗氧量。这是此类药物抗心绞痛作用的主要机制。

由于β受体阻断药抑制心肌收缩力，增加心室容积，延长心室射血时间，导致心肌耗氧量增加。临床上常将本类药物与硝酸酯类药物合用，以增强疗效（协同降低心肌耗氧量），降低不良反应（普萘洛尔可取消硝酸甘油引起的反射性心率加快；硝酸甘油可缩小普萘洛尔引起的心室容积增大和心室射血时间延长）。但由于两类药物均可降压，使血压下降过多，冠状动脉流量减少，对心绞痛不利，合用时需注意调整剂量。

2.善缺血区心肌的供血供氧　心率减慢，舒张期延长，有利于血液从心外膜血管流向易缺血的心内膜下区域；同时心肌耗氧量减少，通过冠状血管的自身调节机制，非缺血区血管阻力相对增高，促使血液向缺血区已舒张的阻力血管流动，从而增加缺血区的供血。

3.改善心肌代谢　促进心肌缺血区对葡萄糖的摄取，保护缺血区心肌线粒体的结构和功能；促进氧从血红蛋白的解离，提高组织对氧的利用率，保证心肌能量供应。

【临床应用】治疗稳定型及不稳定型心绞痛，可减少发作次数，对硝酸酯类不敏感或疗效差的稳定型心绞痛有效，对伴有高血压、心率快或心律失常者更适用。普萘洛尔对变异型心绞痛无效或甚至使症状加重，病情恶化，可能是β受体被阻断，α受体活性相对增高，致外周血管和冠状动脉收缩。

【不良反应】详见第四章相关内容，对心功能不全、支气管哮喘及心动过缓者不宜应用。长期应用对血脂有不良影响，血脂异常者禁用。

第三节　钙通道阻滞药

钙通道阻滞药通过阻滞钙内流，对缺血心肌发挥保护作用，是临床预防和治疗心绞痛的常用药，特别是对变异型心绞痛疗效最好。因其兼有抗心律失常及降压作用，也用于心肌缺血伴有高血压或心律失常的治疗。常用的药物有硝苯地平（nifedipine）、维拉帕米（verapamil）、地尔硫䓬（diltiazem）等。

【药理作用】

1.降低心肌耗氧量　钙通道阻滞药通过阻滞钙内流，使心肌收缩力减弱，心率减慢，心肌耗氧量减少；同时松弛血管平滑肌，扩张外周血管，使心脏后负荷减轻，也使心肌耗氧量减少。

2.扩张冠状动脉，改善缺血区供血　钙通道阻滞药扩张冠状动脉的输送血管、侧支血管及小阻力血管，尤其对处于痉挛状态的血管有显著的解除痉挛作用，从而增加缺血区的血液供应。

3.保护缺血心肌细胞　心肌缺血时，细胞膜对Ca^{2+}通透性增加，细胞内过多的Ca^{2+}会使线粒体功能严重受损，促进细胞死亡。Ca^{2+}通道阻滞药能减轻心肌细胞内钙的超负荷，保护线粒体结构和功能，使缺血心肌得以存活。对急性心肌梗死者，能缩小梗死范围。

4.抑制血小板聚集　钙通道阻滞药阻滞Ca^{2+}内流，降低血小板内Ca^{2+}浓度，从而抑制血小板聚集。

【临床应用】

1.心绞痛　对冠状动脉痉挛引起的变异型心绞痛最为有效，也可用于稳定型及不稳定型心绞痛。因硝苯地平可引起心率加快，有增加心肌缺血的危险，与β受体阻断药合用更为安全，两者合用对降低心肌耗氧量起协同作用，β受体阻断药可消除钙拮抗药引起的反射性心率加快，后者可抵消前者的收缩血管作用。

本类药物对支气管平滑肌不但无收缩作用，且具有一定程度的扩张作用，故对伴有哮喘和阻塞性肺疾病患者更适用。因本类药物还能扩张外周血管，故可用于伴有外周血管痉挛性疾病的心绞痛者。

2.急性心肌梗死　钙拮抗药对急性心肌梗死能促进侧支循环，缩小梗死面积。

【不良反应】钙通道阻滞药相对比较安全，但由于这类药物的作用广泛，选择性较低。一般不良反应有颜面潮红、头痛、眩晕、恶心及便秘等。严重不良反应有低血压、心动过缓和房室传导阻滞以及心功能抑制等。

【注意事项】

1.硝酸甘油易引起体位性低血压而晕倒，应嘱咐患者用药期间采取坐位或半卧位，尤其在有头晕、视力模糊时，必须立即采取卧位。告知患者饮酒能加重这一不良反应。

2.β受体阻断药因个体差异性大，应从小剂量开始逐渐增加剂量。

3.停用β受体阻断药时应逐渐减量，否则可导致心绞痛加剧或诱发心肌梗死。

4.对严重心功能不全、低血压、颅内压增高及肝肾功能降低者禁用。

第四节　用药护理

一、用药前护理

1.用法用量　①硝酸甘油，防治心绞痛每次0.25～0.5mg，舌下含服，按需要5分钟后可再用，如果15分钟内用过3次仍无缓解时，及时通知医生。使用时宜取坐位或半坐位，不可吞服。②普萘洛尔，治疗心绞痛每日40～80mg，分3～4次口服，先从小剂量开始，逐渐增加剂量。③硝苯地平，治疗心绞痛每次5mg～10mg，每日3次，急用时可舌下含服。

2.了解患者一般情况　血压、血脂、血糖等情况，询问是否有高脂、高盐的饮食习惯，是否有吸烟史。初步确定心绞痛发作类型。

3.询问患者用药史及药物过敏史　发病前是否用过治疗心绞痛的药物所用药物名称、剂量、用药时间、疗效及不良反应的情况。有无过敏史。

4.指导患者正确使用药物　使用时采取坐位或半坐位。使用硝酸甘油时将药片置于舌下含服，不可吞服。

5.硝酸甘油应避光存放、防止受潮而失效，药物应随身携带。

二、用药中护理

1.静脉滴注硝酸甘油时应根据患者的反应调整滴速。应用硝酸甘油宜小剂量、间歇给药，以免加重心绞痛或产生耐受性。

2.硝酸甘油与β受体阻断药、钙拮抗药合用，注意血压的变化。如果连续使用3次，15分钟后仍然不能缓解，应立即就医。

三、用药后护理

1.注意监测患者血压、心率变化，密切观察有无不良反应。

2.若出现严重不良反应如剧烈头疼、心慌、血压下降或晕厥等，应立刻报告医生。

案例回顾

　　普萘洛尔和硝酸甘油是临床上治疗冠心病的常用药，两种药物联合使用可以起到协同作用，快速达到理想的效果。普萘洛尔是一种短效的β受体阻滞剂，硝酸甘油是一种短效的硝酸酯类药物。在冠心病患者的药物治疗方案中，要用β受体阻滞剂来减轻心脏的氧耗，可缓解心绞痛症状发作引起的胸痛症状；应用硝酸酯类药物，包括硝酸甘油来扩张冠状动脉，改善心脏冠状动脉的供血，可改善心肌缺血症状，也能够缓解心绞痛的发作。

　　所以，在治疗中联合使用β受体阻滞剂和硝酸酯类药物，既能减轻耗氧量，又能增加供血，能够迅速地达到缓解症状的目的。但由于两者都是短效制剂，所以可以暂时使用，不建议长期使用。

第十七章
调血脂药物

章前引言

血浆中所含的脂类包括胆固醇（CH）、三酰甘油（TG）、磷脂（PL）和非酯化脂酸（FFA）等。CH又分为胆固醇酯（CE）和游离胆固醇（FC），两者合称总胆固醇（TC）。血脂的来源有两个：一是外源性的，即消化道吸收来的；二是内源性的，即由体内组织动员或由肝脏合成而来。血脂与蛋白质结合成脂蛋白，根据蛋白电泳及超速离心法将血浆脂蛋白分为四种：①乳糜微粒（CM）：含蛋白质（1%～2%）及胆固醇（2%～7%）的量最低，而含三酰甘油的量最高（80%～95%），其主要功能是运转外源性三酰甘油，血浆中CM升高可致明显的高三酰甘油血症。②极低密度脂蛋白（VLDL）：含蛋白质（5%～10%）及胆固醇（10%～15%）的量也低，含三酰甘油的量较高（55%～65%），其主要功能是运转内源性三酰甘油，VLDL升高可致高三酰甘油血症和高胆固醇血症。③低密度脂蛋白（LDL）：含胆固醇量最高（40%～45%），三酰甘油含量较低（10%），含蛋白质25%，其功能为运转外源性胆固醇，LDL升高可产生高胆固醇血症。④高密度脂蛋白（HDL）：其含蛋白质量最高（45%～50%），三酰甘油仅含少量（2%），胆固醇含量为15%～20%，其血浆浓度升高一般不引起高脂血症。

高脂血症一般分为以下几种类型：①Ⅰ型，三酰甘油特别高，胆固醇正常，此型罕见。②Ⅱa型，胆固醇显著升高，三酰甘油正常，较多见。③Ⅱb型，胆固醇显著升高，三酰甘油稍高，此型较多见。④Ⅲ型，胆固醇和三酰甘油均明显升高，比较少见。⑤Ⅳ型，三酰甘油显著高，胆固醇正常或稍高，又称为内源性高三酰甘油症，较多见。⑥Ⅴ型，三酰甘油很高，胆固醇稍高，又称为混合型高三酰甘油症，比较少见。

学习目标 ✏️

1.理解调血脂药的用药监护。

2.识记他汀类、烟酸类、贝特类以及胆固醇吸收抑制剂等药物的应用、不良反应。

3.学会调血脂药作用和药物的分类。

思政目标 📋

高血脂的发病是一个慢性过程，通过学习调血脂药物的药理知识及临床应用，让学生充分了解调血脂药物发挥作用的机制，在护理工作过程中指导患者正确用药，观察用药反应。培养学生运用学习到知识，及时发现不良反应，改善患者生活质量，减轻或消除患者痛苦。

案例导入 📋

患者，男性，48岁，1个月前来医院诊断为高脂血症，开具阿托伐他汀片20mg，每晚口服，苯扎贝特片0.2g，每日2次口服治疗。服药2周后，该患者感觉双下肢肌肉有酸痛感，因日常工作是体力劳动，故一直当作是劳累症状，2天前，患者发现尿液变成了酱油色，来院检查肌酸激酶升高，诊断为药物性横纹肌溶解症。

思考题

1.该患者出现横纹肌溶解的原因有哪些？

2.应用调节血脂药物有哪些注意事项？

第一节　调血脂药

调血脂药是指能改善脂蛋白代谢异常，对动脉粥样硬化具有防治作用的药物，主要药理作用是影响脂质合成和代谢。分为以下几类：①羟甲基戊二酸单酰辅酶A（HMG-CoA）还原酶抑制药，又称为他汀类药，如伐他汀、辛伐他汀、瑞舒伐他汀、阿托伐他汀等。②胆固醇吸收抑制药，如考来烯胺、依折麦布等。③烟酸及其衍生物，如烟酸、阿昔莫司等。

一、他汀类

羟甲基戊二酸单酰辅酶A（HMG-CoA）还原酶抑制药，又称为他汀类药（statins），为胆固醇生物合成抑制剂，最初从霉菌培养液中提取，该类药可通过抑制催化胆固醇生物合成过程中的这一限速酶，使血CH、LDL水平下降，HDL水平升高而调节血脂。该类药物常用的有洛伐他汀、辛伐他汀、瑞舒伐他汀、阿托伐他汀等。

【药理作用】

1.调血脂作用　该类药物可抑制肝细胞合成胆固醇的限速酶羟甲基戊二酰辅酶A（HMG-CoA）还原酶，从而抑制肝脏合成胆固醇，使血浆中的LDL和TC降低，LDL降低的间接效果是可以轻度升高HDL。

2.降低血小板活性　能抑制血栓素A_2（TXA_2）合成，并抑制血小板的聚集，防止血栓形成，改善血管内皮功能，提高血管内皮对扩血管物质的反应性。

3.抑制细胞分裂和抑制免疫作用。

【临床应用】用于以胆固醇升高为主的高脂血症，主要用于治疗原发性高胆固醇血症，如Ⅱ型高脂血症、Ⅲ型高脂血症、家族性高胆固醇血症、糖尿病和肾性高脂血症。此外，本类药物还可用于血管成形术再狭窄、心脑血管急性事件预防、肾病综合征、骨质疏松症及器官移植排异反应等。

【不良反应注意事项】不良反应少而轻，有胃肠反应、头痛、皮疹，少数有氨基转移酶、碱性磷酸酶升高及肌酸磷酸酶升高（横纹肌溶解所致）。不宜与苯氧酸类、烟酸类、红霉素、环孢素合用，以防横纹肌溶解症状加重。妊娠期妇女、哺乳期妇女禁用。多数他汀类药物经肝脏细胞色素CYP450代谢，注意与其他经此途径代谢的药物的相互作用。

二、胆固醇吸收抑制药

考来烯胺

考来烯胺（choletyramine，消胆胺）和考来替泊（colestipol，降胆宁）为碱性阴离子交换树脂，统称为胆汁酸结合树脂，不溶于水，不易被消化液破坏。

【药理作用】显著降低血浆TC和LDL胆固醇浓度，轻度增高HDL浓度。因口服本类药物肠道不吸收，可在肠道与胆汁酸形成络合物随粪排出，阻断胆汁酸的肝肠循环，使胆汁酸重吸收减少，由于肝内胆汁酸减少，使胆固醇向胆汁酸转化的限速酶7α羟化酶处于激活状态（该酶受胆汁酸抑制），使肝内胆固醇向胆汁酸转化增多，肝中胆固醇减少，使肝细胞表面LDL受体数量增多，从血浆中摄取LDL增多，导致血浆LDL胆固醇降低。

【临床应用】主要用于胆固醇升高的Ⅱ型高脂血症，合用HMG-CoA还原酶抑制剂降脂作用可增强。对肝细胞表面缺乏LDL受体功能的患者无效，如纯合子家族性高脂血症。

【不良反应及注意事项】消化道反应，长期使用引起脂肪痢及维生素缺乏。因考来烯胺为氯化物形式，可引起高氯性酸血症。可妨碍噻嗪类利尿药、香豆素类抗凝药、洋地黄类药物的吸收，应避免同服。

依折麦布

依折麦布是通过选择性地抑制小肠胆固醇转运蛋白，可以有效地减少肠道内胆固醇的吸收，降低血浆胆固醇水平以及肝脏的胆固醇储存量。依折麦布片联合中、低强度的他汀类药物，可以同时抑制胆固醇的吸收和合成，两种机制互相补充，互相增效，为临床上强化降脂治疗提供了一个新型选择，而且联合用药的安全性和耐受性与他汀类药物治疗相当。心脏支架植入术后的患者、冠心病合并糖尿病高危因素的患者、单独应用他汀类药物胆固醇水平不能达标或者不能耐受较大剂量的他汀类药物治疗的患者，可以选择依折麦布和中等、低等剂量的他汀类联合治疗。患者普遍对本品耐受性良好，不良反应轻微且呈一过性。

三、烟酸及衍生物

烟酸

烟酸（nicotinic acid，niacin）又名尼克酸。属B族水溶性维生素之一，药理剂量时具有调血脂作用。

【药理作用】

1.烟酸有广谱的降脂作用。大剂量（3~6g/d）服药1~4天可使血浆TG降低20%~80%；降低LDL作用较慢，服药3~5周降低10%~15%；升高血浆HDL。烟酸也是唯一报道能降低Lp（a）水平（下降约25%）的降脂药。

2.烟酸可通过多种途径影响脂蛋白的代谢，可抑制脂肪组织的脂解，降低肝脏中三酰甘油的酯化，增加脂蛋白酯酶活性而降低VLDL的产生。其升高HDL的作用可能与减少Apo A1的清除有关。烟酸还可扩张外周血管，抑制血小板聚集，抑制TXA_2合成和促进PGI_2合成，上述作用均有助于抗AS形成。

【临床应用】可用于Ⅱ、Ⅲ、Ⅳ、Ⅴ各型高脂蛋白血症，对Ⅱ型及Ⅳ型更佳。与胆汁酸螯合剂或HMG-CoA还原酶抑制剂合用可增强疗效，也可用于心肌梗死，长期应用可降低梗死复发率和死亡率。还可用于血管性偏头痛、脑动脉血栓、肺栓塞、内耳眩晕症、冻伤等。

【不良反应及注意事项】不良反应较多，常见皮肤潮红和瘙痒，加服阿司匹林可减轻。可刺激胃肠道引起恶心、呕吐、腹泻甚至溃疡。长期大剂量应用可引起血糖升高、尿酸增加和肝损害。糖尿病、痛风、肝功能不全及消化性溃疡病患者禁用。

阿昔莫司

阿昔莫司是一种烟酸类衍生物，抑制脂肪组织释放游离脂肪酸，致使游离脂肪酸进入肝脏减少，TG合成受阻，与载脂蛋白B100所形成的VLDL-C相应减少，LDL-C也降低，能激活脂蛋白酯酶，减低VLDL-C和LDL-C，而降低TG和总TC，提高HDL水平。主要用于治疗高三酰甘油血症（Ⅳ型）、高胆固醇血症Ⅱa型及Ⅱb型、Ⅲ型及Ⅴ型高脂蛋白血症。尤其对伴有痛风、糖尿病的高脂血症患者疗效较好。不良反应明显小于烟酸。目前尚未发现有明显的肝、肾功能损害情况；未见有明显的代谢紊乱现象；面部潮红、皮肤瘙痒的发生率约6%。个别患者有上腹不适、胃灼热、恶心、腹泻。这些不良反应多在服药几日后逐渐自行减轻或消失。

四、苯氧酸类

苯氧酸类药物又称为贝特类药物，常用的有吉非贝齐（Gemfibrozil）、非诺贝特（Fenofebrate）、环丙贝特（Ciprofibrate）。氯贝丁酯因不良反应多现已少用。

【药理作用】

1.降低血浆TG、VLDL、TC、IDL含量，升高HDL激活脂蛋白脂肪酶，促进TG代谢，加速VLDL降解并转化为LDL，抑制肝内合成VLDL，使富含三酰甘油的VLDL消除加速。升高HDL是降低VLDL的结果，正常时VLDL中的TG与HDL中的胆固醇醋可以互换，VLDL减少，胆固醇酯则留于HDL中，使HDL升高。

2.抗血小板聚集、抗凝血及降低血液黏度的作用。

【临床应用】主要用于高三酰甘油为主的高脂血症，如Ⅰ、Ⅲ、Ⅳ、Ⅴ型高脂血症。尤其是家族性Ⅲ型高脂血症，也可用于消退黄色瘤。

【不良反应及注意事项】有轻度腹痛、腹泻、恶心等消化道反应，可有皮疹、血象及肝功异常等。肝肾功能不全者、妊娠期妇女、哺乳期妇女慎用。并会影响抗凝药物的疗效。

第二节　抗动脉粥样硬化药

动脉粥样硬化（atherosclerosis，AS）主要是由于脂质代谢紊乱及纤维蛋白溶解活性降低而引起，其病理变化首先是胆固醇及其他脂质在动脉内膜沉着，继而内膜纤维结缔组织增生，并局限性增厚，形成斑块，然后逐渐形成粥状物，可导致冠心病、脑血管病和周围血管病的发生。研究表明，LDL能直接促进动脉粥样硬化的发生，而VLDL能间接促进动脉粥样硬化的发生；CM和VLDL可引起高三酰甘油血症，血黏度增加，促进血栓形成而易化动脉粥样硬化；HDL则可阻止和逆转动脉硬化的发生发展。故凡能降低LDL、CH和VLDL生成或促进HDL生成的药物即可产生抗动脉粥样硬化作用。除了上述介绍的调血脂药物以外，还有如下几类药物可通过不同的药理作用途径发挥抗动脉粥样硬化作用。

一、抗氧化药

普罗布考

【药理作用】普罗布考（probucol）为亲脂性抗氧化剂，能防止LDL的氧化，减轻其对血管内皮的损伤。因LDL的氧化物能损伤血管内皮，促进血小板粘附和血管平滑肌细胞移行和增生。另外，本品能降低TC和LDL，也能明显降低血清高密度脂蛋白胆固醇（HDL-C）。

【临床应用】主要与其他调血脂药合用治疗高胆固醇血症。

【不良反应及注意事项】恶心、呕吐、腹痛、头晕、血管神经性水肿等。个别患者心电图Q-T间期延长。禁用于Q-T间期延长、心肌损伤、心室应激增强的患者。勿与奎尼丁等Q-T间期延长药物同用。

二、多稀脂肪酸类

多烯脂肪酸（polyenoic fatty acids）又称多不饱和脂肪酸类（polyunsaturated fatty acids，PUFAs），根据其不饱和键在脂肪酸链中开始出现的位置，分为n-3型和n-6型，前者调节血脂作用较为明显。n-3型多烯脂肪酸药物主要来自于海洋生物如海藻、鱼及贝壳中，可降低TG和轻度升高HDL-C，适用于高三酰甘油血症和以三酰甘油升高为主的混合型高脂血症，现有药物有二十碳五烯酸（EPA）和二十二碳六烯酸（DHA）。

三、黏多糖和多糖类

动脉内皮受损是诱发动脉粥样硬化的主要因素之一。保护血管内皮免受损伤，是防治动脉粥样硬化的措施之一。该类药物多为一些多糖,如硫酸类肝素、硫酸软骨素A、硫酸葡聚糖(右旋糖酐)、藻酸双脂钠(PSS)等,这些药物结构中多带有大量负电荷,结合在血管内皮,防止血小板、白细胞及某些有害因子的粘附与刺激,而起到保护血管内皮,防止平滑肌细胞增生作用,从而对动脉粥样硬化起到一定的防治作用。

第三节　用药护理

一、用药前护理

1.用量用法　①洛伐他汀:口服,一般从小剂量开始,每次10～20mg,每日1次。②辛伐他汀:口服,每次10mg,每日1次,晚餐时服,必要时于4周内增至每日40mg。③阿托伐他汀:口服,每次10～20mg,每日1次,4周后可增至每日80mg。④考来烯胺:口服,每次4g,每日3次。⑤依折麦布:口服,每次10mg,每日1次。可单独服用也可与他汀类药物合用。⑥烟酸:口服,开始0.1g,以后渐增到每次1～2g次,每日3次。⑦阿昔莫司:口服,每次250mg,每日2～3次。⑧普罗布考:口服,每次0.25～0.5g,每日2次。

2.明确用药目的,评估患者一般情况:血脂、血黏度、肝肾功能、肌酶、体重等情况,询问是否有高脂、高盐的饮食习惯,是否有吸烟史。

3.询问患者用药史及药物过敏史。

4.护士应告知患者,服药期间注意事项,可能出现的不良反应及自我监测方法,要求患者及时告知医务人员用药后的不适症状;指导患者合理安排休息与活动,控制体重。

二、用药中护理

1.各种调节血脂的药物都有不良反应,大多数还有个体差异。因此,在用药期间应注意药物反应,定期追踪随访,让患者定期复查血脂、肝功能、肌酶和血尿酸等(一般3～6个月复查1次),以便及时调整药物(或者换药或者停药)。

2.贝特类用药期间定期检测肝功能和心肌酶谱,一旦有升高趋势,出现肌痛、肌无力、发热等症状应立即停药。

3.他汀类药物以晚间睡前服药疗效更好。因肝脏合成胆固醇主要在夜间进行,而他汀类可抑制胆固醇在体内生成,所以晚间服用疗效更好。

三、用药后护理

1.长期使用应定期复查血脂、肝功能、肾功能、血糖，关注患者血脂水平是否达标。

2.他汀类药物需注意肝脏毒性，注意横纹肌溶解症。

3.对药物疗效做出评价。

案例回顾

本章案例提示大家，他汀类调脂药物使用时应关注不良反应。希望通过本章节药物的学习，能加深同学们对此类病症和用药的认识，并从职业角度关爱患者，指导用药期间需要定期复查肝肾功能。在日常养成良好的生活和饮食习惯，进食低脂饮食，适当运动，不要暴饮暴食。根据检查结果制订下一步治疗方案，祝其早日康复。

第十八章
利尿药和脱水药

章前引言

　　利尿药作用于肾脏，增加溶质和水的排出。临床上主要用于治疗心衰、肾衰竭、肾病综合征、肝硬化等各种疾病引起的水肿，也可用于高血压、肾结石、高钙血症等非水肿性疾病的治疗。

　　常用的利尿药根据其作用部位的不同分为三类：①主要作用于肾髓袢升支皮质部的利尿药（噻嗪类及类噻嗪类利尿药）：利尿效果中等，又称中效能利尿药。如氢氯噻嗪、环戊噻嗪、氯噻酮等。②主要作用于肾髓袢升支髓质部的利尿药（袢利尿药）：利尿效果强大，又称高效能利尿药，如呋塞米、依他尼酸、布美他尼。③主要作用于远曲小管的利尿药（保钾利尿药）：利尿作用弱，又称低效利尿药，且能减少K^+排出，又称保钾利尿药，如螺内酯、氨苯蝶啶等。

学习目标 ✎

1.掌握呋塞米、氢氯噻嗪、螺内酯的作用、用途、不良反应与用药护理。

2.熟悉甘露醇的作用和用途。

3.识记利尿药的分类和作用特点。

4.学会药物主要不良反应与用药护理的对应关系。

思政目标 📑

培养学生运用学习到的知识与技能，在临床工作过程中减轻或解除患者痛苦，将社会的关爱、医（护）患关系的和谐体现到自己的护理过程之中。

案例导入 📑

患者李某，女，60岁，风湿性心脏病10余年。近日着凉后出现口唇发绀、心悸、呼吸困难、咳嗽、咳粉红色泡沫样痰。T：36.1℃，P：116次/分，R：30次/分，两肺满布湿啰音。诊断：风湿性心脏病伴急性肺水肿。

思考题

1.该患者可选用哪种利尿药，为什么？

2.大剂量应用该利尿药应注意什么问题？

第一节　利尿药

利尿药是一类选择性作用于肾脏，增加电解质和水的排泄，使尿量增多的药物。临床用于治疗各种原因引起的水肿，也用于其他疾病，如高血压、肾结石、高钙血症等。

一、利尿药作用的生理学基础

尿液的生成包括肾小球滤过、肾小管和集合管的重吸收与分泌。目前的利尿药主要通过影响肾小管与集合管的重吸收而发挥利尿作用（图18-1-1）。

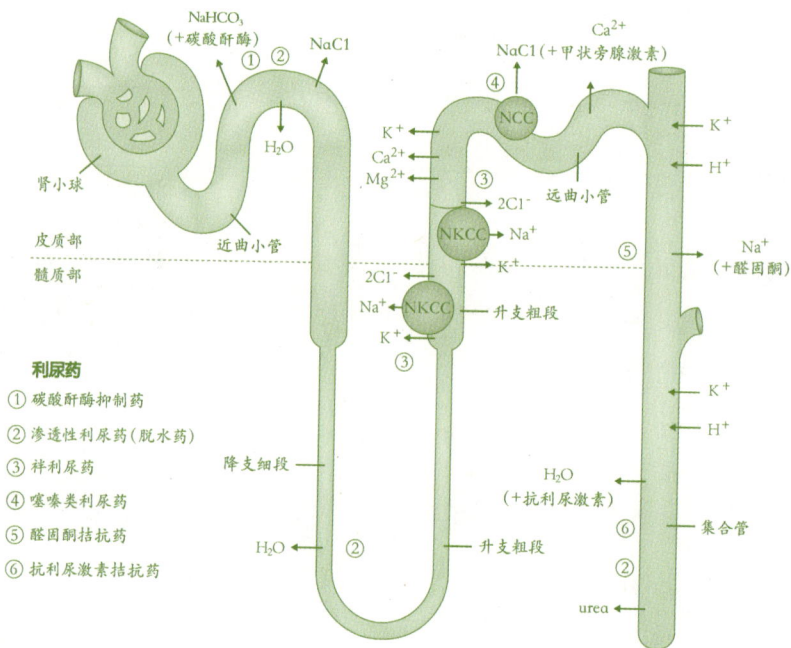

图18-1-1　肾小管各段主要功能和利尿药的作用部位

（一）肾小球滤过

每日正常成人经肾小球滤过形成的原尿180L，99%以上原尿被肾小管和集合管重吸收，终尿只有1～2L。强心苷、氨茶碱、多巴胺等药物可通过增强心肌收缩力、扩张血管、使原尿生成增加，但由于肾脏的球-管平衡调节机制，这些药物利尿作用很弱。

（二）肾小管重吸收

原尿中$NaHCO_3$、$NaCl$、葡萄糖、氨基酸和其他所有可滤过的有机溶质通过近曲小管特定的转运系统被重吸收，60%的水被动重吸收以维持近曲小管液体渗透压的稳定。近曲小管通过Na^+-H^+交换方式主动重吸收原尿中的Na^+。作用于该段为碳酸酐酶抑制剂，通过减少H^+生成，减少Na^+-H^+交换，使Na^+重吸收减少而利尿，其利尿作用弱。髓袢升支粗段NaCl的主动重吸收是通过上皮细胞管腔膜上的$Na^+-K^+-2Cl^-$共转运系统完成，此段几乎不伴有水的重吸收，是形成髓质高渗区和尿液浓缩的重要条件。作用于该段的呋塞米等具有强大利尿作用。远曲小管NaCl重吸收依赖于NaCl共转运系统，噻嗪类等利尿药选择性抑制该系统，主要影响尿液的稀释功能，产生中等强度的利尿作用。集合管重吸收主要方式为Na^+-K^+交换。螺内酯、氨苯蝶啶等利尿药，通过拮抗醛固酮受体或阻断Na^+通道，产生保钾排钠作用，利尿作用弱。

二、常用的利尿药

（一）袢利尿药

呋塞米

呋塞米（furosemide）又称速尿，口服易吸收，20～30分钟起效，血药浓度约2小时达高峰，持续6～8小时；静脉注射2～10分钟起效，血药浓度约1小时达高峰，持续4～6小时。血浆蛋白结合率高达95%～99%，大部分以原形由肾近曲小管分泌排泄。

【药理作用】

1.利尿作用　呋塞米作用于髓袢升支粗段的皮质部和髓质部，与管腔膜上的$Na^+-K^+-2Cl^-$共转运系统结合并抑制其功能，减少NaCl重吸收，降低肾对尿液的稀释和浓缩功能，排出大量接近于等渗的尿液。其特点是起效快、作用强、维持时间短。除增加Na^+、K^+、Cl^-和水的排出外，还可增加Mg^{2+}和Ca^{2+}的排出。

2.扩张血管　呋塞米能抑制前列腺素分解酶的活性，使前列腺素类含量升高，从而具有扩张血管作用。呋塞米还能扩张肾血管，增加肾血流量改变肾皮质的血流分布。

【临床应用】

1.急性肺水肿和脑水肿　静脉注射呋塞米能迅速扩张容量血管，减少回心血量，在利尿作用发生之前就可缓解急性肺水肿。同时，利尿作用使血液浓缩，血浆渗透压增高，也有利于消除脑水肿。

2.其他严重水肿　可用于心、肝、肾性水肿等的治疗，长期应用易引起电解质紊乱，主要用于对其他利尿药无效的严重水肿。

3.急、慢性肾功能衰竭　急性肾衰时，尿量增加有利于冲洗肾小管，减少肾小管萎缩、坏死，但不延缓肾衰进程。大剂量呋塞米可治疗慢性肾功能衰竭。

4.加速某些毒物排泄　对于急性药物中毒患者，呋塞米配合输液，增加尿量，加速药物随尿排出。主要用于经肾脏排泄药物中毒的抢救，如长效巴比妥类、水杨酸类、溴剂、碘化物等。

5.其他　呋塞米能抑制Ca^{2+}重吸收，降低血钙，用于急性高钙血症的紧急处理。还可用于高血压危象的辅助治疗。

【不良反应】

1.水、电解质紊乱 常为过度利尿所致，表现为低血容量、低血钠、低血镁、低氯性碱中毒和低钾血症。其中低钾血症最多见。

2.耳毒性 大剂量快速静脉注射呋塞米，可引起眩晕、耳鸣、听力减退或暂时性耳聋，肾功能不全者尤易发生。

3.高尿酸血症 长期利尿后血容量减少，使尿酸经近曲小管的重吸收增加，同时呋塞米可竞争性抑制尿酸的排泄导致高尿酸血症。

4.其他 可有恶心、呕吐、腹痛、腹泻，甚至诱发胃肠出血、消化性溃疡。偶见过敏反应如皮疹、剥脱性皮炎、粒细胞减少、血小板减少等。久用还可引起高血糖、高血脂、急性胰腺炎等。

【注意事项】氨基苷甙类抗生素及第一、二代头孢菌素等可增强高效利尿药的耳毒作用，应避免合用。非甾体抗炎药如吲哚美辛可减弱或抑制它们的排Na^+作用，尤其在血容量降低时。华法林、氯贝特等可与它们竞争血浆蛋白的结合部位，从而增加药物的毒性。

布美他尼

布美他尼（bumetanide）作用部位、作用机制与呋塞米相似。利尿强度为呋塞米的40～60倍，是目前作用最强的利尿药。主要作为呋塞米的代用品，用于治疗各种顽固性水肿和急性肺水肿，对急、慢性肾衰竭尤为适用。在某些肾衰竭患者用呋塞米无效时，布美他尼可能有效。不良反应与呋塞米相似但较轻，耳毒性为呋塞米的1/6。

依他尼酸

依他尼酸（ethacrynic acid）利尿作用和临床应用与呋塞米相似。由于水、电解质紊乱及耳毒性严重，临床已少用。依他尼酸是非磺胺衍生物，较少引起过敏反应。

（二）噻嗪类及类噻嗪类

噻嗪类（chlortalidon）是临床上广泛应用的口服利尿药及降压药。噻嗪类药物有氯噻嗪（chlorothiazide）、氢氯噻嗪（hydrochlorothiazide）、氢氟噻嗪（hydroflumethiazide）、苄氟噻嗪（bendroflumethiazide）、环戊噻嗪（cyclopenthiazide）等，其中以氢氯噻嗪最为常用。吲达帕胺（Indapamide）、氯噻酮（chlortalidon）、美托拉宗（Metolazone）等，虽无噻嗪环结构，但其药理作用及机制、利尿效能等均与噻嗪类相似。

氢氯噻嗪

【药理作用】

1.利尿作用 抑制远曲小管近端Na^+-Cl^-共转运体，NaCl重吸收受抑制，降低肾的稀释功能，对肾的浓缩功能无影响，利尿作用温和持久。远曲小管K^+的排泄也增多，但能促进钙的重吸收，减少钙在管腔沉积。

2.降压作用　用药早期通过利尿，减少血容量降压，长期用药则通过扩张外周血管，发挥温和而持久的降压作用。

3.抗利尿作用　能明显减少尿崩症患者的尿量及口渴症状，其抗利尿机制不明，可能与降低患者血浆渗透压有关。

【临床应用】

1.水肿　用于各种原因引起的水肿，尤其对轻、中度心源性水肿效果较好，是治疗慢性心功能不全的主要药物之一。对肾性水肿的疗效与肾功能受损程度有关，损害轻者效果较好。

2.高血压病　本药是临床治疗高血压药的基础药物之一，与其他降压药合用可提高疗效，减少不良反应。

3.其他　可用于肾性尿崩症及加压素无效的中枢性尿崩症，也可用于高尿钙伴有肾结石的患者。

【不良反应及注意事项】

1.水、电解质紊乱　低血钾、低血钠、低血镁、低氯性碱血症等，其中以低钾血症最为常见，合用保钾利尿药或补充钾盐可防治。

2.高尿酸血症　干扰尿酸由肾小管分泌，使血中尿酸水平升高。

3.代谢变化　可减少胰岛素的释放及葡萄糖的利用而升高血糖。长期应用可使血清三酰甘油及低密度脂蛋白、胆固醇量增加，并伴有高密度脂蛋白减少。糖尿病和高脂血症者慎用。

4.其他　反应少数人服药后产生胃肠道症状，也可引起过敏反应，如血小板减少、光敏性皮炎、急性胰腺炎、溶血性贫血等。与磺胺类药物有交叉过敏反应。

（三）保钾利尿药

此类药物为低效能利尿药，主要作用于远曲小管和集合管，抑制Na^+-K^+交换产生利尿作用。

螺内酯

螺内酯（spironolactone）又名安体舒通，利尿作用弱，起效缓慢，但作用持久。

【药理作用】螺内酯是为醛固酮受体的竞争性拮抗药。可与醛固酮在远曲小管和集合管部位竞争醛固酮受体，拮抗醛固酮的留钠排钾作用，而发挥排钠利尿及保钾作用。其利尿作用与醛固酮浓度有关，当体内醛固酮水平增高时，利尿作用显著。

【临床应用】

1.醛固酮升高有关的顽固性水肿　对肝硬化腹水、肾病综合征等患者较为有效，单用效果较差，常与噻嗪类利尿药合用，以提高疗效并避免或减少血钾紊乱。

2.充血性心力衰竭　螺内酯通过排钠利尿，消除水肿，还具有抑制心肌纤维化等作用而改善心衰患者的症状。

【不良反应及注意事项】

1.不良反应较轻，长期应用可致高钾血症。

2.少数患者可引起胃肠道反应、头痛、困倦、精神紊乱等。长期应用还可致性激素样作用，表现为女性多毛、月经紊乱，男性乳房增大、性功能障碍等，停药后消失。

氨苯蝶啶和阿米洛利

【药理作用】氨苯蝶啶（triamterene）和阿米洛利（amiloride）的利尿作用是直接阻断远曲小管及集合管的Na^+通道，抑制Na^+-K^+交换，产生排钠保钾的利尿作用。利尿作用并非竞争性拮抗醛固酮所致，不受体内醛固酮水平的影响。阿米洛利排钠保钾作用强度为氨苯蝶啶的5倍，利尿持续时间也较氨苯蝶啶长。

【临床应用】利尿作用较弱，常与中效能或高效能利尿药合用，治疗各种顽固性水肿或腹水，也可用于氢氯噻嗪或螺内酯无效的患者。能促进尿酸排泄，尤其适用于痛风患者的利尿。

【不良反应】不良反应较少，长期用药可致高钾血症。偶见恶心、呕吐、嗜睡及皮疹等，严重肝、肾功能不全者及有高钾血症倾向者禁用。

第二节　脱水药

脱水药又称渗透性利尿药，静脉注射后能迅速提高血浆和肾小管腔液渗透压，促使组织内水分向血浆转移而使组织脱水，并产生渗透性利尿作用的药物。本类药物一般具有如下特点：①静脉注射后不易通过毛细血管进入组织细胞。②易经肾小球滤过，而不易被肾小管重吸收。③在体内不被代谢。

甘露醇

甘露醇（mannitol）是一种己六醇，口服不吸收，临床上用20%的高渗溶液静脉注射或快速静脉滴注。

【药理作用】

1.脱水作用　静脉给药能迅速提高血浆渗透压，致使组织间液及细胞内的水分向血浆转移，产生组织脱水作用，从而迅速降低颅内压、眼内压。

2.利尿作用　起效迅速，一般静脉给药后10分钟左右开始利尿，2～3小时利尿作用达高峰，持续6～8小时。其利尿机制是：①增加血容量从而使肾小球滤过率增加。②增高肾小管液中的渗透压，减少肾小管和集合管对水的重吸收。③扩张肾血管，增加肾髓质血流量，从而产生渗透性利尿作用。

【临床应用】

1.治疗脑水肿 甘露醇是降低颅内压的首选药，用于治疗颅内肿瘤、颅脑损伤、脑组织炎症及缺氧等引起的脑水肿。

2.预防急性肾衰竭 急性肾衰竭早期，应用甘露醇防止肾小管萎缩和坏死，如急性肾衰竭已形成，则应停止使用，否则有发生急性左心衰竭、急性肺水肿的危险。

3.治疗青光眼 本药不能进入眼前房内，但脱水作用可减少房水量及降低眼内压。可用于青光眼的治疗及术前准备。

【不良反应及注意事项】

1.静脉给药过快，可致一过性头痛、眩晕、视力模糊、心悸等。

2.甘露醇遇冷易结晶，应用前应仔细检查，如有结晶，可置热水中或用力振荡待结晶完全溶解后再使用。

3.静脉注射速度不宜过快。静脉注射时药液外漏，可致局部组织肿痛，甚至坏死。一旦外漏可用0.25%普鲁卡因局部封闭或50%硫酸镁热敷。

4.甘露醇过敏反应少见，偶有致哮喘、皮疹，甚至致死，用药过程中仍需警惕。

山 梨 醇

山梨醇（sorbitol）是甘露醇的同分异构体，临床常用25%的高渗溶液，其药理作用、临床应用与甘露醇相似。由于进入体内后，部分被转化为果糖而失去渗透性脱水作用，故脱水作用较弱且维持时间短。

高 渗 葡 萄 糖

50%葡萄糖溶液静脉注射后也产生渗透性脱水和利尿作用，因葡萄糖可从血管内弥散到组织中，且易被代谢，故作用较弱而不持久。当单独用于脑水肿治疗时，由于葡萄糖可进入脑组织内，同时带入水分而使颅内压回升，甚至超过用药前水平，造成反跳现象，故一般应与甘露醇交替使用，以巩固疗效。

第三节 用药护理

一、用药前护理

1.用量用法 ①呋塞米，口服，每次20mg，每日1～3次，为避免发生电解质紊乱，应从小量开始，间歇给药，即服药1～3日，停药2～4日。注射，每次20mg，每日或隔日1次，肌内注射或稀释后缓慢静脉注射。②布美他尼，口服，每日0.5～2mg，单次。注射，每次0.5～1mg，肌内注射或静脉注射。③依他尼酸，口服，每次25mg，每日1～3次，小量开始，可增加剂量至有效为止。④氢氯噻嗪，口服，每次25～50mg，每日2～3次。⑤螺内酯，口服，每次20mg，每日3～4次。⑥氨苯蝶啶，口服，每次50～100mg，每日2～3次。⑦甘露醇，注射，每次1～2g/kg，静脉滴注，每分钟10mL，必要时4～6小时重复使用，使在血液中迅速达到所需浓度。⑧山梨醇，注射，每次1～2g/kg，静脉滴注，必要时可重复注射。⑨注射，50%葡萄糖溶液20mL，每次40～60mL，静脉注射。

2.用药前应全面了解患者的病史，呋塞米与磺胺类药有交叉过敏现象，应询问是否有过敏史。有下列情况者慎用：糖尿病、高尿酸血症或有痛风病史者、红斑狼疮、胰腺炎等，严重肝功能损害者因水电解质紊乱可诱发肝昏迷也应慎用。本药可通过胎盘屏障，孕妇尤其是妊娠前3个月应尽量避免应用。

3.氢氯噻嗪有痛风史者可诱发或加剧痛风症状，应慎用。

4.螺内酯用药前应了解患者血钾浓度。

二、用药中护理

1.呋塞米口服宜餐后给药，以减少胃肠道反应。静脉注射时宜用氯化钠注射液稀释，而不宜用葡萄糖注射液稀释，静脉注射应缓慢，不主张肌内注射。

2.呋塞米用药期间仔细观察患者的病情变化，定期测血压、脉率、出入量、血糖、血电解质等，尤其警惕电解质紊乱，特别是低血钾发生。长期用应注意补钾或与保钾利尿药合用。对严重顽固性水肿患者应特别注意低钾血症。当低钾和低镁同时存在时，应先纠正低镁血症。

3.呋塞米用药期间注意监测听力，避免与耳毒性的药物合用，如氨基糖苷类抗生素、万古霉素、头孢菌素类等，以免加重听力损害。

4.螺内酯用药期间随访血钾和心电图，如出现高钾血症，应立即停药。肝、肾功能不全及血钾偏高者禁用。

三、用药后护理

1.注意监测患者尿量变化，密切观察有无不良反应。

2.少尿或无尿患者应用最大剂量后24小时仍无效时应停药。

案例回顾

　　利尿药是一类选择性作用于肾脏，增加电解质和水的排泄，使尿量增多的药物。分为高效能利尿药、中效能利尿药和低效能利尿药。脱水药又称渗透性利尿药，静脉注射后能迅速提高血浆和肾小管腔液渗透压，促使组织内水分向血浆转移而使组织脱水，并产生渗透性利尿作用。

第十九章
作用于血液和造血系统的药物

上智云图
数字资源素材

章前引言

血液与造血组织共同构成一个完整的动态平衡系统。血液在血管内保持液态流动，血细胞数量和功能稳定，以及血容量的维持是正常发挥血液生理功能的重要条件。血液流动性或造血功能的改变可导致多种疾病，如凝血亢进或纤溶能力不足，可引发血管内凝血，并形成血栓栓塞性疾病；凝血功能低下或纤溶亢进可引起出血性疾病；铁、铜、多种维生素及造血因子等造血必需物质缺乏，将导致造血功能障碍而发生贫血。药物治疗是血液系统疾病的重要治疗方法，护士需要学握血液系统疾病常用药物治疗方法，如补充治疗、免疫治疗、抗肿瘤化学治疗及其相应的用药护理，以适应新技术、新疗法不断发展、应用带来的机遇与挑战。

抗血栓药和止血药在临床神经内科被广泛应用；抗贫血药主要应用在临床血液科。其中，肝素、华法林在预防血栓性疾病方面发挥着重要的作用；维生素K、垂体后叶素在防治出血性疾病中有重要的作用；铁剂、叶酸在防治贫血方面发挥着巨大的作用，学好这些药物对今后的临床护理工作有着重要的意义。

学习目标

1.掌握常见的抗血栓药、止血药、抗贫血药的药理作用、临床用途和不良反应。

2.熟悉血容量扩充药的药理作用、临床用途及不良反应。

3.识记了解造血细胞生长因子的药理作用及临床用途。

4.学会观察和预防抗血栓药和抗贫血药的不良反应,能够利用用药护理综合分析判断,正确进行用药指导。

思政目标

培养学生运用学习到的知识与技能,在临床工作过程中减轻或解除患者痛苦,将社会的关爱、医(护)患关系的和谐体现到自己的护理过程之中。

案例导入

患者,女性,60岁,1天前感到左侧肢体发麻,逐渐感觉运动无力,今晨起时眩晕、吐字不清,左侧肢体瘫痪。诊断为脑血栓。

思考题

1.护士遵医嘱应给予哪些药物治疗?药理作用是什么?

2.给药后护士应该监护哪些指标?

第一节 抗贫血药

贫血是指循环血液中的红细胞数量或血红蛋白含量低于正常值。依照病因把贫血分为以下三类：缺铁性贫血、巨幼红细胞性贫血和再生障碍性贫血。

铁剂

常用的铁剂有硫酸亚铁（ferrous sulfate）、枸橼酸铁铵（ferric ammomum citrate）、富马酸亚铁（ferrous fumarate）和右旋糖酐铁（iron dextran）。

【药理作用】铁是红细胞成熟过程中合成血红蛋白必不可少的原料。吸收的铁，在骨髓的有核红细胞内与原卟啉结合成血红素，再与珠蛋白结合生成血红蛋白。当铁不足时，血红蛋白生成减少，红细胞的体积也缩小，故缺铁性贫血又称小细胞低色素性贫血。其中硫酸亚铁最常用，因为其胃肠道反应轻，吸收率高，起效快，价格不贵；枸橼酸铁铵供小儿使用，因为其可制备成糖浆；右旋糖酐铁主要用于严重贫血口服不能耐受者，因其毒性大，仅供注射给药。吸收口服铁剂后，以Fe^{2+}的形式在十二指肠和空肠上段吸收，分布吸收后转运到肝、脾、骨髓等部位，排泄主要通过肠道、胆汁、尿液和汗液排出体外。

【临床应用】治疗失血过多或需铁增加导致的缺铁性贫血，疗效极佳。对慢性失血、营养不良、妊娠、儿童生长发育所引起的贫血，用药后一般症状及食欲迅速改善，网织红细胞数于治疗后10～14天达高峰，血红蛋白每日可增加0.1%～0.3%，4～8周接近正常。为使体内铁贮存恢复正常，待血红蛋白正常后尚需减半量继续服药2～3个月。

【不良反应及注意事项】

1.胃肠道反应　口服铁剂主要可引起恶心、呕吐、腹痛及腹泻等胃肠道反应，也可导致便秘、黑便。

2.急性中毒　小儿误服铁剂超过1g可引起急性中毒，表现为恶心、呕吐、血性腹泻、肠坏死、休克，严重时出现昏迷、惊厥，甚至死亡。

3.局部刺激　注射给药可出现局部肿痛。

4.过敏反应　少数患者出现发热、头晕、头痛、荨麻疹，严重时表现为过敏性休克。

叶酸

叶酸（folic acid）在体内转成四氢叶酸后，传递一碳单位，参与氨基酸和核苷酸的合成。叶酸缺乏时，主要导致DNA合成障碍，较少影响RNA和蛋白质合成，所以使血细胞内的DNA∶RNA比例降低，造成巨幼红细胞性贫血。临床主要用于治疗营养性、婴儿期或妊娠期巨幼红细胞性贫血；对于维生素B_{12}缺乏所致的恶性贫血，必须与维生素B_{12}合用才有效。不良反应少，极少数人可引起过敏；长期服用可出现恶心、厌食、腹胀等不适。

维生素B₁₂

维生素B₁₂（vitamin B₁₂）又称钴胺素，是唯一含金属元素的水溶性维生素。自然界中的维生素B₁₂都是微生物合成的，高等动植物不能制造维生素B₁₂。广泛存在于动物内脏、牛奶和蛋黄中。人体维生素B₁₂生理需要量仅1～2μg/d，来源于食物。口服维生素B₁₂进入胃内后，必须与胃黏膜壁细胞分泌的内因子结合形成复合物，在内因子的保护下进入回肠被吸收。当胃黏膜萎缩时，内因子分泌减少，维生素B₁₂肠道吸收障碍，发生恶性贫血。吸收后主要贮存在肝脏，经胆汁排泄。而注射剂主要由肾脏排出。

【药理作用】

1.参与叶酸循环再利用　维生素B₁₂促进同型半胱氨酸转变为甲硫氨酸的过程中，使N5-甲基四氢叶酸转变为四氢叶酸，促使四氢叶酸循环再利用。当维生素B₁₂缺乏时，会引起与叶酸缺乏相似的巨幼红细胞性贫血。

2.维持有鞘神经纤维功能　维生素B₁₂促进甲基丙二酰辅酶A转化为琥珀酸辅酶A，使后者参与三羧酸循环。当维生素B₁₂缺乏时，甲基丙二酰辅酶A积聚，脂肪酸合成异常，正常神经髓鞘脂质的合成受到影响，有髓鞘神经纤维功能出现障碍，导致大脑、脊髓及外周神经发生损害。

【临床应用】主要用于治疗恶性贫血及巨幼红细胞性贫血（与叶酸合用）；也可用于肝脏疾病和神经系统疾病的辅助治疗。

【不良反应及注意事项】偶见过敏反应，严重者可出现过敏性休克。

促红细胞生成素

促红细胞生成素（Erythropoietin，EPO）是由肾脏近曲小管管周细胞分泌的糖蛋白，为促进骨髓红系祖细胞生长、增殖、分化和成熟的主要刺激因子。临床常用的红细胞生成素是重组人红细胞生成素。静脉或皮下注射给药，剂量应个体化。

【药理作用】促红细胞生成素主要作用于红系祖细胞阶段，其作用可能是通过对决定血红蛋白合成的遗传基因去阻遏因子的作用而实现的。促红细胞生成素对红细胞生成的作用可归结为：①刺激有丝分裂，促进红系祖细胞的增生；②加速网织红细胞的释放和提高红细胞膜的抗氧化功能；③促红细胞生成素还有抗氧化稳定红细胞膜的作用，改善红细胞膜脂流动性和蛋白质构象。在贫血、缺氧的情况下，体内合成的促红细胞生成素明显增加，但肾脏疾病、骨髓受损或铁缺乏时，体内合成的促红细胞生成素明显减少。

【临床应用】临床用于慢性肾脏疾病所致贫血，也用于多发性骨髓瘤相关的贫血和骨髓增生异常及肿瘤化疗药引起的贫血。对结缔组织疾病所致的贫血亦有效。

【不良反应及注意事项】

1.血压升高　是主要不良反应，发生原因与红细胞的增加速度过快有关。

2.局部皮肤反应　少数患者会出现。出现原因可能与制剂中含有白蛋白有关。主要表现为注射部位血栓形成。

3.其他　偶可诱发脑血管意外或癫痫发作。

第二节　升高白细胞药

维生素B$_4$、鲨肝醇等作为升白细胞药应用多年，但疗效较差。基因重组及克隆技术则为集落刺激因子的生产和应用创造了条件。

非格司亭

非格司亭（filgrastim，G-CSF）又称重组人粒细胞集落刺激因子，临床常采用静脉或皮下注射法给药。

【药理作用】其作用是刺激粒细胞集落形成、促进造血干细胞向中性粒细胞增殖、分化和成熟；促使中性粒细胞从骨髓释放至血流，增加其在外周的数量；同时增强中性粒细胞的趋化和吞噬功能。

【临床应用】主要用于各种原因引起的白细胞或粒细胞减少症，如肿瘤化疗、再生障碍性贫血、自体骨髓移植及药物引起的骨髓抑制等。

【不良反应及注意事项】可见胃肠道反应、过敏、肝功能损害等；少数患者稍有骨痛；长期静脉给药可致静脉炎。

沙格司亭

沙格司亭（sargramostim，GM-CSF）又名重组人粒细胞-巨噬细胞集落刺激因子，其主要作用是刺激粒细胞、巨噬细胞等白细胞的增殖、分化，促进中性粒细胞、单核细胞、巨噬细胞的集落形成，增强中性粒细胞的细胞毒性作用和吞噬功能。临床应用与非格司亭相同。不良反应偶见发热、呼吸困难、腹泻、皮疹及注射部位红斑等，停药后可消失。首次静脉给药可出现颜面潮红、低血压、呼吸困难等，应及时给予对症处理。

第三节　止血药和抗凝血药

一、止血药

止血药是指能促进血液凝固，抑制抗凝血作用或降低毛细血管通透性而使出血停止的药物。按其作用机制将其分为以下四类：促凝血因子生成药、纤维蛋白溶解抑制药、促进血小板生成药和作用于血管的药物。

（一）促凝血因子生成药

维生素K

维生素K（vitamin K）的基本化学结构为甲萘醌，临床主要应用的是K_1、K_2、K_3、K_4。维生素K_1和K_2为脂溶性，吸收需胆汁协助；维生素K_3和K_4为水溶性。维生素K的性质较稳定，能耐酸、耐热，但对光敏感，也易被碱和紫外线分解。

【药理作用】

1. 促进血液凝固　维生素K作为 γ - 羧化酶的辅酶，在肝内参与凝血因子 II、VIII、IX、X 的合成，使之具有生理活性，促进血液凝固，进而达到止血的目的。

2. 参与骨骼代谢　维生素K参与合成维生素K依赖蛋白质，维生素K依赖蛋白质能调节骨骼中磷酸钙的合成。

3. 其他　增加肠蠕动和分泌功能；延缓糖皮质激素在肝中的分解。

【临床应用】用于维生素K缺乏引起的出血。常见以下几种原因：

1. 维生素K吸收障碍　如梗阻性黄疸、胆瘘、肝病及慢性腹泻等疾病；因胆汁分泌减少，导致维生素K在肠道吸收障碍。

2. 维生素K合成障碍　如早产儿、新生儿及长期应用广谱抗生素患者，肠道缺乏产生维生素K的大肠埃希菌，维生素K合成受阻。

3. 凝血酶原缺乏　如长期应用香豆素类、水杨酸类等药物，均可使肝内凝血酶原的合成受阻而导致的出血。

【不良反应及注意事项】

1. 局部反应　肌内注射维生素K_1可发生局部红肿、疼痛、硬结及荨麻疹样皮疹。

2. 维生素K_1若静脉注射过快，可出现颜面潮红、呼吸困难、血压骤降甚至发生休克，故常用肌内注射。

3. 因刺激性强，口服维生素K_3、K_4可出现恶心、呕吐等胃肠反应。

4. 较大剂量维生素K_3、K_4可使新生儿、早产儿发生溶血性贫血、高铁血红蛋白症。K_3对红细胞缺乏葡萄糖-6-磷酸脱氢酶（G-6-PD）的患者可诱发溶血性贫血；过量时可诱发血栓栓塞并发症。

（二）纤维蛋白溶解抑制药

氨甲苯酸

氨甲苯酸（aminomethylbenzoic acid，PAMBA）为白色鳞片状结晶性粉末。氨甲苯酸在沸水中溶解，不溶于乙醇、氯仿、乙醚或苯。

【药理作用】

1.能竞争性抑制纤溶酶原激活物，抑制纤溶酶原转化成纤溶酶，高浓度时直接抑制纤溶酶，从而抑制纤维蛋白溶解发挥止血作用。

2.口服易吸收，也可注射给药。氨甲环酸的作用较氨甲苯酸相似而强，两者应用相同。

【临床应用】

1.主要用于纤溶酶活性亢进所致的出血，如产后出血、前列腺、肝、胰、肺等和大手术后的出血。还可以用于某些药物（如链激酶和尿激酶）过量所致的出血。

2.对癌症出血、创伤出血及非纤维蛋白溶解引起的出血无效。

【不良反应及注意事项】

1.用量过大或时间过长可导致血栓形成，诱发心肌梗死。

2.静脉注射速度过快，可引起低血压、心律失常等。

抑肽酶

抑肽酶（aprotinin）既能抑制蛋白水解激活的纤溶酶，又可直接抑制纤溶酶，保护纤维蛋白不被降解达到止血作用，同时还能保护血浆中的纤维蛋白原和凝血因子 V、Ⅷ。作用快而强。主要用于防治各种原因导致纤维蛋白溶解亢进引起的出血。因还可以抑制胰腺分泌的多种酶，可用于防治胰腺炎。偶见过敏反应。

（三）促进血小板生成药

酚磺乙胺

酚磺乙胺（etamsylate）能增加血小板的数量并增强血小板聚集的功能和黏附性，促进释放凝血物质，还可增强毛细血管的抵抗力，降低毛细血管通透性。作用迅速，毒性小。用于防治手术前后出血以及治疗消化道、肺、脑、眼底、鼻出血及血小板减少性紫癜等。偶见过敏反应。使用前要询问患者有无过敏史，使用过程中发生过敏反应，应及时报告医生，采取相应措施处理。

（四）作用于血管的药物

垂体后叶素

垂体后叶素（pituitrin）主要含有两种成分：加压素（抗利尿激素）和缩宫素。加压素直接作用于血管平滑肌使血管收缩，达到止血作用；还有抗利尿作用。缩宫素作用于子宫平滑肌使子宫收缩。口服无效，需静脉滴注给药。用于肺咯血、肝硬化门脉高压引起的上消化道出血、产后大出血，也可用于尿崩症的治疗。偶见过敏反应。静脉滴速过快，出现面色苍白、心悸、出汗、胸闷、胸痛等症状和体征。一旦发生，立即停药，并采取相应措施治疗。用药期间注意监测患者血压，妊娠毒血症、高血压、冠心病、肺源性心脏病患者禁用。

卡巴克络

卡巴克络（carbazochrome）又名安络血，可促进毛细血管收缩，降低毛细血管通透性，还能增加毛细血管的断端回缩，达到止血作用。对大量出血和动脉出血疗效差。可口服和肌内注射，也可静脉滴注。临床常用于血小板减少性紫癜、鼻出血、视网膜出血、血尿等。毒性低，但不宜大量应用，可诱发癫痫及精神紊乱，故有精神病或癫痫病史者慎用。

二、抗凝血药

抗凝血药是一类能降低血液凝固速度以阻止血栓形成或已形成血栓溶解的药物，包括能减少多种凝血因子，制止纤维蛋白形成的药物如肝素、口服抗凝血药香豆素类及纤维蛋白溶解药物（溶栓剂）。

肝素

肝素（heparin）为一种粘多糖硫酸酯，呈强酸性，带有大量负电荷的高极性大分子化合物，不易通过生物膜。

【药理作用】

1.抗凝血肝素的抗凝血特点：①在体内、体外均有抗凝作用；②作用迅速而强大。肝素抗凝血机制：促进抗凝血酶Ⅲ（AT-Ⅲ）的抗凝作用。AT-Ⅲ是血浆中的一种生理性抗凝物质，AT-Ⅲ可使含有丝氨酸残基凝血酶和凝血因子Ⅻa、Ⅺa、Ⅹa、Ⅸa蛋白酶活性丧失，血液无法凝固。肝素与AT-Ⅲ的赖氨酸残基结合后，使AT-Ⅲ构象发生变化，使AT-Ⅲ所含的精氨酸残基更容易和凝血酶的丝氨酸残基结合，促进AT-Ⅲ灭活上述凝血因子的作用，进而抑制凝血过程。

2.肝素能使血管内皮释放脂蛋白脂酶，水解乳糜颗粒及极低密度脂蛋白中的三酰甘油，发挥降脂作用。

3.抗炎抑制炎症介质活性，阻止炎症细胞活动，抑制血管平滑肌细胞增殖和抗血管内膜增生等作用而减轻炎症反应。

【临床应用】

1.防治血栓栓塞性疾病例如深部静脉血栓、脑栓塞、肺栓塞及急性心肌梗死等。用于防止血栓的形成与扩大，但对已经形成的血栓无效。

2.防止弥散性血管内凝血（DIC）防止微血栓形成，同时可避免因纤维蛋白原和其他凝血因子的耗竭而发生继发性出血，因此要早期应用。

3.用于心血管直视手术、体外循环、心导管检查、血液透析、器官移植等抗凝。

【不良反应及注意事项】

1.自发性出血　是肝素的主要不良反应。应用过量可引起自发性出血，表现为黏膜出血、关节腔积血和伤口出血等。一旦发生立即停用肝素，同时注射带有阳电荷的硫酸鱼精蛋白来对抗。每1mg硫酸鱼精蛋白可以中和100U肝素。

2.过敏反应　偶可引起发热、荨麻疹、结膜炎、哮喘等。

3.血小板减少症　是肝素引起的短暂性血小板聚集，多发生于用药后的2～14天，与免疫反应有关，停药后大约4天恢复。发生率大约5%。

4.骨质疏松　连续用药3～6个月可导致骨质疏松，发生自发性骨折。

5.妊娠妇女使用可引起早产及死胎。

6.肝、肾功能不全，有出血倾向、严重高血压、消化性溃疡患者，外伤手术后及孕妇等禁用肝素。

华法林

华法林（warfarin）为香豆素类抗凝血药。香豆素是一类含有4-羟基香豆素基本结构的物质，口服参与体内代谢，发挥抗凝血作用，为口服抗凝血药。

【药理作用】

1.华法林的抗凝血机制为竞争性拮抗维生素K的作用。因华法林的化学结构与维生素K相似，在肝脏抑制维生素K由环氧型转化为氢醌型，阻止其循环利用，进而阻碍依赖于维生素K的凝血酶原和凝血因子Ⅱ、Ⅶ、Ⅸ、Ⅹ的合成，从而发挥抗凝作用。

2.仅有体内的抗凝血作用，体外无抗凝血作用。

3.抗凝作用缓慢而持久，口服有效。对已经形成的凝血因子无抑制作用，须待体内的已经合成的凝血因子耗竭后才能发挥抗凝作用，因此抗凝作用比较缓慢。

【临床应用】

1.防治血栓栓塞性疾病可以防止血栓形成和发展。作用时间较长，但起效较慢，而且剂量不易控制，故一般先与肝素合用，经1～3天发挥疗效后再停用肝素。

2.预防手术后血栓形成和预防静脉血栓形成。主要用于风湿性心脏病、外科大手术、髋关节固定术、人工瓣膜置换术后等。

【不良反应及注意事项】

1.自发性出血　口服过量或长期用药，易致自发性出血，主要表现在皮肤黏膜、胃肠道、泌尿生殖系统等部位，严重者可发生颅内出血。一旦发生出血，应立即停药，同时给予维生素K拮抗，必要时输新鲜血浆或全血补充凝血因子。

2.胎儿出血或畸形　华法林可以通过胎盘屏障，造成胎儿出血或畸形。

3.其他　华法林还有胃肠道反应、氨基转移酶升高、白细胞减少等。

4.肝、肾功能不全，有出血倾向、严重高血压、消化性溃疡患者，外伤手术后及孕妇等禁用。

枸橼酸钠

枸橼酸钠（sodium citrate）为体外抗凝血药。其抗凝血机制为枸橼酸钠的枸橼酸根离子与血浆中Ca^{2+}结合，形成难解离的可溶性络合物，从而血中Ca^{2+}浓度降低，抑制血液凝固，发挥快速的抗凝作用。本药仅在体外有抗凝血作用，主要用于体外血液保存，阻止血液凝固。输血时，每100mL全血中加入2.5%枸橼酸钠注射液10mL，足以防止血液凝固。在大量输血（超过1 000mL）或输血速度过快时，因血Ca^{2+}浓度降低，导致低钙性手足抽搐、心功能不全，血压骤降。一旦发生，应立即应用钙盐解救。新生儿和幼儿更易发生。

三、促进纤维蛋白溶解药

链激酶

链激酶（streptokinase，SK）是从β溶血性链球菌培养液中提取的一种蛋白酶，白色冻干粉，易溶于生理盐水，其稀溶液性质不稳定。链激酶具有抗原性。

【药理作用】链激酶能与纤溶酶原结合形成复合物，促进纤溶酶原转变为纤溶酶，迅速溶解已形成的纤维蛋白，对6小时内血栓形成者疗效最佳，但对于形成已久的陈旧血栓疗效不佳。

【临床应用】急性血栓栓塞性疾病如急性肺栓塞、眼底血管栓塞、深部静脉血栓、脑栓塞和急性心肌梗死等。

【不良反应及注意事项】

1.自发性出血　是链激酶的主要不良反应。发生原因：被激活的纤维蛋白溶解酶在溶解病理性的纤维蛋白，同时也溶解生理性的纤维蛋白。主要表现为注射部位出现血肿。

2.过敏反应　其发生原因是链激酶具有抗原性。表现为药热、寒战、皮疹等，甚至出现过敏性休克。

3.其他　静脉推注过快可引起低血压。

4.口服无效，可静脉注射，不可肌内注射及动脉穿刺。

尿激酶

尿激酶（urokinase，UK）由人肾细胞合成，从尿中分离提取的蛋白质冰冻干燥制剂。

【药理作用】直接激活纤溶酶原变纤溶酶，溶解已形成的纤维蛋白。口服无效，可静脉注射和眼科的局部注射。尿激酶无抗原性，一般不引起过敏反应。但因价格昂贵，临床主要用于对链激酶无效或过敏的血栓栓塞性疾病者。

【临床应用】为DNA重组技术的第二代溶栓药。对纤维蛋白的亲和力强，能选择性地激活结合在纤维蛋白表面的纤溶酶原，使之转化为纤溶酶，而对游离型的纤溶酶作用弱，发挥选择性溶栓作用。无抗原性。主要用于肺栓塞和急性心肌梗死治疗。

【不良反应】不良反应较少且轻，出血少见。用药期间注意观察患者有无出血倾向，禁用于出血性疾病。

第四节　抗血小板药

抗血小板药又称血小板抑制药，具有抑制血小板黏附、聚集及释放，阻止血栓形成等功能的药物。

噻氯匹定

【药理作用】噻氯匹定（ticlopidine）是强效血小板抑制剂，主要抑制二磷酸腺苷（ADP）诱导的血小板聚集，同时对凝血酶、花生四烯酸（AA）、血小板活化因子等引起的血小板聚集也有抑制作用。同时也具有改变红细胞的变形性及可滤性；降低血液黏滞度，改善微循环的作用。口服吸收好，3～5天达到高峰。

【临床应用】用于预防脑血管、心血管及外周血管血栓栓塞性疾病。

【不良反应】

1.消化道反应为常见的不良反应。主要表现为恶心、腹部不适、腹泻等。

2.过敏反应表现为荨麻疹、皮疹等。

3.血液系统反应可引起骨髓抑制。表现为全血细胞减少、中性粒细胞、血小板减少。

4.胆汁淤积性黄疸偶见。

双嘧达莫

【药理作用】双嘧达莫（dipyridamole）口服吸收快，与血浆蛋白结合率高。在肝内代谢，与葡萄糖醛酸结合后，从胆汁排泌。双嘧达莫又名潘生丁，抑制磷酸二酯酶的活性，使血小板内cAMP的含量增加，抑制血小板聚集；还能抑制环氧酶，使血栓烷素A_2（TXA_2）生成减少。双嘧达莫能抑制血小板黏附于血管壁的损伤部位，兼有扩张血管的作用。

【临床应用】用于治疗血栓栓塞性疾病和缺血性心脏病。

【不良反应】

1.可出现头痛、头晕、恶心、腹泻等。

2.长期大量使用可引起出血倾向，与肝素合用加重出血倾向。

3.有扩张外周血管的作用，故低血压患者慎用。

4.不宜与葡萄糖以外的其他药物混合注射。

阿司匹林

阿司匹林（aspirin）又称乙酰水杨酸。低剂量阿司匹林（75～150mg/d）即可抑制血小板聚集，作用持续5～7天。阿司匹林能部分拮抗纤维蛋白酶原溶解导致的血小板激活，是临床应用最广泛的抗血小板药。小剂量用于冠状动脉硬化性疾病、心肌梗死、脑梗死、深静脉血栓形成和肺梗死等，作为溶栓疗法的辅助抗栓治疗，能减少缺血性心脏病发作和复发的危险，也可使一过性脑缺血发作患者卒中发生率和病死率降低。

第五节　水、电解质平衡调节药

一、电解质平衡调节药

氯化钠（sodium chloride）

【药理作用】钠是细胞外液的主要阳离子，是保持细胞外液渗透压和容量的重要成分。钠还以碳酸氢钠形式构成体液缓冲系统，对调节体液的酸碱平衡具有重要作用。此外，正常浓度的氯化钠还是维持细胞兴奋性和神经肌肉应激性的必要条件。钠丢失过多，可引起低钠综合征，表现为全身虚弱、表情淡漠、肌肉痉挛等，严重时则出现谵妄、昏迷以致死亡。

【临床应用】

1.氯化钠注射液可补充血容量和钠离子，用于大面积烧伤、大量出汗、频繁呕吐、严重腹泻、服用强利尿药及出血等引起的各种缺盐性失水症。

2.用于慢性肾上腺皮质功能不全（阿狄森病）治疗过程中补充氯化钠。

3.生理盐水可用于洗伤口、洗眼及洗鼻等。

【不良反应】

1.生理盐水含钠、氯离子各154mmol，比血浆氯离子浓度高出50%，对已有酸中毒的患者如大量应用，可引起高氯性酸中毒。应选用碳酸氢钠–生理盐水或乳酸钠–生理盐水。

2.输入过量可引起组织水肿。肺水肿患者禁用，脑、肾、心脏功能不全、高血压及血浆蛋白过低者慎用。

氯化钾（potassium chloride）

【药理作用及应用】钾是细胞内液主要阳离子，是维持细胞内液渗透压的重要成分。钾通过与细胞外的氢离子交换参与酸碱平衡的调节，钾还参与糖、蛋白质及三磷酸腺苷的合成，此外，钾也乙酰胆碱的合成。当体内缺钾时可产生低钾血症，表现为四肢无力、肠麻痹、心律失常、腱反射减退或消失。严重者可因呼吸麻痹或心搏骤停而致死。临床用于各种原因引起的低钾血症，如严重吐泻不能进食、长期应用排钾利尿剂或肾上腺皮质激素等，也可用于强心苷中毒引起的阵发性心动过速或频发室性早搏。

【不良反应及注意事项】

1.口服对胃肠道有较强的刺激性，出现上腹不适、疼痛、恶心、呕吐等症状。甚至可能引起胃肠溃疡、坏死或狭窄等并发症。可采用10%溶液稀释于饮料中，餐后服用。

2.静脉滴注过快时可出现疲乏、肌张力减低、反射消失、周围循环衰竭、心率减慢甚至心脏停搏。溶液的浓度一般不超过0.2%～0.4%。

3.肾功能严重减退、急性脱水、无尿及血钾过高者禁用。

氯化钙（calcium chloride）

【药理作用及应用】

1.维持神经肌肉兴奋性　血钙含量降低时可出现神经肌肉兴奋性升高，甚至昏迷。可用于血钙降低引起的手足搐搦症以及肠绞痛、输尿管绞痛等。

2.抗过敏作用　能降低毛细血管通透性，增加毛细血管壁的致密性，减少渗出，有抗炎、消肿及抗过敏等作用，可用于荨麻疹、血管神经性水肿、瘙痒性皮肤病等。

3.拮抗镁离子的作用　钙和镁化学性质相似，可产生竞争性拮抗作用，用于解救镁盐中毒。

4.促进骨骼和牙齿的发育　常用于佝偻病、软骨病、孕妇及哺乳期妇女钙盐的补充。日光照射和维生素D能促进钙的吸收和利用。

【不良反应及注意事项】

1.静脉注射时可有全身发热感，注射宜缓慢（每分钟不超过2mL），因钙盐兴奋心脏，注射过快会使血钙浓度突然增高，引起心律失常，甚至心搏骤停。

2.对组织有强烈刺激性，若漏出血管外可引起剧痛及组织坏死，一旦漏出，应用0.5%普鲁卡因溶液作局部封闭、热敷。其5%溶液不可直接静脉注射，应在注射前以等量葡萄糖溶液稀释。且不宜作皮下注射或肌内注射。

3.钙剂能增强强心苷的心脏毒性，故服用强心苷期间或停药后7天以内禁用本品。

二、酸碱平衡调节药

碳酸氢钠（sodium bicarbonate，小苏打）

【药理作用及应用】

1.纠正代谢性酸中毒　碳酸氢钠解离的碳酸氢根离子与氢结合，使体内氢离子浓度降低。可用于代谢性酸中毒、各种原因引起的伴有酸中毒症状的休克、严重的哮喘持续状态经其他药物治疗无效者。

2.碱化尿液　口服易吸收，经肾排泄时使尿液碱化。可减少磺胺类药物的肾毒性。加速巴比妥类、水杨酸类药物从尿排出，增强氨基糖苷类抗生素治疗尿路感染的疗效。

3.降低血钾 可升高血液的pH，使细胞外钾离子进入细胞内而降低血钾浓度。用于治疗高钾血症。

4.其他 4%的溶液冲洗阴道或坐浴可使阴道内呈碱性，用于治疗真菌性阴道炎。也可用其漱口治疗口腔霉菌感染。滴耳有软化耵聍的作用。口服可中和胃酸治疗消化性溃疡。

【不良反应】过量可产生代谢性碱中毒，引起厌食、腹痛、恶心、呕吐等。偶可引起溃疡穿孔。静脉滴注时低钙血症患者可能产生阵发性抽搐；低血钾患者可能引起心肌毒性。二氧化碳潴留、低血钾、充血性心力衰竭、水肿、肾衰的患者慎用。

乳酸钠 （sodium lactate）

【药理作用及应用】本药进入体内后，在有氧条件下经肝脏氧化、代谢，转化成碳酸氢根离子，纠正血中过高的酸度，可用于治疗代谢性酸中毒。由于作用不及碳酸氢钠迅速，现已少用。主要用于高钾血症或普鲁卡因胺、奎尼丁等药物过量引起的心律失常伴有酸血症者。

【不良反应】过量可致碱血症，不宜用生理盐水或其他含氯化钠溶液稀释本品，以免成为高渗溶液。患有肝病、休克缺氧、心功能不全者禁用。

第六节 血容量扩充药

血容量扩充药又称血浆代用品，主要通过提高血浆胶体渗透压、增加血容量、改微循环的高分子物质，是抗休克的基本药物。特点是作用持久，排泄慢，无毒性，无抗原性。由于葡萄糖、等渗盐水作用时间短，而全血或血浆制品来源有限，故目前最常用的是右旋糖酐。

右旋糖酐

右旋糖酐（dextran）又称葡聚糖，是高分子葡萄糖的聚合物，临床常用的有中分子右旋糖酐（平均相对分子质量70 000，简称右旋糖酐70），低分子右旋糖酐（平均相对分子质量40 000，简称右旋糖酐40）和小分子右旋糖酐（平均相对分子质量10 000，简称右旋糖酐10）。

【药理作用】

1.扩充血容量 静脉注射后，由于中分子右旋糖酐分子量较大，不易渗出血管，使血液胶体渗透压升高，细胞外液中的水分吸收入血，迅速扩充血容量，维持血压。

2.改善微循环 右旋糖酐分子可结合于红细胞表面，使红细胞不易聚集，并增加血容量、稀释血液，故可起到改善微循环的作用。

3.抗凝血 低分子和小分子右旋糖酐分子可覆盖在血小板的表面和损伤的血管内膜上，抑制红细胞、血小板和纤维蛋白的聚集，阻止血栓形成，同时稀释血液、改善微循环都对血栓形成有抑制作用。

4.渗透性利尿 低分子和小分子右旋糖酐的分子量小，可迅速经肾小球滤过，但在肾小管不被重吸收，增加肾小管内渗透压，发挥渗透性利尿作用。

【临床应用】

1.低血容量性休克治疗 用于大量失血或失血浆（如烧伤）所致的低血容量性休克。一般用中分子右旋糖酐，因其相对分子质量大，持续时间可长达12小时。

2.中毒性休克治疗 低分子和小分子右旋糖酐可改善微循环，用于中毒性、外伤性休克，可防止休克后期的DIC。

3.血栓栓塞性疾病治疗 可用于防治心肌梗死、脑血栓形成、血栓性静脉炎等。低分子及小分子右旋糖酐效果较好。

4.急性肾衰竭治疗 用于防治急性肾衰竭。低分子及小分子右旋糖酐效果较好。

【不良反应及注意事项】

1.过敏反应 少数患者会出现过敏反应，主要表现为皮肤瘙痒、荨麻疹、呼吸困难等，严重时可发生过敏性休克。

2.发热反应 多在用药后1～2小时发生，可见寒战和高热。

3.出血 连续用药或用药量过大时，有些患者可出现凝血障碍。

第七节　用药护理

一、用药前护理

1.用量用法 ①肝素钠注射剂，1 000U/2mL、5 000U/2mL、12 500U/2mL。每次5 000～10 000U，静脉注射或静脉滴注，总量为每日25 000U。②华法林钠片剂，2.5mg，5mg。口服，首日量5～20mg，次日起维持量每日2.5～7.5mg。③枸橼酸钠注射剂，0.25g/10mL。100mL全血中需加入2.5%枸橼酸钠注射液10mL。④链激酶粉针剂，10万U、20万U、30万U。静脉滴注，用药前30分钟，先给予地塞米松。2.5～5mg预防过敏；诱导剂量：首次50万U溶于100mL生理盐水或5%葡萄糖溶液中，30分钟内滴完。维持量：50万U溶于250～300mL 5%葡萄糖溶液中静脉滴注，每小时5万～10万U，每日4次，疗程一般1～3天。⑤噻氯匹定片剂，250mg。口服，每次250mg，每日2次，进餐时服用。⑥双嘧达莫片剂，25mg。口服，每次25～50mg，每日3次，饭前服用。⑦维生素K_1，注射剂：10mg/mL。肌内注射或静脉注射，每次10mg，每日1～2次。维生素K_3，注射剂：4mg/mL。肌内注射，每次4mg，每日2～3次。维生素K₄，片剂：2mg、4mg。口服，每次4mg，每日3次。⑧硫酸亚铁片剂：0.3g。口服，每次0.3g，每日3次，餐后或餐中服用。缓释片：0.45g。每次0.45g，每日2次。⑨叶酸片剂，5mg。口服，每次5～10mg，每日3次。⑩维生素B₁₂，片剂：25mg、50mg。口服，每次25mg，每日3次。注射剂：0.05mg/mL、0.1mg/mL、0.5mg/mL、1mg/mL。肌内注射，每日0.025～0.1mg。重组红细胞生成素注射剂，2 000U/mL、4 000U/mL、10 000U/mL。静脉或皮下注射，50～150U/kg，每周3次。右旋糖酐注射剂，100mL/瓶、250mL/瓶、500mL/瓶。静脉滴注，用量根据病情而定，一般总量1 000mL。

2.肝素　①用药前详细询问用药史及过敏史。②注意药物间的相互作用：与华法林、阿司匹林、肾上腺皮质激素、吲哚美辛、布洛芬、右旋糖酐等合用，可使出血的危险性增加；与氨基糖苷类抗生素、红霉素、头孢菌素、万古霉素、甲巯咪唑、丙基硫氧嘧啶合用，使肝素的作用增强；与四环素、洋地黄类药物、抗组胺类药物合用，可以拮抗肝素的作用；与碱性药物合用，可使肝素无效，因为肝素呈强酸性药物。③评估有无禁忌证：如有出血倾向、不能控制的活动性出血、外伤或术后渗血、先兆流产、胃及十二指肠溃疡、严重肝肾功能不良、孕妇、对肝素过敏者禁用。

3.华法林　①详细询问用药史，根据适应证，提出合理化建议和措施。②药物间的相互作用：与阿司匹林、氯霉素、甲硝唑、西咪替丁、广谱抗生素合用，增强华法林的抗凝作用；与苯巴比妥、苯妥英钠、卡马西平、利福平合用，降低华法林的抗凝作用。③评估有无禁忌证：术后3天内、孕妇、哺乳期、有出血性疾病及肝功能不全者禁用。

3.链激酶　①用药前，先给予异丙嗪（肌内注射），地塞米松或氢化可的松（静脉注射）来预防过敏反应。②药物间的相互作用：与蛋白质沉淀剂、生物碱、消毒灭菌剂合用，使链激酶活性降低。③评估有无禁忌证：出血性疾病、活动性溃疡、严重高血压、分娩未满月以及近期使用过肝素或华法林等抗凝药的患者禁用。

4.噻氯匹定　①药物间的相互作用：与抗酸药、西咪替丁类、环抱素A同服，使药效降低；与华法林、肝素、阿司匹林及其他非甾体类抗炎药合用，加重出血。②评估有无禁忌证：近期出血病史、活动性溃疡病患者、白细胞或血小板减少者禁用。孕妇慎用。

5.维生素K　①使用前应观察注射剂是否有分层，如有则不可使用；但在遮光条件下水浴加热至70～80℃，振摇使其自然冷却，如澄明度正常仍可继续使用。②告知患者维生素K₃和维生素K₄饭后服用可以减轻对胃肠道反应。

6.氨甲苯酸　①药物间的相互作用：与青霉素、链激酶、尿激酶合用，影响疗效；与口服避孕药、雌激素等合用，使血栓形成的危险性增加。②评估有无禁忌证：禁用于有血栓形成倾向或有血栓栓塞病史者；能快速通过胎盘屏障，即将分娩的孕妇不宜使用；肾功能不全者慎用。

7.铁剂　①用药前应告知患者影响铁剂吸收的食物及药物。嘱咐勿与浓茶、牛奶及含有鞣酸的饮料同时服用，以免影响吸收。②事先告知患者，铁剂能与肠内的硫化氢结合成黑色的硫化铁致大便变深绿或黑色，避免惊慌。③对铁剂过敏者及肝、肾功能严重损害者禁用。

8.维生素B$_{12}$　药物间的相互作用：遇维生素C、重金属盐类失效；与氯霉素合用，维生素B$_{12}$的造血功能减弱；与消胆胺合用，可结合维生素B$_{12}$减少其吸收。

9.促红细胞生成素　①合并感染时，待感染控制后方可使用。②评估有无禁忌证：血液透析难以控制的高血压患者，某些白血病、铅中毒患者，孕妇及对本品过敏者禁用；癫痫患者、脑血栓形成者慎用。

10.右旋糖酐　①详细询问过敏史，有过敏史者禁用。②血小板减少、出血性疾病、心功能不全者禁用；肺水肿、肝、肾疾病慎用。

二、用药中护理

1.肝素　①用药过程中应密切观察患者反应，做好抢救的准备工作等。②密切注意观察患者的过敏反应。如出现皮肤瘙痒，寒战、发热，应立即通知医生，并给予皮肤冷敷或涂抹炉甘石洗剂减轻皮肤瘙痒。③使用肝素过程中密切观察患者的出血情况，如有无血尿、呕血、牙龈或口腔出血、黑便、瘀斑、月经量增多、骨盆疼痛、严重疼痛或眩晕等情况。出血严重者，立即报告医生，可静脉注射鱼精蛋白对抗，1mg鱼精蛋白可中和100U肝素。④定期检测出血时间和凝血时间。⑤可能出现数月的脱发，应告知患者，以免产生恐惧。⑥肝素预防用药一般不超过5～7天。⑦突然停用肝素会导致血液的凝固性增加，故应用肝素治疗后常规使用口服抗凝药预防。

2.华法林　①用药过程中应避免食用含维生素K丰富的食物，例如卷心菜、莴苣、菠菜、豆豉等。以免影响华法林的疗效。②用药过程中注意观察患者血栓栓塞的症状和体征的变化。

3.链激酶　①溶解时，避免剧烈振荡，使活力降低。溶解后放置超过24小时会失去活性，故现配现用。②用药过程中，避免肌内注射和动脉穿刺，以免发生血肿。一旦发生出血或血肿，一般不需停药，可给予氨甲苯酸或纤维蛋白原。

4.噻氯匹定　观察患者有无骨髓抑制的表现，如贫血、出血、发热等。一旦发生，应立即停药，并采取积极的对症治疗措施。

5.维生素K　①维生素K$_1$常采用肌内注射，严重出血可静脉注射。②静脉注射前只能用生理盐水或葡萄糖注射液稀释，不得使用其他溶液稀释。肌内注射时，应选臀大肌肉群深部注射，但应注意避免误入血管，同时注意注射速度不能太快。③维生素K$_1$对光敏感，稀释后立即注射。滴注时应避光（用黑纸或黑布包裹）慢滴，同时密切监护患者的血压、体温、脉搏及心率。如有异常，应及时调整滴速，必要时停止输注，并及时报告医师处理。

6.氨甲苯酸　①静脉注射给药时，用5%葡萄糖注射液或0.9%氯化钠注射液10～20mL稀释后缓慢注射。同时监护血压、心律和脉搏。②不宜与苯唑西林同时服用。

7.铁剂　①服用枸橼酸铁铵糖浆剂时，用吸管吸服，服药后立即漱口、刷牙，避免牙齿和舌变黑。铁剂口服时，有轻度胃肠道反应，餐后服用可减轻，避免空腹给药。②服用缓释片时，勿嚼碎或掰开服用，以免影响疗效。③铁剂注射时，宜采取深部肌内注射，避开皮肤暴露部位，并应经常更换注射部位，以免局部形成硬结。④静脉输注铁剂应在穿刺成功后，再将药物注入液体瓶内，以免药物渗出导致静脉炎症。

8. 维生素B$_{12}$　可以口服和肌内注射给药，不可静脉给药。

9. 促红细胞生成素　应及时对患者血压进行监测。一旦发生血压升高，及时给予抗高血压药物。

10. 右旋糖酐　①首次使用时，注速宜慢并严密观察5～10分钟，一旦发生过敏，立即停药，及时采用相应措施对症处理。②用药中，不宜与全血混合输注，以免引起血细胞凝集和聚集。③输注过程应密切观察电解质是否平衡。④据不同病情而决定速度，如用于低血容量性休克，输注应快，必要时加压输注。中分子量制剂每分钟注入20～40mL，低、小分子量制剂每分钟注入5～15mL，待血压上升后可酌情减量。

三、用药后护理

1. 肝素　①肝素被列为高危药品，使用时过程中应严密观察基本生命体征，如有血压下降、脉搏加快和呼吸急促等情况时，应及时报告医师，进行对症处理。②肝素不采用肌内注射，因刺激性较大，易发生血肿。不采用直肠给药，因为直肠给药无效。如果采用皮下注射时，要选择细而短小的针头，注意避开瘢痕，针头拔出后应适当延长加压时间。注意要经常更换部位。③静脉注射或静脉滴注肝素时，要确保针头在血管内方可给药。应单独使用静脉通路注射肝素。若需要给予其他药物，要先用生理盐水冲净通路内药液方可给其他药物。④嘱患者刷牙或剔牙时，动作要轻巧；月经量可能增多，时间可能延长，要安慰患者，消除紧张情绪。

2. 华法林　①注意用药剂量，密切观察，如出血严重者，应立即停药，并用大量维生素K对抗，必要时立即输新鲜血补充凝血因子加以控制。②定期监测凝血酶原时间，对药物疗效作出评价。

3. 链激酶　①用药后，少数患者可能出现发热、寒战、头痛、不适等症状，给予解热镇痛药对症处理。②用药结束时，以防再度形成血栓，可给予低分子右旋糖酐预防。③静脉推注后要加压注射部位。出血严重者，可给予6-氨基己酸或氨甲苯酸对抗。④定期做凝血酶原时间和凝血时间测定。

4. 噻氯匹定　①定期查血象、监测出血、凝血时间。②用药1个月后，注意观察有无皮疹、荨麻疹等过敏反应。

5. 维生素K　应定期测定凝血酶时间，以调整用量和给药次数，并观察有无血栓形成的症状和体征。若出现血栓，可给予华法林或肝素解救。

6. 氨甲苯酸　定期检测凝血酶原时间，以调整用量和给药次数，并观察有无血栓形成的症状和体征。

7.铁剂　①应坚持足够的疗程，定期检测血红蛋白、网织红细胞、血清铁蛋白和血清铁，以便观察疗效。②铁剂应安全存放，避免儿童误服。如发现中毒，应在服药后1小时内进行立即催吐、洗胃，用1%碳酸氢钠溶液或磷酸盐溶液洗胃，同时给予解毒药去铁胺灌胃以结合残存的铁，同时采取抗休克治疗。③告知患者多食用含铁丰富绿叶蔬菜、动物肝脏等食物。

8.维生素B_{12}　内因子缺乏时，必须肌内注射给药。注射给药后要注意观察有无过敏反应，一旦发生，应立即停药，并采取抗过敏治疗措施。

9.促红细胞生成素　①注射给药后，可能会在注射部位形成血栓。应注意观察血管栓塞情况，有时需加大肝素剂量。来抗血栓。②定期测定红细胞比容，以便观察疗效。

10.右旋糖酐　①多次用药或长期用药停药后，有的患者可出现周期性高热和持续性低热、淋巴结肿大、关节痛等，属于热反应的一种。可采取对症治疗，改善症状。②给药后，可使血沉加快，应定期检测血沉。③观察皮肤红润、温度转暖和尿量增加，表明药物有效。

案例回顾

作用于血液和造血系统的药物包括抗贫血药、升高白细胞药、止血药、抗凝血药、促纤维蛋白溶解药、抗血小板药和血容量扩充药。抗贫血药的代表药物为铁剂等，升高白细胞药的代表药物为非格司亭等，止血药的代表药物为维生素K，抗凝血药的代表药物为肝素，促纤维蛋白溶解药的代表药物为链激酶等，抗血小板药的代表药物为阿司匹林等，血容量扩充药的代表药物为右旋糖酐等。

第二十章
作用于消化系统的药物

章前引言

消化系统由消化管和消化腺两部分组成，其主要功能是对食物进行消化和吸收，同时分泌多种激素参与神经体液的调节。消化系统疾病在临床上十分常见，主要包括食管、胃、肠、肝、胆囊、胰腺、腹膜等的器质性和功能性疾病。据统计，胃肠病和肝病引起的疾病几乎占所有疾病的1/10，严重威胁人类健康，影响人民生活质量。

护士在了解消化系统疾病发病机制的基础上，掌握相应的治疗原则，特别是常用药物的治疗及其作用具有重要的指导意义。本章将重点介绍临床常见消化系统疾病的药物治疗，使护士在学习本章内容的基础上，结合现代护理理论，掌握消化系统疾病的合理用药及用药护理。消化系统用药包括抗消化性溃疡药、助消化药、止吐药、泻药、止泻药和利胆药等。

学习目标

1.掌握雷尼替丁、奥美拉唑、硫酸镁的药理作用、临床用途和不良反应。

2.熟悉氢氧化铝、枸橼酸铋钾、甲氧氯普胺、多潘立酮的作用和分类特点。

3.了解助消化药、止泻药等的作用、用途和特点。

4.学会观察和预防消化系统药物的不良反应，能够利用用药护理综合分析判断，正确进行用药指导。

思政目标

培养学生运用学习到的知识与技能，在临床工作过程中减轻或解除患者痛苦，将社会的关爱、医（护）患关系的和谐体现到护理过程之中。

案例导入

患者许某，男，31岁，因近期自觉胃部不适、腹痛难忍就诊。胃镜检查：胃壁多处溃疡面。HP检查：幽门螺杆菌阳性。诊断：胃溃疡，幽门螺杆菌感染。医嘱奥美拉唑联合氨苄西林治疗，并嘱禁辛辣刺激食物、禁烟酒。

思考题

1.医嘱奥美拉唑联合氨苄西林治疗，为什么？

2.根据该患者的情况，如果单独使用抗菌药清除幽门螺杆菌也可行，为什么还要联合其他药物治疗？

第一节 抗消化性溃疡药

消化性溃疡（peptic ulcer）的发病与黏膜局部损伤和保护机制之间的平衡失调有关。损伤因素（胃酸、胃蛋白酶和幽门螺杆菌）增强或保护因素（胃黏膜屏障和修复）减弱，均可引起消化性溃疡。当今的治疗主要着眼于减少胃酸和增强胃黏膜的保护作用。

一、抗酸药

抗酸药（antacids）是一类弱碱性物质。口服后能降低胃内容物酸度，从而解除胃酸对胃、十二指肠黏膜的侵蚀和对溃疡面的刺激，并降低胃蛋白酶活性，发挥缓解疼痛和促进愈合的作用。此类药物餐后服用可延长药物作用时间，应在餐后1~3小时及临睡前各服1次。理想的抗酸药应该是作用迅速持久、不吸收、不产气、不引起腹泻或便秘，对黏膜及溃疡面有保护收敛作用。单一药物很难达到这些要求，故常用复方制剂，如复方氢氧化铝（胃舒平）。常用成分如下：氢氧化镁、三硅酸镁、氢氧化铝、碳酸钙和碳酸氢钠。

氢氧化镁

氢氧化镁（magnesium hydroxide）抗酸作用较强、较快。镁离子有导泻作用，少量吸收经肾排出，如肾功能不良可引起血镁过高。可引起轻度腹泻，合用碳酸钙可减轻。

三硅酸镁

三硅酸镁（magnesium trisilicate）抗酸作用较弱而慢，但持久。在胃内生成胶状二氧化硅对溃疡面有保护作用。可引起轻度腹泻。

氢氧化铝

氢氧化铝（aluminum hydroxide）抗酸作用较强，缓慢。具有收敛、止血和保护溃疡面的作用。还可影响磷酸盐、四环素、地高辛、异烟肼、泼尼松等的吸收。可引起便秘。

碳酸钙

碳酸钙（calcium carbonate）抗酸作用较强、快而持久。可产生二氧化碳气体，导致腹胀、嗳气。进入小肠的Ca^{2+}可促进胃泌素分泌，引起反跳性胃酸分泌增多。可引起便秘。

碳酸氢钠

碳酸氢钠（sodium bicarbonate）又称小苏打。作用强、快而短暂。可产生二氧化碳气体。未被中和的碳酸氢钠几乎全部吸收，能引起碱血症。

二、抑制胃酸分泌药

（一）H₂受体阻断药

H₂受体阻断药通过阻断胃壁细胞H₂受体，抑制胃酸分泌作用较强而且持久，治疗消化性溃疡疗程短，溃疡愈合率高，不良反应少。

雷尼替丁

【药理作用】雷尼替丁（ranitidine）口服易吸收，2小时内到达血药浓度峰值，作用持续8～12小时，半减期为2～3小时，主要经肾排泄，部分可经乳汁排泄。可透过血脑屏障、胎盘屏障。雷尼替丁可抑制胃酸分泌，保护胃黏膜，抗酸作用是西咪替丁的4～10倍，不影响人体内激素正常浓度。

【临床应用】用于治疗十二指肠溃疡、反流性食管炎、一般良性溃疡、手术后溃疡等。可缓解溃疡病症状，促进溃疡愈合，减少复发。

【不良反应及注意事项】

1.不良反应较少，常见头疼、头晕、幻觉、狂躁等。

2.静脉注射可致心动过缓；偶见白细胞、血小板减少，血清氨基转移酶升高，男性乳房发育等，停药后即可恢复。妊娠期妇女和婴幼儿禁用。

法莫替丁

【药理作用】法莫替丁（famotidine）口服易吸收，1小时起效，2小时内到达血药浓度峰值，作用持续12小时以上，半减期为3小时，吸收后广泛分布于胃肠道、肝、肾等，主要经肾排泄。法莫替丁是一种长效、强效的H₂受体阻断药，抑制胃酸分泌的作用比雷尼替丁强7～10倍，不抑制肝药酶，不对抗雄激素和影响催乳激素浓度。

【临床应用】口服用于治疗胃溃疡、十二指肠溃疡、反流性食管炎、应激性溃疡等。严重胃酸分泌亢进及上消化道出血的患者可以静脉给药。

【不良反应及注意事项】

1.不良反应较少，偶见口干、恶心、食欲减退、腹泻及血清氨基转移酶异常。

2.极少数患者可见头疼、心率加快、血压升高和女性月经不调等，减量或者停药后可逐渐恢复正常。

3.对本药过敏、肝或肾功能不良、孕妇、哺乳期妇女及8岁以下小儿慎用。

临床上常用的H₂受体阻断药的特点见表20-1-1。

表20-1-1 临床上常用的H₂受体阻断药

	西咪替丁	雷尼替丁	法莫替丁	尼扎替丁
生物利用度（%）	80	50	40	＞90
相对作用强度	1	5～10	32	5～10
血浆半减期（h）	1.5～2.3	1.6～2.4	2.5～4	1.1～1.6
疗效持续时间（h）	6	6	12	8
抑制肝药酶的相对强度	1	0.1	0	0

（二）M胆碱受体阻断药

如阿托品及其合成代用品可减少胃酸分泌、解除胃肠痉挛。但在一般治疗剂量下对胃酸分泌抑制作用较弱，增大剂量则不良反应较多，已很少单独应用。哌仑西平（pirenzepine）对引起胃酸分泌的M_1胆碱受体亲和力较高，而对唾液腺、平滑肌、心房的M_1胆碱受体亲和力低。治疗效果与西咪替丁相仿，而不良反应轻微。

（三）质子泵抑制药

胃壁细胞通过受体（M_1、H_2受体、胃泌素受体），第二信使和H^+，K-ATP酶三个环节来分泌胃酸。H^+，K^+-ATP酶（H^+泵）能将H^+从壁细胞内转运到胃腔中，将K^+从胃腔中转运到壁细胞内，进行H^+-K^+交换。抑制H^+，K^+-ATP酶酶，就能抑制胃酸形成的最后环节，发挥治疗作用。

奥美拉唑

【药理作用】奥美拉唑（omeprazole）又称洛赛克，口服生物利用度为35%。重复给药，可能因胃内pH降低，使生物利用度增为60%。1～3小时达血药浓度高峰。其活性代谢产物不易透过壁细胞膜，增高了药物选择性和特异性。半减期为0.5～1小时，但因抑制H^+泵为非可逆性，故作用持久。80%代谢产物由尿排出，其余随粪便排出。

奥美拉唑口服后，可特异性作用胃黏膜细胞，可逆地形成酶-抑制剂复合物，从而抑制H^+泵功能，抑制基础胃酸与最大胃酸分泌量。对胃蛋白酶的分泌也有抑制作用，能迅速缓解疼痛。本药物还具有抗幽门螺杆菌的作用。

【临床应用】用于治疗胃、十二指肠溃疡，治愈率高于H_2受体阻断药，且复发率低。也可用于反流性食管炎和卓-艾（Zollinger-Ellison）综合征。

【不良反应及注意事项】

1.不良反应较少见，主要有头痛、头昏、口干、恶心、腹胀、失眠。偶有皮疹、外周神经炎、男性乳房女性化等。

2.长期持续抑制胃酸分泌，可致胃内细菌过度滋长，亚硝酸类物质升高，需定期检查胃黏膜有无肿瘤样增生。

（四）胃泌素受体阻断药

丙谷胺

丙谷胺（proglumide）由于化学结构与胃泌素相似，可竞争性阻断胃泌素受体，减少胃酸分泌。并对胃黏膜有保护和促进愈合作用。可用于胃溃疡，十二指肠溃疡和胃炎。也可用于急性上消化道出血。

三、胃黏膜保护药

米索前列醇

米索前列醇（misoprostol）本药性质稳定，口服吸收良好，半减期为1.6～1.8小时。口服后能抑制基础胃酸和组胺、胃泌素、食物刺激所致的胃酸分泌，胃蛋白酶分泌也减少。临床应用于胃、十二指肠溃疡及急性胃炎引起消化道出血。其主要不良反应为稀便或腹泻。因能引起子宫收缩，孕妇禁用。

恩前列醇

恩前列醇（enprostil）可使基础胃酸下降71%，也可明显抑制组胺、胃泌素和假餐所引起的胃酸分泌。也有细胞保护作用。主要从尿排出。用途及不良反应同米索前列醇。

硫糖铝

硫糖铝（sucralfate, ulcerlmine）是蔗糖硫酸酯盐，在pH<4时，可聚合成胶冻，牢固地粘附于上皮细胞和溃疡基底，抵御胃酸和消化酶的侵蚀；能减少胃酸和胆汁酸对胃黏膜的损伤；能促进胃黏液和碳酸氢盐分泌，从而发挥细胞保护效应。治疗消化性溃疡、慢性糜烂性胃炎、反流性食道炎有较好疗效。硫糖铝在酸性环境中才发挥作用，所以不能与抗酸药、抑制胃酸分泌药或碱性药物同用。不良反应较轻，常见便秘、口干；偶有恶心、胃部不适、腹泻、皮疹、瘙痒及头晕。

枸橼酸铋钾

枸橼酸铋钾（bismuth potassium citrate）又名三钾二枸橼酸铋，溶于水可形成胶体溶液。本品不抑制胃酸，在胃液pH条件下能形成氧化铋胶体沉着于溃疡表面或基底组织，形成保护膜而抵御胃酸、胃蛋白酶、酸性食物对溃疡面的刺激。也能与胃蛋白酶结合而降低其活性，还能促进黏液分泌。本药还具有抗幽门螺杆菌的作用。用于胃、十二指肠溃疡、疗效与H_2受体阻断剂相似，但复发率较低。牛奶、抗酸药可干扰其作用。服药期间可使舌、粪染黑。偶见恶心等消化道症状。肾功不良者禁用，以免引起血铋过高。

四、抗幽门螺杆菌药

幽门螺杆菌是慢性胃窦炎的主要病因，也是引发胃溃疡、胃癌的重要因素。它能产生有害物质，分解黏液，引起组织炎症，阻碍溃疡愈合。消除幽门螺杆菌可减少十二指肠溃疡的复发率，因此根治幽门螺杆菌具有重要意义。抗幽门螺杆菌用药主要有抗溃疡药和抗菌药，单用疗效差。临床常以抗溃疡药和抗生素药物，如甲硝唑、氨苄西林等，2～3种药联合应用。

第二节 助消化药

助消化药多为消化液中的成分，或补充、促进消化液分泌的药物。能促进食物的消化，用于消化道分泌机能减弱，消化不良。有些药物能阻止肠道的过度发酵，也用于消化不良的治疗。

稀盐酸

稀盐酸（dilute hydrochloric acid）为10%的盐酸溶液，服后使胃内酸度增加，胃蛋白酶活性增强。适用于慢性胃炎、胃癌、发酵性消化不良等。服后可消除胃部不适、腹胀、嗳气等症状。常与胃蛋白酶合用。

胃蛋白酶

胃蛋白酶（pepsin）取自牛、猪、羊等胃黏膜。常与稀盐酸同服用于胃蛋白酶缺乏症。

胰酶

胰酶（pancreatin）取自牛、猪、羊等动物的胰腺。含胰蛋白酶、胰淀粉酶及胰脂肪酶，可消化多种大分子营养物质。在酸性溶液中易被破坏，一般制成肠衣片完整吞服，不可咀嚼。

乳酶生

乳酶生（biofermin）为干燥活乳酸杆菌制剂，能分解糖类产生乳酸，使肠内酸性增高，从而抑制肠内腐败菌的繁殖，减少发酵和产气。常用于消化不良，腹胀及小儿消化不良性腹泻。不宜与抗菌药或吸附剂同时服用，以免抗菌而降低疗效。禁用于乳酸中毒患者。

第三节　止吐及胃动力药

延脑的呕吐中枢，可接受来自催吐化学感受区、前庭器官、内脏等传入冲动而引发呕吐，属于防御性生理反射活动。本节主要介绍某些多巴胺受体阻断药和5-HT₃受体阻断药的止吐作用。临床上常用的增强胃肠动力药物及其作用机制见表20-3-1。

表20-3-1　增强胃肠动力药物及其作用机制

所属药物种类	代表性药物	作用机制
M胆碱受体激动药	氨贝胆碱	激动M胆碱受体
胆碱酯酶抑制药	新斯的明	抑制乙酰胆碱降解
多巴胺受体拮抗药	甲氧氯普胺	阻断突触前多巴胺D_2受体
5-羟色胺受体激动药	西沙必利	激动兴奋型神经元的$5-HT_4$受体
大环内酯类抗生素	罗红霉素	增强促胃动素受体作用

甲氧氯普胺

甲氧氯普胺（metoclopramide）又称为胃复安，本药对多巴胺D_2受体有阻断作用，发挥止吐功效。阻断胃肠多巴胺受体，可引起从食管至近段小肠平滑肌运动，加速胃的正向排空（多巴胺使胃体平滑肌松弛，幽门肌收缩）和加速肠内容物从十二指肠向回盲部推进，发挥促胃肠运动的作用。

本药易通过血脑屏障和胎盘屏障。半减期为4~6小时。常用于包括肿瘤化疗、放疗所引起的各种呕吐，对胃肠的促动作用可治疗慢性功能性消化不良引起的胃肠运动障碍包括恶心、呕吐等症。大剂量静脉注射或长期应用，可引起锥体外系反应，如肌震颤、震颤麻痹（又名帕金森病）、坐立不安等。也可引起高泌乳素血症，引起男子乳房发育、溢乳等。孕妇慎用。

多潘立酮

多潘立酮（domperidone）又名吗丁啉（motilium），通过阻断多巴胺受体而止吐。不易通透血脑屏障。多潘立酮可阻滞外周神经对胃肠的抑制，加强胃肠蠕动，促进胃的排空与协调胃肠运动，防止食物反流，发挥胃肠促动药的作用。

本药口服吸收迅速，生物利用度较低，半减期为7小时，主要经肝代谢。用于治疗各种原因引起的恶心、腹胀、呕吐；也用于慢性萎缩性胃炎、慢性胃炎、胆汁反流性胃炎等消化不良症；对偏头痛、颅外伤、放射治疗引起的恶心、呕吐也有效；对胃肠运动障碍性疾病也有效。不良反应较轻，可见头痛，偶见锥体外反应。

昂丹司琼

昂丹司琼（ondansetron）能选择性阻断中枢及迷走神经5-HT$_3$受体，产生强大止吐作用。用于化疗和放疗引起的恶心、呕吐，也可防治手术后的恶心、呕吐。但对晕动症引起的呕吐无效。半减期3～4小时，代谢产物大多经肾排泄。不良反应较轻，可有头痛、便秘、腹泻等。孕妇及哺乳期妇女慎用。

很多药物可以增加胃肠动力。M胆碱受体激动药和胆碱酯酶抑制药均可增强胃肠动力，但不能产生胃与十二指肠的协调活动以增加有效胃排空，且同时还会增加涎液、胃液、胰液的分泌。多巴胺D$_2$受体拮抗药增加食管下部括约肌的张力，增加胃收缩力，改善胃十二指肠蠕动的协调性，促进胃排空。5-HT$_4$受体激动药增加食管下部括约肌的张力，增强胃收缩力并且增加胃、十二指肠的协调性。

西沙必利

西沙必利（cisapride）能促进食管、胃、小肠直至结肠的运动。无锥体外系、催乳素释放及胃酸分泌等不良反应。半减期为10小时。用于治疗胃肠运动障碍性疾病，包括胃食管反流、慢性功能性和非溃疡性消化不良，胃轻瘫及便秘等有良好效果。

第四节　泻药

泻药（laxatives，catharitics）是能增加肠内水分，促进蠕动，软化粪便或润滑肠道促进排便的药物。临床主要用于功能性便秘。分为容积性、接触性和润滑性泻药三类。

一、容积性泻药

硫酸镁和硫酸钠

【药理作用】硫酸镁和硫酸钠也称盐类泻药。在肠道难以吸收，大量口服形成高渗压而阻止肠内水分的吸收，扩张肠道，刺激肠壁，促进肠道蠕动。此外镁盐还能引起十二指肠分泌缩胆囊素，此激素能刺激肠液分泌和蠕动。一般空腹应用，并大量饮水，1～3小时即发生泻下作用，排出液体性粪便。导泻作用剧烈，故临床主要用于排除肠内毒物及某些驱肠虫药服后连虫带药一起排出。

【临床应用】口服高浓度硫酸镁或用导管直接注入十二指肠，因反射性引起胆总管括约肌松弛，胆囊收缩，发生利胆作用。可用于阻塞性黄疸、慢性肿囊炎。

【不良反应及注意事项】硫酸镁、硫酸钠下泻作用较剧，可引起反射性盆腔充血和失水。月经期、妊娠妇女及老人慎用。

乳果糖

乳果糖（lactulose）为半乳糖和果糖的双糖。它在小肠内不被消化吸收，故能导泻。未被吸收部分进入结肠后被细菌代谢成乳酸等，进一步提高肠内渗透压，发生轻泻作用。

乳果糖还能降低结肠内容物的pH，降低肠内氨的形成；H^+又可与已生成的氨形成铵离子（NH_4^+）而不被吸收，从而降低血氨。可用于慢性门脉高压及肝性脑病。应注意因腹泻而造成水、电解质丢失，可使肝性脑病恶化。

食物纤维素

食物纤维素包括蔬菜、水果中天然和半合成的多糖及纤维素衍生物等，不被肠道吸收，可增加肠内容积并保持粪便湿软，有良好通便作用。可防治功能性便秘。

二、接触性泻药

酚酞

酚酞（phenolphthalein）口服后在肠道内与碱性肠液相遇形成可溶性钠盐，能促进结肠蠕动。服药后6～8小时排出软便，作用温和，适用于慢性便秘。口服酚酞约有15%被吸收。从尿排出，如尿液为碱性则呈红色。部分由胆汁排泄，并有肝肠循环而延长其作用时间，故一次服药作用可维持3～4天。偶有过敏性反应，发生肠炎、皮炎及出血倾向等。同类药物吡沙可啶（bisacodyl，双醋苯啶）用于便秘或X线，内镜检查或术前排空肠内容。

蒽醌类

蒽醌类（anthroquinones）指大黄、番泻叶和芦荟等植物，含有蒽醌苷类，口服后被大肠内细菌分解为蒽醌，能增加结肠推进性蠕动。用药后6～8小时排便，常用于急、慢性便秘。

三、润滑性泻药

滑润性泻药是通过局部滑润并软化粪便而发挥作用。适用于老年人及痔疮、肛门手术患者。

液状石蜡

液状石蜡（liquid paraffin）为矿物油，不被肠道消化吸收，产生滑润肠壁和软化粪便的作用，使粪便易于排出。

甘油

甘油（glycerin）以50%浓度的液体注入肛门，由于高渗压刺激肠壁引起排便反应，并有局部润滑作用，数分钟内引起排便。甘油和山梨醇等常被混合成开塞露制剂，经直肠给药可润滑肠壁并刺激肠蠕动，软化粪便并促进排出，用于急性便秘，尤其适用于老年人和儿童。但长期使用易导致肠道脱水，加重便秘，从而对药物产生依赖并进入恶性循环。

第五节　止泻药

腹泻是多种疾病的症状，治疗时应采取对因疗法。例如肠道细菌感染引起的腹泻，应当首先用抗菌药物。但剧烈而持久的腹泻，可引起脱水和电解质紊乱，可在对因治疗的同时，适当给予止泻药纠正。

阿片制剂

阿片制剂多用于较严重的非细菌感染性腹泻，不良反应轻而少见。大剂量长期服用可产生成瘾性，一般则少见。

洛哌丁胺

洛哌丁胺（loperamide）又称为苯丁哌胺，结构类似地芬诺酯，除直接抑制肠道蠕动外，还可减少肠壁神经末梢释放乙酰胆碱。作用强而迅速。用于急、慢性腹泻。不良反应轻微。

收敛剂和吸附药

口服鞣酸蛋白（tannalbin）在肠中释出鞣酸能与肠黏膜表面的蛋白质形成沉淀，附着在肠黏膜上，减轻刺激，降低炎性渗出物，起收敛止泻作用。碱式碳酸铋（bismuth subcarbonate）也有相同作用。

药用炭（medicinal activated charcoal）为不溶性粉末，因其颗粒很小，总面积很大，能吸附大量气体、毒物，起保护、止泻和阻止毒物吸收的作用。

蒙脱石（dioctahedral smectite）也称思密达，散剂口服后可均匀覆盖整个肠腔面，并可吸附、固定多种病原体，使之随肠蠕动排出体外。适用于急、慢性腹泻，尤其适合小儿。因可影响其他药物吸收，必须合用时需提前1小时服用其他药物。对本品过敏者禁用。

第六节　肝胆疾病用药

一、利胆药

利胆药为促进胆汁分泌或促进胆囊排空的药物。

去氢胆酸

去氢胆酸（dehydrocholic acid）可增加胆汁的分泌，使胆汁变稀。对脂肪的消化吸收也有促进作用。临床用于胆囊及胆道功能失调，胆汁淤滞，防止胆道感染，也可用于排除胆结石。对胆道完全梗阻及严重肝肾功能减退者禁用。

熊 去 氧 胆 酸

熊去氧胆酸（ursodeoxycholic acid）可减少普通胆酸和胆固醇吸收，抑制胆固醇合成与分泌，从而降低胆汁中胆固醇含量，不仅可阻止胆石形成，长期应用还可促胆石溶解。对胆色素结石、混合性结石无效。对胆囊炎、胆道炎也有治疗作用。

二、治疗肝昏迷药

门冬氨酸鸟氨酸

本药可提供尿素和谷氨酰胺合成的底物，能直接参与肝细胞代谢，使肝细胞摄入的大部分血氨与鸟氨酸结合，并通过尿素循环进行代谢，生成尿素，最终以无毒的形式排出体外。天冬氨酸间接参与核酸合成，以利于修复被损伤的肝细胞，并提供能量代谢的中间产物增强肝脏功能，从而改善肝功能，恢复机体能量平衡。

精 氨 酸

参与体内鸟氨酸循环，促进尿素的形成，使人体内产生的氨经鸟氨酸循环转变成无毒的尿素，由尿中排出，从而降低血氨浓度。

第七节　用药护理

一、用药前护理

1.用量用法　①氢氧化铝凝胶，口服，每次4~8mL，每日7次。②碳酸钙，口服，每次

0.5～2.0g，每日7次。③碳酸氢钠，口服，每次0.3～1.0g，每日7次。纠正酸中毒：轻者可口服，较重者可用4%～5%碳酸氢钠静脉滴注，0.25g/kg。④哌仑西平，片剂，每次50mg，每日2次。早、晚饭前1.5小时服，疗程4～6周。严重者，可每次50mg，每日3次。⑤奥美拉唑，片剂，每次20mg，每日1次，疗程2～4周。治疗反流性食管炎，每次20～60mg，每日1次。卓-艾综合征，每次60mg，每日1次。⑥米索前列腺，片剂，口服，每次200μg，每日1次。⑦恩前列醇，片剂，每次35～70μg，每日2次。⑧硫糖铝，片剂，每次1g，每日2次。⑨乳酶生，片剂，每次0.3～0.9g，每日3次。⑩硫酸镁，粉剂，每次5～20g，同时应用大量温水。利胆时，每次2～5g，每日3次，饭前服。十二指肠引流，33%溶液30～50mL，导入十二指肠。⑪乳果糖，糖浆剂（60%），每次30～40mL，每日2～3次。⑫酚酞，片剂，0.05～0.2g/次，睡前服。⑬甘油，栓剂，纳入肛门，成人每次2.67g，儿童每次1.33g。⑭洛哌丁胺，胶囊，每次2mg，每日3次，首剂加倍。⑮鞣酸蛋白，片剂，每次1～2g，每日3次。⑯熊去氧胆酸，片剂，每次150mg，每日3次，或每次300mg，每日2次，饭后服用，持续6个月。

2.使用消化系统药物进行治疗之前，首先评估患者是否有抗酸治疗的适应证，有适应证时方可使用。其次需要评估患者是否有相应的禁忌证。

3.长期便秘者应慎用氢氧化铝，肾功能不全者可能导致血中铝离子浓度升高，应慎用。

4.使用抑制胃酸分泌药进行治疗之前，对奥美拉唑或其药物过敏者、妊娠期妇女禁用，哺乳期妇女使用应暂停哺乳。评估患者的肝肾功能，严重肝肾功能损害时应镇重使用。

5.使用胃黏膜保护药进行治疗之前，严重肾病患者及妊娠期妇女禁用枸橼酸铋钾。由于米索前列醇对妊娠子宫具有收缩作用，因此妊娠期妇女禁用，对前列腺素类药物过敏者、青光眼、哮喘、过敏性结肠炎及过敏体质者禁用米索前列醇。

6.使用促胃肠动力药进行治疗之前，嗜铬细胞瘤、乳腺癌、机械性肠梗阻、胃肠出血、妊娠期妇女禁用甲氧氯普胺及多潘立酮。

7.肠道出血、急腹症、妊娠期及绝经期妇女禁止使用硫酸镁导泻。阑尾炎、肠梗阻、未明确诊断的肠道出血、充血性心力衰竭、高血压、哺乳期妇女及婴儿禁止使用酚酞。

二、用药中护理

1.监测患者服药期间是否发生不良反应，定期监测肝肾功能变化。

2.服用质子泵抑制药物时，应在餐前1小时整片吞服。

3.西咪替丁对肝药酶有较强的抑制作用，可显著降低环孢素、茶碱、阿司匹林、华法林、利多卡因、阿片类药物、苯二氮䓬类等药物在体内的消除速度，应做好用药监测。

4.使用抗酸药时应注意由于氢氧化铝会妨碍磷的吸收，故不宜长期大量使用。

5.硫酸镁宜在清晨空腹饮用，并大量饮水，以加速导泻作用和防止脱水。

6.乳果糖用于乳糖酶缺乏症患者时，需注意本药中乳糖的含量，乳果糖与抗酸药物合用时可使肠内pH升高，降低乳果糖的疗效，不宜合用。

7.使用蒙脱石散时不能直接将散剂倒入口内用水冲服，这样会使药物在消化道黏膜表面分部不均，影响疗效。如需服用其他药物，建议与本药间隔1～2小时。

8.使用洛哌丁胺时应注意给腹泻患者，尤其是儿童补充水和电解质，对于急性腹泻患者，服用后48小时临床症状无改善应停用。

三、用药后护理

1.消化性溃疡患者因尽量避免诱发溃疡的因素，戒烟戒酒，注意生活饮食规律。尽量避免服用对胃黏膜有损伤的药物。

2.提高患者对疾病的认识，明确用药时间及期限，尽可能减少患者因对疾病和药物认识不足而自行停药。

3.健全家庭和社会支持，加强与患者家属沟通，提高用药依从性。

4.便秘患者除多饮水外，还应养成定时排便的习惯，高膳食纤维食物可能对便秘有效，但对腹痛腹泻不利。

5.腹泻患者应注意补充水、电解质，清淡饮食。

案例回顾

消化系统用药包括抗消化性溃疡药、助消化药、止吐药、泻药、止泻药和利胆药等。抗消化性溃疡药又分为抗酸药、质子泵抑制剂、胃黏膜保护药以及抗幽门螺杆菌药。助消化药以胃蛋白酶等为代表，可促进食物消化。止吐药可降低呕吐中枢的神经活动。泻药可促进胃肠蠕动。利胆药可促进胆汁分泌和胆囊排空。

第二十一章
镇咳、祛痰及平喘药

章前引言

　　呼吸系统疾病是引起我国人口死亡的一类重要疾病。近年来，由于大气污染加重、吸烟和人口老龄化等因素影响，慢性阻塞性肺疾病、哮喘等疾病的发病率逐年增加。呼吸系统疾病的防治以药物治疗为主，护理人员在患者用药治疗过程中起重要作用。

　　呼吸系统疾病最常见的症状为咳、痰、喘，用药也主要是针对这三大症状的，如镇咳药、祛痰药和平喘药。镇咳药中的右美沙芬是一些临床常用的复方制剂感冒药的主要组成成分，临床应用十分广泛；平喘药中的氨茶碱、肾上腺皮质激素药在临床应用过程中不但发挥着巨大的作用，还有许多新的用途。

1.掌握沙丁胺醇、氨茶碱、糖皮质激素等平喘药的药理作用、临床用途和不良反应。

2.熟悉可待因、右美沙芬、苯佐那酯等镇咳药的药理作用、临床用途和不良反应。

3.了解氯化铵、乙酰半胱氨酸、溴己新等祛痰药药理作用及临床用途。

4.识记药物主要不良反应与用药护理的对应关系。

思政目标

培养学生运用学习到的知识与技能，在临床工作过程中减轻或解除患者痛苦，将社会的关爱、医（护）患关系的和谐体现到护理过程之中。

案例导入

患者张某，女，65岁，前日因咳、痰、喘反复发作3年，加重2天入院。自述有慢性咳嗽、咳痰、气喘病史5年，2天前因感冒后阵发性咳嗽，咳白色泡沫样痰，胸闷气短，活动后凌晨及夜间加重。查咽部充血，扁桃体不肿大，双肺可闻及呼气末哮鸣音。辅助检查血象正常，胸片提示：两肺纹理粗乱。肺功能提示：气道阻塞，支气管扩张实验阳性。临床诊断：慢性支气管炎，急发支气管哮喘。给予氨茶碱注射静脉滴注以解痉平喘，头孢呋辛注射液以抗感染，经治疗2周后临床症状缓解。

思考题

1.目前常用的治疗哮喘发作的药物有哪几类？

2.氨茶碱的作用机制是什么？

3.慢性支气管炎和哮喘药物治疗的目的和原则是什么？

第一节　镇咳药

　　咳嗽是呼吸系统疾病常见的主要症状，是机体的一种保护性反射，可促使呼吸道分泌物和异物排出，保持呼吸道通畅。故轻度咳嗽一般不需要使用镇咳药。但严重而频繁的无痰或少痰的干咳，不仅给患者带来痛苦，甚至会加重病情或导致并发症的发生，所以应在对因治疗的同时合理选用镇咳药。需要注意的是，有痰的咳嗽不可轻易镇咳，以免痰液淤积，阻塞呼吸道。镇咳药是一类能使咳嗽症状缓解或消失的药物，依据不同的作用机制可分为中枢性镇咳药和外周性镇咳药。

一、中枢性镇咳药

　　中枢性镇咳药作用在中枢，通过直接抑制延髓咳嗽中枢而产生镇咳作用，作用特点快速而强大。

可待因

　　可待因（codeine，甲基吗啡）是一种存在于罂粟中的生物碱，性质与吗啡相似，但较吗啡稳定。常用其磷酸盐。

　　【药理作用】

　　1.镇咳　作用机制为选择性直接抑制延髓咳嗽中枢，咳嗽中枢受到抑制后，对呼吸道感受器传来的神经冲动不传递，所以不能发出咳嗽冲动而达到镇咳的作用。镇咳特点为：①作用强烈而且起效迅速；②维持时间4～7小时；③与吗啡比较，作用强度为吗啡的25%。

　　2.镇痛　作用机制为激动脑中的阿片受体，模拟内源性阿片肽激活脑内抗痛系统，阻断痛觉传导而产生中枢性镇痛作用。镇痛特点为：与吗啡比较，作用强度仅为吗啡的10%。

　　【临床应用】

　　1.用于各种原因引起的剧烈干咳和刺激性咳嗽，尤其适用于伴有胸痛的剧烈干咳。

　　要点提示：对有少量痰液的剧烈咳嗽，应与祛痰药合用。

　　2.用于中等程度疼痛，如偏头痛、牙痛、痛经和肌肉痛的短期镇痛；还可用于减轻感冒发热时伴随症状如头痛、肌肉酸痛等；可待因及其复方制剂作为癌痛患者第二阶梯的主要止痛药。

　　【不良反应】

　　1.胃肠道反应　少数患者会出现。主要表现为恶心、呕吐、便秘等。

　　2.中枢神经系统反应　主要表现为兴奋、烦躁不安或者惊厥等，发生原因为用量过大。

　　3.耐受性和依赖性　发生原因是长期使用。停药时可引起戒断症状，主要表现为兴奋、烦躁不安、失眠、流泪、出汗、呕吐、腹泻，甚至虚脱，严重者出现意识丧失等。

　　4.急性中毒　可待因过量可导致急性中毒，主要表现为昏迷、瞳孔针尖样缩小、呼吸深度抑制，严重者导致死亡。小儿用药过量可致惊厥，致死剂量500～1 000mg。

【注意事项】

1.本类药物适用于干咳或少痰的咳嗽，尤其是伴有疼痛干咳剧烈的效果好。

2.与美沙酮或其他吗啡类药合用时，可加重中枢性呼吸抑制作用；与全麻药或其他中枢神经系统抑制药合用时，可加重中枢性呼吸抑制及产生低血压；长期饮酒或正在应用其他肝酶诱导剂时，尤其是巴比妥类药，连续服用，有致肝脏毒性的危险。

右美沙芬

右美沙芬（dextromethorphan，右甲吗南）为人工合成的吗啡类左非诺甲基醚的右旋异构体，口服吸收好，15～30分钟起效，作用可维持3～6小时，有中枢性的镇咳作用，其作用机制是通过抑制延髓咳嗽中枢而发挥镇咳作用，起效快，其镇咳强度与可待因相等或略强。无镇痛作用，长期应用不出现耐受性和成瘾性。治疗剂量不抑制呼吸，安全范围大。主要用于干咳，适用于感冒、急性或慢性支气管炎、支气管哮喘、咽喉炎、肺结核以及其他上呼吸道感染时的咳嗽。偶有头晕、头痛、困倦、食欲不振、便秘等不良反应。用药过量出现呼吸抑制。痰多患者慎用或与祛痰药合用。哮喘及妊娠3个月内妇女禁用。

喷托维林

喷托维林（pentoxyverine，咳必清）为人工合成的非麻醉性中枢性镇咳药。其作用机制是选择性抑制咳嗽中枢而起到镇咳作用，作用强度约为可待因的33%。同时还有轻度的阿托品样作用和局部麻醉作用，大剂量时对支气管平滑肌有松弛作用和抑制呼吸道感受器作用，故它兼有中枢性和外周性镇咳作用。多适用于上呼吸道感染引起的无痰干咳和小儿百日咳等。

偶有轻度头晕、口干、恶心、腹胀、便秘等不良反应，原因是因为其有阿托品样作用所致。青光眼、前列腺肥大及心功能不全伴有肺瘀血的患者禁用。痰多者应与祛痰药合用。

二、外周性镇咳药

外周性镇咳药又称末梢性镇咳药，主要通过抑制咳嗽反射弧中的末梢感受器、传入神经或传出神经冲动的传导而起到镇咳目的。

苯佐那酯

苯佐那酯（benzonatate，退嗽）的化学结构与丁卡因相似，故有较强的局部麻醉作用。吸收后分布于呼吸道，对肺牵张感受器及感觉神经末梢有明显抑制作用，进而抑制肺-迷走神经反射，从而阻断咳嗽反射冲动的传入，起到镇咳作用。镇咳作用强度较可待因弱，止咳剂量不抑制呼吸，支气管哮喘患者用药后，反而能使呼吸加深加快，增加每分钟通气量。口服后10～20分钟开始产生作用，持续2～8小时。常用于刺激性干咳、阵咳等，也可用于预防支气管检查、喉镜检查或支气管造影时出现咳嗽。不良反应轻，有轻度嗜睡、头晕、恶心、胸部紧迫感和麻木感等。偶见过敏性皮炎。服用时勿将药丸嚼碎，以免引起口腔麻木。

苯丙哌林

苯丙哌林（benproperine，咳快好）为非麻醉性镇咳药，作用机制主要是抑制肺-胸膜的牵张感受器产生的肺-迷走神经反射，同时对咳嗽中枢也有抑制作用，故其兼具中枢性和末梢性双重作用强效镇咳药。其作用较可待因强2~4倍。除镇咳作用，还有缓解平滑肌痉挛的作用。口服起效快，10~20分钟即起效，维持时间4~7小时。不抑制呼吸，也无成瘾性，不引起胆道及十二指肠痉挛或收缩，不会引起便秘。临床用于各种原因引起的干咳及过敏因素引起的刺激性咳嗽。不良反应偶见有轻度口干、嗜睡、乏力、头昏、胃部灼烧感、食欲不振及药疹等。服用片剂时勿嚼碎，苯丙哌林粉末可引起口腔麻木感。常用镇咳药物详见表21-1-1。

表21-1-1 常用镇咳药物

分类	药物	作用特点	临床应用	不良反应及用药护理
中枢性镇咳药	可待因	成瘾性镇咳药。镇咳作用强而迅速，有镇痛作用	干咳，对干咳伴胸痛者尤为适宜	有成瘾性，偶有恶心、呕吐、便秘、眩晕等，过量可致烦躁不安和呼吸抑制。痰多者和孕妇禁用
	右美沙芬（dextromethorphan）	作用较可待因略强，无镇痛作用	干咳，感冒引起的咳嗽	偶有头晕、恶心、呕吐。哮喘和孕妇慎用
	喷托维林（pentoxyverine）	兼有外周镇咳作用，作用较可待因弱，有轻度局麻和阿托品样作用	上呼吸道炎症引起的干咳、阵咳和小儿百日咳	轻度头痛、头晕、口干、恶心及便秘等。青光眼、前列腺肥大及心功能不全的患者慎用或禁用，多痰者禁用
外周性镇咳药	苯佐那酯（benzonatate）	有局部麻醉作用，镇咳作用较可待因弱	干咳，支气管检查或支气管造影前预防检查时出现的咳嗽	有嗜睡、头晕等；服药时不可咬碎药片，以免口腔麻木
	苯丙哌林（benproperine）	有解痉作用，具有中枢和外周双重镇咳作用，作用较可待因强	干咳、阵咳	有轻度口干、头晕、药疹和腹部不适等；不可嚼碎，以免口腔麻木

第二节　祛痰药

祛痰药是一类能使痰液变稀、黏稠度降低而易于排出的药物。根据作用机制不同可分为痰液稀释药和黏痰溶解药。呼吸道痰液不仅能刺激黏膜而引起咳嗽，还能积于小气道内而使气道狭窄导致喘息。因此，祛痰药有时也能起到镇咳和平喘的作用。

一、痰液稀释药

痰液稀释药口服后能刺激胃黏膜引起恶心，反射性促进支气管腺体分泌，使痰液变稀而易于排出。

氯化铵

氯化铵（ammonium chloride）为无色晶体或白色结晶性粉末，易溶于水中，在乙醇中微溶。水溶液呈弱酸性，加热时酸性增强。

【药理作用】氯化铵进入体内，部分铵离子迅速由肝脏代谢形成尿素，由尿排出。氯离子与氢结合成盐酸。氯化铵口服后对胃黏膜产生局部刺激作用，反射性地促进呼吸道腺体分泌，从而使痰液稀释，易于咳出。很少单独应用，常与其他药物配伍制成复方制剂如棕色合剂。

【临床应用】用于急、慢性呼吸道炎症痰液黏稠而不易咳出者。氯化铵吸收后可以使体液和尿液呈酸性，可用于代谢性碱中毒或某些弱碱性药物中毒的治疗。

【不良反应】

1.胃肠道反应　氯化铵刺激胃黏膜可引起恶心、呕吐、胃部不适等，一般多在大剂量或饭后服用出现，故宜餐后服用。

2.高氯性酸中毒　过量或长期服用可致。

【注意事项】

1.溃疡病、肝肾功能不全、代谢性酸中毒、孕妇及哺乳期妇女禁用；肾功能不全者慎用。

2.与对氨基水杨酸钠、阿司匹林及安体舒通合用，可使后者的毒性增加；与苯丙胺、丙米嗪、阿米替林或多虑平合用，使后者疗效减弱。

二、黏痰溶解药

黏痰溶解药是指能改变痰液中的黏性成分，使痰液黏稠度降低而易于咳出的药物。

乙酰半胱氨酸

乙酰半胱氨酸（acetylcysteine，痰易净）为白色结晶性粉末，有类似蒜臭气，味酸，易溶于水或乙醇中。

【药理作用】乙酰半胱氨酸分子式中含有巯基（−SH），可使黏痰中黏蛋白多肽链中的双硫键（−S−S−）断裂，使痰液中的蛋白分子裂解从而降低痰液黏稠度；还可以裂解脓痰中的DNA。

【临床应用】适用于慢性支气管炎、咽炎、肺结核、肺癌等呼吸道疾病引起的痰液黏稠、咳痰困难及有痰栓形成者。临床常用20%乙酰半胱氨酸溶液5mL与5%的$NaHCO_3$溶液混合雾化吸入，紧急时气管内滴入，可使痰液快速变稀，易于痰液及时排出。

【不良反应】

1.可引起呛咳、支气管痉挛、恶心、呕吐等不良反应，因为本药有蒜臭味及呼吸道刺激性，减量即可缓解或停药。

2.其他不良反应为血管神经性水肿、低血压、支气管痉挛。

【注意事项】

1.支气管哮喘者禁用。

2.老年人伴有呼吸功能不全者慎用。

羧甲司坦

羧甲司坦（carbocisteine，羧甲半胱氨酸）能使支气管腺体分泌的低黏度蛋白增加，而使高黏度蛋白分泌减少，还能使裂解黏蛋白中的二硫键，从而使痰液黏稠度降低而易于咳出。临床常采用口服给药，与抗生素合用，效果更好。用于慢性气管炎，支气管哮喘等引起的痰液黏稠，咳痰困难及小儿非化脓性耳炎等患者。不良反应少，少数人有恶心、腹泻、胃部不适感、轻度头晕、皮疹等。胃溃疡患者、孕妇慎用。

溴己新

溴己新（bromhexine，必嗽平）可使黏痰中的黏多糖纤维素或黏蛋白裂解，同时能抑制气管、支气管黏膜细胞分泌黏液，使痰液黏稠度降低，能促进支气管纤毛向上运动，促进痰液排出。还可刺激胃黏膜反射性地引起呼吸道腺体分泌增加，使痰液稀释。临床用于慢性支气管炎、哮喘、支气管扩张、矽肺等有白色黏痰又不易咳出者。溴己新对胃肠道黏膜有刺激性，少数患者可出现恶心、胃部不适、血清氨基转移酶升高等。消化性溃疡及肝功能不全者慎用。

第三节 平喘药

平喘药（antiasthmatic drugs）是指能够缓解、消除或预防喘息症状的药物。常用的平喘药分为以下三类：支气管扩张药、抗炎性平喘药和抗过敏平喘药。

一、支气管扩张药

支气管扩张药包括拟肾上腺素受体激动药、茶碱类和M胆碱受体阻断药。

（一）肾上腺素受体激动药

肾上腺素受体激动药与支气管平滑肌上 β_2 受体结合，使支气管平滑肌松弛，支气管扩张；还能抑制肥大细胞、中性粒细胞释放炎性物质和过敏介质，达到平喘作用。根据对 β 受体的选择性不同可分为非选择性 β 受体激动药和选择性 β_2 受体激动药。前者主要包括肾上腺素、麻黄碱、异丙肾上腺素，但这些药物易引起心血管系统不良反应，故已不作为平喘的常用药物。后者有沙丁胺醇（salbutamol）、特布他林（terbutaline）、氯丙那林（clorprenaline）、克伦特罗（clenbuterol）等，因其稳定性好，对呼吸道的选择性高，不良反应少，作用维持时间长、给药途径多样，作为控制哮喘症状的首选药物。常用选择性 β_2 受体激动药详见表21-3-1。

沙丁胺醇

沙丁胺醇（salbutamol，舒喘灵）口服易吸收，30分钟即可显效，维持时间达6小时以上；雾化吸入给药吸收更快，5分钟显效，维持时间3～6小时。缓释剂和控释剂可延长作用时间。大部分在肝脏代谢，少量以原型由肾脏排泄。

【药理作用】沙丁胺醇选择性激动支气管平滑肌的 β_2 受体，有较强的支气管扩张作用；抑制肥大细胞等致敏细胞释放炎症介质，同时促进气道黏膜纤毛的运动，对支气管平滑肌痉挛作用起到缓解作用。

【临床应用】防治急、慢性支气管哮喘、喘息性支气管炎、支气管痉挛等。尤其是夜间哮喘的发作。

【不良反应】

1.耐受性　用药时间过长导致。

2.震颤、恶心、心动过速、血压升高、头晕、失眠等不良反应。口服剂量过大或注射速度过快所致。

表21-3-1　常用选择性 β_2 受体激动药

药物	起效速度	持续时间（h）	临床应用	不良反应及注意事项
沙丁胺醇（舒喘灵）	口服：15～30min 吸入：1～5min	6 4～6	支气管哮喘、喘息性支气管肺炎及伴有支气管痉挛的呼吸道疾病	震颤、恶心、心动过速、代谢紊乱。高血压、甲亢、心功能不全者慎用
特布他林	口服：1～2h 吸入：1～5min 静脉：10～15min	4～8 4～6 1.5～4	与沙丁胺醇相似，作用较沙丁胺醇弱	同沙丁胺醇
克伦特罗（氨哮素）	口服：10～20min 吸入：5～10min	6～8 2～4	平喘作用强，有溶解黏液和增强腺毛运动的作用，主要用于支气管哮喘	少数患者口干、心悸、心动过速等

（二）茶碱类

氨茶碱

氨茶碱（aminophylline）为茶碱和乙二胺形成的复合物。乙二胺可以增加茶碱的水溶性，使其作用增强。

【药理作用】

1.扩张支气管平滑肌　对支气管平滑肌有明显的扩张作用，尤其对痉挛的支气管平滑肌作用更明显。其作用机制为：①抑制磷酸二酯酶，细胞内cAMP含量增加，使支气管平滑肌松弛；②阻断腺苷受体，缓解由腺苷诱发的支气管平滑肌痉挛；③增加儿茶酚胺释放，使支气管平滑肌松弛；④调节免疫和抗炎作用，降低气道高反应性。

2.强心利尿　直接作用于心脏，增强心肌收缩力，增加心输出量，增加肾血流量和肾小球滤过率，抑制肾小管对钠、水的重吸收，产生强心利尿作用。可用于心源性哮喘和肾性、心性水肿的辅助治疗。

3.其他　增强膈肌收缩力，减轻膈肌疲劳；松弛胆道平滑肌，缓解胆道痉挛。

【临床应用】

1.支气管哮喘和喘息性支气管炎　口服给药用于防治哮喘，对于哮喘持续状态，一般采用静脉滴注或静脉注射，同时需与糖皮质激素联合使用。

2.慢性阻塞性肺病　能够明显改善患者气促症状。

3.心源性哮喘　常作为辅助治疗用药。

4.胆绞痛　需与镇痛药合用。

【不良反应】

1.局部刺激　氨茶碱碱性强，口服刺激胃黏膜可引起恶心、呕吐、胃痛等。

2.中枢兴奋　治疗量可出现烦躁不安、失眠等，剂量过大可致谵妄、惊厥等。

3.循环系统症状　静脉给药过快或浓度过高，可引起心悸、心率加快、血压骤降，严重者出现死亡。

【注意事项】

1.急性心肌梗死、低血压患者禁用；肝、肾功能低下者、老年人、妊娠和哺乳期妇女慎用。

2.注意药物间的相互作用，与西咪替丁、四环素、红霉素等合用，可延长氨茶碱的半减期；与锂制剂合用时，可加速锂的排泄降低其疗效；与普萘洛尔合用，降低氨茶碱扩张支气管作用。

胆茶碱

胆茶碱（cholinophylline）为茶碱与胆碱的复合盐，水溶性好，口服易吸收，用途同氨茶碱。对胃肠道刺激性小，患者易于耐受，且对心脏和中枢神经系统作用很弱。

二羟丙茶碱

二羟丙茶碱（diprophylline）又名甘油茶碱，是茶碱与二羟丙基的复合盐，水溶性较好。生物利用度较低，半减期较短，疗效较氨茶碱弱。但对胃肠道刺激较小，口服耐受性较好，用于不能耐受氨茶碱的哮喘患者。

（三）M受体阻断药

异 丙 托 溴 铵

异丙托溴铵（ipratropium bromide）又名异丙阿托品，吸入给药5分钟起效。对支气管平滑肌有较高的选择性，能明显松弛支气管平滑肌。对伴有迷走神经功能亢进的哮喘和老年喘息型支气管炎疗效较好。不良反应少，偶有口干、喉部不适等。禁忌证同阿托品。

二、抗炎性平喘药

抗炎性平喘药是平喘药中的一线药物，属于皮质醇激素类，通过抑制气道炎症反应，降低气道高反应性，可达到长期防止哮喘发作。

糖 皮 质 激 素

糖皮质激素（glucocorticoids）是目前治疗哮喘最有效的非特异性抗炎药物，也是治疗顽固性哮喘、哮喘持续状态和危重发作的重要抢救药物。代表药物有氢化可的松、泼尼松龙、地塞米松等，对哮喘的疗效好，但长期全身用药时不良反应多且重。通过气雾吸入局部给药是目前最常用的抗炎性平喘手段，这样给药具有局部抗炎作用强、全身不良反应少、用药剂量小等优点。但长期局部用药可发生咽部白色念珠菌感染，以及鹅口疮、声音嘶哑等。为减少其发生率，可于吸入给药后及时用清水漱口。常用吸入性药物有倍氯米松（beclomethasone）、曲安奈德（triamcinolone acetonide）、丙酸氟替卡松（fluticasone propionatee）、布地奈德（budesonide）等。

三、抗过敏平喘药

抗过敏平喘药主要抑制肥大细胞释放过敏介质而发挥抗过敏及抗炎作用。其作用起效慢，故不宜用于控制哮喘急性发作，适用于预防哮喘发作。根据作用机制不同可分为：①肥大细胞稳定药，如色甘酸钠；②H_1受体阻断药，如酮替芬；③抗白三烯，如孟鲁斯特。

色 甘 酸 钠

色甘酸钠（disodium cromoglycate，咽泰）脂溶性低，故口服不易吸收。临床主要采用微粉末喷雾吸入给药。其作用机制是能稳定肥大细胞膜，阻止其释放过敏介质（如组胺、白三烯等）而发挥平喘作用；还可以缓解其他刺激引起的支气管平滑肌痉挛。对已发作哮喘无效，临床主要用于预防各型支气管哮喘发作，还可用于过敏性哮喘，宜提前1～2周用药以发挥预防作用，对外源性哮喘疗效更显著。不良反应少见，少数患者雾化吸入时有呛咳、口干、气急等症状，甚至会诱发哮喘，必要时与异丙肾上腺素同吸预防。

酮替芬

酮替芬（ketotifen）具有阻断H_1受体和阻止过敏介质释放的双重作用，效果优于色甘酸钠；还有增强β_2受体激动药的平喘作用。口服有效，作用强大、持久，用于预防哮喘，也可和β_2受体激动药、茶碱类合用防治哮喘。对儿童哮喘效果优于成人哮喘。不良反应有口干、嗜睡、困倦、头晕等。不宜突然停药，防止复发。本药起效缓慢，一般需连续用药2～4周后方渐出现。空中作业、驾驶人员、精密机械操纵者慎用。

孟鲁司特

孟鲁司特（montelukaast）通过拮抗支气管平滑肌上的白三烯受体，抑制支气管黏液分泌，促进支气管纤毛运动，降低气道血管的通透性，发挥抗过敏平喘作用。临床用于适用于15岁以上成人哮喘的预防和长期治疗，也可用于防治对阿司匹林哮喘及运动性哮喘患者，也可用于季节性过敏性鼻炎的治疗。不良反应轻，与糖皮质激素合用可起协同作用。咀嚼剂型适用于2岁及2岁以上儿童及成人哮喘的预防和长期治疗，应睡前服用。

第四节　用药护理

一、用药前护理

1.用量用法　①磷酸可待因，片剂，每次15～30mg，每日3次。注射剂，每次15～30mg，皮下注射。②氢溴酸右美沙芬，片剂，每次15～30mg，每日3～4次。③苯佐那酯，糖衣片，每次25～50mg，每日3次。④苯丙哌林，糖衣片，每次20mg，每日3次。⑤氯化铵，片剂，每次0.3～0.6g，用水稀释或配成合剂，每日3次。⑥喷雾用乙酰半胱氨酸，每瓶0.5g，1g。喷雾，以10%溶液喷雾吸入，每次1～3mL，每日2～3次。⑦盐酸溴己新，片剂，每次8mg，每日3次。喷雾剂，每次2mg，每日3次。⑧硫酸沙丁胺醇，片剂，每次2～4mg，每日3次。长效喘乐宁片（缓释）：每次8mg，早、晚各1次。喘特宁片（控释）：每次8mg，早、晚各1次。气雾剂（0.2%），每次1～2揿，每4小时1次。⑨氨茶碱，片剂，每次0.1～0.2g，每日3次。控释片，每12小时300mg或每24小时400mg。注射剂，0.25～0.5g，以25%～50%葡萄糖溶液稀释后缓慢静脉推注。⑩胆茶碱，片剂，每次0.2g，每日3次。⑪色甘酸钠，粉雾剂，吸入每次20mg，每日4次。气雾剂，吸入每次2～4mg，每日4次。软膏（5%～10%），滴眼剂

（2%）外用。

2.可待因用药前详细询问用药史，根据适应证和禁忌证，孕妇禁用，12岁以下的儿童和痰多的咳嗽患者禁用，哺乳期妇女、老年人慎用。

3.氯化铵用药前护士应正确指导患者选择合适的剂量，应用过量可导致高氯性酸血症。为预防胃肠道不良反应，嘱患者饭后服用药物。

4.沙丁胺醇用药前应正确指导患者采用合适的给药途径，因为目的不同，给药途径不同。预防发作则口服给药；终止发作多气雾吸入给药。评估有无禁忌证，心血管功能不全、冠状动脉供血不足、高血压、糖尿病和甲状腺功能亢进患者慎用。

5.氨茶碱用药前应告知患者采用合适的时间给药，因为氨茶碱的刺激性大，应餐后服用或用肠溶片。评估有无禁忌证，急性心肌梗死、低血压、甲亢、休克患者禁用，儿童慎用。

二、用药中护理

1.用药中评估可待因药物疗效，注意患者咳嗽的频率减少和幅度降低，说明药物起效。

2.沙丁胺醇用药中应密切观察患者血压、心率、手指有无震颤等，一旦出现血压升高、心悸、手指震颤时，应立即停药，并采取相应措施处理。

3.氨茶碱用药中出现血压骤降，可用去甲肾上腺素或间羟胺升压，禁用肾上腺素。

三、用药后护理

1.长期给药应定期进行检查造血功能和肝、肾功能。

2.沙丁胺醇用药后注意观察哮喘有无加重，因为长期用药亦可形成耐受性，不仅疗效降低，且可能使哮喘加重。

3.可待因用药后，应避免驾驶车辆、操作机器、高空作业及饮用酒精类或含咖啡因的饮料。观察有无中毒症状，应立即采取相应措施抢救。可采取洗胃或催吐等措施以清除胃内药物，同时给予拮抗剂纳洛酮静脉注射。不宜使用活性炭，以免影响拮抗剂的吸收，保持呼吸道通畅，必要时可行人工呼吸。

4.氨茶碱用药后出现失眠症状，可用镇静催眠药对抗。

案例回顾

呼吸系统疾病最常见药物为镇咳药、祛痰药和平喘药。镇咳药分为中枢性镇咳药和外周性镇咳药。祛痰药可分为痰液稀释药和黏痰溶解药，平喘药可分为支气管扩张药、抗炎性平喘药以及抗过敏性平喘药。

第二十二章
组胺和抗组胺药

章前引言

组胺（histamine）是广泛存在于人体组织的自身活性物质（autacoids），在心肌细胞、肥大细胞、嗜碱性粒细胞、皮肤、胃肠道、肺脏和中枢神经系统含量较多。参与生理功能调节、炎症和变态反应。组胺受体有H_1、H_2、H_3亚型。组胺的临床应用已逐渐减少，但其受体阻断药，即抗组胺药物在临床上却有重大价值，应用十分广泛。抗组胺药物可针对不同组胺受体亚型发挥不同的药效。组胺激活H_1受体，会使支气管及胃肠道平滑肌兴奋，部分小动脉、小静脉和毛细血管舒张；组胺激活H_2受体，刺激胃壁细胞，引起胃酸分泌，部分血管扩张，增加心率和心肌收缩力，抑制房室传导；H_3受体激活，参与组胺合成与释放的负反馈调节。故明确区分不同抗组胺药所针对的受体亚型，对于治疗疾病选择性用药有重要指导意义，学好这类药物的临床应用、禁忌证等，对今后的临床工作也有着重要的意义。

1.掌握H受体阻断药如苯海拉明、异丙嗪、阿司咪唑、法莫替丁等的药理作用、临床用途和不良反应。

2.熟悉氯苯那敏、阿司咪唑、西咪替丁等药物的作用机制和特点。

3.了解其他常见抗组胺药的临床应用与注意事项。

4.学会观察和预防常用抗组胺药的不良反应，学会根据不同患者需求选择合适的治疗变态反应疾病的药物，能够利用用药护理综合分析判断，正确进行用药指导。

思政目标

培养学生通过所学的药理与用药护理知识，带给患者更好的用药护理体验，提升护理质量，促进医（护）患关系的和谐。

案例导入

患者，男性，42岁，今日中午和亲朋好友聚餐，期间食用大量龙虾和海蟹，餐后全身皮肤出现红色丘疹伴瘙痒，挠抓后丘疹增大，刺痒难耐。随即到医院就诊，检查后诊断为荨麻疹。

思考题

1.试想一下，该患者可选用哪种类型的药物治疗？

2.如何应对可能出现的不良反应？

3.用药期间应该注意些什么？

第一节 组胺

组胺是由组氨酸经组氨酸脱羧酶脱羧产生广泛存在于人体组织的自体活性物质。主要以无活性形式（结合型形式）存在于肥大细胞和嗜碱性粒细胞中。当机体受到理化刺激或发生变态反应时，可导致组胺释放并与受体结合产生多种生物效应。目前，发现的组胺受体主要有H_1、H_2、H_3三种亚型，它们的分布及效应见表22-1-1。

表22-1-1 组胺受体分布及作用

受体类型	所在组织	药物效应
H_1	支气管、胃肠、子宫等平滑肌 皮肤血管 心房、房室结	收缩 扩张 收缩增强，传导减慢
H_2	胃壁细胞 血管 心室、窦房结	分泌增多 扩张 收缩加强，心率加快
H_3	中枢与外周神经末梢	负反馈性调节组胺 合成与释放

第二节 抗组胺药

一、H_1受体阻断药

H_1受体阻断药常用药物有：苯海拉明（Diphenhydramine）、吡苄明（Tripelennamine）又名去敏灵、氯苯那敏（Chlorpheniramine）又名扑尔敏（Chlortrimeton）、阿司咪唑（Astemizole）又名息斯敏、氯苯丁嗪（Buclizine）又名安其敏、美克洛嗪（Meclizine）又名敏克静、苯茚胺（Phenindamine）又名抗敏胺（Thephorin）、去氯羟嗪（Decloxizine）又名抗敏嗪、赛庚啶（Cyproheptadine）、培他啶（Betehistine）、乘晕宁（Dramamine）、眩晕停（Difenidol）。

【药理作用】

1.抗H_1受体作用　H_1受体拮抗剂选择性与组胺靶细胞上的H_1受体结合，阻断组胺H_1受体而发挥抗组胺作用；黏附分子是参与机体炎症反应和免疫反应的重要成分，抗组胺药物能抑制黏附分子介导的炎症反应。可以完全对抗组胺引起的支气管、胃肠道平滑肌收缩作用，但对组胺引起的血管扩张和血压降低，仅有部分对抗作用，需要同时使用H_1受体阻断药和H_2受体阻断药才能完全对抗。对组胺引起的毛细血管扩张和通透性增加引起的症状，如局部水肿等，有很好的抑制作用。因人类致过敏性休克因素很多，此类药物对人体过敏性休克无保护作用，对过敏性休克治疗无效。

2.中枢作用　多数此类药物可穿过血脑屏障，并产生中枢抑制作用，治疗量H_1受体阻断药有镇静与嗜睡作用。作用强度因个体敏感性和药物品种而异，以苯海拉明、异丙嗪作用最强，它们还有抗晕、镇吐作用，可能与其中枢抗胆碱作用有关。个别患者会出现烦躁、失眠。阿司咪唑、特非那丁因不易通过血脑屏障，几乎无中枢抑制作用。

3.其他作用　多数H_1受体阻断药有抗胆碱作用以及较弱的阿托品样作用。异丙嗪作用最强。

【临床用途】

1.皮肤黏膜变态反应性疾病　本类药物对由组胺释放所引起的荨麻疹，枯草热和过敏性鼻炎等皮肤黏膜变态反应效果良好。对昆虫咬伤引起的皮肤瘙痒和水肿也有良效。对血清病、药疹和接触性皮炎有止痒效果。对慢性过敏性荨麻疹与H_2受体阻断药合用效果比单用好。本类药物能对抗豚鼠过敏因组胺引起的支气管痉挛，但对支气管哮喘患者几乎无效。因引起人类哮喘的活性物质复杂，药物不能对抗其他活性物质的作用，对过敏性休克无效。

2.晕动病及呕吐　苯海拉明、异丙嗪对晕动病、妊娠呕吐以及放射病呕吐有镇吐作用。防晕动病常选茶苯海明，应在乘车、乘船前15～30分钟服用。氯苯那敏、阿司咪唑、那非那定等药物无止吐作用。

3.失眠　对中枢有明显抑制、镇静作用的药物，如导丙嗪、苯海拉明等，可在短期内用于治疗失眠，特别是对过敏性疾病所致的失眠效果较好。

【不良反应及注意事项】

1.中枢神经系统反应　常见镇静、嗜睡、乏力等，以苯海拉明和异丙嗪最为明显。故服药期间应避免驾驶车、船和高空作业等工作。少数患者则有烦躁、失眠。药物过量可因中枢抑制致死。

2.消化道反应　口干、厌食、恶心、呕吐、便秘或腹泻等，此类药物宜餐后服用以减轻症状。

3.阿司咪唑、美克洛嗪可致畸胎，孕妇及哺乳期妇女禁用。阿司咪唑过量可致心律失常、晕厥、心跳停止。

4.过敏体质的患者可能会对此类药物过敏，用药需谨慎。

二、H_2受体阻断药

内容详见第二十章。

第三节　用药护理

一、用药前护理

1.用量用法　①苯海拉明，片剂，每次25～50mg，每日3次。注射剂，每次20mg，肌内注射，每日1～2次。预防晕动病，出行前半小时服50mg。②异丙嗪，片剂，每次1.25～25mg次，每日2～3次。注射剂，每次25～50mg，肌内或静脉注射。③氯苯那敏，片剂，每次4mg，每日3次。注射剂，每次5～20mg，皮下或肌内注射。④西咪替丁，片剂，每次400mg，每日3次，或800mg，晚饭后服，每日1次。注射剂，每次200mg，静脉滴注，每日1～2次。⑤雷尼替丁，片剂，每次150mg，每日2次，或300mg，晚饭后服，每日1次，4～8周为1个疗程。注射剂，每次50mg，每6～8小时肌内注射或静脉注射。⑥法莫替丁，片剂，每次20mg，每日2次，或40mg，晚饭后服，每日1次。注射剂，每次20mg，每日2次，静脉滴注。

2.详细了解患者用药史、过敏史及当前症状，根据适应证和禁忌证，提出合理化建议和措施。

3.苯海拉明和异丙嗪有中枢抑制作用，驾驶员及高空作业者在工作期间不宜服用。复方感冒药中大多含有抗组胺类药物，应避免与其同时使用，防止重复用药。

4.阿司咪唑（息斯敏）可引起Q-T间期延长、尖端扭转型室性心律失常等心脏毒性，特非那定对心脏亦有一定的毒副作用，临床应慎重使用。

二、用药中护理

1.告知患者及家属此类药物的常见不良反应。严格掌握用药量，避免用药过量。

2.服用H_1受体阻断药时，应嘱患者饭后服用以减轻不良反应。

3.避免与阿托品、三环类抗抑郁药、单胺氧化酶抑制剂合用，以免加强其抗胆碱作用。

4.避免与口服抗凝药（如华法林）合用，以免降低其疗效；本类药物刺激性强，应口服或者深部肌内注射。

5.告诫患者在服药期间不宜驾驶车船、操纵机器或从事高空作业，不宜饮酒，不宜与其他中枢神经抑制药合用。

三、用药后护理

1.H_1受体阻断药用药过量中毒先见中枢抑制，继而出现兴奋，最后又转入抑制，严重者因呼吸麻痹而致死，呼吸抑制时应进行人工呼吸，惊厥时静脉注射地西泮解救。

2.H_1受体阻断药为抗过敏药，但也有少数患者会对本类药过敏，同类药物有交叉过敏反应，过敏反应表现为胸闷、气急、血小板减少等，一旦出现应立即抢救。

案例回顾

本章教学案例中提及荨麻疹这种疾病，经过学习，相信同学们对于荨麻疹这类过敏性疾病需要使用的药物有了清晰的答案。

对于临床医护人员来说，掌握苯海拉明、异丙嗪等抗组胺药在使用过程中会出现的不良反应，以及苯海拉明、异丙嗪等抗组胺药在用药期间应该注意的事项是非常重要的。掌握这些临床药理知识对于医护工作者的临床用药有极其重要的意义。

第二十三章
子宫平滑肌兴奋药和抑制药

章前引言

　　子宫平滑肌兴奋药是一类选择性作用于子宫平滑肌，使子宫产生节律性或强直性收缩的药物，包括缩宫素、麦角生物碱和前列腺素。小剂量缩宫素能引起子宫平滑肌节律性收缩，临床主要用于催产和引产。子宫平滑肌抑制药能抑制子宫平滑肌收缩，目前主要应用于痛经和防止早产，包括β_2受体激动药、钙通道阻滞药、硫酸镁和前列腺素合成酶抑制药等。

1.理解缩宫素的药理作用、临床用途及主要不良反应。

2.识记麦角新碱的作用特点及临床应用。

3.识记药物主要不良反应与用药护理的对应关系。

4.学会观察药物疗效和不良反应，指导患者合理、安全应用子宫平滑肌兴奋药。

思政目标

运用学习到的知识与技能，在临床工作过程中正确实施用药护理，减轻或解除孕产妇痛苦，关注孕产妇心理健康，在护理过程中关爱患者、同理患者。

案例导入

某产妇，女，36岁，妊娠42周，尚未临产。检查显示胎盘功能正常，羊水量减少。诊断：过期妊娠。给予缩宫素2.5U静脉滴注引产，护士需根据宫缩、胎心情况调整滴速，一般15～25分钟调节1次，最大滴速不超过每分钟30滴，直至出现有效宫缩。

思考题

为什么应逐渐调整滴速，而不能直接用最大滴速？

第一节　子宫平滑肌兴奋药

子宫平滑肌兴奋药是一类选择性兴奋子宫平滑肌，使子宫收缩的药物，临床常用的有缩宫素、麦角新碱和前列腺素。

缩宫素

缩宫素（oxytocin）又名催产素，是神经垂体所分泌的一种多肽类激素，也可人工合成。口服后在消化道易被消化酶破坏，故口服无效。肌内注射吸收良好，3～5分钟起效，维持20～30分钟，静脉注射作用快，维持时间更短，临床通常以静脉滴注维持疗效。

【药理作用】

1.兴奋子宫　缩宫素可直接兴奋子宫平滑肌，加强其收缩力。起作用特点：①作用性质与剂量有关：小剂量加强子宫平滑肌（尤其是妊娠末期子宫）节律性收缩，与正常分娩相似；大剂量使子宫平滑肌产生强直性收缩。②作用强度与子宫部位有关：小剂量对子宫底部兴奋性强，可产生节律性收缩，而对子宫颈兴奋性弱。子宫底平滑肌收缩频率增加、幅度加大，使子宫颈平滑肌被动性扩张，有利于胎儿娩出。③子宫平滑肌对缩宫素的敏感性与体内雌激素和孕激素水平有关：雌激素可提高敏感性，孕激素则降低敏感性。在妊娠早期，孕激素水平高，敏感性低；妊娠后期雌激素水平高，敏感性高；临产时子宫最敏感，分娩后子宫敏感性又逐渐下降。

2.促进排乳　通过兴奋乳腺缩宫素受体，使乳腺泡周围的肌上皮细胞收缩，促进排乳。

3.其他作用　大剂量还可短暂松弛血管平滑肌，引起血压下降，并有微弱抗利尿作用。

【临床应用】

1.催产和引产　对胎位正常、产道无障碍、头盆相称而宫缩乏力的产妇，可用小剂量缩宫素静脉滴注以加强子宫节律性收缩而催产。对于死胎、过期妊娠、患有严重心脏病的妊娠期妇女，需提前终止妊娠者，可用小剂量缩宫素引产。

2.产后止血　产后出血时，立即给予皮下或是肌内注射较大剂量缩宫素，引起子宫平滑肌强直性收缩，压迫子宫肌层内血管而止血，但缩宫素作用不持久，应加用麦角新碱维持子宫收缩状态。

【不良反应】偶有恶心、呕吐、心律失常及过敏反应，过量可引起子宫强直性收缩，导致胎儿窒息或是子宫破裂。

【注意事项】在催产和引产时应注意：①严格掌握剂量和静脉滴注速度，避免发生子宫强直性收缩；②严格掌握用药禁忌证：凡产道异常、胎位不正、头盆不称、前置胎盘以及3次以上妊娠的经产妇或是有剖宫史者禁用。

麦角生物碱

麦角（ergot）是寄生在黑麦中的一种麦角菌的干燥菌核，现已用人工培养方法生产。麦角中含有多种生物碱，均为麦角酸的衍生物，按化学结构可分为两类：①胺生物碱类：以麦角新碱（ergometrine）为代表，易溶于水，对子宫的兴奋作用强而快，维持时间短；②肽生物碱类：以麦角胺（ergotamine）及麦角毒碱（ergotoxine）为代表，难溶于水，对血管作用显著，起效慢，维持时间长。

【药理作用】

1.兴奋子宫　本类药物能选择性兴奋子宫平滑肌，尤其以麦角新碱作用显著，作用特点是：①作用强而持久；②对妊娠子宫比未妊娠子宫敏感，尤以临产或新产后的子宫最敏感；③剂量稍大即可引起子宫强直性收缩，压迫血管而有止血作用；④对子宫颈和子宫体的兴奋作用无明显差别，故不宜用于催产、引产。

2.收缩血管　麦角胺和麦角毒对末梢血管有收缩作用，尤以麦角胺为最强。麦角胺也可收缩脑血管，减少脑动脉搏动幅度。大剂量会损伤血管内皮细胞，长期使用可导致肢端干性坏疽。

3.阻断 α 受体　氨基酸麦角碱类可阻断 α 受体，翻转肾上腺的升压作用，同时抑制中枢，使血压下降。但在临床上，此剂量可引起很多不良反应，故无应用价值，麦角新碱无此作用。

【临床应用】

1.治疗子宫出血　常用于产后、刮宫术后、月经过多或其他原因引起的子宫出血治疗，常选用麦角新碱。

2.治疗子宫复原　产后子宫复原缓慢时，易引起失血过多或是感染，因此临床上常选用麦角新碱促进子宫收缩，加速子宫复原。

3.治疗偏头痛　麦角胺能收缩脑血管，减少脑动脉搏动幅度，缓解偏头痛。咖啡因也能收缩脑血管，并促进麦角胺吸收，两药合用可增强疗效。

【不良反应】麦角新碱注射时可引起恶心、呕吐及血压升高等，因此伴有妊娠毒血症的产妇慎用。偶见过敏反应，严重时出现呼吸困难，血压下降。

【注意事项】麦角制剂禁用于催产、引产、动脉硬化及冠心病患者。

前列腺素

前列腺素（prostaglandins，PG）是广泛分布在体内的一类生物活性物质，有多种生理活性，早期从羊精囊中提取，现可用合成法制成。目前，产科常用的有地诺前列酮（dinoprostone，PGE_2）、地诺前列素（dinoprost，$PGF_{2\alpha}$）和卡前列素（carboprost）等。

【药理作用】

1.兴奋子宫平滑肌　对妊娠各期子宫均有兴奋作用，尤以 PGE_2 和 $PGF_{2\alpha}$ 在分娩中具有重要意义。对妊娠初、中期子宫的兴奋作用比缩宫素强，对分娩前子宫作用更强；在增强子宫底体部平滑肌节律性收缩的同时，还能使子宫颈平滑肌松弛。

2.抗早孕　PGE$_2$能使黄体萎缩溶解，孕酮生成减少，分泌期子宫内膜剥脱出血，从而抗早孕。此外还能影响输卵管活动，阻碍受精卵着床。

【临床应用】

1.用于流产、引产　可用于终止早期或中期妊娠，还可以用于足月或过期引产。

2.抗早孕治疗。

【不良反应及注意事项】PG对胃肠道平滑肌有兴奋作用，可出现恶心、呕吐、腹痛、腹泻等症状。PGF$_{2\alpha}$能收缩支气管平滑肌，哮喘者不宜用。PGE$_2$能升高眼压，禁用于青光眼患者。

第二节　子宫平滑肌抑制药

子宫平滑肌抑制药是一类能松弛子宫平滑肌、减慢收缩节律、预防早产的药物。目前常用的药物有 β$_2$受体激动药（如利托君、沙丁胺醇、特布他林等）、硫酸镁、钙通道阻滞剂、前列腺素合成酶抑制药等。

利托君

利托君（ritodrine）能选择性兴奋子宫平滑肌细胞膜上的 β$_2$受体，激活腺苷酸环化酶，使细胞内cAMP浓度升高，在降低细胞内游离钙浓度的同时降低肌动蛋白收缩单位对钙的敏感性，特异性抑制子宫平滑肌收缩，减少子宫活动而延长妊娠期，有利于胎儿发育成熟。药物对妊娠和非妊娠期子宫都有抑制作用，用于防治早产，适用于妊娠20～37周的早产妊娠期妇女。口服不良反应较少，静脉给药不良反应较重，可出现心率加快、低血压、血糖升高、血钾降低，偶尔引起肺水肿。有严重心血管疾病或妊娠不足20周的妊娠期妇女禁用。

硫酸镁

硫酸镁（magnesium sulfate）能明显抑制子宫平滑肌收缩，可用于防治早产。硫酸镁还可以抑制中枢神经系统，抑制运动神经-肌肉接头乙酰胆碱的释放，降低血管平滑肌的收缩作用，缓解外周血管痉挛，因而对于妊娠期高血压、子痫前期和子痫具有预防和治疗作用。对禁用 β$_2$受体激动药的妊娠期妇女，可用本药治疗早产和妊娠期高血压综合征。硫酸镁静脉注射后常可引起潮热、出汗、口干，注射速度过快可以引起头晕、恶心、呕吐、眼球震颤等，极少数还会发生肺水肿。用药剂量过大可能会引起肾功能不全、心脏抑制和呼吸抑制等严重不良反应。

第三节 用药护理

一、用药前护理

1.用量用法 ①缩宫素 引产或催产：静脉滴注，每次2.5～5U，用氯化钠注射液稀释，缓慢静脉滴注，根据宫缩和胎儿情况随时调节；产后出血：胎盘娩出后，每次5～10U，肌内注射。②马来酸麦角新碱 片剂，口服，每次0.2～0.4mg，每日2～4次，至子宫收缩满意或是流血明显减少。肌内注射，每次0.2mg，必要时2～4小时重复1次。静脉滴注0.2mg以5%葡萄糖注射液稀释后应用。

2.了解妊娠期妇女一般情况 了解妊娠期妇女心、肝、肾、肺功能，有无心脏病、贫血、肝炎、肾炎、肺炎等疾病，围产期保健情况，是否需要终止妊娠。

3.询问病史及药物过敏史 妊娠期间子宫功能状态，胎儿宫内活动情况，胎位、胎心等情况。妊娠期间服用过哪些药物，有无多胎妊娠或剖宫产史等。有无药物过敏史。

4.指导患者正确使用药物 合理使用子宫兴奋药和子宫抑制药。正确认识妊娠早期、分娩时药物对子宫的影响。掌握药物的剂量和给药方法。对于药物引起的不良反应，应告知妊娠期妇女，使其积极配合治疗。

二、用药中护理

缩宫素在用于催产、引产时：①严格掌握剂量，静脉滴注给药时，溶液要稀释，每次2.5～5U，用氯化钠注射液稀释，开始时不超过每分钟0.001～0.002U，达到宫缩与正常分娩期相似，根据宫缩和胎儿情况适当调节滴速，最快不超过每分钟0.02U，通常为每分钟0.002～0.005U。②用药中若出现宫缩频率过快及强直性收缩，应立即停药。若胎心减弱或心率增快至每分钟150次或更多，无论宫缩多少，都应该通知医生。

三、用药后护理

1.注意观察宫缩及出血情况，并测定血压、心率变化。

2.注意药物不良反应，监测妊娠期妇女心率、心律、血压、呼吸、体温变化和胃肠道症状，出现异常应及时报告医生。

3.药物引产时注意妊娠期妇女的情绪变化，对其及时安慰和鼓励，以取得其积极配合。注意分娩过程中对产道的保护和产后检查，避免产道损伤。

4.注意妊娠期妇女会阴部清洁护理，防止宫内感染。

案例回顾

　　产妇，妊娠42周，过期妊娠，需给予小剂量缩宫素静脉滴注，逐渐调整，不能直接用最大滴速。因为缩宫素兴奋子宫平滑肌的作用性质及部位与剂量有关：小剂量可加强子宫底部平滑肌节律性收缩，对子宫颈兴奋性弱，有利于胎儿娩出；大剂量缩宫素使子宫平滑肌产生强直性收缩，可导致胎儿窘迫，威胁胎儿生命。

第二十四章
肾上腺皮质激素类药

章前引言

　　肾上腺皮质激素（adrenocortical hormones）是肾上腺皮质分泌的激素的总称。它包含三类：①糖皮质激素（glucocorticoids），由束状带分泌，包括氢化可的松和可的松等，主要影响糖、脂肪和蛋白质代谢。②盐皮质激素（mineralocorticoids），由球状带分泌，包括醛固酮和去氧皮质醇等，主要影响水盐代谢。③性激素（sex hormones），由网状带分泌，包括雄激素和少量雌激素。临床上常用的肾上腺皮质激素主要是糖皮质激素。

学习目标 ✎

1.理解糖皮质激素的药理作用、临床用途及主要不良反应。

2.识记常用糖皮质激素类药的作用特点、用法和疗程。

3.识记药物主要不良反应与用药护理的对应关系。

4.了解盐皮质激素、促皮质素和皮质激素抑制药的药理作用和临床用途。

思政目标 📝

糖皮质激素在临床中可用于对多种疾病的治疗，同时长期应用也会引起较多的不良反应。需在学习过程中培养学生运用学习到的知识与技能，在临床工作过程中正确分析处方，熟练进行护理，同时关爱、耐心指导患者相关用药知识，避免或减少药物不良反应。

案例导入 📝

患者，女，25岁。因"感冒"后1周出现颜面及全身凹陷性水肿来就诊，实验室检查：尿蛋白（+++），RBC 3~5个/HP（正常0~1），24小时尿蛋白定量：5g，血浆白蛋白21g/L（正常35~50g/L）。诊断为：肾病综合征。

思考题

1.患者可以应用哪些药物治疗？

2.应用激素时，护士该如何进行药物护理？

第一节　糖皮质激素

糖皮质激素作用广泛而复杂，随剂量不同而异。其生理剂量主要影响物质代谢，超生理剂量（药理剂量）时，除影响物质代谢外，还有抗炎、抗病毒等广泛的药理作用。

糖皮质激素分泌受腺垂体分泌的促肾上腺皮质激素（ACTH）的调节，表现为昼夜节律性，而ACTH则受下丘脑分泌的促皮质激素释放因子（CRF）调节，CRF促进腺垂体细胞合成及分泌ACTH，ACTH作用于肾上腺皮质，促进糖皮质激素的合成及分泌，当血浆中的糖皮质激素达到一定水平时，可分别抑制ACTH和CRF的分泌，形成负反馈调节（图24-1-1）。

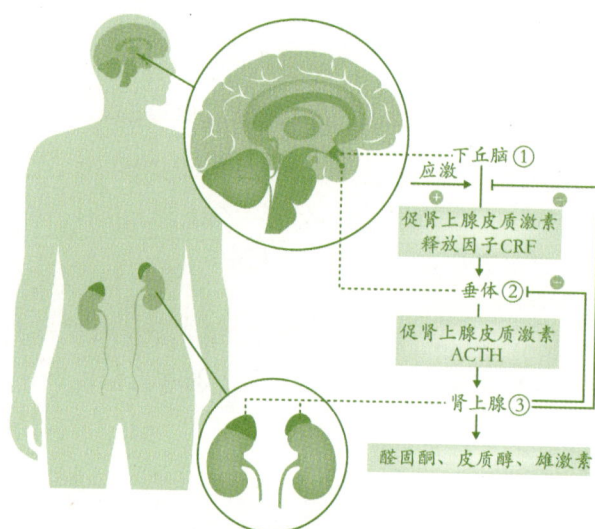

图24-1-1　肾上腺皮质激素分泌调节

糖皮质激素按作用时间长短及给药途径可分为四类，见表24-1-1。口服、注射均可吸收。氢化可的松进入血液后90%左右可与血浆蛋白结合，主要在肝脏中代谢，大部分经肾脏排泄。可的松和泼尼松需在肝脏内分别转化为氢化可的松和泼尼松龙才能发挥作用，故严重肝功能不全的患者不宜使用可的松和泼尼松。

表24-1-1　糖皮质激素类药物比较

分类	药物	抗炎作用/比值	水盐代谢/比值	等效剂量/mg	维持时间/h
短效	氢化可的松	1.0	1.0	20	8～12
	可的松	0.8	0.8	25	8～12
中效	泼尼松	3.5	0.6	5	12～36
	泼尼龙	4	0.6	5	12～36
	甲泼尼龙	5	0.5	4	12～36
	曲安西龙	5	0	4	12～36
长效	地塞米松	30	0	0.75	36～54
	倍他米松	35	0	0.6	36～54
外用	氟氢可的松	12			
	氟氢松	40			

【药理作用】

1.抗炎作用　糖皮质激素有强大的抗炎作用，对各种原因如生物、免疫、物理、化学等引起的炎症反应及炎症反应的各个阶段均有抑制作用。在炎症的早期可抑制毛细血管扩张，降低血管壁通透性，减轻充血，渗出以及白细胞浸润及吞噬反应，从而改善红、肿、热、痛等症状；在炎症后期能抑制毛细血管、成纤维细胞的增生，延缓肉芽组织的形成，防止粘连及瘢痕的形成，减轻后遗症。但需注意，炎症反应是机体的一种防御反应，糖皮质激素在抗炎的同时可降低机体的防御能力，可能引起感染扩散或是伤口愈合缓慢。

2.免疫抑制作用　糖皮质激素对免疫过程的很多环节均有抑制作用，包括抑制巨噬细胞对抗原的吞噬和处理，阻碍T细胞转化为致敏的淋巴细胞；抑制淋巴因子的生成，减少血液中的淋巴细胞数；抑制B细胞转化为浆细胞，减少抗体生成；强大的抗炎作用也参与其抗免疫反应。小剂量抑制细胞免疫，大剂量抑制体液免疫。糖皮质激素还可抑制过敏介质的产生，减轻过敏性症状。

3.抗内毒素作用　糖皮质激素可提高机体对细菌内毒素的耐受力，减轻对机体的损伤，减少内热原的释放，缓解毒血症症状，发挥保护机体作用，但不能中和、破坏内毒素，对外毒素亦无作用。

4.抗休克作用　大剂量糖皮质激素已广泛用于各种休克的救治，其抗休克作用除了与抗炎、抗毒、抗免疫作用有关外，还和下列因素有关：稳定溶酶体膜，减少心肌抑制因子（MDF）生成，从而防止MDF所致心肌收缩无力和内脏血管收缩；加强心肌收缩力，使心排血量增多；降低血管对缩血管活性物质的敏感性，使痉挛的血管舒张，改善微循环，从而改善休克症状。

5.对血液和造血系统的影响　刺激骨髓造血功能，使红细胞和血红蛋白含量增加；血小板和纤维蛋白原浓度增高；缩短凝血酶原时间；使中性粒细胞数量增加，但减弱其趋化和吞噬能力；还能使血液中淋巴细胞、嗜酸性和嗜碱性粒细胞减少。

6.对代谢影响　生理剂量的糖皮质激素主要影响正常物质代谢过程。①糖代谢：促进糖异生，减少机体组织对葡萄糖的利用，升高血糖；②蛋白质代谢：促进蛋白质分解，抑制蛋白质合成，造成负氮平衡，大剂量长期应用可致生长缓慢、肌肉萎缩、骨质疏松、皮肤变薄、创伤愈合迟缓等；③脂肪代谢：大剂量长期应用可激活四肢皮下脂肪酸，使脂肪重新分布，形成向心性肥胖；④水和电解质代谢：有较弱的盐皮质激素样作用，长期使用可致水钠潴留、低血钾、还可以导致小肠对钙的吸收减少，促进尿钙的排泄，长期应用可引起骨质疏松。

7.其他　可提高中枢神经系统的兴奋性，长期应用可出现欣快、失眠等，偶可诱发精神失常，大剂量用于儿童可致惊厥；能使胃酸和胃蛋白酶分泌增多，提高食欲，促进消化，但大剂量能诱发或加重溃疡。

【临床应用】

1.替代疗法　用于急慢性肾上腺皮质功能减退症、腺垂体功能减退症及肾上腺次全切除术后的补充治疗。

2.治疗严重感染　主要用于中毒性感染或伴有休克者，如中毒性肺炎、中毒性菌痢、爆发型流脑、重症伤寒、猩红热、败血症和急性粟粒性肺结核等。在应用有效抗菌药物治疗的同时，可用糖皮质激素作辅助治疗。病毒感染和真菌感染一般不宜选用糖皮质激素，但对严重传染性肝炎、麻疹、流行性乙型脑炎等危及生命的病毒感染也可酌情应用以缓解症状。

3.防止某些炎症后遗症　对于某些重要器官或是关键部位的炎症，如脑膜炎、心包炎、胸膜炎、风湿性心瓣膜炎、睾丸炎、损伤性关节炎、烧伤以及眼部感染等，早期应用糖皮质激素可防止或减轻炎症损害，避免粘连、瘢痕等后遗症产生。

4.治疗自身免疫病、过敏性疾病和器官移植排斥反应　①治疗自身免疫病：如类风湿关节炎、系统性红斑狼疮、自身免疫性溶血性贫血、肾病综合征等疾病，糖皮质激素可缓解其症状，但不能根治，停药后易复发，一般采用综合疗法。②治疗过敏性疾病：如血清病、过敏性鼻炎、支气管哮喘等。③用于器官移植免疫排斥反应：如肾移植、骨髓移植、肝移植等，常和其他免疫抑制剂联合应用，抑制排斥反应。

5.抗休克　糖皮质激素广泛用于各种休克的治疗。对感染性休克，应在足量有效抗菌药物治疗前提下，及早、短时、大剂量使用糖皮质激素，见效后立即停药；对过敏性休克，首选肾上腺素，严重者可合用糖皮质激素；对心源性休克和低血容量休克，需结合病因治疗。

6.治疗血液病　多用于儿童急性淋巴细胞白血病、血小板减少症、再生障碍性贫血等，但停药易复发。

7.局部应用　可用于接触性皮炎、湿疹、银屑病等。

【不良反应】

1.长期大剂量引起的不良反应

（1）医源性肾上腺皮质功能亢进症：是过量糖皮质激素引起物质代谢和水盐代谢紊乱的

结果，表现为满月脸、水牛背、向心性肥胖、皮肤变薄、痤疮、多毛、骨质疏松、水肿、低钾血症、高血压、高血脂、糖尿病等，停药后可自行消失，必要时可加用抗高血压药、抗糖尿病药，并给予低盐、低糖、高蛋白质饮食及适量补钾等措施。

（2）诱发或加重感染：糖皮质激素可降低机体防御能力，长期应用可诱发感染或使体内潜伏感染病灶扩散，特别是在原有疾病已使抵抗力降低的患者更易发生，还可使原来静止的结核病扩散、恶化。必要时需与有效抗菌药物合用。

（3）诱发或加重溃疡：糖皮质激素能刺激胃酸、胃蛋白酶分泌，抑制胃黏液分泌，降低胃黏膜的抵抗力，故可诱发或加重胃、十二指肠溃疡，甚至造成出血或穿孔。因此不宜与能引起胃出血的药物合用，如阿司匹林、吲哚美辛等。

（4）其他：诱发精神病和癫痫发作；引起肌肉萎缩、伤口愈合迟缓；升高眼压等。

2.停药反应

（1）医源性肾上腺皮质功能减退症：长期应用糖皮质激素的患者，由于激素反馈性抑制腺垂体的促肾上腺皮质激素（ACTH）分泌，使肾上腺皮质失用性萎缩，内源性激素分泌减少，当突然停药或是减药过快时，可出现恶心、呕吐、肌无力、低血糖、低血压等肾上腺皮质功能减退症状，在合并感染、手术、创伤等严重应激情况时甚至出现肾上腺危象。故糖皮质激素停药时必须逐步减量，或是停药前使用适量ACTH，停药后1年内如遇应激情况时应及时给予糖皮质激素。

（2）反跳现象：长期用药，因突然停药或是减药过快时可导致原有疾病症状的复发或加重的现象称为反跳现象。常需加大剂量再行治疗，待症状缓解后再逐渐减量、停药。

【注意事项】

1.糖皮质激素禁用于抗菌药物不能控制的感染（水痘、麻疹、真菌等），严重精神病和癫痫，活动性消化性溃疡，新近胃肠吻合术，骨折或是创伤修复期，严重高血压、糖尿病，妊娠期妇女，库欣综合征等。

2.应根据病情采用正确的给药方法。

（1）小剂量替代疗法：主要用于慢性肾上腺皮质功能不全、垂体功能减退及术后引起的肾上腺皮质功能不全。一般给予生理需要量，可的松每日12.5～25mg，或氢化可的松每日10～20mg。

（2）大剂量冲击疗法：用于严重感染及各种休克，氢化可的松静脉滴注200～300mg，每日可达1g以上，疗程不超过3～5天。

（3）一般剂量长程疗法：用于结缔组织病，肾病综合征，各种恶性淋巴瘤。常用泼尼松每日10～30mg，病情控制后逐渐减量，每3～5天减量1次，每次按20%左右递减，直到最小维持量，持续数月。

（4）隔日疗法：在长程疗法中可采用隔日1次给药法，即将2天的总药量在隔日清晨8时左右一次给予。隔日疗法的理论依据是：肾上腺分泌糖皮质激素具有昼夜节律性，午夜12点分泌最低，上午8时左右分泌最高，清晨1次给药，可最大程度地降低对肾上腺皮质功能的抑制，减轻药物引起的不良反应。本疗法中以用泼尼松、泼尼松龙等中效制剂最好。

第二节　盐皮质激素

【药理作用】盐皮质激素主要包括醛固酮（aldosterone）和去氧皮质酮（deoxycorticosterone），由肾上腺皮质球状带所分泌，其分泌主要受肾素—血管紧张素—醛固酮系统的调节。盐皮质激素主要维持机体正常水、盐代谢，能促进肾远曲小管和集合管Na^+的重吸收及K^+、H^+的分泌，具有明显的保钠、潴水、排钾作用，其糖皮质激素样作用较弱，仅为可的松的1/3，对糖代谢影响较小。

【临床应用】治疗慢性肾上腺皮质功能减退症，维持水电解质平衡。

【不良反应】过量可引起水钠潴留、水肿、高血压、低钾血症。

第三节　促皮质素和皮质激素抑制药

一、促皮质素

促肾上腺皮质激素（adrenocorticotropic hormone，ACTH）是腺垂体合成和分泌的一种多肽，能促进肾上腺皮质合成和分泌氢化可的松、皮质酮等肾上腺皮质激素。药用品由动物垂体提取，口服易被消化酶破坏，需注射给药。主要用ACTH兴奋试验及长期应用糖皮质激素患者在停药前兴奋肾上腺皮质功能，但对肾上腺皮质功能完全丧失者无效。

二、皮质激素抑制药

皮质激素抑制剂可代替外科的肾上腺皮质切除术，临床常用的有米托坦、美替拉酮。

米托坦

米托坦（mitotane）能抑制皮质激素的生物合成，它可以选择性作用于肾上腺皮质束状带和网状带细胞，使其萎缩、坏死，使血液中氢化可的松及其代谢产物迅速减少，但不影响球状带细胞，醛固酮分泌不受影响。用于不能手术切除的肾上腺皮质恶性肿瘤及皮质恶性肿瘤术后的辅助治疗。

不良反应有厌食、恶心、呕吐、嗜睡，头痛、眩晕、中枢抑制及运动失调等。

美替拉酮

美替拉酮（metyrapone）是11β－羟化酶抑制剂，能抑制皮质醇的合成，导致内源性糖皮质激素减少，并能反馈性促进ACTH分泌。临床可用于肾上腺皮质肿瘤及增生型皮质醇增多症，还可用于库欣综合征的鉴别诊断。

不良反应有眩晕、胃肠道反应等。

第四节　用药护理

一、用药前护理

1.用量用法　①氢化可的松，替代治疗：口服每日20～30mg，分2次；药理治疗：口服，开始每日60～120mg，分3～4次，维持量每日20～40mg。静脉滴注，每次100～200mg或更多，每日1～2次，用时以等渗氯化钠注射液或是5%葡萄糖注射液稀释。②泼尼松，每次5～15mg，每日3～4次，维持量5～10mg。③泼尼松龙，口服，开始每日20～40mg，分3～4次，维持量每日5mg。静脉滴注，每次10～20mg，加入5%葡萄糖注射液稀释后应用。④甲泼尼龙，口服，开始每日16～40mg，分4次；维持量每日4～8mg。⑤地塞米松，口服，开始每次0.75～1.5mg，每日3～4次，维持量每日0.5～0.75mg。静脉注射，每次5～10mg，每日2次。⑥氟轻松，外用，每日3～4次。⑦促皮质素：静脉滴注，每次5～25U，溶于注射用生理盐水中，于8小时内滴入，每日1次。肌内注射，每次25～50U。⑧美替拉酮，口服，每4小时750mg，共6次。

2.了解患者一般情况　患者的肝肾功能是否正常，血压、血脂、血糖、血钾等情况，患者情绪、精神、睡眠习惯，体重情况。

3.询问患者用药史及药物过敏史　患者过去有无结核病、高血压、精神病、消化性溃疡的病史；是否使用抗菌药或其他药物，有无药物过敏史。

二、用药中护理

1.根据病情需要选择合适的治疗药物及剂量，必须按医生所嘱时间及剂量用药，不可随意减药或是停服。

2.用药期间注意个人卫生，防止感染，若身体出现不适，如水肿、体重增加、大便变黑等，要及时报告医生。

3.长期服药患者应注意调整饮食，以低钠、低糖、高蛋白质、高维生素食物为主，同时多食含钾丰富的水果和蔬菜。

4.长期服药患者需加服维生素D，尤其是老年人、儿童、更年期女性，以预防骨质疏松。

三、用药后护理

1.观察病情变化，同时观察有无不良反应的发生，如水肿、感染、肌肉痉挛及神经系统症状等。

2.每天监测血压、脉搏、体温变化，同时定期测体重、血糖、血常规、大便潜血试验等检查。

3.多给予心理沟通，特别对长期治疗患者，告知患者用药期间可能出现的不良反应如满月脸、肥胖、多毛等，停药后会逐渐消失，避免患者产生恐慌情绪。

案例回顾

章前案例中，给予患者大量甲泼尼龙后，需注意观察患者的血压、血糖，给予含钙量丰富的饮食，必要时给予钙剂，避免患者骨质疏松，同时观察患者有无恶心、呕吐、腹痛、黑便等不适，对于既往有胃炎或溃疡病史者，必要时遵医嘱给予抑酸剂或保护胃黏膜药物。观察患者体温，发现感染征象及时就医。

第二十五章
甲状腺激素与抗甲状腺药

章前引言

　　甲状腺激素是维持机体正常代谢、促进生长发育所必需的激素。甲状腺素分泌过少可引起甲状腺功能减退症，需补充甲状腺激素进行治疗；而分泌过多则引起甲状腺功能亢进症，需要手术治疗或抗甲状腺药物进行治疗。

1.理解掌握硫脲类抗甲状腺药的药理作用、临床用途及主要不良反应。

2.识记甲状腺激素的药理作用、临床用途及不良反应。

3.识记碘剂、放射性碘的药理作用、临床用途及不良反应。

4.学会结合案例正确分析处方，熟练进行用药护理。

思政目标

甲状腺功能亢进症及甲状腺功能减退症是内分泌科较常见疾病，除对患者的生理健康产生影响外，还可引起患者情绪心理的变化。需培养学生运用学习到的知识与技能，在临床护理工作中耐心、同理患者，将关爱患者之心体现到护理过程之中。

案例导入

患者，女，36岁，近半年来出现怕热、多汗、心悸、乏力、手抖、脾气暴躁等症状，遂来医院就诊就。查体：心率114次/分，血压130/65mmHg，甲状腺轻度肿大，闭眼伸手平举可见细震颤。实验室检查示T3、T4升高。诊断为：甲状腺功能亢进症。

思考题

1.可用哪些药物治疗？

2.用药时应注意哪些问题？

第一节 甲状腺激素

甲状腺激素是由甲状腺合成和分泌的激素，包括甲状腺素（thyroxine，T4）和三碘甲状腺原氨酸（triiodothyronine，T3），T3的生物活性高于T4，外周组织中的T4可转化为T3起作用。临床上常用的甲状腺激素可由动物甲状腺脱脂、干燥、研碎制得，也可人工合成。

【合成、贮存、释放和调节】

1.合成　甲状腺激素的合成是在甲状腺球蛋白（TG）上进行的，甲状腺细胞有高度的摄取碘和浓缩碘的能力，通过碘泵主动摄取血液中的碘离子（I⁻），在过氧化酶的作用下I⁻被活化成为活性碘（I⁺），活性碘与甲状腺球蛋白上的酪氨酸残基结合，生成一碘酪氨酸（MIT）和二碘酪氨酸（DIT），在过氧化物酶作用下，一分子MIT和一分子DIT缩合成T3，两分子DIT缩合成T4。

2.贮存、释放　合成的T3和T4与TG结合贮存在滤泡腔内，在促甲状腺激素（TSH）作用下，经蛋白水解酶作用，TG水解并释出T3、T4进入血液，在外周T4转变为T3后才有生物活性。

3.调节　受下丘脑-垂体-甲状腺轴的调节。腺垂体分泌的促甲状腺激素（TSH）可促进甲状腺细胞增生，促进甲状腺激素的合成与释放，而血液中的T4和T3浓度增高时，可反馈抑制TSH释放（图25-1-1）。

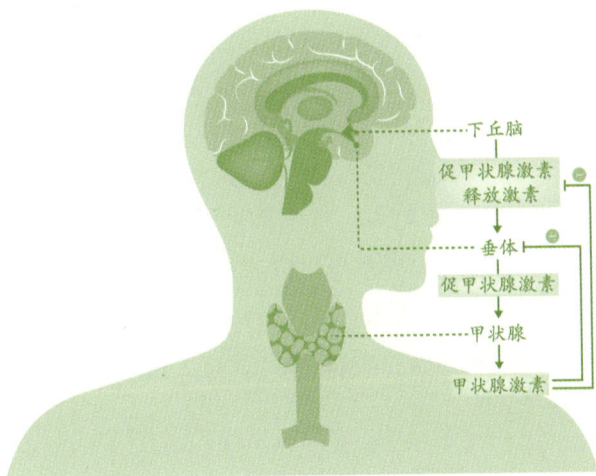

图25-1-1 甲状腺激素分泌调节

【药理作用】

1.维持生长发育　促进蛋白质的合成和骨骼、中枢神经系统的生长发育，特别是对长骨和大脑的发育尤为重要。胎儿或是新生儿甲状腺功能低下，可表现为以智力低下和身材矮小为特征的呆小病；成人则可引起以中枢神经兴奋降低，记忆力减退为主要表现的黏液性水肿。

2.促进代谢　能促进糖、蛋白质和脂肪代谢，能促进物质氧化，增加氧耗量，提高基础代谢率，使产热增多。

3.提高机体对交感-肾上腺系统的反应性　甲状腺激素能够提高机体对儿茶酚胺类的敏感性。甲亢时可出现神经过敏、易激动、心率加快、血压升高等症状。

【临床作用】主要用于甲状腺功能减退症的替代治疗。

1.治疗呆小病　由于先天性甲状腺发育不全所致，若在婴幼儿期尽早诊治，则发育仍可正常。若治疗过迟，躯体发育可正常，但智力仍然低下。

2.治疗黏液性水肿　宜从小剂量开始，直至足量。伴垂体功能减退者应先给予足量的糖皮质激素后再给予甲状腺素，以防发生急性肾上腺皮质功能不全。

3.单纯甲状腺肿　缺碘所引起者应补碘，无明显原因者可给予适量甲状腺激素。

【不良反应及注意事项】甲状腺激素过量时可出现甲状腺功能亢进表现，如心悸、乏力、多汗、多食、消瘦、震颤等，严重者可出现腹泻、呕吐、发热、心律失常等。一旦出现上述症状，应立即停药。

第二节　抗甲状腺药

抗甲状腺药是一类能干扰甲状腺激素的合成和释放，治疗甲状腺功能亢进症（甲亢）的药物。临床常用药物有硫脲类、碘及碘化物、放射性碘。

一、硫脲类

硫脲类是最常用的抗甲状腺药物，可分为两类：①硫氧嘧啶类，包括甲硫氧嘧啶（methylthiouracil，MTU），丙硫氧嘧啶（propylthiouracil，PTU）；②咪唑类，包括甲硫咪唑（thiamazole，又称为他巴唑），卡比马唑（carbimazole，甲亢平）。硫脲类药口服吸收迅速，在体内分布广泛，在甲状腺浓集较多，易进入乳汁和通过胎盘屏障，主要在肝内代谢，经肾排泄。

【药理作用】

1.抑制甲状腺激素的合成　硫脲类药通过抑制过氧化酶的活性，可抑制酪氨酸的碘化及碘化酪氨酸的缩合，从而抑制甲状腺激素的合成。但对已合成的甲状腺激素无效。需待体内贮存的甲状腺激素消耗到一定程度才能显效，故起效缓慢，一般服药2～3周后甲亢症状开始减轻，1～2个月后基础代谢率恢复正常。

2.抑制外周组织T4转化为T3　丙硫氧嘧啶还可以抑制外周组织的T4转化为T3，迅速控制血清中生物活性较强的T3水平，故在重症甲亢、甲亢危象中首选此药。

3.抑制甲状腺免疫球蛋白的生成　硫脲类有一定的免疫抑制作用，能轻度抑制免疫球蛋白的产生，降低体内甲状腺刺激性球蛋白水平，故该药对病因有一定的治疗作用。

【临床应用】

1.甲亢的内科治疗　适用于轻症、不宜手术、术后复发及不宜用放射性碘治疗的患者。开始治疗时给予大剂量药物对甲状腺激素合成产生最大抑制作用，一般1~2个月症状缓解后，再逐渐减至维持量，疗程1~2年，疗程过短容易复发。

2.甲亢术前准备　为了减少麻醉和术后并发症，防止术后发生甲状腺危象，术前应先用硫脲类药物，使甲状腺功能恢复或接近正常。但应用硫脲类药后可导致腺体增生充血，故须在术前两周左右加服大量碘剂。

3.甲亢危象的辅助治疗　甲亢患者由于感染、外伤、手术、情绪激动等诱因，使大量甲状腺激素突然释放入血，导致病情急剧恶化，出现高热、虚脱、心力衰竭、水和电解质紊乱等症状，严重时可致死亡，称为甲状腺危象。在临床上，除了要消除诱因外，主要用大剂量碘剂抑制甲状腺激素释放，同时应用大剂量硫脲类药，常首选丙硫氧嘧啶。

【不良反应】

1.过敏反应　最常见，多为瘙痒、药物疹等，一般不需停药也可消失。

2.胃肠道反应　恶心、呕吐、胃肠道不适等。

3.粒细胞缺乏症　最严重的不良反应，一般发生在治疗后的2~3个月，故应定期检测血象，一旦出现白细胞减少或出现发热、咽痛等感染征象时，应立即停药并应用升白细胞药。

4.甲状腺肿　长期用药后，体内甲状腺激素水平降低，反馈性增加TSH分泌而导致腺体代偿性增生，引起甲状腺肿，严重者产生压迫症状。

【注意事项】

1.硫脲类药物可通过胎盘浓集在胎儿甲状腺，妊娠妇女慎用或是不用；乳汁浓度也较高，服用本类药物妇女应避免哺乳。丙硫氧嘧啶通过胎盘相对较少，可用于妊娠期甲亢患者。

2.磺胺类、对氨基水杨酸、对氨甲苯酸、保泰松、巴比妥类、磺酰脲类、维生素B$_{12}$等药物都能不同程度地抑制甲状腺功能，如与硫脲类合用，可能增加抗甲状腺效应。碘剂可明显延缓硫脲类起效时间，一般情况下不应合用。

二、碘和碘化物

临床常用的有碘化钾（potassium iodide）、碘化钠（sodium iodide）、复方碘溶液（compound iodine solution）。

【药理作用】　不同剂量碘和碘化物对甲状腺功能产生不同作用。

1.小剂量碘参与甲状腺激素的合成　碘是甲状腺激素合成的必需原料，碘不足使甲状腺激素合成减少，可导致单纯性甲状腺肿。

2.大剂量碘产生抗甲状腺作用　　大剂量碘可抑制蛋白水解酶，抑制甲状腺激素释放，并拮抗TSH作用使甲状腺腺体缩小变硬。大剂量碘可缓解甲亢症状迅速起效，但疗效不能维持，用药后24小时见效，10～15天达到最大效果，继续应用会引起甲亢症状复发，故而不能单独用于甲亢的常规治疗

【临床应用】

1.防治单纯甲状腺肿　　应用小剂量碘可治疗单纯性甲状腺肿，使用碘盐或其他含碘食物有效防止了该病的发生。

2.甲亢术前准备　　大剂量碘剂能有效抑制甲状腺腺体增生，使腺体缩小变韧，有利于手术进行及减少术中出血。故在硫脲类药物控制症状的基础上，一般于术前2周左右给予复方碘溶液口服。

3.治疗甲亢危象　　应用大剂量碘可抑制甲状腺激素释放，迅速缓解甲亢危象症状。可将大剂量碘加入10%葡萄糖溶液中作静脉滴注，也可口服复方碘溶液，并在2周内逐渐停药，但应同时配合服用硫脲类药物。

【不良反应及注意事项】

1.一般反应　　咽喉部不适、口内金属味、呼吸道刺激、鼻窦炎、眼结膜炎症等，停药后可消失。

2.过敏反应　　一般表现为皮疹、药热，少数可出现血管神经性水肿，甚至喉头水肿引起窒息。一般停药后可消退，加服食盐或增加饮水量可促进碘排泄。必要时采取抗过敏措施。

3.诱发甲状腺功能紊乱　　长期用药可诱发甲亢或甲减、甲状腺肿。碘能进入乳汁和通过胎盘，可能引起新生儿和婴儿甲状腺功能异常或甲状腺肿，严重者可压迫气管而致命，孕妇和哺乳期妇女应慎用。

三、放射性碘

临床上常用的放射性碘是^{131}I，其半减期为8天，用药2个月后放射性可消除99%以上。

【药理作用】甲状腺具有很强的摄取^{131}I的能力。^{131}I的β射线（占99%）在组织内射程仅为0.5～2mm，其辐射作用只限于甲状腺组织内，能选择性破坏甲状腺腺泡上皮细胞，很少破坏周围组织，起到类似手术切除部分甲状腺的作用。少量γ射线（占1%）穿透力强，可在体外测得，故可作为测定甲状腺摄碘功能的依据。

【临床应用】

1.治疗甲亢　　^{131}I仅用于不宜手术或手术后复发用硫脲类药无效或过敏者。

2.甲状腺功能测定　　口服小剂量^{131}I，可用于测定甲状腺摄碘功能。

【不良反应及注意事项】剂量过大易导致甲减，故应严格掌握剂量和密切观察病情，一旦

发生可补充甲状腺激素对抗。20岁以下患者、妊娠期或哺乳期妇女及肾功能不全者禁用。

第三节　用药护理

一、用药前护理

1.用量用法　①甲状腺素钠，口服每日0.1～0.2mg，静脉注射每日0.3～0.5mg。②碘塞罗宁（三碘甲状腺原氨酸钠），成人开始每日10～20μg，以后逐渐增至每日80～100μg，分2～3次，儿童体重在7kg以下者开始每日2.5μg，7kg以上者每日5μg，以后每隔一周增加每日5μg，维持量在每日15～20μg，分2～3次服。③丙硫氧嘧啶，开始剂量每日300～600mg，分3～4次；维持量每日25～100mg，分1～2次口服。④甲硫咪唑，开始剂量每日20～60mg，分3次口服，维持量每日5～10mg，服药最短不能少于1年。⑤复方碘溶液（卢戈液，含碘5%、碘化钾10%），治疗单纯甲状腺肿，每次0.1～0.5mL，每日1次，2周为1个疗程。甲亢术前准备，每次3～10滴，每日3次，用水稀释后服用。⑥碘化钾，治疗单纯甲状腺肿宜从小剂量开始，每日10mg，20天为1个疗程，连用2个疗程，疗程间隔30～40天，1～2个月后，剂量可逐渐增大至每日20～25mg，总疗程3～6个月。

2.了解患者一般情况　患者有无慢性器质性疾病，如高血压、心绞痛、糖尿病，肝、肾功能情况，女性患者是否处于妊娠期和哺乳期。

3.询问患者用药史及药物过敏史　患者甲状腺功能不全的原因和症状，是否由于其地方缺乏碘，患者是否有智力低下、身材矮小以及畏寒、疲倦、无力等症状；有无兴奋、烦躁不安、怕热、多汗等甲亢症状。患者是否曾服用此类药物，服用药物名称、剂量、疗效及不良反应的情况。有无过敏史。

4.指导患者正确使用药物　①告知患者必须遵医嘱按时用药，不可随意漏服，改变剂量或改变间隔时间，以免产生不良反应，特别强调不能因症状消失而自行停药。②甲状腺功能不全患者必须长期坚持用药，直至其功能恢复正常；儿童用药时还需观察其生长发育情况。③甲亢患者嘱其注意禁烟、少饮酒和茶等。④服用[131]I前2～4周应避免用碘剂及其他含碘丰富的食物，妊娠期和哺乳期女性禁用。

二、用药中护理

1.甲状腺素片最好清晨口服，避免影响睡眠，给药应从小剂量开始，同时避免使用阿司匹林、双香豆素及口服降糖药等，以免与血浆蛋白竞争性结合，干扰甲状腺素的血液中的浓度。

2.硫脲类药口服时，为减少胃肠道反应，可在进餐时服用。

3.碘制剂应在餐后服用，可用果汁或其他饮料稀释后口服，以减少对胃的刺激和增加可口性。

三、用药后护理

1.定期检查血浆中TSH、T3、T4水平，血细胞计数，肝功能以及凝血酶原时间、血压、心率、基础代谢率等。

2.在甲减患者治疗期间，应观察甲状腺功能异常症状和体征的恢复的情况，同时必须注意甲状腺素制剂过量可引起毒性反应，尤其是老年人和心脏病患者。

3.护理甲亢患者要有足够的耐心和热情，不能粗暴，以免影响病情和治疗效果，同时保障患者凉爽舒适的环境，营养丰富的饮食。

4.对服用硫脲类药的患者，应密切观察患者有无发热、咽痛等症状，并注意血常规变化，发现异常及时报告医生，必要时采取相应保护性隔离。

案例回顾

章前案例中，给予患者甲硫咪唑治疗，需观察其不良反应，监测患者肝功能、血常规，及有无皮疹产生等。如药物导致转氨酶持续升高或大于正常值3倍，需考虑停药；如白细胞持续下降、有严重感染征象等均需及时就医。

第二十六章
降血糖药

章前引言

　　糖尿病是由于胰岛素绝对或是相对缺乏引起的以血糖慢性升高为主要特征的代谢性疾病。患者血糖慢性增高，长期糖类（碳水化合物）、蛋白质、脂肪代谢紊乱，引起多系统损害，导致重要器官如心脏、肾脏、神经、眼的病变。临床目前尚无根治糖尿病的方法，主要采用包括药物治疗在内的综合治疗措施，可以在一定程度上控制血糖水平，预防并发症，提高生活质量。目前，糖尿病主要分为1型和2型，1型糖尿病患者胰岛B细胞破坏，引起胰岛素绝对缺乏，需要依赖胰岛素治疗；2型糖尿病患者通常存在胰岛素抵抗或是胰岛素分泌缺陷，以应用口服降糖药治疗为主。

学习目标 ✎

1.理解掌握胰岛素的药理作用、临床用途及主要不良反应。

2.识记掌握各类口服降糖药的药理作用、临床用途及不良反应。

3.识记药物主要不良反应与用药护理的对应关系。

4.学会结合案例正确分析处方，熟练进行用药护理。

思政目标 📄

　　糖尿病是临床常见病与多发病，血糖控制不佳可造成多个重要脏器损害，对患者健康造成严重影响。在糖尿病护理工作中，除了要根据患者类型选择合适的降糖药物，告知患者药物不良反应，以及相应处理措施，还需指导患者其他综合治疗方法（如饮食、运动、血糖监测等）。培养学生运用学习到的知识与技能，在糖尿病管理治疗过程中，将理解、同理、关爱患者之心体现到护理过程之中。

案例导入 📄

　　患者，男，58岁，近半年来常口渴、多饮、多尿、伴身体消瘦。遂到医院检查：尿糖（+++），空腹血糖9.5mmol/L（3.9~6.1mmol/L），餐后2小时血糖13.5mmol/L，糖化血红蛋白7.5%（4.99%~6.79%），诊断为2型糖尿病。

思考题

1.宜选用何种药物治疗？

2.用药时，对药物不良反应该如何监测和处理？

第一节 胰岛素

胰岛素（insulin）是由胰岛B细胞分泌的一种多肽类激素。药用胰岛素包括动物胰岛素和人胰岛素，动物胰岛素多由猪、牛等动物胰腺中提取，抗原性较强，可引起过敏反应；人胰岛素可通过基因重组技术或半合成法获得。

胰岛素易被消化酶破坏，口服无效，需注射给药，皮下注射吸收快，为常用给药途径，紧急情况下还可静脉给予普通胰岛素。普通胰岛素起效快，但作用维持时间短，为延长其作用时间，在普通胰岛素中加入碱性蛋白（珠蛋白、精蛋白）和微量锌，使其溶解度降低，增加其稳定性，制成中效及长效制剂。常用胰岛素制剂的分类及其特点如下（表26-1-1）。

表26-1-1 常用胰岛素制剂分类及特点

分类	药物	给药途径	给药时间	作用时间（h）		
				开始	高峰	维持
短效	普通胰岛素 （regular insulin）	静脉注射	急救	立即	0.5	2
		皮下注射	餐前0.5h，每日3～4次	0.5～1	2～3	6～8
中效	低精蛋白锌胰岛素 （isophane insulin）	皮下注射	早餐或晚餐前1h，每日1～2次	2～4	8～12	18～24
	珠蛋白锌胰岛素 （globin zinc insulin）	皮下注射	早餐或晚餐前1h，每日1～2次	2～4	6～12	12～18
长效	精蛋白锌胰岛素 （protamine zinc insulin）	皮下注射	早餐或晚餐前1h，每日1次	4～6	16～18	24～36

【药理作用】

1.糖代谢 胰岛素可促进机体各组织摄取和利用葡萄糖，增加葡萄糖的酵解和氧化，促进糖原合成与贮存，抑制糖原分解和糖异生，从而降低血糖。

2.脂肪代谢 促进脂肪合成、抑制脂肪分解，减少游离脂肪酸和酮体的生成。

3.蛋白质代谢 促进氨基酸运转到细胞内，加速蛋白质合成，抑制蛋白质分解。

4.促进K^+进入细胞内 与葡萄糖合用时可促使K^+内流，增加细胞内K^+浓度。

【临床作用】

1.治疗糖尿病 注射用胰岛素制剂目前仍是治疗1型糖尿病的最重要的药物，对胰岛素缺乏的各型糖尿病具有效。主要用于下列情况：①1型糖尿病；②2型糖尿病经饮食和口服降糖药物治疗不能控制者；③糖尿病发生各种急性或严重并发症，如酮症酸中毒及非酮症性高渗昏迷；④糖尿病合并有严重的感染、创伤、烧伤、高热、手术、妊娠、分娩等疾病者。

2.纠正细胞内缺钾 胰岛素与葡萄糖同用可促进K^+内流。

【不良反应】

1.低血糖反应　最常见，多发生在胰岛素用量过大及未能按时进食者，轻者出现饥饿感、出冷汗、心悸、头痛等，严重者可引起昏迷、惊厥甚至死亡。轻者可口服糖水，重者需立即静脉注射50%葡萄糖溶液40～60mL。

2.过敏反射　常见于应用动物胰岛素与非纯化胰岛素者，一般反应轻微，如皮疹、血管神经性水肿，偶可见过敏性休克。出现过敏反应可更换胰岛素制剂，必要时可用抗组胺药物和糖皮质激素。

3.胰岛素抵抗　也称为胰岛素耐受性，指各种原因引起的胰岛素敏感性降低。急性胰岛素抵抗多由感染、创伤、手术、情绪激动等应激状态引起，此时需要短时间增加胰岛素用量，诱因消除后可恢复常规治疗量。慢性抵抗原因较为复杂，可能是体内产生了胰岛素抗体，也可能与胰岛素受体数目减少等原因有关，可更换胰岛素制剂并适当调整剂量。

4.局部反应　在多次注射部位可出现皮下脂肪萎缩或皮下硬结。需经常更换注射部位以防止局部反应出现。

【注意事项】 未开封胰岛素需在4℃冰箱中冷藏保存，启封后的胰岛素制剂，在25℃以下阴凉的室温中可保存4～6周，一般不需要放冰箱保存。胰岛素冷冻后再融化后会失效，因此，胰岛素不能冷冻。

第二节　口服降血糖药

由于胰岛素不能口服，必须注射给药，对于长期需要应用降糖药物来控制血糖的患者存在着一些不便。因此人工合成了大量口服有效、服用方法简单的降血糖药物。临床上常用的口服降血糖药包括磺酰脲类、双胍类、α－糖苷酶抑制剂、胰岛素增敏剂和餐时血糖调剂等。

一、磺酰脲类

磺酰脲类（sulfonylureas）是目前使用最久的口服降血糖药物，用于控制2型糖尿病所致的高血糖。目前常用磺酰脲类降糖药物有三代，第一代有甲苯磺丁脲（tolbutamide，D860）和氯磺丙脲（chlorpropamide），第二代有格列本脲（glibenclamide，优降糖）、格列吡嗪（glipizide，美吡达）、格列喹酮（gliquidone，糖适平）等，第三代有格列齐特（gliclazide，达美康）。它们药理作用相似，但在强度、起效时间和维持时间上有所差异，见表26－2－1。

表26-2-1　常用磺酰脲类药物特点比较

药物	半减期（h）	血药达峰时间（h）	作用持续时间(h)	每日服药（次）	消除方式
甲苯磺丁脲	8	2～4	6～12	2～3	肝代谢
氯磺丙脲	36	10	30～60	1	肾排泄
格列本脲	10～16	2～6	16～24	1～2	肝代谢
格列吡嗪	2～4	1～2	6～10	1～2	肝代谢
格列喹酮	1～2	2～3	8	1～2	肝代谢
格列齐特	1～2	2～6	10～12	1～2	肝代谢

【药理作用】

1.降血糖　对正常人及胰岛功能尚存的糖尿病患者有效，胰岛功能完全丧失或是胰腺切除者无效。主要降血糖机制是刺激胰岛B细胞分泌和释放胰岛素；通过激活糖原合成酶和3-磷酸甘油脂肪酰转移酶，促进葡萄糖的利用以及糖原和脂肪的合成；增加胰岛素与靶组织受体的亲和力。此类药物主要用于胰岛功能尚存的2型糖尿病且单用饮食控制无效者。

2.抗利尿作用　氯磺丙脲有抗利尿作用，但不降低肾小球滤过率，主要通过促进加压素的分泌和增强其效果，可用于治疗尿崩症。

3.对凝血功能的影响　第三代磺酰脲类能使血小板黏附力减弱，刺激纤溶酶原的合成。

【临床应用】

1.治疗糖尿病　主要用于胰岛功能尚存的轻、中度2型糖尿病，或与胰岛素合用减少胰岛素抵抗患者的胰岛素用量。

2.治疗尿崩症　氯磺丙脲可以明显减少尿崩症患者的尿量。

【不良反应】

1.胃肠道反应　较常见，有恶心、呕吐、胃痛、腹泻等，餐后服用可减轻。

2.低血糖反应　较严重的不良反应是持续性低血糖，老年人及肝肾功能不良者易发生，持续时间较长，需反复静脉注射葡萄糖救治。

3.其他　偶见肝损害、过敏反应，也可引起粒细胞减少、血小板减少。长期应用需定期复查血象、肝功能。

【注意事项】

1.磺酰脲类血浆蛋白结合率高，因此会与其他药物（如保泰松、水杨酸钠、吲哚美辛、青霉素、双香豆素等）竞争性结合血浆蛋白，使游离血药浓度上升而引起低血糖反应。

2.乙醇会抑制糖原异生和肝葡萄糖输出，故患者饮酒会导致低血糖。

3.氯丙嗪、糖皮质激素、噻嗪类利尿剂、口服避孕药均可降低磺酰脲类的降糖作用。

二、双胍类

常用的双胍类（biguanides）主要有苯乙双胍（phenformin，苯乙福明）和二甲双胍（metformin，甲福明）。

【药理作用】双胍类能明显降低糖尿病患者的血糖，但对正常人无影响。主要作用机制是促进脂肪组织对葡萄糖的摄取，减少胃肠道吸收葡萄糖，增加肌肉组织中糖的酵解，抑制糖原异生，抑制胰高血糖素的释放，提高靶细胞对胰岛素的敏感性，从而降低血糖。

【临床应用】主要用于轻型糖尿病患者，尤其适用于肥胖及单用饮食控制无效患者。与胰岛素或是磺酰脲类合用，可增强疗效。

【不良反应及注意事项】常见反应有食欲下降、恶心、腹部不适及腹泻、低血糖等。苯乙双胍易引起乳酸酸中毒，使用时严格掌握适应证，并限制剂量。肝肾功能不全及酮血症者禁用。

三、α- 糖苷酶抑制剂

目前临床应用的α-糖苷酶抑制剂有阿卡波糖（acarbose）和伏格列波糖（voglibose）。

【药理作用】此类药物可在小肠上皮刷状缘与碳水化合物竞争水解碳水化合物的糖苷水解酶，从而减慢碳水化合物水解及产生葡萄糖的速度并延缓葡萄糖的吸收。对餐后高血糖降低作用最明显，长期服用也可降低空腹血糖。

【临床应用】主要用于治疗2型糖尿病，尤其适用空腹血糖正常，而餐后血糖明显升高的糖尿病患者。

【不良反应及注意事项】

1.胃肠反应 较常见，如腹胀、腹泻、肠鸣音亢进等。

2.低血糖 单用时不易出现低血糖，但与其他降糖药合用时可出现，此时应直接给予葡萄糖，给予双糖或淀粉类无效。

3.不宜用于妊娠期妇女、哺乳期妇女及儿童。

四、胰岛素增敏剂

胰岛素抵抗和胰岛β细胞功能受损是目前糖尿病治疗面临的两大难题，改善患者的胰岛素抵抗状态对糖尿病治疗具有重要意义。胰岛素抵抗有获得性及遗传性两种。1型糖尿病患者仅有获得性胰岛素抵抗，在控制血糖后胰岛素抵抗可消失；2型糖尿病胰岛素抵抗是遗传的，需要给予提高机体胰岛素敏感性的药物进行治疗。

噻唑烷酮类化合物（thiazolidinediones，TZDs），包括吡格列酮（pioglitazone）、罗格列酮（rosiglitazone）、环格列酮（ciglitazone）、恩格列酮（englitazone），是一种新型的胰岛素增敏剂，能改善胰岛B细胞功能，显著改善胰岛素抵抗及相关代谢紊乱，对于2型糖尿病的治疗具有重要意义。

【药理作用】本类药物通过增加肌肉及脂肪组织对胰岛素的敏感性而发挥降血糖作用。同时还具有改善脂代谢紊乱、防治血管并发症等作用。其主要作用机制是通过竞争性刺激过氧化物酶增殖体受体γ（PPAR-γ），调节胰岛素反应性基因的转录，以控制葡萄糖的生成、转运和利用。

【临床应用】主要用于治疗其他降糖药物疗效不佳的2型糖尿病，尤其适用存在胰岛素抵抗的糖尿病患者。

【不良反应及注意事项】主要不良反应为呼吸道感染、头痛及胃肠道反应等。本类药物还可引起不同程度的肝损害，甚至引起肝衰竭而致死亡。吡格列酮使用1年以上者可能增加罹患膀胱癌的风险。

五、餐时血糖调节药

临床主要代表药物有瑞格列奈（repaglinide）、那格列奈（nateglinide）。它是一种促胰岛素分泌剂，能够促进糖尿病患者胰岛素生理性分泌曲线的恢复。

【药理作用】本类药物通过与胰岛β细胞膜上的特异性受体结合，促进与受体偶联的ATP敏感性K^+通道关闭，抑制K^+从β细胞外流，使细胞膜去极化，从而开放电压依赖的Ca^{2+}通道，使细胞外Ca^{2+}进入细胞内，促进储存胰岛素的分泌。

【临床应用】主要用于治疗2型糖尿病，尤其适用于餐后高血糖，老年糖尿病、糖尿病肾病患者均可服用。

【不良反应及注意事项】主要不良反应为腹痛、腹泻、恶心等胃肠道反应。少见肝功能异常及皮肤超敏反应。

第三节 用药护理

一、用药前护理

1.用量用法 ①普通胰岛素，剂量和给药次数视病情而定，通常以24小时内排尿糖每2~4g，给予胰岛素1U；中型糖尿病患者每日需给予5~10U，重型每日用量在40U以上。一般餐前半小时皮下注射，每日3~4次，必要时给予静脉滴注。②低精蛋白锌胰岛素，珠蛋白锌胰岛素，剂量视病情而定，早餐前（或加晚餐前）餐前30分钟皮下注射，每日1~2次。③精蛋白锌胰岛素，剂量视病情而定，早餐前30~60分钟皮下注射，每日1次。④甲苯磺丁脲，口服，第1天每次服1g，每日3次；第2天起每次0.5g，每日3次，餐前服；待血糖正常或是尿糖少于每日5g时，改为维持量，每次0.5g，每日2次。⑤氯磺丙脲，口服，治疗糖尿病。每次0.1～0.3g，每日1次，待血糖降到正常，剂量减至每日1～0.2g，早餐前一次服用。⑥格列吡嗪，每日2.5～30mg，通常开始剂量为每日5mg，早餐前30分钟口服，剂量＞每日15mg时，应分次口服。⑦二甲双胍，每次0.25～0.5g，每日3次，饭后服，根据血糖变化调整剂量。⑧吡格列酮，每次15～30mg，每日1次。⑨阿卡波糖，开始餐前口服50mg，每日3次，根据血糖反应6～8周后可增加至100mg，每日3次，最大剂量不超过200mg，每日3次。⑩瑞格列奈，开始每次0.5mg，渐增至4mg，每日3次，餐前服。

2.了解患者一般情况　血压、血糖、体重等情况，了解其心、肝、肾功能，有无心血管疾病，如高血压、心绞痛、心肌梗死及周围血管病变，其皮肤黏膜有无损伤，女性是否处于妊娠或是哺乳期。

3.询问患者用药史及药物过敏史　全面了解患者糖尿病病情变化、血糖、尿糖水平；是否服使用过胰岛素或口服降血糖药，所用药物名称、剂量、用药时间、疗效及不良反应的情况。有无过敏史。

4.指导患者正确使用药物　告知患者具体用药时间，及用药剂量及方法，长期应用此类药物的不良反应。学会胰岛素技术及使用降糖药物的注意事项，尤其要教会患者正确识别低血糖反应，以及发生低血糖反应时的应急处理措施。

5.药物保存　胰岛素应避光、防热保存，但不可冷冻，如有变色、凝固或是出现絮状物等均不能使用。

6.药物相互作用　胰岛素与下列药物合用时需要调整剂量：口服同化激素、雄激素、单胺氧化酶抑制剂等可增强胰岛素作用；磺胺类、抗凝血药、水杨酸制剂等可与胰岛素竞争血浆蛋白，而增强胰岛素作用；噻嗪类、呋塞米等可抑制内源性胰岛素分泌；糖皮质激素、雌激素、口服避孕药、甲状腺激素等均可降低胰岛素的作用。

二、用药中护理

1.胰岛素皮下注射部位常选择前臂外侧、大腿和腹壁，每次注射应间隔25mm左右。

2.注意注射胰岛素与进餐时间的关系，如进餐时间改变，注射时间也相应改变，同时告知患者要注意饮食控制。

3.抽吸胰岛素不要过度摇晃，避免产生气泡破坏药性，抽吸剂量必须准确。

三、用药后护理

1.重点监测患者的血糖和尿糖变化，一般测定时间在餐前或睡前。

2.为了安全有效控制血糖，必须为患者及家属提供全面综合的指导，包括治疗方案（胰岛素、膳食、运动）、胰岛素贮存、剂量调整的计算、胰岛素注射技术、家庭血糖监测等。

3.为预防低血糖的严重后果，要熟知低血糖反应征兆，如心悸、出冷汗、头昏、焦虑等，要随身携带糖类食物，以便低血糖反应时立即服用。还要告知患者潜在低血糖因素，如进食减少、呕吐、腹泻、过度饮酒、超常运动等。

4.对经常使用胰岛素患者，嘱其随身携带用药卡，在发生昏迷时，便于抢救者迅速正确的诊断和治疗。

5.注意患者的皮肤、黏膜有无破损和溃疡，以免发生感染。

案例回顾

根据患者病情餐前及餐后血糖均较高，初步诊断为2型糖尿病，建议先给予二甲双胍治疗。

二甲双胍在使用时可从小剂量开始逐渐增加，同时饭后服用以减少胃肠道反应。二甲双胍单药不会引起低血糖，但是与胰岛素或胰岛素促泌剂（例如磺脲类和格列奈类）联合使用时应谨慎。

第二十七章
性激素类药及避孕药

章前引言

性激素是由性腺分泌的激素，主要包括雌激素、雄激素和孕激素，属于甾体化合物。性激素除用于治疗某些疾病外，目前主要应用于避孕，常用避孕药多为雌激素与孕激素的复合制剂。

学习目标 ✎

1.理解性激素的生理作用及临床用途。

2.识记抗生育药的主要作用特点和用药护理原则。

3.学会使用药物过程中，对不同的药物反应从哪些方面去观察。

思政目标 📋

培养学生运用学习到的知识与技能，在临床工作过程中帮助患者减轻痛苦，将社会的关爱、医（护）患关系的和谐体现到护理过程之中。

案例导入 📋

患者女，45岁，已婚。主诉阴道流血淋漓不断4个月，量时多时少，量多时血色鲜红，夹有小血块。伴头晕耳鸣、体倦乏力。妇科检查及B超检查均正常。诊断为无排卵型功能性子宫出血。

思考题

1.该患者应当如何用药治疗？

2.用药时应注意什么问题？

第一节　雌激素类药及抗雌激素类药

一、雌激素类药

雌激素类药物及抗雌激素药的化学结构相似，有共同的母结构雌甾烷如图27-1-1。由卵巢分泌的天然雌激素主要有雌二醇（E2）、雌三醇（E3）和雌酮（E1），以雌二醇分泌较多。药用雌激素主要有口服强效雌激素药——炔雌醇（ethinylestradiol）、口服长效雌激素药——炔雌醚（quinestrol），一次肌内注射后的药物疗效可持续数周的戊酸雌二醇（estradiol valerate），以及非甾体类的己烯雌酚（diaethylstilbestrol）等。

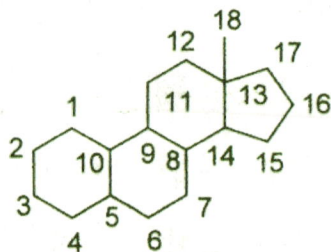

图27-1-1　雌激素的母核结构雌甾烷

【药理作用】

1.发育　促进女性性器官的发育和成熟，维持女性第二性征。小剂量的雌激素能刺激乳腺导管及腺泡的生长发育，大剂量的雌激素则能抑制催乳素对乳腺的刺激作用，减少乳汁分泌。在男性，雌激素则能拮抗雄激素，在幼年时雌激素缺乏会显著延缓青春期的发育，在成年时会抑制前列腺的增生。

2.生殖系统　雌激素可促进子宫肌层和内膜增殖变厚，雌激素引起的子宫内膜异常增殖可引起子宫出血；雌激素和孕激素可共同形成月经周期；雌激素可显著增加子宫平滑肌对缩宫素的敏感性；雌激素还可促使子宫颈管腺体分泌黏液，这样有利于精子的穿透和存活。

3.排卵　小剂量的雌激素，特别是在孕激素的配合下，刺激促性腺激素分泌，从而促进排卵，但大剂量的雌激素通过负反馈机制可减少促性腺激素释放，从而抑制排卵。

4.代谢　雌激素能够激活肾素-血管紧张素系统，使醛固酮分泌增加，故可有轻度的水钠潴留和升高血压的作用；雌激素在儿童可显著增加骨骼的钙盐沉积，促进长骨骨筋愈合，在成人则能增加骨量，改善骨质疏松；大剂量的雌激素则能降低血清胆固醇、磷脂及低密度脂蛋白，增加高密度脂蛋白；雌激素可以减少胆酸的分泌，降低女性结肠癌的发病率；雌激素还可以降低糖耐量。

【临床用途】

1.绝经期综合征　绝经期综合征是更年期妇女因雌激素分泌减少，垂体促性激素分泌增多，造成内分泌平衡失调的现象。采用雌激素替代治疗可抑制垂体促性腺激素的分泌，从而减轻各种症状。此外，对老年性阴道炎及女阴干枯症等，局部用药也能奏效。

2.卵巢功能不全和闭经　原发性或继发性卵巢功能低下患者以雌激素替代治疗，可促进外生殖器、子宫及第二性征的发育。与孕激素类合用可产生人工月经周期。

3.功能性子宫出血　可用雌激素促进子宫内膜增生，修复出血创面，也可适当配伍孕激素，以调整月经周期。

4.乳房肿痛　部分妇女停止授乳后可发生乳房胀痛，可用大剂量雌激素抑制乳汁分泌，克服胀痛，俗称回奶。

5.晚期乳腺癌　绝经5年以上的乳腺癌可用雌激素治疗，缓解率可达40%左右。

6.前列腺癌　大剂量雌激素类可使症状改善，肿瘤病灶退化。这是其抑制垂体促性腺激素分泌、使睾丸萎缩而抑制雄激素的产生所致，也是抗雄激素的作用参与。

7.痤疮　青春期痤疮是由于雄激素分泌过多所致，故可用雌激素类药物进行治疗。

【不良反应】主要有恶心、食欲不振、乳房胀痛等。长期应用可引起子宫内膜过度增生及子宫出血；大剂量可引起水钠潴留导致水肿；胆汁淤积性黄疸及精神抑郁等。

【注意事项】

1.有子宫出血倾向、子宫内膜炎、高血压、肝肾功能不全者慎用。

2.雌激素对前列腺癌及绝经后乳腺癌患者有治疗作用，但禁用于其他肿瘤患者。

3.妊娠期间不应使用雌激素，以免引起胎儿的发育异常。

二、抗雌激素类药

抗雌激素类药竞争性阻断雌激素受体，从而抑制雌激素的作用。常用药物有雌激素受体拮抗药氯米芬（clomiphene，克罗米芬）、雷洛昔芬（raloxifene）等。此类药物均可阻断下丘脑的雌激素受体，消除雌二醇的负反馈抑制，促使垂体前叶分泌促性腺激素，从而诱发排卵。主要用于治疗功能性不孕症、功能性子宫出血、晚期乳腺癌及长期应用避孕药后发生的闭经等。不良反应主要有多胎及视觉异常等。长期大剂量使用引起卵巢肥大，一旦发现应立即停药。孕妇、肝肾功能不全及卵巢囊肿患者禁用。

第二节　孕激素类药及抗孕激素类药

一、孕激素类药

由卵巢分泌的天然孕激素主要是孕酮（progesterone，黄体酮），其含量很低，且口服无效。药用孕激素均系人工合成品或其衍生物，主要有甲羟孕酮（medroxyprogesterone，安宫黄体酮）、甲地孕酮（megestrol）、炔诺酮（norethisterone）等。

【药理作用】

1.月经后期在雌激素作用的基础上促使子宫内膜由增生期转变为分泌期，利于受精卵着床和胚胎发育。

2.降低子宫平滑肌对缩宫素的敏感性，抑制子宫平滑肌收缩，有保胎作用。

3.孕酮可与雌激素一起促进乳腺腺泡的生长发育，为泌乳作准备。

4.一定量的孕酮可反馈性抑制黄体生成素的分泌，抑制排卵，有避孕作用。

【临床用途】

1.功能性子宫出血　因黄体功能不足所致子宫内膜不规则的成熟与脱落而引起子宫出血时，应用孕激素类可使子宫内膜协调一致地转为分泌期，故可维持正常的月经。

2.痛经和子宫内膜异位症　可抑制子宫痉挛性收缩从而止痛，也可使异位的子宫内膜退化。

3.先兆流产与习惯性流产　由于黄体功能不足所致的先兆流产与习惯性流产，孕激素类有时可以安胎，但对习惯性流产疗效不确定。

4.大剂量可用于子宫内膜腺癌、前列腺肥大和前列腺癌等。

【不良反应】主要有类早孕反应，如恶心、呕吐、头晕、头痛、抑郁、乳房胀痛等。长期应用可引起子宫出血、月经减少，甚至停经。有些不良反应与雄激素活性有关，如性欲改变、多毛或脱发、痤疮。大剂量应用炔诺酮可致女性胎儿男性化及肝功能损害等。

【注意事项】

1.服用孕激素时应避免紫外线或长时间日光照射。

2.19-去甲睾酮类具有雄激素作用，可使女性胎儿男化，故不宜使用，孕酮有时也可引起生殖器畸形。

3.长期用药对肝脏有损伤，故长期用药者需定期检查肝功能。

二、抗孕激素类药

抗孕激素类药物干扰孕酮的合成和代谢，主要包括：①孕酮受体阻断药，如米非司酮（mifepristone）；②3β-羟甾脱氢酶抑制剂，如曲洛司坦（trilostane）。

米非司酮是炔诺酮的衍生物，几无孕激素样内在活性，不仅同时具有抗孕激素和抗皮质激素的活性，还具有较弱的雄性激素样活性。

由于米非司酮可以对抗黄体酮对于子宫内膜的作用，具有明显的抗着床作用，故可单独用作房事后避孕的有效措施；米非司酮具有抗早孕作用，可终止早期妊娠，有可能出现一些严重的不良反应例如阴道出血等，一般无须特殊处理。贫血、正在接受抗凝治疗和糖皮质激素治疗的不宜使用米非司酮。

第三节　雄激素类及同化激素类药

一、雄激素类药

天然雄激素主要是睾酮（testosterone），由睾丸间质细胞分泌，肾上腺皮质、卵巢和胎盘也少量分泌。临床应用的雄激素均为人工合成及睾酮衍生物，主要有丙酸睾酮（testosterone propionate，丙酸睾丸素）、甲睾酮（methyltestosterone，甲基睾丸素）、美睾酮（mesterolone）等。

【药理作用】

1.促进男性生殖器官的发育成熟，形成并维持男性第二性征，促进精子的生成与成熟。

2.剂量雄激素抑制腺垂体促性腺激素的分泌，卵巢分泌雌激素减少，产生抗雌激素作用。

3.促进蛋白质合成，抑制其分解，从而造成正氮平衡，促进肌肉的增长，体重的增加，减少尿氮的排泄，同时可有水、钠、钙、磷的潴留作用。

4.骨髓造血功能，使红细胞和血红蛋白增加。

【临床用途】

1.睾丸功能不全　无睾症或类无睾丸（睾丸功能不全）时，作为替代疗法。

2.功能性子宫出血　利用其抗雌激素作用使子宫平滑肌及其血管收缩，内膜萎缩而止血。对严重病例，可结合己烯雌酚、孕酮和丙酸睾酮。

3.晚期乳腺癌　对晚期乳腺癌或乳腺癌转移者，采用雄激素治疗可使部分病例的病情得到缓解。

4.再生障碍性贫血及其他贫血性疾病　丙酸睾酮和甲睾酮可改善骨髓造血功能，使红细胞和血红蛋白增加。

【不良反应】

1.长期应用于女性患者可引起男性化现象。

2.主要是肝脏损害，引起胆汁淤积性黄疸，应及时停药。

【注意事项】肾炎、肾病综合征、肝功能不良、重度高血压及心力衰竭患者慎用，前列腺癌患者、孕妇及哺乳期妇女禁用。因有水、钠潴留作用，对肾炎、肾病综合征、肝功能不良、高血压及心力衰竭患者也应慎用。

二、同化激素类药

同化激素类药物是一类雄激素活性减弱、蛋白质同化作用增强的人工合成的睾酮衍生物。常用的药物有苯丙酸诺龙（nandrolone phenylpropionate）、去氢甲睾酮（metandienone，大力补）等，主要用于蛋白质同化或吸收不足、分解亢进或损失过多等情况，如慢性消耗性疾病、严重烧伤、手术后恢复期、骨折不易愈合、骨质疏松、小儿发育不良、晚期恶性肿瘤等。用药同时应增加食物中蛋白质成分。

长期应用可引起水钠潴留及女性轻微男性化现象，有时引起肝内毛细管胆管胆汁淤积而发生黄疸。肾炎、肾病综合征、肝功能不良、高血压及心力衰竭患者也应慎用，孕妇及前列腺癌患者禁用。

第四节　避孕药

生殖过程是通过精子和卵子的形成、成熟、排卵、受精、着床以胚胎发育等多个环节完成。阻断其中任何一个环节都可以达到避孕或终止妊娠的目的。抗生育药是一种安全、方便、有效的避孕方式，目前常用的大多是女用避孕药，男用避孕药较少。

一、主要抑制排卵的避孕药

本类药物由不同类型的雌激素和孕激素配伍组成复方制剂，主要通过两方面发挥作用：一是通过对中枢的抑制作用，干扰下丘脑—垂体—卵巢轴，从而抑制排卵；二是通过对生殖器官的直接作用，抗着床、抗受精。常用药物制剂及用法见表27-4-1。

表27-4-1　主要抑制排卵避孕药的制剂和用法

分类	药名	成分	用法
短效口服避孕药	复方炔诺酮片（口服避孕片Ⅰ号）	炔诺酮 0.625mg 炔雌醇 35μg	从月经周期第5天起每晚服1片，连服22天，不可间断，如有漏服应在24小时内补服1片。停药后2～4天发生撤退性出血，形成人工月经周期。下次服药仍从月经周期第5天起。如停药7天仍不来月经，应即服下一周期的药。如连续闭经2个月，应暂停服药，等来月经后再按规定服药
	复方甲地孕酮片（口服避孕片Ⅱ号）	甲地孕酮 1mg 炔雌醇 35μg	
	复方炔诺孕酮甲片（口服避孕药）	炔诺孕酮 0.3mg 炔雌醇 30μg	
长效口服避孕药	复方氯地孕酮片	氯地孕酮 12mg 炔雌醚 3mg	于月经周期第5天服1片，最初2次间隔20天，以后每月服1次，每次1片
	复方次甲氯地孕酮片	16-次甲氯地孕酮 12mg 炔雌醚 3mg	
	复方炔诺孕酮乙片（长效避孕药）	炔诺孕酮 12mg 炔雌醚 3mg	
长效注射避孕药	复方己酸孕酮注射剂（避孕针Ⅰ号）	己酸孕酮 250mg 戊酸雌二醇 5mg	于月经第5天深部肌内注射2支，以后每隔28天用1支，于月经来潮后10～12天注射

分类	药名	成分	用法
多相片制剂	炔诺酮双相片	第1相片：炔诺酮 0.5mg 炔雌醇 35μg 第2相片：炔诺酮 1mg 炔雌醇 35μg	开始10天每天服第1相片1片，后11天每天服第2相片1片
	三相片	第1相片：炔诺酮 0.5mg 炔雌醇 35μg 第2相片：炔诺酮 0.75mg 炔雌醇 35μg 第3相片：炔诺酮 1mg 炔雌醇 35μg	开始7天每天服第1相片1片。中间7天每天服第2相片1片，后7天每天服第3相片1片
	炔诺孕酮三相片	第1相片：炔诺孕酮 0.05mg 炔雌醇 0.03mg 第2相片：炔诺孕酮 0.75mg 炔雌醇 0.04mg 第3相片：炔诺孕酮 0.125mg 炔雌醇 0.03mg	开始6天每天服第1相片1片。中间5天每天服第2相片1片，后10天每天服第3相片1片
探亲避孕药	甲地孕酮片（探亲避孕Ⅰ号片）	甲地孕酮 2mg	同居当晚或房事后服用，14天以内必须连服14片，如超过14天，则应接服Ⅰ号或Ⅱ号避孕药
	炔诺酮片（探亲避孕片）	炔诺酮 5mg	
	双炔失碳酯片（53号避孕片）	双炔失碳酯 7.5mg	

【不良反应】

1.类早孕反应　少数妇女在用药初期可出现轻微的类早孕反应，如恶心、呕吐及择食等。一般坚持用药2～3个月后可减轻或消失。

2.子宫不规则出血　较常见于用药后最初几个周期中，如出现不规则出血可加服炔雌醇。

3.闭经　1%～2%服药妇女发生闭经，有不正常月经史者较易发生。如连续2个月闭经，应予停药。

4.乳汁减少　少数哺乳妇女乳汁减少。长效口服避孕药可通过乳汁影响乳儿，使其乳房肿大。

5.凝血功能亢进　国外报道本类药物可诱发血栓性静脉、肺栓塞或脑血管栓塞等。国内虽尚未见报道，但仍应注意。

6.其他　可能出现痤疮、皮肤色素沉着，个别出现血压升高。

【注意事项】 充血性心力衰竭或有其他水肿倾向者慎用。急慢性肝病及糖尿病需用胰岛素治疗者不宜用。对长期用药是否会增加肿瘤发病率尚未达成共识，但仍应注意，如长时用药过程中出现乳房肿块，应立即停药。宫颈癌患者禁用。

二、主要阻碍受精的避孕药

常用药物有壬苯醇醚（nonoxinol）、孟苯醇醚（menfegol）和烷苯醇醚（alfenoxynol）等，系非离子型表面活性剂，制成半透明薄膜，从阴道给药，能迅速杀灭精子或导致精子不能游动，难于穿透宫颈口无法受精而达到避孕作用，对机体的影响较少，适用于随时需要恢复生育的女性。

三、影响精子生成的避孕药

棉酚（gossypol）破坏睾丸生精上皮，影响精子的发生过程，导致精子数量减少、畸形、死亡，甚至无精子。停药后可逐渐恢复。不良反应有食欲减退、恶心、呕吐、肝功能改变等，由于可引起不可逆性精子发生障碍，故限制其作为常规避孕药使用。

环丙氯地孕酮是一种强效孕激素，为抗雄激素药物，可在雄激素的靶器官竞争性对抗雄激素。大剂量的环丙氯地孕酮可抑制促性腺激素的分泌，减少睾丸内雄激素结合蛋白的产生，抑制精子的生成，干扰精子的成熟过程。

四、抗早孕药

抗早孕药是指用于终止早期妊娠的药物。临床常用米非司酮和米索前列醇序贯配伍使用。其方法简便，完全流产率高，对母体无明显不良反应，流产后月经可迅速恢复，对再次妊娠无影响。

米非司酮是一种合成的类固醇化合物，对孕激素受体的亲和力比黄体酮高5倍，无孕激素活性，能与黄体酮竞争孕激素受体，从而阻断黄体酮对子宫内膜的作用而终止妊娠。主要用于终止7周以内的妊娠，方法简便，安全流产率高，不需宫内操作，无创伤性，避免手术操作可能造成的穿孔、损伤、粘连等一系列并发症。与前列腺素类药物合用，可提高完全流产率，减少不良反应发生率。不良反应可见恶心、呕吐、头晕、腹痛等；也可出现不完全流产，造成阴道大出血，应密切观察用药后反应。过敏者禁用，35岁以上孕妇避免使用。

米索前列醇为前列腺素E$_1$的衍生物，抗生育作用强。对妊娠子宫有明显收缩作用，并有促进宫颈软化和扩张作用。与米非司酮合用的抗早孕效果良好，两者配伍使用是目前的最佳方案。适用于终止49天内的早期妊娠。

需要特别注意的是药物流产的主要不良反应是流产后出血时间长和出血量多，虽在药物流产后用缩宫素及抗生素，但疗效不显著。出血量多者需要急诊刮宫。此外，必须警惕异位妊娠，若误行药物流产可导致休克。

五、人工流产或引产药

在上述避孕药未按规定使用或因故停用而受孕后，一般可行人工流产作为补救措施。本类药物主要通过影响子宫和胎盘功能而促使胚胎死亡娩出，达到人工流产而终止妊娠的目的。

依沙吖啶原为消毒防腐剂，也具有中期引产作用。引产作用机制为药物注入羊膜腔或宫颈内羊膜腔外后增加液体容积，机械性压迫胚胎，使胎膜剥离。此外，该药本身也能引起子宫收缩，使收缩频率与幅度均增加，妊娠越近晚期越显著，其作用与内源性PG产生协同作用，引产率高达96%。一般一次50~100mg（2mg/kg），临时用蒸馏水配成0.1%~0.2%溶液，注入羊膜腔内或宫颈内羊膜腔内，39~63小时后胎儿及胎盘自然娩出。

本品在安全剂量内一般无不良反应，过量可损害肝肾，引起溶血性血尿，故肝肾功能不全者禁用。

第五节　用药护理

一、用药前护理

1.用法用量　己烯雌酚片剂：0.25mg、0.5mg、1mg、2mg。每次0.25~1mg，每日0.25~6mg。注射剂：0.5mg/1mL、1mg/1mL、2mg/1mL。每次0.5~1mg，每日0.5~6mg，肌内注射。阴道栓剂：每粒0.1~0.5mg。

炔雌醇　片剂：0.02mg、0.05mg。用于闭经、更年期综合征，每次0.02~0.05mg，每日0.02~0.15mg；用于前列腺癌，每次0.05~0.5mg，每日3~6次。

黄体酮　注射剂：10mg/1mL、20mg/1mL。用于先兆流产或习惯性流产，每次10~20mg，每日1次或每周2~3次，肌内注射，一直用到妊娠第4个月；用于检查闭经的原因，每日10mg，共3~5天，停药后2~3天若出现子宫出血，说明闭经并非妊娠所致。

醋酸甲羟孕酮　片剂：2mg、4mg、10mg、100mg、500mg。用于先兆流产或习惯性流产，每日8~20mg；用于闭经，每日4~8mg，连用5~10天；用于前列腺癌、子宫内膜癌，每日200~500mg；用于乳腺癌，每日1 000~1 500mg。注射剂：100mg。用于长效避孕，每次150mg，3个月1次，月经第1周肌内注射。

甲地孕酮　片剂：2mg、4mg。每次2~4mg，每日1次。

炔诺酮　片剂：0.625mg、2.5mg。每次1.25~5mg，每日1次。

甲睾酮　片剂：5mg、10mg。每次5~10mg，每日1~2次，口服或舌下含服。

丙酸睾酮　注射剂：10mg/1mL、25mg/1mL、50mg/1mL。每次10~50mg，每周1~3次，肌内注射。

苯丙酸诺龙　注射剂：10mg/1mL、25mg/1mL。每次25mg，每周1~2次，肌内注射。

2.患者基本情况　检测患者血压、体重、肝肾功能，女性做乳腺、盆腔检查，询问是否处于月经期、妊娠期和绝经期。

3.既往史　询问患者有无严重肝病、生殖器官疾病史，询问患者是否有过敏史。

4.**卫生教育**　指导患者按时用药，恶心、呕吐是常见不良反应，可与食物同服或睡前服用，以降低消化系统症状。告知患者服用性激素可能有性欲和性特征的改变，停药后可恢复，以消除紧张心理。告诉患者按时用药的重要性，尤其是避孕药物不能漏服。

二、用药中护理

1.**药物配伍**　①巴比妥类、苯妥英钠、利福平等药物可降低雌激素类药物作用。②雌激素类药物可降低口服抗凝药物的作用，增加三环类抗抑郁药的毒性。③雄激素与肾上源皮质激素、促皮质激素同用，可增加水肿；与抗凝药同用，将增强抗凝效果；与抗糖尿病药同用，可使其降血糖作用增强；与保泰松、羟基保泰松同用，可使水钠潴留等作用增强。④维生素C可增强口服避孕药的作用；利福平、氯霉素、苯巴比妥、苯妥英钠、对乙酰氨基酚及保泰松等药物可加速炔诺酮和炔雌醇在体内的代谢，导致避孕失败。

2.**储存**　性激素类药应避光、防潮、室温存放。

3.**给药方法**　可口服、肌内注射、静脉注射、阴道内给药、埋置或置入宫内等。应根据需要采用不同给药方法。①雌激素类药物应从小剂量开始，逐渐加大剂量，不可随意增减用量或停药，防止撤退性出血。②己烯雌酚静脉注射时，开始10～15分钟内以每分钟1～2mL的速度缓慢滴入，如无不良反应，可将余液在1小时以上的时间滴入（本品油溶液不可静脉注射）。③孕酮有刺激性，应肌内深注，且每次更换注射部位。④甲羟孕酮注射处可能疼痛，应注意是否发生无菌性脓肿，注射处是否出现肿块或变色。

4.**用药监护**　①嘱患者每年做乳腺、盆腔检查，2～3年做宫内膜活检。②告知患者在用雌激素类药期间可能有阴道突然出血或间断出血，突然出血可在增加用量后停止，持续出血者应做进一步检查。③用丙酸睾酮者，注意是否有水钠潴留，应限制钠摄入量，每周测体重2次。④雄激素和同化激素可加强低血糖倾向，糖尿病患者应注意是否出现低血糖，必要时调整降糖药的用量。⑤使用避孕药初期可能会出现类早孕反应，如恶心、呕吐、食欲减退等，严重者可加服维生素B_2；用药最初几个周期有出现子宫不规则出血可能。⑥用女性避孕药患者一个疗程后若不发生撤药性出血，应考虑已怀孕；如准备妊娠，应停药并在3个月内选择其他避孕措施，以免导致胎儿先天异常的危险。

三、用药后护理

使用雄激素类药物患者出现体重上升伴下肢水肿时，应减量并加用利尿剂。

案例回顾

　　通过对药物应用护理的学习，结合患者的病情，可以达到指导临床合理用药。本案例试想，应围绕患者的具体情况及医生的建议，调整用药物的用法、用量。且对具体患者，要考虑到用药方案的个性化处理，除考虑用法、用量外还要考虑其不良反应及不良反应出现后的应对措施等。

第二十八章
抗微生物药概述

章前引言

对病原微生物、寄生虫及癌细胞所致疾病的药物治疗统称为化学治疗，简称化疗。用于治疗病原微生物、寄生虫及癌细胞所致疾病的药物称为化学治疗药物，简称化疗药物。化疗药物包括抗微生物药、抗寄生虫药和抗恶性肿瘤药。抗微生物药是指对微生物有抑制或杀灭作用、用于防治病原微生物感染性疾病的一类药物。抗菌药、抗真菌药和抗病毒药均属于抗病原微生物药。抗菌药是一类能抑制或杀灭病原菌、用于防治细菌感染性疾病的药物，包括抗生素和人工合成的抗菌药物。

在应用抗病原微生物药防治感染性疾病时，应注意机体、病原体和药物三者之间的关系（图28-0-1）。在药物与病原体之间，药物对病原体有抑制或杀灭作用，病原体则可能产生耐药性；在药物与机体之间，药物可对人体产生防治作用，也可产生不良反应；在病原体与机体之间，病原体对机体有致病作用，同时也刺激机体产生防御反应。在整个治疗过程中，药物是阻止疾病发展、促进康复的外来因素，起主导作用的是机体的反应性及防御机能。因此，治疗时应从整体观念出发，采取多种措施以调动和增强机体的防御功能，充分发挥药物的治疗作用，以取得理想的治疗效果。

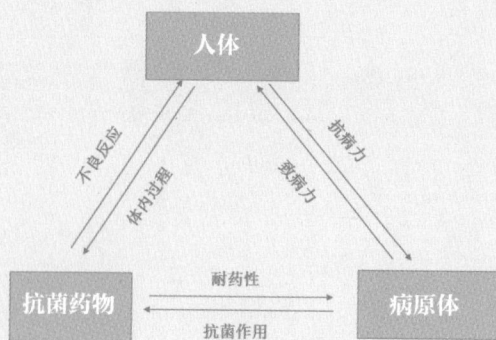

图28-0-1 机体、病原体和药物三者之间的关系

学习目标

1.识记抗病原微生物药物的基本概念。

2.学会区分广谱抗菌药和窄谱抗菌药。

3.熟悉抗菌药的作用机制及耐药性的产生机制。

4.学会合理使用抗菌药。

思政目标

培养学生将学习的抗菌药知识运用到临床工作中，以减轻或解除患者痛苦，将社会的关爱、医（护）患关系的和谐体现到护理工作过程之中。

案例导入

患儿，男，2岁。因受凉后发热、剧烈咳嗽前来就诊治疗。查体：体温39℃，阵发性刺激性干咳，肺部湿啰音。血常规检查：白细胞$16×10^9$/L。诊断为大叶性肺炎。

思考题

1.本病应选择哪类抗菌药物治疗？

2.在药物治疗过程中护士应如何进行护理？

第一节　常用术语

1.抗生素　抗生素是指某些微生物（如细菌、真菌、放线菌）在代谢过程中产生的具有抑制或杀灭其他病原微生物作用的化学物质。

2.化疗指数　化疗指数是衡量化疗药物有效性与安全性的指标，以动物半数致死量（LD_{50}）与感染动物的半数有效量（ED_{50}）之比来表示，也可用5%致死量（LD_5）与95%有效量（ED_{95}）之比来表示。化疗指数大，表示药物毒性小，安全范围大，临床应用价值高。但化疗指数高者并非绝对安全，如对机体几乎无毒性的青霉素类就有可能引起过敏性休克的不良反应。

3.抗菌谱　抗菌谱是指抗菌药物的抗菌范围。抗菌药物的抗菌谱是临床选药的基础。某些抗菌药物仅对单一菌种或某属细菌有作用，抗菌谱窄，称窄谱抗生素。如异烟肼，只对抗酸分枝杆菌有作用，而对其他细菌无效。另一些药物抗菌范围广泛，对多种病原微生物有效，包括四环素类和氯霉素抗生素，第三、四代氟喹诺酮（fluoroquinolones），广谱青霉素和广谱头孢菌素等，称广谱抗菌药。

4.抗菌活性　抗菌活性是指药物抑制或杀灭病原微生物的能力。一般可用体外与体内（化学实验治疗）两种方法来测定。体外抗菌试验对临床用药具有重要意义。能够抑制培养基内细菌生长的最低药物浓度称为最低抑菌浓度（MIC），能够杀灭培养基内细菌的最低药物浓度称为最低杀菌浓度（MBC）。

5.抑菌药　抑菌药是指仅有抑制细菌生长繁殖而无杀灭作用的药物，如四环素等。

6.杀菌药　杀菌药是指不仅能抑制细菌生长繁殖，而且能杀灭之，如青霉素类、氨基糖苷类抗生素等。

7.抗菌后效应（postantibiotic effect，PAE）　抗菌后效应是指细菌与抗菌药短暂接触，抗菌药浓度下降，低于MIC或消失后，细菌生长仍受到持续抑制的效应。这类药物包括氨基糖苷类抗生素和喹诺酮类，又称为浓度依赖性抗菌药，即药物浓度越高，抗菌活性越强。另一类为无明显PAE的抗菌药，抗菌效力主要与药物浓度在一定范围内持续时间有关，药物浓度达到4~5倍MIC时抗菌活性达到饱和，即使增加药物浓度，其杀菌效力也无明显改变。这类药物又称时间依赖性抗菌药，如β内酰胺类抗菌药。

8.耐药性（抗药性，resistance）　耐药性是指细菌对抗菌药物的敏感性下降甚至消失。一种病原菌仅对一种抗菌药产生耐药性者称为单药耐药，一种病原菌同时对两种以上抗菌药产生耐药性者称为多重耐药。

9.首次接触效应（first expose effect）　首次接触效应是指抗菌药物在初次接触细菌时有强大的抗菌效应，再度接触时不再出现该强大效应，或连续与细菌接触后抗菌效应不再明显增强，需要间隔相当时间（数小时）以后才会再起作用。氨基糖苷类具有明显的首次接触效应。

第二节 抗菌药物的作用机制

药物的抗菌作用主要是干扰病原菌的生化代谢过程，从而影响其结构与功能，致使其失去生长繁殖的能力而达到抑制或杀灭病原菌的作用（图28-2-1）。

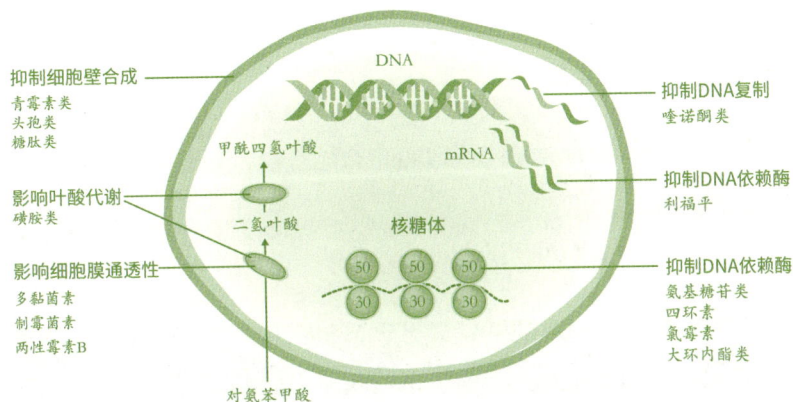

图28-2-1 抗菌药物的作用机制示意图

图中标注：

- 抑制细胞壁合成：青霉素类、头孢菌素类、糖肽类
- 影响叶酸代谢：磺胺类
- 影响细胞膜通透性：多黏菌素、制霉菌素、两性霉素B
- DNA
- 甲酰四氢叶酸
- mRNA
- 二氢叶酸
- 核糖体
- 50、30
- 对氨苯甲酸
- 抑制DNA复制：喹诺酮类
- 抑制DNA依赖酶：利福平
- 抑制DNA依赖酶：氨基糖苷类、四环素、氯霉素、大环内酯类

一、抑制细菌细胞壁合成

细菌的细胞壁位于细菌的最外层，厚而坚韧，不但能保持细菌一定的外形，还能抵抗细菌细胞内较大的渗透压差，使自身免受渗透压改变的损害，维持细菌的正常功能。细菌细胞的基础成分是胞壁黏肽，青霉素和头孢菌素类抗生素是作用于胞浆膜上的靶点青霉素结合蛋白（PBPs），抑制转肽酶的转肽作用，阻碍黏肽的合成，导致细菌细胞壁的缺损，而细菌受菌体高渗透压的影响，水分由外界不断渗入，致使细胞膨胀、变形，在自溶酶的影响下细菌破裂溶解而死亡。

二、影响细菌胞浆膜通透性

细菌胞浆膜是由类脂质和蛋白质分子构成的一种半透膜，具有渗透屏障和运输物质的功能。影响胞浆膜功能的抗菌药物（多黏菌素、制霉菌素、两性霉素B等）能使胞浆膜的通透性增加，菌体内的重要成分如蛋白质、氨基酸、核苷酸等外漏，导致细菌死亡。

三、抑制细菌蛋白质合成

细菌的核糖体为70S，动物的核糖体为80S，抗菌药对细菌的核糖体具有高度选择性，抑制蛋白质生物合成。四环素类、大环内酯类、氨基糖苷类等抗生素均通过抑制细菌蛋白质合成而发挥抗菌作用。它们在不同部位、不同环节、以不同形式抑制细菌蛋白质合成，使细菌生长繁殖受抑制，或杀死细菌。

四、抑制细菌核酸合成

喹诺酮类通过抑制细菌DNA回旋酶、阻止DNA复制而产生抗菌作用；利福平能抑制以DNA依赖的RNA多聚酶，阻碍mRNA的合成，从而抑制菌体核酸合成而呈现抑菌或杀菌作用。

五、影响细菌叶酸代谢

磺胺类及甲氧苄啶分别通过抑制细菌二氢叶酸合成酶和二氢叶酸还原酶而阻碍细菌叶酸代谢，抑制细菌的生长繁殖。

第三节 细菌耐药性

一、耐药性及耐药性产生机制

耐药性又称抗药性，是指病原微生物对抗菌药物敏感性降低的现象，分为天然耐药性获得性耐药性两种。天然耐药性是由细菌染色体基因决定的，不会改变；获得性耐药性指病原体与药物反复接触后病原体产生的对抗菌药物的敏感性降低甚至消失的现象。当原体对某种化学治疗药物产生耐药性后，对其他同类或不同类化学治疗药物也同样耐药，称为交叉耐药性。耐药性可造成抗菌药物对耐药菌感染的疗效降低或无效，其产生机制有下列几种方式。

1.细菌产生灭活抗菌药物的酶　灭活酶可分为水解酶和钝化酶两类。水解酶如β内酰胺酶，能使青霉素类和头孢菌素类抗生素β内酰胺环水解裂开而灭活。钝化酶如乙酰转移酶，能使部分革兰阴性杆菌对氨基糖苷类抗生素耐药。

2.细菌体内抗菌药原始靶位结构改变　链霉素耐药菌株的核蛋白体上链霉素作用靶位蛋白质发生了构象变化，使链霉素不能与之结合而产生耐药。利福霉素类抗生素的耐药性是其作用靶位的细菌RNA多聚酶的β亚基结构发生改变，与其结合能力降低，造成耐药。

3.细菌胞浆膜通透性发生改变　细菌可通过多种方式阻止抗菌药物透过胞浆膜进入菌体内。如对氨基糖苷类抗生素耐药的革兰阴性杆菌除产生钝化酶外，也可因细胞壁水孔改变，药物不易渗透至菌体内而耐药。

4.细菌代谢途径的改变　细菌对磺胺类药物的耐药是由于其不再自行合成叶酸，而是直接利用叶酸。

二、防止耐药性产生的措施

为了克服细菌对药物产生耐药性，临床医生要注意抗菌药物的合理应用，给予足够的剂量与疗程，必要的联合用药和有计划的轮换供药。此外，医药学专家还应努力开发新的抗菌药物，改造化学结构，使其具有耐酶特性或易于透入菌体。

第四节 抗菌药物的合理应用

由于抗菌药的使用，过去许多致死性的疾病已得到控制。但随着抗菌药物的广泛使用，特别是滥用，也给治疗带来许多新问题，如毒性反应、过敏反应、二重感染、细菌产生耐药性等。因此，合理使用抗菌药物日益受到重视。

一、抗菌药物临床应用的基本原则

1.严格按照适应证选药　每一种抗菌药物各有不同抗菌谱与适应证。临床诊断、细菌学诊断和体外药敏试验可作为选药的重要参考。表28-4-1供选药时参考。此外，还应根据患者全身情况，肝、肾功能，感染部位，药物代谢动力学特点，细菌产生耐药性的可能性、不良反应和价格等方面因素综合考虑。

表28-4-1　药敏试验中的抗菌药物选择

	肠杆菌科	假单胞菌属	金葡菌	肠球菌属	流感杆菌
第一线	氨苄西林 氨苄西林-舒巴坦 头孢噻吩 庆大霉素 阿米卡星	哌拉西林 羧苄西林 庆大霉素 阿米卡星	头孢噻吩 氨苄西林-舒巴坦 红霉素 苯唑西林 青霉素 万古霉素	青霉素（或氨苄西林）	氨苄西林 氨苄西林-舒巴坦 头孢呋辛 氯霉素 复方SMZ-TMP
第二线	头孢呋辛 氯霉素 哌拉西林 复方SMZ-TMP 第三代头孢菌素 诺氟沙星	诺氟沙星 复方SMZ-TMP 头孢他啶 （或头孢哌酮）	庆大霉素阿米卡星 诺氟沙星 利福平 复方SMZ-TMP	万古霉素	
尿液	呋喃妥因 诺氟沙星 复方SMZ-TM	诺氟沙星 复方SMZ-TMP	复方SMZ-TMP 呋喃妥因 诺氟沙星	诺氟沙星 红霉素	

2.病毒性感染和发热原因不明者　感冒、上呼吸道感染等病毒性疾病，发病原因不明者（除病情严重并怀疑为细菌感染外）不宜用抗菌药，否则可使临床症状不典型和病原菌不易被检出，以致延误正确诊断与治疗。

3.抗菌药剂量　剂量要适当，疗程应足够。剂量过小，不但无治疗作用，反易使细菌产生耐药性；剂量过大，不仅造成浪费，还会带来严重的毒副作用。疗程过短易使疾病复发或转为慢性。

4.皮肤黏膜等局部感染　应尽量避免局部应用抗菌药，因其易发生过敏反应和耐药菌的产生。

5.预防应用及联合应用　对此均应严格掌握适应证，抗菌药物的预防应用仅限于少数情况，如经临床实践证明确有效果者；联合用药，也必须谨慎掌握指征、权衡利弊。

二、抗菌药物的联合应用

两种抗菌药联合应用在体外或动物实验中可获得无关、相加、协同（增强）和拮抗等四种效果。抗菌药物依其作用性质可分为四大类：一类为繁殖期杀菌，如青霉素类、头孢菌素类等；二类为静止期杀菌，如氨基苷类、多黏菌素等，它们对静止期、繁殖期细菌均有杀灭作用；三类为速效抑菌，如四环素类、氯霉素类与大环内酯类抗生素等；四类为慢效抑菌剂，如磺胺类等。第一类和第二类合用常可获得协同（增强）作用，例如青霉素与链霉素或庆大霉素合用治疗肠球菌心内膜炎；青霉素破坏细菌细胞壁的完整性，有利于氨基甙类抗生素进入细胞内发挥作用。第一类与第三类合用可能出现拮抗作用。例如青霉素类与氯霉素或四环素类合用。由于后二药使蛋白质合成迅速被抑制，细菌处于静止状态，致使繁殖期杀菌的青霉素干扰细胞壁合成的作用不能充分发挥，使其抗菌活性减弱。第二类和第三类合用可获得增强或相加作用。第四类慢效抑菌药与第一类可以合用，例如，治疗流行性脑膜炎时，青霉素可以和磺胺嘧啶合用而提高疗效。

应该指出上述资料多来自体外与动物试验在特定条件下的观察，与临床实际不尽相同，仅供参考。联合用药产生的作用也可因不同菌种和菌株而异，药物剂量和给药顺序也会影响效果。

三、肝肾功能损害时抗菌药的应用

（一）肾功能损害

肾功能减退时，应用主要经肾排泄的药物宜减量或延长给药时间。对肾有毒的药物，如两性霉素B、万古霉素及氨基苷类等，宜避免使用。对肾功能无损害或损害不大的药物在一般情况下，可按常规给药，但要求肝功能必须正常。肾功能轻、中和重度减退的给药量分别为正常剂量的2/3~1/2，1/2~1/5和1/5~1/10。

（二）肝功能障碍的影响

肝功能减退者，应避免使用或慎用氯霉素、林可霉素、红霉素、利福平、四环素类等。早产和新生儿的肝脏对氯霉素的解毒功能较低，氯霉素列为禁用。

案例回顾

　　本案例告诉大家：同一类型的疾病可以采用不同的抗生素来进行治疗。但是对于患者的具体症状，应选用最为合适抗菌谱的抗生素种类来进行治疗，以期达到较好的治疗效果，并尽可能将不良反应降低到最小。除此之外，护理人员也应该及时掌握所使用药物的注意事项，以达到精准的治疗疾病，同时也可以避免滥用、乱用药物。

第二十九章
抗生素

章前引言

　　从人类存在开始，微生物就对人类的健康和生命造成很大的威胁，在已经有许多药物能治疗感染性疾病的今天，很难想象因为没有有效药物，人们可能因咽喉感染而死亡。而青霉素的问世，结束了感染性疾病几乎无法治疗的时代，这对当时的医药界来讲，是一个划时代的发现。半个多世纪以来，在应用抗生素治疗人类感染性疾病、保障人类健康方面，取得了令人瞩目的辉煌成就，抗生素已成为当今不可或缺的重要化学物质。

29

学习目标

1.识记青霉素的抗菌谱、临床应用、不良反应，及各类半合成青霉素的代表药、抗菌特点、不良反应。

2.熟知β内酰胺类抗生素的分类，各代头孢菌素类的代表药及临床应用。

3.知道非典型β内酰胺类抗生素。

4.学会使用不同种类抗生素治疗疾病，且要预防不同抗生素发生不良反应。

思政目标

培养学生将学习的抗生素知识应用到临床工作中，减轻患者的痛苦，避免其出现严重感染，将和谐护患关系体现到护理工作过程之中。

案例导入

患者，男性，35岁。因急性胆囊炎入院，拟给予青霉素治疗。既往无青霉素过敏史。青霉素皮试阴性，给予青霉素800万U加入250mL生理盐水中静脉滴注，10秒后患者全身瘙痒，3分钟后口唇发绀、痉挛性咳嗽、呼吸带哮鸣音，继而意识丧失，四肢厥冷，呼吸浅表，脉搏细弱。查体：血压 40/10mmHg，心率115次/分，心音弱。

思考题

1.青霉素过敏反应有何特点及表现？

2.防治青霉素过敏反应的措施有哪些？

第一节　β内酰胺类抗生素

β内酰胺类抗生素（β-lactams）是指其化学结构中具有一个β内酰胺环的一类抗生素（图29-1-1）。临床最为常用的有青霉素类与头孢菌素类，但近年来新开发的β内酰胺酶抑制剂及非典型的β内酰胺类抗生素如头霉素、拉氧头孢及单环β内酰胺类抗生素除对革兰阳性菌、阴性菌有作用外，还对部分厌氧菌亦有抗菌作用，具有抗菌活性强、毒性低、适应证广及临床疗效好的优点，已日益受到重视。

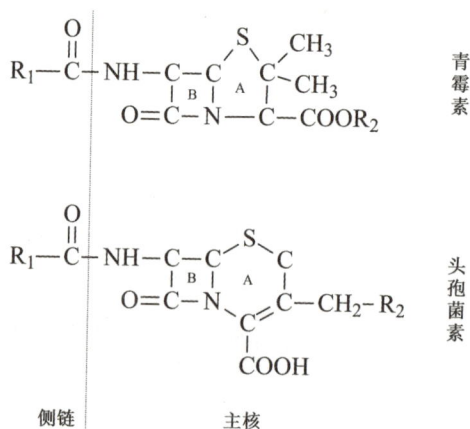

图29-1-1　青霉素与头孢菌素类抗生素的基本化学结构式

各种β内酰胺类抗生素都能与青霉素结合蛋白（penicillin binding proteins，PBPs）结合，从而阻碍细胞壁黏肽的合成，使细菌胞壁缺损，菌体膨胀裂解。由于响乳动物无细胞壁，不受β内酰胺类抗生素的影响，故对机体的毒性小。

一、青霉素类

本类抗生素的基本结构是由母核6-氨基青霉烷酸和侧链组成，母核中的β内酰胺环对抗菌活性起重要作用，但不同的侧链将影响其抗菌谱及某些药理特性，如几百种侧链的人工半合成青霉素就具有耐酸、耐酶及广谱等特点，为青霉素类抗生素开辟了更广阔的应用前景。

（一）天然青霉素

天然青霉素是从青霉菌的培养液中提取的，含有G、K、X、F和双氢F等5种青霉素，其中青霉素G（简称青霉素）产量较高，抗菌作用较强，故临床常用。青霉素G又名苄青霉素，常用其钠盐或钾盐。其晶粉在室温中稳定，易溶于水，但水溶液不稳定，在室温中放置24小时大部分失效，且可生成具抗原性的降解产物，如青霉烯酸，故临床应用时需临时配制。

【体内过程】口服后大部分被胃酸破坏，不宜口服给药。肌内注射吸收迅速，可随血流迅速分布到全身各组织，但不易透入细胞内和透过血脑屏障。但当脑膜有炎症时，因血管通透性增加，大剂量静脉给药可达有效治疗浓度。主要以原形经肾排泄，$t_{1/2}$为$0.5\sim1.0$小时，但有效作用时间可维持$4\sim6$小时。一般感染，每日肌内注射2次即可获显著疗效。肾功能不全者$t_{1/2}$可延长至$7\sim10$小时。

长效制剂吸收缓慢，有效浓度维持较久，但血药浓度较低，只适用于轻症感染或预防感染。如普鲁卡因青霉素G和苄星青霉素G，其水溶液或混悬剂肌内注射后，在注射部位缓慢吸收。普鲁卡因青霉素G适用于轻度感染，苄星青霉素G主要用于预防风湿热。

【药理作用】青霉素G为窄谱杀菌药，其抗菌谱为：①大多数革兰阳性球菌，如溶血性链球菌、肺炎球菌、葡萄球菌等；②革兰阳性杆菌，如白喉杆菌、炭疽杆菌、产气荚膜杆菌及破伤风杆菌等；③革兰阴性球菌，如脑膜炎奈瑟菌和淋病奈瑟菌，但淋病奈瑟菌对青霉素耐药现象日渐增多；④螺旋体，如梅毒螺旋体、钩端螺旋体等；⑤放线菌，大多数牛放线菌对青霉素高度敏感。对阿米巴原虫、立克次体、真菌、病毒无效。

青霉素为繁殖期杀菌药，其β内酰胺环与敏感菌胞浆膜上靶分子青霉素结合蛋白结合，阻抑黏肽合成的交叉连结过程，造成细胞壁缺损。由于敏感菌菌体内渗透压高，使水分不断内渗，以致菌体肿胀，促使细菌裂解、死亡。也能激活细菌体内自溶酶，促进细菌溶解、死亡。

多数细菌对青霉素不易产生耐药性，但金黄色葡萄球菌较易产生。细菌可产生破坏β内酰胺环的青霉素酶（属β内酰胺酶），使青霉素的β内酰胺环裂解而失去抗菌活性，也可通过改变PBPs的结构或细胞壁的通透性而产生耐药。

【临床应用】为敏感的革兰阳性菌、革兰阴性球菌、螺旋体及放线菌所致感染的首选药。

1.溶血性链球菌感染引起的咽炎、扁桃体炎、肺炎、猩红热、蜂窝织炎、败血症等。

2.肺炎链球菌感染所致的大叶性肺炎、脑膜炎、支气管炎。

3.对青霉素敏感的葡萄球菌感染所致的疖、痈、呼吸道感染、脑膜炎、心内膜炎。

4.革兰阳性杆菌感染所致的白喉、破伤风、炭疽、气性坏疽，应同时合用相应的抗毒素。

5.脑膜炎奈瑟菌感染所致的流行性脑脊髓膜炎，可单用青霉素G，也可与磺胺嘧啶合用。由淋病奈瑟菌所致的淋病，目前，青霉素G已不再作为首选药，应首选头孢曲松、头孢噻肟或大观霉素等。

6.螺旋体感染所致的钩端螺旋体病、梅毒、回归热。

7.放线菌感染所致的脓肿、多发性瘘管、脑脓肿、肺部感染、局部肉芽肿样炎症等，应大剂量、长疗程用药。

8.青霉素G为预防细菌性心内膜炎的首选药，也用于预防风湿性心脏病、先天性心脏病及进行口腔、牙科、胃肠道、泌尿道手术或某些操作感染时。

【不良反应】

1.过敏反应　是青霉素最常见的不良反应，发生率较高，为0.7%～10%。表现为荨麻疹、皮炎、药物热、血管神经性水肿等，停药或服用H₁受体阻断药可消失；严重者可发生过敏性休克，表现为面色苍白、出冷汗、胸闷、呼吸困难、血压下降、脉搏细弱、昏迷、惊厥等，若抢救不及时，可引起呼吸困难、循环衰竭而死亡。为防止过敏反应的发生，应用青霉素时应采取以下措施：①详细询问患者有无药物过敏史，对青霉素过敏者禁用。②凡初次注射、3天以上未使用青霉素者以及用药过程中更换不同批号或不同厂家生成的青霉素，均需作皮试。皮试阳性者禁用。皮试阴性者注射青霉素后也可能发生过敏性休克，故注射后须观察30分钟后方可离去。③过敏性休克的抢救：一旦发生过敏性休克，必须及时抢救，立即皮下或肌内注射0.1%肾上腺素0.5～1.0mg，必要时可用5%葡萄糖注射液或生理盐水10mL稀释后静脉注射。若症状无改善，30分钟后重复一次。有呼吸困难者，应给氧或人工呼吸喉头水肿明显者，应及时做气管插管或气管切开；心跳停止者，可心内注射肾上腺素0.5～1.0mg，同时静脉滴注大剂量氢化可的松并补充血容量；血压持久不升者，给予多巴胺等血管活性药；应用中枢兴奋药及抗过敏药，防止复发。

2.青霉素脑病　　长期大剂量使用时，可引起肌肉痉挛、抽搐、昏迷等反应，称青霉素脑病。一旦出现上述情况应立即停药，给予高渗葡萄糖溶液和糖皮质激素防治脑水肿，并进行对症处理。

3.局部反应　　肌内注射时可出现局部红肿、疼痛、硬结，甚至引起周围神经炎。

4.赫氏反应　　青霉素G在治疗梅毒或钩端螺旋体病时可有症状加剧现象，一般发生于治疗后6～8小时，表现为全身不适、寒战、高热、咽痛、肌痛、心率加快等。

5.其他　　大剂量应用青霉素钾盐或钠盐时可引起高钾或高钠血症。

（二）半合成青霉素

天然青霉素G虽具有疗效高、毒性小、价格低等优点，但也有不耐酸、口服易被胃酸破坏、不耐β内酰胺酶、抗菌谱较窄等缺点。在青霉素的基本结构6-APA人工接上不同侧链，即产生半合成青霉素，克服青霉素的上述缺点。根据不同特点可分为耐酸、耐酶、广谱、抗铜绿假单胞菌、抗革兰阴性菌等不同品种。但均与青霉素存在交叉过敏反应，对青霉素过敏者不得应用，用药前须做皮试，方法同青霉素G。

1.耐酸青霉素类　　为苯氧青霉素类，包括青霉素V（苯氧甲青霉素）和非奈西林（苯氧乙青霉素）。耐酸，口服吸收好，但不耐酶，抗菌谱与青霉素G相同，抗菌活性较青霉素G弱，故不宜用于严重感染。

2.耐酶青霉素类　　常用的有苯唑西林、氯唑西林、双氯西林与氟氯西林等。对革兰阳性细菌的作用不及青霉素G，但耐酸、耐酶，可口服，胃肠道吸收较好，主要用于耐青霉素G的金葡菌感染。

3.广谱青霉素类　　本类青霉素对革兰阳性和阴性细菌均有杀菌作用，且耐酸，可口服，但因不耐酶而对耐药金葡菌感染无效。

（1）氨苄西林：对革兰阳性菌的作用略逊于青霉素G，对革兰阴性菌如伤寒杆菌、大肠埃希菌、变形杆菌感染均有效，临床主要用于伤寒、副伤寒的治疗，也可用于尿路和呼吸道感染的治疗。有轻微的胃肠反应。

（2）阿莫西林：口服吸收好，抗菌谱和抗菌活性与氨苄西林相似，但对肺炎链球菌与变形杆菌的杀菌作用较氨苄西林强，由于它的血药浓度较高，易进入支气管的分泌液中，故对慢性支气管炎的疗效优于氨苄西林。

（3）匹氨西林：口服吸收较氨苄西林好，吸收后迅速水解为氨苄西林发挥抗菌作用。

4.抗铜绿假单胞菌广谱青霉素类

（1）羧苄西林：因不耐酸，不能口服，抗菌谱与氨苄西林相似，但对铜绿假单胞菌及变形杆菌作用较强，故适用于烧伤患者铜绿假单胞菌感染的治疗，亦可用于大肠埃希菌、变形杆菌引起的各种感染。但因单用易产生耐药性而常与庆大霉素合用，但不能混合静脉注射，以防相互作用导致药效降低。

（2）磺苄西林：抗菌谱与羧苄西林相似，抗菌活性较强。主要用于治疗尿道及呼吸道感染。不良反应多为胃肠反应，偶有皮疹、发热等。

（3）替卡西林：抗菌谱与羧苄西林相似，但抗铜绿假单胞菌活性较其强2～4倍。主要用于铜绿假单胞菌所致的各种感染。

（4）呋布西林：抗铜绿假单胞菌的作用较羧苄西林强6～10倍；对金葡菌、链球菌、痢疾杆菌亦有强的抗菌作用。

（5）阿洛西林：抗菌谱与羧苄西林相似，抗菌活性强于羧苄西林。对铜绿假单胞菌、多数肠杆菌科细菌及肠球菌均有强的抗菌作用，对耐羧苄西林和庆大霉素的铜绿假单胞菌也有较好的作用。主要用于敏感细菌所致的感染。

（6）哌拉西林：抗菌谱与羧苄西林相似而抗菌作用较强，并对各种厌氧菌也有一定的抗菌作用。

5.主要作用于革兰阴性菌的青霉素类

（1）美西林和匹美西林：对革兰阴性菌产生的β内酰胺酶稳定，主要用于革兰阴性菌感染的治疗，对革兰阳性菌的作用甚微。不良反应除胃肠反应外，个别患者可出现皮疹、嗜酸性粒细胞增多等。

（2）替莫西林：对肠杆菌科和其他一些革兰阴性菌有较好的抗菌作用，淋球菌、脑膜炎球菌等革兰阴性球菌亦敏感。主要用于敏感革兰阴性菌所致的尿路和软组织感染。不良反应以变态反应为主。

二、头孢菌素类

头孢菌素类抗生素是以头孢菌素母核7-氨基头孢烷酸（7-ACA）用化学方法接上不同侧

链而成的半合成抗生素，其基本结构如图29-1-1。该类抗生素具有抗菌谱广、抗菌作用强、耐青霉素酶、毒性低、过敏反应较青霉素少等优点，与青霉素类存在部分交叉过敏现象。为了进一步规范β内酰胺类抗菌药物皮肤试验的使用和判读，促进抗菌药物合理应用，2021年4月16日国家卫生健康委办公厅发布《β内酰胺类抗菌药物皮肤试验指导原则（2021年版）》，提出β内酰胺类抗菌药存在诱发过敏反应的现象，医护人员常常利用青霉素和头孢菌素进行皮试试验，以确定是否存在过敏反应。在皮试液配制过程中，青霉素皮试液的配制需进行稀释，头孢菌素皮试液配制推荐头孢菌素加生理盐水稀释至2mg/mL浓度。并设立阴性对照（生理盐水）及阳性对照（0.01mg/mL磷酸组胺），有助于排除假阳性反应及假阴性反应。故用药期间应密切观察，如发生过敏反应应立即停药，并按青霉素过敏方法处理。

【分类】 根据抗菌谱、对革兰阴性杆菌活性、对β内酰胺酶的稳定性、对肾脏毒性及临床应用的不同，头孢菌素类抗生素可分为四代。①第一代：头孢噻吩（cefalothin）、头孢氨苄（cefalexin）、头孢唑啉（cefzolin）、头孢拉定（cefradine）等。②第二代：头孢孟多（cefamandole）、头孢呋辛（cefuroxime）、头孢克洛（cefaclor）等。③第三代：头孢噻肟（cefotaxime）、头孢曲松（cefriaxone）、头孢他啶（ceftazidime）、头孢哌酮（cefoperazone）等。④第四代：头孢匹罗（cefirome）、头孢吡肟（cefepime）、头孢利定（cefolidin）、头孢噻利（cefovelis）等。

【药理作用】

1.第一代头孢菌素 对G⁺菌作用仅次于青霉素G，较二、三代强，对G⁻菌作用弱，对铜绿假单胞菌无效。虽对金黄色葡萄球菌产生的β内酰胺酶稳定，但不及第二、三、四代。肾毒性较第二、三、四代大。

2.第二代头孢菌素 对G⁺菌作用稍逊于第一代，对多数G⁻菌作用较第一代明显增强，对G⁻菌作用较强，对厌氧菌有一定作用，对铜绿假单胞菌无效，对革兰阴性菌产生的β内酰胺酶稳定，对肾的毒性较第一代有所降低。

3.第三代头孢菌素 对G⁺菌作用不及第一、二代，对G⁻菌包括肠杆菌属、铜绿假单胞菌及厌氧菌如脆弱拟杆菌均有较强的作用，对多种β内酰胺酶有较高的稳定性；对肾基本无毒性；穿透力强，体内分布广泛。

4.第四代头孢菌素 广谱、高效，对G⁻菌作用与第三代头孢菌素相似，对G⁺菌作用比第三代头孢强。对β内酰胺酶高度稳定，无肾毒性。主要用于对第三代头孢菌素耐药的感染，特别是威胁生命的严重革兰阴性杆菌感染及免疫能力低下的重症患者。

头孢菌素类抗生素为杀菌药，作用机制与青霉素类抗生素相同，其作用靶点亦是细菌细胞膜上不同的青霉素结合蛋白。细菌对头孢菌素类抗生素的耐药机制亦与青霉素类抗生素相同。

【临床应用】

1.第一代主要用于耐青霉素G金葡菌感染及其他敏感菌所致感染。①呼吸道、泌尿道、软组织感染、败血症等；②常与氨基糖苷类抗生素合用治疗流感嗜血杆菌所致的脑膜炎；③亦可预防外科手术前后感染。

2.第二代主要用于大肠埃希菌、克雷伯杆菌、吲哚阳性变形杆菌所致的呼吸道、胆道、皮肤软组织感染、败血症、腹膜炎、盆腔炎等。头孢呋辛对脑膜炎有效。

3.第三代主要用于治疗泌尿道感染以及危及生命的严重感染（败血症、脑膜炎、胆囊炎、肺炎等）。头孢他啶是目前抗铜绿假单胞菌作用最强的β内酰胺类抗生素。

4.第四代主要用于对第三代耐药的革兰阴性菌感染及其他敏感菌所致的严重感染。因为穿透力强，脑脊液浓度高，治疗细菌性脑膜炎疗效更好。

【不良反应】

1.过敏反应　多为皮疹、荨麻疹、药物热、血管神经性水肿，偶有过敏性休克，与青霉素有部分交叉过敏反应，对青霉素过敏者应慎用或禁用。

2.胃肠道反应　可见有恶心、呕吐、食欲减退、腹泻等。

3.二重感染　主要见于第三、四代头孢菌素类。

4.肾毒性　血尿素氮、肌酐增高、肾小管坏死。第一代头孢菌素类肾毒性大，尤与氨基糖苷类抗生素、强效利尿药合用更易发生。肾功能不全者禁用。

三、其他β内酰胺类抗生素

（一）头孢霉素类

头孢霉素（cephamycin）为自链霉菌获得的β内酰胺类抗生素。目前，临床广泛使用的是其衍生物头孢西丁、头孢美唑、头孢米诺等。其抗菌谱广，对革兰阴性菌产生的β内酰胺酶有较高的耐受性，故对革兰阴性菌作用较强。适用于盆腔感染、妇科感染及腹腔等需氧与厌氧菌混合感染。与其他β内酰胺类抗生素有部分交叉过敏现象，有一定肾毒性，不宜与有肾毒性的抗生素合用。

（二）碳青霉烯类

本类抗生素系目前β内酰胺类抗生素中抗菌谱最广者，抗菌作用强，尤其对铜绿假单胞菌作用显著，耐酶性能好，与其他β内酰胺类抗生素无交叉耐药性。对肾脏有一定毒性。硫霉素为此类药的先导，作用强，毒性低，但在体内易被去氢肽酶水解失活稳定性极差而不能用于临床。目前，临床应用的有亚胺培南、帕尼培南、美罗培南、比阿培南等。

亚胺培南（亚胺硫霉素，imipenem）为甲砜霉素的衍生物，对革兰阴性菌细胞膜有良好的穿透力，能抑制细胞壁合成，迅速产生杀菌作用，对多数需氧菌及厌氧菌均有效。主要用于严重的细菌混合感染或厌氧菌感染。常见不良反应为胃肠道反应，可发生有皮疹、药物热、瘙痒等变态反应表现，与青霉素类有交叉过敏现象，未见过敏性休克的报道。临床应用制剂为本品与脱氢肽酶抑制剂西司他丁的复方制剂，两者配伍比例为1:1，稳定性好，供静脉给药。可用于革兰阳性、阴性的需氧和厌氧菌所致的尿路、皮肤软组织、呼吸道及妇科感染、败血症、骨髓炎、腹腔感染等。常见有轻微的胃肠反应、药疹、静脉炎、一过性氨基转移酶升高。

帕尼培南与亚胺培南抗菌谱相似，对铜绿假单胞菌的作用略逊于亚胺培南。

美罗培南对铜绿假单胞菌、流感嗜血杆菌、淋病奈瑟菌的作用强于亚胺培南，对脱氢肽酶稳定，可单独给药。

（三）氧头孢烯类

拉氧头孢（latamoxef）抗菌谱广，对革兰阳性、阴性菌及厌氧菌尤其是脆弱拟杆菌的作用强，对多种β内酰胺酶稳定，因半减期长而有效血药浓度维持较久，可用于泌尿道、呼吸道、妇科、胆道感染及脑膜炎、败血症等的治疗。

（四）单环β内酰胺类

本类抗生素基本结构仅具β内酰胺单环，对β内酰胺酶稳定，对革兰阴性菌作用强，对铜绿假单胞菌作用与头孢哌酮相似，对革兰阳性菌及厌氧菌作用弱。与青霉素类、头孢菌素类无明显交叉过敏反应，毒性小。

氨曲南对革兰阴性菌细胞膜有良好穿透力，为杀菌剂。抗菌谱窄，对脑膜炎奈瑟菌、淋病奈瑟菌、流感嗜血杆菌、铜绿假单胞菌作用强，主要用于严重的革兰阴性菌感染，尤其适用于耐药菌株所致的各种感染。口服不吸收，常肌内注射或静脉给药。体内分布广泛，脑膜炎症时脑脊液中可达有效浓度，主要以原形经肾排泄，尿中浓度高，能透过胎盘。不良反应少而轻，主要为皮疹、氨基转移酶升高，其次是胃肠道反应。

第二节　大环内酯类、林可霉素类及其他抗生素

一、大环内酯类抗生素

大环内酯类抗生素为一类具有大环内酯环基本化学结构的抗生素。大环内酯类抗生素按化学结构分为以下几类。

1.14元大环内酯类　包括红霉素（erythromycin）、竹桃霉素（oleandomycin）、克拉霉素（clarithromycin）、罗红霉素（roxithromycin）、地红霉素（dirithromycin）、泰利霉素（telithromycin，替利霉素）和喹红霉素（cethromycin）等。

2.15元大环内酯类　包括阿奇霉素（azithromycin）。

3.16元大环内酯类　包括麦迪霉素（midecamycin）、醋酸麦迪霉素（acetylmidecamycin）、吉他霉素（kitasamycin）、乙酰吉他霉素（acetylkitasamycin）、交沙霉素（josamycin）、螺旋霉素（spiramycin）、乙酰螺旋霉素（acetylspiramycin）、罗他霉素（rokitamycin）等。

大环内酯类抗菌谱较窄，第一代药物主要对大多数G⁺菌、厌氧球菌和包括奈瑟菌、嗜血杆菌及白喉棒状杆菌在内的部分G⁻菌有强大抗菌活性，对嗜肺军团菌、弯曲菌、支原体、衣原体、弓形虫、非典型分枝杆菌等也具有良好作用。对产β内酰胺酶的葡萄球菌和耐甲氧西林金黄色葡萄球菌（MRSA）有一定抗菌活性。第二代药物扩大了抗菌范围，增加和提高了对G⁻菌的抗菌活性。大环内酯类通常为抑菌作用，高浓度时为杀菌作用。

大环内酯类抗生素主要是抑制细菌蛋白质合成，为速效抑菌剂。抗菌机制为不可逆地结合到细菌核糖体50S亚基的靶位上，14元大环内酯类阻断肽酰基t-RNA移位，而16元大环内酯类抑制肽酰基的转移反应，选择性抑制细菌蛋白质合成。研究证明，还有的大环内酯类能与50S亚基上的L27和L22蛋白质结合，促使肽酰基t-RNA从核糖体上解离，从而抑制蛋白质合成。林可霉素、克林霉素和氯霉素在细菌核糖体50S亚基上的结合点与大环内酯类相同或相近，故合用时可能发生拮抗作用，也易使细菌产生耐药。由于细菌核糖体为70S，由50S和30S亚基构成，而哺乳动物核糖体为80S，由60S和40S亚基构成，因此对哺乳动物核糖体几无影响。

红霉素

红霉素（erythromycin）在酸性条件下易被破坏，碱性条件下抗菌作用增强。口服吸收较好，体内分布广，不易通过血脑屏障。主要在肝脏中代谢、灭活，少部分以原形经肾排泄。

【药理作用】抗菌谱与青霉素G大致相似，对革兰阳性菌有强大的抗菌作用，如金葡菌、肺炎球菌、白喉杆菌、梭状芽孢杆菌等；对革兰阴性菌如脑膜炎球菌、淋球菌、流感杆菌、百日咳杆菌、布鲁菌等及军团菌亦有强的作用；对螺旋体、肺炎支原体、立克次体、衣原体也有抑制作用。

【临床应用】主要用于耐青霉素的轻、中度金葡菌感染及对青霉素过敏的患者。还可作为下列疾病的首选药：支原体肺炎、沙眼衣原体所致的婴儿肺炎及结肠炎；军团菌、弯曲杆菌所致败血症或肠炎；白喉带菌者。

【不良反应】

1.局部刺激 口服大剂量可出现胃肠道反应，如恶心、呕吐、腹痛和腹泻，饭后服药可减轻，静脉注射乳糖酸盐可发生血栓性静脉炎。

2.肝毒性 大剂量或长期使用时可致胆汁淤积、肝肿大和转氨酶升高。肝功能不全者禁用。

3.耳毒性 依托红霉素或琥乙红霉素每日剂量大于4.0g可引起耳毒性。

乙酰螺旋霉素

乙酰螺旋霉素（acetylspiramycin）耐酸，对金葡菌、表皮葡萄球菌和链球菌属的抗菌活性与红霉素相近，对李斯特菌属、淋球菌、弯曲菌、百日咳杆菌、消化道球菌和消化道链球菌、支原体、衣原体、弓形体等亦有较强的抑制作用。临床主要用于防治革兰阳性菌所致的呼吸道和皮肤软组织感染，亦可用于军团菌病、弓形体病的治疗。不良反应较红霉素轻，大剂量可产生胃肠道反应。

吉他霉素

吉他霉素（kitasamycin）又称柱晶白霉素（leucomycin），抗菌谱与红霉素相似，但抗菌活性不如红霉素，金葡菌对其亦可产生耐药，但较红霉素慢。临床主要用于耐红霉素的革兰阳性菌所致感染。不良反应较少，口服时可发生胃肠道反应，偶见皮疹和瘙痒。

麦迪霉素与麦白霉素

麦迪霉素（midecamycin）由链丝菌产生，我国生产菌所得产品含较多量的柱晶白霉素，称为麦白霉素（meleumycin）。抗菌谱与红霉素相仿，但抗菌作用略差，主要用于做敏感菌引起的咽部、呼吸道、皮肤和软组织、胆道的感染。不良反应较红霉素轻微。

米欧卡霉素（miocamycin）为二醋酸麦迪霉素，口服吸收好，生物利用度高于麦迪霉素，在体内水解生成麦迪霉素且血药浓度高、作用时间长，味不苦，适于儿童应用。

交沙霉素

交沙霉素（josamycin）抗菌谱、抗菌活性与红得素相似，对革兰阳性菌和厌氧菌具较好抗菌作用；对部分耐红霉素的金葡菌仍有效。临床用于支原体肺炎及敏感菌所引起的呼吸道感染、皮肤软组织感染等治疗。不良反应较红霉素轻，偶有药疹。

阿奇霉素

阿奇霉素（azithromycin）抗菌谱与红霉素类似，对肺炎支原体的作用是大环内酯类中最强的。特点是该药吸收后在组织中的浓度明显高于红霉素，对流感嗜血杆菌的作用比红霉素强，对嗜肺军团菌、沙眼衣原体、脆弱拟杆菌、厌氧菌、淋病奈瑟菌及幽门螺杆菌等有较强的作用。对红霉素耐药的金葡菌、链球菌，对本品也耐药。对酸稳定，口服吸收好，体内分布广泛，在肾、肝、脾、胃组织中的浓度是血药浓度的10～100倍，且消除缓慢，持续时间长，血浆半减期达36～48小时。主要以原形经肠道排出，少量经肾排出。用于做感菌所致的呼吸系统、皮肤、软组织感染及淋病，也用于治疗出门螺杆菌感染。常见不良反应为胃肠道反应，偶见皮疹、转氨酶及红细胞一过性升高。

罗红霉素

罗红霉素（roxihromycin）对革兰阳性菌和厌氧菌的作用大致与红霉素相近，对肺炎支原体、衣原体有较强的作用。临床适用于呼吸道及皮肤软组织感染治疗，也可用于非淋球菌性尿道炎的治疗。不良反应发生率较低，多为胃肠道反应。

克拉霉素

克拉霉素（clarithromycin）也称甲红霉素，对革兰阳性菌、嗜肺军团菌、肺炎衣原体的作用是大环内酯类中最强者，对沙眼衣原体、肺炎支原体和流感杆菌、厌氧菌的作用亦强于红霉素。主要用于敏感菌所致的呼吸道感染、泌尿生殖系统感染及皮肤软组织感染，与奥美拉唑合用对根除幽门螺杆菌有较好疗效。不良反应主要是胃肠反应，发生率低于红霉素，偶可发生皮疹、暂时性转氨酶升高及胆汁淤积性肝炎。

二、林可霉素类抗生素

林可霉素（lincomycin，洁霉素）、克林霉素（clindamycin，氯林可霉素，氯洁霉素）两者抗菌谱相同，但克林霉素抗菌作用更强，口服吸收好，且毒性较低，故临床常用。

【药理作用】两药对革兰阳性菌及厌氧菌具有较强的抗菌作用，渗透力强，骨组织浓度高。抗菌作用机制与红霉素类似。

【临床应用】主要用于治疗葡萄球菌、化脓性链球菌、肺炎链球菌及厌氧菌所致的呼吸道感染、皮肤软组织感染、女性生殖道感染、盆腔感染、厌氧菌所致的腹腔感染。因其在骨组织浓度较高，常用于骨和关节感染及敏感菌所致的急性骨髓炎、胆道感染及败血症。

【不良反应】口服或肌内注射均可产生胃肠反应，以口服较为常见，但较轻微。也可发生严重的伪膜性肠炎，可用万古霉素与甲硝唑治疗。偶见中性粒细胞减少、肝损害。

三、其他抗生素

万古霉素与去甲万古霉素

万古霉素（vancomycin）与去甲万古霉素（norvancomycin）口服不吸收，肌内注射可引起剧烈疼痛及组织坏死，故只宜静脉给药。

【药理作用】两药对青霉素G和多种抗生素耐药的金葡菌、表皮葡萄球菌以及溶血性链球菌、草绿色链球菌、肺炎球菌及肠球菌等均有强大的抗菌作用，对厌氧的难辨梭状芽孢杆菌亦有较好抗菌作用，对炭疽杆菌、白喉杆菌等亦敏感，属速效杀菌药。但多数革兰阴性菌对其耐药，不过与其他抗生素之间无交叉耐药性，抗菌作用机制是与细菌细胞壁黏肽侧链形成复合物，阻碍细菌细胞壁的合成。

【临床应用】主要用于治疗耐青霉素金葡菌引起的严重感染和对β内酰胺类抗生素过敏者的严重感染，如败血症、肺炎、心内膜炎、骨髓炎、结肠炎及其他抗生素（尤其是克林霉素）引起的伪膜性肠炎。

【不良反应】毒性较大。大剂量使用可引起耳鸣、耳聋及肾损害，肾功能不良者及老年人易发生。静脉滴注时偶可发生恶心、药物热及皮疹。

第三节　氨基糖苷类抗生素及多黏菌素

一、氨基糖苷类抗生素

氨基糖苷类抗生素是由2个或3个氨基糖分子和非糖部分的苷元通过氧桥连接而成，包括由链霉菌培养液中提取的链霉素、新霉素、卡那霉素、妥布霉素、大观霉素等，由小单孢菌培养液中提取的庆大霉素、西索米星、小诺米星等和人工半合成的阿米卡星、奈替米星等。本类抗生素均呈碱性，其盐易溶于水，性质稳定。

【药理作用】此类药物抗菌谱相似，若以相同重量进行比较时，则庆大霉素和西索米星较卡那霉素、妥布霉素、奈替米星、阿米卡星的抗菌活性稍强。此类抗生素除链霉素外，主要对革兰阴性杆菌如大肠埃希菌、克雷伯菌属、肠杆菌属、变形杆菌属等具有强大的抗作用；流感杆菌和肺炎支原体感染，此类抗生素虽临床疗效不显著，但仍呈中度敏感；此外，对沙雷菌属、产碱杆菌属、布鲁菌、沙门杆菌、痢疾杆菌、嗜血杆菌及分枝杆菌亦具有抗菌作用。铜绿假单胞菌、耐青霉素金葡菌对其中某些品种亦敏感。氨基糖苷类抗生素的抗菌作用机制是阻碍细菌蛋白质的合成的全过程，为静止期杀菌剂。

【不良反应】

1.过敏反应　本类抗生素可引起嗜酸性粒细胞增多，各种皮疹、发热等过敏症状。也可引起严重过敏性休克，尤其链霉素发生率仅次于青霉素G，应引起严重注意，故注射前也应先做皮试，阴性者方可使用。一旦发生，可皮下或肌内注射肾上腺素或静脉注射葡萄糖酸钙进行抢救。儿童、老年人对本类药物特别敏感，应慎用。妊娠、哺乳期妇女禁用。

2.耳毒性　由于本类抗生素能在内耳外淋巴液中蓄积，半减期又长，故可引起前庭功能与耳蜗神经的损害。前庭功能损害表现为眩晕、恶心、呕吐、眼球震颤和平衡障碍，发生率依次为新霉素>卡那霉素>链霉素>西索米星>庆大霉素>妥布霉素>奈替米星。对耳蜗神经的伤害主要是发生听力减退或耳聋，发生率依次为新霉素>卡那霉素>阿米卡星>西素米星>庆大霉素>妥布霉素>链霉素。应避免与增加耳毒性的药物如万古霉素、镇吐药、呋塞米、依他尼酸等合用。用药期间进行听力检测，一旦出现眩晕、耳鸣、听力减退等先兆时，应及时停药。

3.肾毒性　可出现蛋白尿、管型尿，严重者可发生氮质血症及无尿等，发生率依次为所霉素>卡那霉素>妥布霉素>链霉素，奈替米星肾毒性很低。注意尿量的改变及定期查尿常规，以防止肾脏损害。

4.神经肌肉接头的阻滞　这种作用可致神经肌肉麻痹，与剂量及给药途径有关，如静脉滴注速度过快或同时使用肌肉松弛剂、全身麻醉药时易发生，重症肌无力患者尤易发生，可致呼吸停止。这是由于药物能与突触前膜钙结合部位结合，阻止钙离子参与乙酰胆破的释放所致，如发生可采用新斯的明和钙剂静脉注射治疗。

链霉素

链霉素（streptomycin）是最早应用的氨基糖苷类，性质稳定，水溶液在室温可保持1周。

【临床应用】链霉素具有强大的抗革兰阴性菌的作用，但因毒性和日益增多的耐药性等问题限制了它的临床使用，被庆大霉素等替代。目前临床用于：①治疗鼠疫，为首选药；②与青霉素合用，治疗草绿色链球菌、肠球菌引起的感染性心内膜炎；亦可与氨苄西林合用，作为预防细菌性心内膜炎及呼吸、胃肠及泌尿系统手术后感染；③结核病的治疗一线药，但必须与其他抗结核药联合应用，以延缓耐药性的产生。

庆大霉素

庆大霉素（gentamicin）肠道吸收极少，主要用作肌内注射及静脉滴注。常用其盐酸盐，粉末状，易溶于水，对温度和酸、碱都稳定。

【临床应用】

1.敏感的革兰阴性杆菌的感染如败血症、骨髓炎、肺炎、脑膜炎等的治疗，属首选。

2.与羧苄西林合用，治疗铜绿假单胞菌感染如铜绿假单胞菌心内膜炎，但不宜混合滴注，以免使抗菌活力下降。

3.与羧苄西林、头孢菌素联合用于未明原因的革兰阴性杆菌混合感染。

4.口服做肠道术前准备与治疗肠道感染。

卡那霉素

卡那霉素（kanamycin）抗菌谱与链霉素相似，但对铜绿假单胞菌无效；由于其毒性及耐药性较多见，已不作为细菌性感染治疗的首选药，目前也很少用于结核病的治疗，其应用已为庆大霉素、妥布霉素、阿米卡星所替代。

阿米卡星

阿米卡星（amikacin）又称丁胺卡那霉素，对许多肠道革兰阴性菌和铜绿假单胞菌所产生的钝化酶稳定，主要用于对其他氨基糖苷类抗生素耐药菌株所引起的感染，如对庆大霉素、卡那霉素耐药菌所致的尿路、肺部感染，以及铜绿假单胞菌、变形杆菌造成的败血症。与羧苄西林或头孢噻吩合用，治疗中性粒细胞减少或其他免疫缺陷者感染。

妥布霉素

妥布霉素（tobramycin）抗菌作用与庆大霉素相似，最突出的是对铜绿假单胞菌的作用较庆大霉素强2～4倍，即使是耐药株也有效。临床应用与庆大霉素相同，主要用于治疗铜绿假单胞菌感染，如菌血症、心内膜炎、骨髓炎与肺炎等，也用于各种严重的革兰阴性菌感染。不良反应同庆大霉素，耳、肾毒性较庆大霉素小。

西索米星

西索米星（sisomicin）抗菌谱与庆大霉素相近似，与庆大霉素相比无显著优点，故临床少用。

奈替米星

奈替米星（netilmicin）具广谱抗菌作用。临床适用于尿路、肠道、呼吸道、皮肤软组织、骨和关节、腹腔及创口部位的感染。

小诺米星

小诺米星（micronomicin）抗菌谱与庆大霉素相似，对中耳炎、胆道感染等有较高的疗效，对泌尿系统和呼吸系统感染的疗效不亚于庆大霉素。耳、肾毒性也低于庆大霉素，其他不良反应少，偶见氨基转移酶升高。

新霉素

新霉素（neomycin）能产生较强的耳、肾毒性，易引起永久性耳聋和肾损害，因而现已少用，尤其是禁止注射用药；因口服吸收少，故毒性也小，用于肠道感染或腹邮手术前消毒或肝性脑病患者。

大观霉素

大观霉素（spectinomycin）对淋球菌有高度的抗菌活性，且产青霉素酶的淋球菌对其亦敏感，临床主要用于治疗淋病。不良反应少，耳、肾毒性较少见，个别患者可出现暂时眩晕。发热、头痛等。

二、多黏菌素类

多黏菌素包括多黏菌素B（polymyxin B）及多黏菌素E（polymyxin E；黏菌素，colistin），两者具有相似的药理作用。是多肽类抗生素，由于静脉给药可致严重肾毒性现已少用。

【体内过程】口服不易吸收。肌内注射50mg后2小时血药浓度达峰值（2～8mg/L），有效血药浓度可维持8～12小时，$t_{1/2}$约6小时。肾功能不全者清除慢，$t_{1/2}$可达2～3天。它分布于全身组织，以肝、肾为最高，并保持较长时间。多黏菌素不易弥散进入胸、腹腔、关节腔，即使在脑膜炎症时也不易透入脑脊液中，胆汁中浓度也较低。药物经肾缓慢排泄。

【药理作用】对大肠埃希菌、肺炎杆菌、流感嗜血杆菌、肠杆菌属、沙门菌、志贺菌、百日咳杆菌等，尤其对铜绿假单胞菌有强大的抗菌作用，对生长繁殖期和静止期的细菌都有作用。

【临床应用】对多数革兰阴性杆菌有杀灭作用。多肽类抗生素具有表面活性，含有带阳电荷的游离氨基，能与革兰阴性菌细胞膜的磷脂中带阴电荷的磷酸根结合，使细菌细胞膜面积扩大，通透性增加，细胞内的磷酸盐、核苷酸等成份外漏，导致细菌死亡。多黏菌素对生长繁殖期和静止期的细菌都有效，过去曾用于对其他抗生素耐药的绿脓杆菌和革兰阴性杆菌所致感染如败血症、脑膜炎、心内膜炎、烧伤后感染等。但现在已被疗效好、毒性低的其他抗生素所取代。仍可局部用于敏感菌的眼、耳、皮肤、黏膜感染及烧伤绿脓杆菌感染。多黏菌素口服用于肠道手术前准备。

【不良反应】毒性较大。主要表现在肾脏及神经系统两方面，其中多黏菌素B较多黏菌素E尤为多见，症状为蛋白尿、血尿等。大剂量、快速静脉滴注时，由于神经肌肉的阻滞可导致呼吸抑制。

第四节　四环素类及氯霉素类

一、四环素类

四环素（tetracycline）和土霉素（terramycin；氧四环素，oxytetracycline），由于抗菌谱广，口服有效，应用方便，故曾长期广泛用于临床。近年来由于耐药菌株日益增多，疗效不够理想，且不良反应较多，其临床应用已明显减少。

【药理作用】抗菌谱广，对革兰阳性的肺炎球菌、溶血性链球菌、草绿色链球菌及部分葡萄球菌、破伤风杆菌和炭疽杆菌等；对革兰阴性细菌中的脑膜炎球菌、痢疾杆菌、大肠埃希菌、流感杆菌、巴氏杆菌属、布氏杆菌等及某些厌氧菌（如拟杆菌、梭形杆菌、放线菌）都有效。此外，对肺炎支原体、立克次体、螺旋体、放线菌也有抑制作用，还能间接抑制阿米巴原虫。对绿脓杆菌、病毒与真菌无效。

四环素类属快速抑菌剂，在高浓度时也有杀菌作用。其抗菌机制主要为与细菌核蛋白体30S亚单位在A位特异性结合，阻止aa-tRNA在该位置上的联结，从而阻止肽链延伸和细菌蛋白质合成。其次，四环素类还可引起细胞膜通透性改变，使胞内的核苷酸和其他重要成分外漏，从而抑制DNA复制。

细菌对四环素类的耐药性在体外发展较慢，然本类药物之间有交叉耐药性。大肠埃希菌和其他肠杆菌科细菌的耐药性主要通过耐药质粒介导，并可传递、诱导其他敏感细菌转成耐药，带耐药质粒细菌的细胞膜对四环素类药物摄入减少或泵出增加。

【临床应用】四环素类临床应用范围比较广泛。对立克次体感染和斑疹伤寒、恙虫病以及支原体引起的肺炎有良效，为首选药物。对革兰阳性菌和阴性菌感染，百日咳、痢疾、肺炎杆菌所致的尿道、呼吸道与胆道感染，可用新四环素类作次选药。

【不良反应】

1.胃肠道反应　本药口服后直接刺激而引起恶心、呕吐、上腹不适、腹胀、腹泻等症状，尤以土霉素多见，与食物同服可以减轻。

2.二重感染　正常人的口腔、鼻咽、肠道等都有微生物寄生，菌群间维持平衡的共生状态。广谱抗生素长期应用，使敏感菌受到抑制，而不敏感菌乘机在体内繁殖生长，造成二重感染，又称菌群交替症。多见于老幼和体质衰弱、抵抗力低的患者。此外，合并应用肾上腺皮质激素、抗代谢或抗肿瘤药物也更容易诱发二重感染。常见的二重感染有：①真菌病，致病菌以白色念珠菌最多见。表现为口腔鹅口疮、肠炎、可用抗真菌药治疗。②葡萄球菌引起的假膜性肠炎，此时葡萄球菌产生强烈的外毒素，引起肠壁坏死、体液渗出、剧烈腹泻、导致失水或休克等症状，有死亡危险。此种情况必须停药并口服万古霉素。

3.对骨、牙生长的影响　四环素类能与新形成的骨、牙中所沉积的钙相结合。妊娠5个月以上的妇女服用这类抗生素，可使出生的幼儿乳牙釉质发育不全并出现黄色沉积，引起畸形或生长抑制。

4.其他　长期大量口服或静脉给予（每日超过1～2g）可造成严重肝脏损害。也能加剧原有的肾功能不全，影响氨基酸代谢而增加氮质血症。此外，四环素类抗生素还可引起药热和皮疹等过敏反应。

多西环素

多西环素（doxycycline，强力霉素）是土霉素的脱氧物。易溶，遇光不稳定。

【药理作用】抗菌谱和四环素相似。但抗菌作用强2～10倍，且对土霉素、四环素的耐药金葡菌有效。

【临床应用】同四环素，用于呼吸道感染如老年慢性气管炎、肺炎、麻疹肺炎，也用于泌尿道感染及胆道感染等。对肾功能不良患者的肾外感染也可使用。对产肠毒素大肠埃希菌所致的腹泻也有效，但宜慎用。

【不良反应】常见胃肠道刺激性反应，如恶心、呕吐、腹泻、舌炎、口腔炎及肛门炎等，宜饭后服药。皮疹及二重感染少见。在静脉注射过程中可出现舌头麻木及口内特殊气味，个别可有呕吐。

二、氯霉素类

氯霉素

氯霉素（chloramphenicol）口服吸收良好，脂溶性高，易透过血脑屏障进入脑脊液，脑膜炎时脑脊液中的浓度几乎与血中浓度相当。可透过胎盘屏障进入胎儿体内，也可透过血眼屏障进入房水、玻璃体，并可达治疗浓度。主要在肝内与葡萄糖醛酸结合后失效，5%～10%以原形经肾排泄，可在尿中达有效浓度。

【药理作用】氯霉素是广谱抗生素，在低浓度时抑制细菌生长，高浓度具杀菌作用，对革兰阴性菌的作用较革兰阳性菌的作用强。革兰阴性菌中淋球菌、脑膜炎球菌、流感嗜血杆菌、百日咳杆菌、大肠埃希菌、肺炎杆菌、产气杆菌、痢疾杆菌，包括伤寒杆菌的沙门菌属、布鲁菌和霍乱弧菌等，均对其敏感；革兰阳性菌中的葡萄球菌、溶血性链球菌、肺炎球菌、草绿色链球菌及肠球菌大多数对其敏感；白喉杆菌、炭疽杆菌、破伤风杆菌、产气荚膜杆菌、放线菌属、乳酸杆菌等亦大多对其敏感；厌氧菌如拟杆菌属特别是脆弱拟杆菌、梭形杆菌及梅毒螺旋体、钩端螺旋体、衣原体、肺炎支原体、立克次体等也敏感。氯霉素通过抑制肽酰基转移酶，阻止肽链延伸，使蛋白质合成受阻。

各种细菌都能对氯霉素发生耐药性，其中以大肠埃希菌、痢疾杆菌、变形杆菌等较为多见，伤寒杆菌及葡萄球菌较少，耐药性产生较慢，可自动消失。

【临床应用】因其骨髓抑制作用，临床应用受到严格控制。

1.伤寒、副伤寒　为伤寒、副伤寒的次选药物。目前耐氯霉素的伤寒杆菌呈增多趋势，但对氯霉素敏感者，本品仍可选用。

2.细菌性脑膜炎、脑脓肿　作为备选药物，因其在脑脊液及脑组织中浓度高且抗菌谱广，常用于治疗流感嗜血杆菌性脑膜炎、脑膜炎奈瑟菌性脑膜炎、化脓性脑膜炎或病原体不明的脑膜炎、脑脓肿。

3.外用　滴眼用于治疗敏感菌所致的沙眼、结膜炎、角膜炎、眼睑缘炎；滴耳用于治疗中耳炎、外耳炎；局部涂抹可用于痤疮、酒渣鼻、脂溢性皮炎等。

【不良反应】

1.骨髓抑制　是氯霉素最严重的不良反应，有两种不同的表现形式：①可逆性骨髓抑制较常见，表现为贫血，白细胞、血小板减少，与用药剂量、用药时间有关，停药后症状消失。②不可逆性再生障碍性贫血，与剂量无关，早期症状同可逆性骨髓抑制，到后期可有血小板减少引起的出血症状，如瘀斑、鼻衄等，以及由粒细胞减少导致的感染症状，如高热、咽痛、黄疸等。用药期间应定期查血象，每日剂量不超过1g，疗程一般不超过5～7天，并避免反复应用。

2.灰婴综合征　多见于早产儿、新生儿，用药量超过每日25mg/kg即可发生。为早产儿、新生儿肝、肾功能发育不全，药物消除慢，使药物在体内蓄积所致。临床表现为腹胀、呕吐、进行性苍白、发绀、微循环障碍、呼吸不规则。新生儿、早产儿、孕妇、哺乳期妇女及肝功能不全者禁用。

3.过敏反应　可出现皮疹、发热、血管神经性水肿、支气管哮喘等症状，一般较轻，停药后症状可消失。

4.其他　可见胃肠道反应、二重感染、周围神经炎、肝损害等。

甲砜霉素

甲砜霉素（thiamphenicol）的抗菌谱与氯霉素基本相同，肺炎球菌、链球菌、布鲁菌、痢疾杆菌、流感嗜血杆菌等对其敏感，低浓度抑菌、高浓度杀菌，作用机制与氯霉素相同，与氯霉素有完全的交叉耐药性。临床主要用于呼吸道感染，尿路感染和肝胆系统感染，疗效高。也可用于伤寒、痢疾、肠道感染、布鲁菌病、脑膜炎及外科感染。主要不良反应与氯霉素相同，即对造血功能的毒性较大，严重的可发生不可逆的骨髓抑制。

第五节　用药护理

一、用药前护理

1.明确用药目的　抗生素主要用于控制敏感菌的感染，以治愈疾病，降低死亡率。其中，四环素类和氯霉素类由于耐药现象或毒性反应严重，临床选用必须明确指征、权衡利弊。

2.掌握护理对象基本情况　了解患者过敏史，掌握患者感染性质与程度，测定患者肝肾功能，了解患者是否处于妊娠或哺乳期。使用大环内酯类、氨基糖苷类药物需了解患者听力，了解患者是否有嗜酒习惯。

3.用药教育

（1）要求患者坚持按时服药，以保证有效的血药浓度和足够的疗程。教育门诊患者不可因自觉症状好转而中断疗程，治疗结束后多余的药物不可自行随意使用。

（2）服用头孢类期间及停药后的5天内，叮嘱患者不宜饮酒或含酒精的饮料，以防引起颜面潮红、出汗、头痛、心动过速、恶心、呕吐、口干、胸痛、急性心力衰竭、呼吸苦难，急性肝损伤、惊厥甚至死亡等双硫仑样反应。

（3）红霉素片应整片吞服，服药前和服药时均不宜饮用酸性饮料，以免降低疗效，增加胃肠反应。

（4）使用大环内酯类药物和氨基糖苷类药物时容易损伤听力，应叮嘱患者当出现吃量耳鸣等症状时立即汇报，停药可望恢复。

（5）使用氨基糖苷类药物期间应多喝水，并注意观察有无体重增加、尿少、尿中带血等肾功能受损症状，一旦发现须及时报告。

（6）使用四环素类及氯霉素类药物前，应使患者及家属了解药物的不良反应，尤其是使用氯霉素当出现疲劳、发热、喉痛、黄疸、出血等症状时，应及时通知医护人员。

（7）应用林可霉素时，必须告知患者当出现会阴刺激感、腹泻或大便带血或见到膜状物时立即告知医护人员。使用期间应多饮水，保持一定尿量。使用万古霉素时须让患者注意听力变化，出现耳鸣应立即停药。应用多黏菌素类时，因可引起眩晕及运动失调等神经症状，应告诫患者不要进行高空作业。

二、用药中护理

1. 药物配伍

（1）青霉素遇酸、碱、醇、重金属离子、氧化剂易被破坏，应避免配伍使用。第一代头孢菌素应注意避免与氨基糖苷类和强效利尿剂合用，以免增加肾毒性。

（2）红霉素治疗泌尿道感染时，合用碳酸氢钠可使疗效增强，但不宜与酸性药物配伍。

（3）氨基糖苷类药物应避免与强利尿剂、万古霉素等肾毒性的药物合用；避免与呋塞米等损伤耳蜗神经的药物合用；不宜与强效中枢抑制药苯海拉明等合用，以免掩盖第Ⅳ对脑神经损伤的表现。

（4）四环素类一般不与含金属离子的抗酸药物等制剂同服；氯霉素不可与具有骨髓抑制作用的药物合用。

（5）林可霉素静脉滴注时不应与其他药物配伍；多黏菌素不与麻醉剂、肌松剂、氨基糖苷类药物合用，以免发生肌无力、呼吸暂停及对肾功能、耳蜗神经的损伤。

2. 药物配制与储存

（1）β内酰胺类抗生素的注射液须临用前配制，室温放置24小时不但大部分失效，而且将产生有抗原性的致敏产物。青霉素宜用0.9%氯化钠注射液配制，以减少效价损失，如用5%葡萄糖溶液配制，宜在2小时内滴完。

（2）乳糖酸红霉素粉针剂宜用注射用水溶解成5%溶液，再用5%葡萄糖液稀释并随即滴注，配制的药液在冰箱中保存不得超过1周，室温不得超过24小时，以防久置失效。

（3）氨基糖苷类药物注射时应以生理盐水溶解，切勿使用葡萄糖溶液，防止发生浑浊、沉淀。

（4）四环素类水溶液稳定性差，须临用前配制。

（5）林可霉素类静脉滴注时稀释浓度不应超过6mg/mL。

3. 给药方法

（1）青霉素类每次用药前必须询问药物过敏史，用前需做皮试，凡初次用药、停药3天以上或更换批号时，均应做皮试。皮试阳性者禁用并做好记录告知患者及家属以防今后误用。口服制剂应在饭前1小时或饭后2小时给药，如有胃肠刺激征建议与少量食物或牛奶同服。严禁药物混用注射器。

（2）红霉素注射剂刺激性强，不宜肌注或皮下注射，静脉滴注时采用单独的静脉通道，超中不应超过0.1%，以减少血栓性静脉炎发生。

（3）氨基糖苷类药物一般用药疗程7～10天，避免反复应用（结核病除外）。由于局部刺激性强，宜深部肌内注射并经常轮换部位，以减少疼痛。

（4）四环素类宜饭后口服，用大量白开水服用，以免药物刺激食管；静脉滴注时应稀释并缓慢给药，以免引起恶心、呕吐、发热、高血压等症状。氯霉素不宜用于肌内注射，除特殊感染，疗程不超过2周。

（5）林可霉素类口服时应嘱患者空腹或饭后2小时服用并多饮水。万古霉素静脉给药不浓度过高，滴注速度也不宜过快，严防药液外漏产生静脉炎及组织坏死。

三、用药后护理

1.重视用药护理

（1）头孢菌素类久用可影响肠道内维生素的合成，应观察患者有无出血倾向，必要时的情补充维生素K。用药3天后病情无改善甚至加剧的，应及时告知医生，结合药敏试验更换药物。

（2）使用大环内酯类药物时应注意观察患者是否出现皮肤、巩膜黄染和全身不适、恶心、厌食、腹胀等症状，如出现应立即停药。

（3）使用氨基糖苷类药物时，对平衡失调的患者应加强护理，防止摔倒。如出现肢端麻木等反应，可静脉注射钙剂。

（4）长期应用四环素类药物可致溶血性贫血、嗜酸性粒细胞减少等血液病，也可肌酐、尿素氮、转氨酶等升高，应注意监测。氯霉素用于肝、肾功能不全及12岁以下儿童、妇女时，应严密观察骨髓抑制的先期症状，如发热、咽痛、易疲劳等，一旦出现应立即停药。

（5）注射林可霉素类药物时，应嘱患者斜卧位或半卧位休息并检查血压，直至血压平稳后才能活动。应用多黏菌素时，应告知患者神经毒性反应的症状，防止摔倒。

2.急救处理

（1）给药开始即要密切观察患者有无过敏反应，通常注射后应观察30分钟。一旦发生休克，立即肌内注射或皮下注射0.1%肾上腺素0.3～0.5mL，并加用糖皮质激素和H受体阻断药等，配合给氧、人工呼吸等措施进行抢救。

（2）使用多黏菌素时，如患者出现不安和呼吸困难时（呼吸少于每分钟8～10次），应立即停药，静脉注射氯化钙以解除呼吸抑制。

案例回顾

药物在使用过程中可能会出现过敏反应的症状，必须严格按照要求进行皮试处理，排除阳性反应，为安全用药做铺垫。本案例提醒大家，对于一些容易出现过敏反应的药物，要做好相应的防治措施，避免严重事件的发生。希望通过本章节药物的学习，能加深同学们对防治药物过敏反应的认识和了解。

第三十章
人工合成抗菌药

章前引言

　　人工合成抗菌药物主要有喹诺酮类、磺胺类与甲氧苄啶、硝基呋喃类及硝基咪唑类等。喹诺酮类（quinolones）是以4-喹诺酮为基本结构的合成类抗菌药，在母核上引入不同的基团，形成各具特点的药物。本类药物按研发使用的顺序及抗菌性能的不同可分为四代，第一代如萘啶酸（nalidixic acid）和吡咯酸（piromidic acid）只对大肠埃希菌、痢疾杆菌、克雷伯杆菌和少数变形杆菌有效，因疗效不佳不良反应较多现已少用。第二代如吡哌酸在抗菌谱方面有所扩大，对肠杆菌属、枸橼酸杆菌、铜绿假单胞菌、沙雷杆菌也有一定作用，现在应用也较少。第三代喹诺酮类药物是在4-喹诺酮的结构上引入氟原子，即氟喹诺酮类，抗菌谱进一步扩大，对葡萄球菌等革兰阳性菌也有抗菌作用，对革兰阴性菌的作用进一步增强，目前应用品种较多，有诺氟沙星（norfloxacin）、环丙沙星（ciprofloxacin）、氧氟沙星（ofloxacin）、左氧氟沙星（levofloxacin）、洛美沙星（lomefloxacin）等。20世纪90年代研制的氟喹诺酮类为第四代，结构中引入8-甲羟基，对革兰阳性菌活性更强并保持原有的抗革兰阴性菌的作用，不良反应更小，主要药物有莫西沙星（moxifloxacin）、加替沙星（gatifloxacin）等。

　　磺胺类药物是最早用于全身性感染的人工合成抗菌药，属广谱抑菌药，基本化学结构是对氨基苯磺酰胺，曾广泛用于临床。由于其不良反应较多以及其耐药的菌株不断增多，加之一些疗效高、不良反应少的抗菌药物不断问世，因此，磺胺类药物的临床应用一度受到一定限制。但是，有些菌株例如脑膜炎奈瑟菌等对磺胺类药物高度敏感。磺胺药和甲氧苄啶合用能增强磺胺药的效应、扩大抗菌谱、减缓耐药性。

硝基呋喃类中主要有呋喃妥因（nitrofurantoin）和呋喃唑酮（furazolidone），现在临床应用很少，硝基咪唑类中甲硝唑（metronidazole）和替硝唑（tinidazole）主要用于抗厌氧菌和滴虫感染。

学习目标 ✎

1.理解喹诺酮类药物的作用特点、用途、不良反应及用药护理事项。
2.识记磺胺类药物及甲氧苄啶、甲硝唑、替硝唑的作用、用途、不良反应及用药护理事项。
3.学会硝基呋喃类的作用与临床应用。

思政目标 📑

培养学生具有细致观察、反应敏捷、有条不紊的工作作风，慎独、严谨求实的工作态度；运用学习到的知识与技能，在临床工作过程中减轻患者痛苦，将社会的关爱、医（护）患关系的和谐体现到护理过程之中。

案例导入 📑

患者，女，50岁。因1天前进食不洁食物后腹泻10余次就诊。体格检查：体温38.5℃，左下腹压痛，无反跳痛，肠鸣音活跃，腹泻，量少，开始为黄色稀便，后为黏液血便，伴有肛门坠胀、里急后重感，无恶心、呕吐，精神较差，食欲欠佳。辅助检查：血常规示白细胞计数$11.7×10^9$/L，中性粒细胞百分比91%。大便细菌培养有福氏志贺菌生长。

诊断：急性细菌性菌痢。

治疗：给予左氧氟沙星加入葡萄糖溶液静脉滴注，同时给予解痉药等对症处理，好转出院。

思考题

请分析该患者用药是否合理？若不合理，请提出用药建议。

第一节 喹诺酮类

一、喹诺酮类药物的共性

大多数喹诺酮类药物口服吸收良好，生物利用度较高。药物血浆蛋白结合率低，体内分布广，穿透性好，大多数主要以原形经肾排泄，尿中浓度高。食物一般不影响吸收，但富含Fe^{3+}、Mg^{2+}、Ca^{2+}的食物可降低药物的生物利用度。

【药理作用】

1.该类药物抗菌作用机制是抑制细菌DNA回旋酶和拓扑异构酶Ⅳ，DNA回旋酶能使细菌双链DNA产生负超螺旋，使复制和转录得以继续进行。回旋酶的A亚基是喹诺酮类的作用靶点，通过形成DNA回旋酶-DNA-喹诺酮三元复合物，抑制酶的切口活性和封口活性，阻碍细菌DNA复制达到杀菌作用；细菌拓扑异构酶Ⅳ在DNA复制中起重要作用。喹诺酮类通过对细菌拓扑异构酶Ⅳ的抑制作用，干扰细菌DNA复制。治疗剂量的喹诺酮对人的DNA回旋酶影响很小，不影响人体细胞的生长代谢。

2.第三代、第四代喹诺酮类与第一、第二代相比，抗菌谱广而作用强。尤其对G^-菌具有强大杀菌作用，其敏感菌有淋病奈瑟菌、大肠埃希菌、克雷伯菌、伤寒沙门菌属、志贺菌属、变形杆菌等。

3.对流感嗜血杆菌、枸橼酸杆菌、不动杆菌、弯曲菌、军团菌等有肯定的抗菌活性。

4.对G^+菌如金葡菌、肺炎链球菌、溶血性链球菌等也有良好抗菌作用。某些药物对铜绿假单胞菌、结核分枝杆菌、衣原体、支原体及厌氧菌也有作用。

5.本类药物间有交叉耐药性，常见耐药菌为金黄色葡萄球菌、肠球菌、肺炎链球菌、大肠埃希菌和铜绿假单胞菌等。与其他常用抗菌药无交叉耐药性。

【临床应用】

1.泌尿生殖系统感染 可用于单纯性淋病奈瑟菌性尿道炎、宫颈炎；环丙沙星是治疗铜绿假单胞菌性尿道炎的首选药；氟喹诺酮类对敏感菌所致的前列腺炎有较好的疗效。

2.呼吸系统感染 左氧氟沙星、莫西沙星用于治疗耐青霉素的肺炎链球菌感染；氟喹诺酮类（除诺氟沙星）可用于支原体、衣原体、军团菌引起的呼吸道感染。

3.肠道感染与伤寒 首选用于志贺菌引起的急、慢性菌痢和中毒性菌痢，以及沙门杆菌伤寒与副伤寒、胃肠炎。

4.其他敏感细菌引起的皮肤及软组织感染、骨和关节等部位的感染。

【不良反应和注意事项】

1.胃肠道反应 常见胃部不适、恶心、腹泻、消化不良等症状，一般不严重，患者可耐受。

2.中枢神经系统毒性 轻症者表现为头昏、头痛、失眠，重症者发现精神异常、抽搐、惊厥等。有癫痫病史者禁用。

3.软骨损害　可引起幼年动物负重关节的软骨损害，临床研究发现儿童用药后可出现关节水肿和关节痛。孕妇和哺乳期妇女禁用，未成年人慎用。

4.皮肤反应和光敏反应　患者出现皮疹、血管神经性水肿、皮肤瘙痒等。表现为光照部位皮肤出现瘙痒性红斑，严重者出现糜烂、脱落，停药后可恢复。用药期间避免日光或紫外线直射。

5.心脏毒性　可见QT间期延长，罕见但后果严重。

6.干扰糖代谢　糖尿病患者使用时应注意。

二、常用氟喹诺酮类药物

诺氟沙星

诺氟沙星（norfloxacin，氟哌酸）是第一个用于临床的氟喹诺酮类药物，空腹服药吸收良好，生物利用度为35%～45%，大部分以原形从尿中排泄，$t_{1/2}$约为4小时。抗菌谱广，抗菌活性强，尤其对革兰阴性杆菌如大肠埃希菌、伤寒沙门菌、流感嗜血杆菌、淋病奈瑟菌等作用强，对革兰阳性球菌如金黄色葡萄球菌也有一定的作用。主要用于敏感菌所致的泌尿道感染、肠道感染、前列腺炎、宫颈炎、淋病奈瑟球菌尿道炎和伤寒等。滴眼液用于敏感菌所致的结膜炎。

环丙沙星

环丙沙星（ciprofloxacin）口服吸收快但不完全，生物利用度约52%。体内分布广泛，$t_{1/2}$为3～4小时。抗菌谱与诺氟沙星相似，对肠球菌、铜绿假单胞菌、肺炎链球菌、金黄色葡萄球菌、军团菌、流感嗜血杆菌抗菌活性较强，但部分革兰阴性杆菌如大肠埃希菌耐药性明显增加。对厌氧菌无效。适用于敏感菌引起的呼吸道、泌尿生殖道、胃肠道、骨关节及皮肤软组织等感染。

氧氟沙星

氧氟沙星（ofloxacin，氟嗪酸）口服吸收快而完全，$t_{1/2}$约为5小时，生物利用度高达95%。体内分布广泛，各组织中均能达到有效治疗浓度，脑脊液和尿液中浓度高，胆汁中药物浓度为血药浓度的7倍，$t_{1/2}$约为7小时。抗菌谱广，除具有环丙沙星的抗菌特点外，对大肠埃希菌、志贺杆菌、变形杆菌、伤寒沙门菌、流感嗜血杆菌、淋病奈瑟菌、葡萄球菌、肺炎链球菌等有较强的抗菌作用；铜绿假单胞菌、衣原体、厌氧菌也敏感，还有抗结核杆菌作用。主要用于上述敏感菌引起的泌尿系统、呼吸系统、消化系统、眼耳鼻喉及皮肤、软组织的急性和慢性感染。可和其他抗结核药联合用于多重耐药结核分枝杆菌的治疗。

左氧氟沙星

左氧氟沙星（levofloxacin）是氧氟沙星的左旋体，口服吸收完全，生物利用度近100%。对包括厌氧菌在内的革兰阴性菌和革兰阳性菌有强大杀菌作用，作用比氧氟沙星强2倍，略强于环丙沙星。适用于敏感菌引起的各种急慢性感染。不良反应发生率相对较低。

莫西沙星

莫西沙星（moxifloxacin）为第四代喹诺酮类，口服吸收率为90%，体内分布广，$t_{1/2}$为12～15小时。C-7位上氮双环结构加强了对革兰阳性菌抗菌作用，甲氧基则加强了对厌氧菌的作用，对常见的呼吸道病原菌、青霉素敏感和耐药的肺炎链球菌、嗜血杆菌属、卡他莫拉菌属以及肺炎支原体、肺炎衣原体和肺炎军团菌等较敏感。

第二节　磺胺类药与甲氧苄啶

一、磺胺类药

(一) 磺胺类药物的共性

【药理作用】

1.磺胺药的作用机制是干扰细菌的叶酸代谢。对磺胺药敏感的细菌不能直接利用周围环境中的叶酸，只能以对氨基苯甲酸（PABA）、蝶啶为原料在菌体内经二氢叶酸合成酶的作用下合成二氢叶酸，再经二氢叶酸还原酶的作用还原为四氢叶酸，作为一碳基团载体参与核酸的合成。磺胺药的结构与PABA相似，能与之竞争二氢叶酸合成酶，妨碍二氢叶酸的合成，从而使核酸合成受阻，抑制细菌生长繁殖。人体能直接利用食物中的叶酸，不受磺胺药的影响（图30-2-1）。

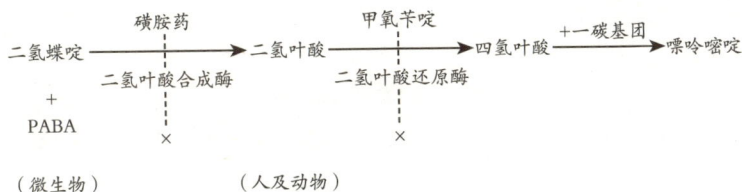

图30-2-1　磺胺类及甲氧苄啶的作用机制

2.细菌对磺胺药易产生耐药性，尤其在用药量不足、用药不规律时更易发生。磺胺药之间有交叉耐药性。

3.用于全身感染的磺胺药，口服吸收良好，分布于全身组织和体液。血浆蛋白结合率低的磺胺药如磺胺嘧啶（Sulfadiazine，SD）易通过血脑屏障，脑脊液药物浓度高适用于治疗脑膜炎。主要在肝脏代谢为无活性的乙酰化物，从肾脏排泄。磺胺类药物及其乙酰化物在碱性尿液中溶解度高，在酸性尿液中易结晶析出。

【分类】根据磺胺药口服吸收的难易程度与临床应用不同，将其分为以下三类。

1.用于全身感染的磺胺药　本类药口服易吸收，可用于治疗全身感染。主要有磺胺嘧啶（SD)和磺胺甲噁唑（SMZ）等。

2.用于肠道感染的磺胺药　本类药物口服吸收少，肠道中浓度高，主要用于治疗肠道感染。如柳氮磺吡啶（SASP）。

3.局部外用的磺胺药　如磺胺嘧啶银（SD–Ag）。

【临床应用】

1.全身感染　敏感性脑脊髓膜炎应选SD；泌尿系统感染可用SMZ；其他如呼吸道感染可用SMZ的复方制剂。

2.肠道感染　SMZ用于治疗细菌性痢疾，SASP用于慢性炎症性肠道疾病如溃疡性结肠炎的治疗。

3.局部外用　SD–Ag可用于烧伤或创伤后的创面感染。

【不良反应和注意事项】

1.泌尿系统损害　磺胺类药物在酸性尿液中易结晶析出，损害肾小管，可产生结晶尿、血尿、尿痛等症状。用药期间应大量饮水并同服碳酸氢钠以碱化尿液促进药物排泄。

2.过敏反应　常见皮肤瘙痒、剥脱性皮炎、血管神经性水肿等。

3.血液系统反应　长期用药可抑制骨髓造血功能，导致白细胞、血小板减少。葡萄糖–6–磷酸脱氢酶缺乏者可引起溶血。

4.其他不良反应　如引起恶心、呕吐、上腹部不适和食欲不振；少数患者出现头痛、头晕、失眠等症状。新生儿、早产儿可致核黄疸。新生儿、早产儿、孕妇和哺乳期妇女不宜使用磺胺药。

(二) 常用磺胺类药物

磺胺嘧啶

磺胺嘧啶（sulfadiazine，SD）口服易吸收，易透过血脑屏障，在脑脊液中的浓度可达血药浓度的80%。国内首选SD治疗普通型流行性脑脊髓膜炎。用于治疗诺卡菌属引起的肺部感染、脑膜炎和脑脓肿。与乙胺嘧啶合用治疗弓形虫病。与甲氧苄啶合用（双嘧啶片）产生协同抗菌作用。

磺胺甲噁唑

磺胺甲噁唑（sulfamethoxazole，SMZ，新诺明）脑脊液中浓度低于SD，但仍可用于流行性脑脊髓膜炎的预防。尿中浓度与SD相似，故也适用于大肠埃希菌等敏感菌引起的泌尿道感染。主要与甲氧苄啶合用，产生协同抗菌作用，扩大临床适应证范围。

柳氮磺砒啶

柳氮磺砒啶（sulfasalazine，SASP）属于口服吸收的磺胺类药物，口服后少部分在胃及近端小肠吸收，大部分进入远端小肠和结肠。本身无抗菌活性，在肠道微生物作用下，释放出磺胺吡啶和5-氨基水杨酸。用于节段性回肠炎或肠道术前预防感染。长期应用可引起恶心、呕吐、皮疹、发热等不良反应。

磺胺嘧啶银

磺胺嘧啶银（sulfadiazine silver，SD-Ag）兼有磺胺嘧啶和硝酸银两者的作用，抗菌谱广，特别是对铜绿假单胞菌作用强大，局部外用除杀菌作用外，有收敛和促进创面愈合效果。主要用于治疗创面铜绿假单胞菌等感染。局部应用仅有轻微刺激性，偶发短暂的疼痛。但若局部吸收过多，则可致肾损害、肝损害、变态反应及血液系统反应。

二、甲氧苄啶

甲氧苄啶（trimethoprim，TMP）又称为磺胺增效剂，抗菌谱与磺胺类药物相似，抗菌机制是抑制二氢叶酸还原酶，使二氢叶酸酶不能还原为四氢叶酸，阻止细菌核酸的合成。单用易产生耐药性，与磺胺类药物合用，可使细菌叶酸代谢受到双重阻断作用，使抗菌作用增强数倍至数十倍，甚至呈现杀菌作用，且抗菌谱扩大，并减少细菌耐药性的产生。与磺胺甲噁唑、磺胺嘧啶组成的复方制剂可治疗呼吸道、泌尿道、肠道感染和脑膜炎、败血症以及伤寒、副伤寒等。

毒性较小，可引起恶心、呕吐等胃肠反应。大剂量长期应用，可影响人体叶酸代谢，出现白细胞和血小板减少，巨幼红细胞性贫血等。应注意检查血象，必要时可用亚叶酸钙治疗。可能致畸，孕妇禁用，老年人、婴幼儿慎用。

第三节　硝基呋喃类及硝基咪唑类

一、硝基呋喃类

呋喃妥因

呋喃妥因（nitrofurantoin）又名呋喃坦啶（furadantin），对大肠埃希菌、金黄色葡萄球菌、腐生葡萄球菌和肠球菌属均具抗菌作用。口服吸收迅速完全。在体内约50%很快被组织破坏，其余以原形迅速自肾排出。血浆$t_{1/2}$约20分钟。适用于全身感染的治疗。尿中浓度高，一般剂量下可达50～250mg/L以上，主要用于敏感菌所致的急性肾炎、肾盂肾炎、膀胱炎、前列腺炎、泌尿系统感染。酸化尿液可增强抗菌活性。消化道反应较常见。剂量过大或肾功能不全者可引起严重的周围神经炎。偶见过敏反应。

呋喃唑酮

呋喃唑酮（furazolidone）又名痢特灵，体外对沙门菌属、志贺菌属、大肠埃希菌、肠杆菌属、金黄色葡萄球菌、粪肠球菌、霍乱弧菌和弯曲菌属均有抗菌作用。口服吸收少（5%），肠内浓度高，主要用于肠炎和菌痢。也可用于尿路感染、伤寒、副伤寒和霍乱，国内也曾试治溃疡病。不良反应同呋喃妥因。

二、硝基咪唑类

甲硝唑

【药理作用】甲硝唑（metronidazole）为硝基咪唑衍生物，口服吸收迅速而完全，分子中的硝基在细胞内无氧环境中被还原成氨基，抑制DNA合成而发挥抗病原体的作用。主要经肝脏代谢，代谢产物及部分原形药物经肾脏排泄，半减期为8～10小时。

【临床应用】

1.抗厌氧菌作用　对厌氧菌有较强的抗菌作用，对脆弱类杆菌、破伤风杆菌作用较强。具有高效、低毒、应用方便等特点。对需氧菌或兼性需氧菌无效。治疗厌氧菌引起的口腔、腹腔、下呼吸道、骨及关节等部位的感染。对幽门螺杆菌所致的消化性溃疡有特殊疗效。与破伤风抗毒素合用治疗破伤风。

2.抗滴虫、阿米巴原虫作用。

3.抗幽门螺旋杆菌作用　常与其他抗菌药物联合治疗幽门螺旋杆菌感染。

【不良反应与注意事项】

1.胃肠道反应 表现为食欲不振、恶心、呕吐、腹痛、腹泻、舌炎、口腔金属味等，一般不影响治疗。

2.神经系统反应 表现为头痛、头晕、眩晕、惊厥、共济失调和肢体感觉异常等中枢神经系统症状，一旦出现应立即停药。

3.变态反应 少数患者可出现荨麻疹、红斑、瘙痒、白细胞减少，停药后可自行恢复。

4.甲硝唑可干扰乙醛代谢，服药期间和停药1周内禁饮酒。中枢神经系统疾病者禁用。肝肾疾病者应酌情减量。长期大剂量使用有致癌和致突变作用，孕妇禁用。

替硝唑

替硝唑（tinidazole）为甲硝唑的衍生物，同属硝基咪唑类，抗菌活性强于甲硝唑，用于厌氧菌、滴虫等引起的感染，也用于鞭毛虫和阿米巴原虫引起的疾病治疗。耐受性优于甲硝唑，不良反应少而轻，主要有恶心、呕吐等消化道反应。

第四节 用药护理

一、用药前护理

1.用量用法 ①诺氟沙星 口服，每次0.1~0.2g，每日3~4次。②环丙沙星 口服，每次0.25~0.5g，每日2次。静脉滴注，每次0.1~0.2g溶于0.9%氯化钠注射液或5%葡萄糖注射液中静脉滴注，静脉滴注时间不少于30分钟，每日2次。③氧氟沙星 口服，每日0.2~0.6g。静脉滴注，每日0.4g，每日2次。④左氧氟沙星 口服，每次0.4g，每日1次。静脉滴注，每次0.5g，每日1次。⑤莫西沙星 口服，每次0.4g，每日1次。静脉滴注，每次0.4g，每日1次。⑥磺胺嘧啶 治疗脑膜炎，每次1g，每日4g。⑦复方磺胺甲噁唑（Co-SMZ）片剂：每片含SMZ 0.4g、TMP 0.08g。每次2片，每日2次，首剂2~4片，服药期间多饮水。⑧柳氮磺吡啶 口服，每次1~1.5g，每日3~4次，症状好转后改为每次0.5g。栓剂：每次0.5g，每日1~1.5g，直肠给药。⑨磺胺嘧啶银 1%软膏（乳膏）：涂敷创面或用软膏油纱布包扎创面。粉剂可直接撒布于创面。⑩甲硝唑 片剂：阿米巴病：每次0.4~0.8g，每日3次，5~7天为1个疗程。滴虫病：每次0.2g，每日3次，7天为1个疗程。厌氧菌感染：每次0.2~0.4g，每日3次。注射剂：厌氧菌感染：每次500mg，静脉滴注，于20~30分钟滴完，8小时1次，7天为1个疗程。⑪替硝唑 片剂：阿米巴病：每日2g，服2~3天；小儿每日50~60mg/kg，连用5天。滴虫病：每次2g，必要时重复1次；或每次0.15g，每日3次，连用5天，须男女同治以防再次感染；儿童每次50~75mg／kg，必要时重复1次。厌氧菌感染：每日2g，每日1次。非特异性阴道炎：每日2g，连服2天。注射剂：厌氧菌感染：每日0.8g，分1~2次静脉滴注，于20~30分钟滴完。

2.明确用药目的，首先要了解患者的症状、体征及血尿常规等实验室检查结果，诊断为细菌感染者以及经病原检查确诊为细菌感染者才能应用抗菌药。

3.了解患者基本情况，询问相关用药史和药物过敏史。

4.根据抗菌药物的抗菌活性、耐药性、药动力学特性及药物敏感度试验结果选择用药。

5.孕妇、未成年人，精神病史、癫痫病史者禁用喹诺酮类药物。

二、用药中护理

1.用药中密切观察患者是否出现腰痛、尿少、血尿等，防止发生泌尿系统损害，嘱多饮水。

2.嘱咐患者定时定量服药，胃肠道反应一般较轻，停药后症状会消失。

3.密切注意患者有无咽痛、发热、疲乏等造血系统症状，定期检查血常规。

4.有些药物会引起光敏反应，注意避免阳光和紫外线直接或间接照射。

三、用药后护理

1.用药后评价感染是否得到控制，血象是否恢复正常。

2.用药后不要从事带危险性操作的工作。

3.观察有无严重不良反应出现，有无耐药情况出现。出现皮疹、瘙痒、白细胞减少等情况应及时停药。

案例回顾

本案例提示大家，疾病的治疗选择药物最为关键，本案例首选喹诺酮类抗菌药。需要注意的是，志贺氏菌感染患者不推荐应用肠蠕动抑制剂（如洛哌丁胺、苯乙哌啶）。希望通过本章节药物的学习，能加深同学们对此类病症和用药的认识，熟练掌握用药的禁忌情况，精确、及时治疗病症的同时，避免滥用、乱用药物。

第三十一章
抗结核病药和抗麻风病药

章前引言

　　结核病是由结核分枝杆菌感染所致的慢性传染性疾病，可累及全身各组织器官，其中以肺结核最常见，其次为结核性脑膜炎、肠结核、肾结核、骨结核等。肺结核主要通过患者咳嗽、打喷嚏、大声说话等产生的飞沫传播。目前，我国每年结核病患者数约为130万，3/4的患者是青壮年。抗结核病药是指能杀灭或抑制结核分枝杆菌的药物，对结核杆菌有杀灭作用的药物，有异烟肼、利福平、左氧氟沙星等，对结核杆菌有抑制作用的，有乙胺丁醇、对氨基水杨酸钠等。

　　麻风病由麻风杆菌感染引起，麻风杆菌与结核杆菌同属分枝杆菌属，在形态和对药物的反应上有近似点，一些抗结核药也可用于麻风病的治疗，如利福平是主要的麻风病治疗药，氨硫脲等也有一定作用。抗麻风病药主要是砜类药物。

1.理解熟悉一线抗结核病药异烟肼、利福平、乙胺丁醇、链霉素及吡嗪酰胺的抗结核作用和主要不良反应及用药护理事项。

2.识记抗结核病药的应用原则。

3.学会其他抗结核病药、抗麻风病药物的作用特点及临床应用。

思政目标 📋

20世纪80年代后期，全球结核病疫情呈卷土重来之势，结核病再次成为严重危害人类公共卫生的问题，受到世人的关注。结核病是慢性传染性疾病，通过学习抗结核病药物的药理知识及临床应用，让学生充分了解抗结核病药物发挥作用的机制，以指导患者正确服药，观察用药反应，尽最大努力减少不良反应、药源性疾病的发生，减轻患者的痛苦，减少社会传播。

案例导入 📋

患者，男，64岁。近几个月来疲倦、乏力、食欲不振、体重减轻，持续咳嗽、咳痰、伴随低热，痰中带血丝2天。经痰涂片检查抗酸杆菌阳性（++++），X线胸片提示左上肺野可见小斑片状模糊阴影，密度不均，边缘不清。

诊断：浸润性肺结核。

治疗：按2HRZ/4HR方案化疗，即异烟肼、利福平、吡嗪酰胺治疗2个月，以后继续用异烟肼、利福平治疗4~7个月。根据病情及X线片检查情况随时调整用药剂量，在治疗过程中定期查肝功能及血常规，疗程1~1.5年。

思考题

请分析该患者用药是否合理？若不合理，请提出用药建议。

第一节 抗结核病药

抗结核病药物种类较多，临床上根据其临床疗效及作用特点将其分为两类：①一线抗结核病药物，包括异烟肼、利福平、乙胺丁醇、吡嗪酰胺、链霉素等，其特点是抗菌作用强、疗效高、不良反应少、患者较易接受，单独应用易产生耐药性；②二线抗结核病药物，是毒性较大、抗菌作用较弱的抗结核病药物，主要用于对一线抗结核病药产生耐药的患者，包括对氨基水杨酸，丙硫异烟胺、阿米卡星等。此外，氟喹诺酮类药中氧氟沙星、左氟沙星、司氟沙星等也有较强的抗结核分枝杆菌活性，也作为抗结核病的二线用药。

一、常用抗结核病药

异 烟 肼

异烟肼（isoniazid，雷米封）具有杀菌力强、不良反应少、价格低廉的优点，是一线抗结核药。

【药理作用】异烟肼对结核杆菌有高度的选择性，低浓度抑菌，高浓度杀菌作用。可渗入细胞内，对细胞内结核杆菌也有作用。口服或注射吸收快而全，给药1～2小时后，达血药峰浓度。分布广、穿透力强，吸收后分布于全身组织及体液，在脑脊液、胸腹水、关节腔、肾、纤维化或干酪样的结核病灶中浓度较高。主要在肝脏被乙酰化而灭活，代谢产物及部分原形药物经肾排出。

【临床应用】异烟肼是治疗结核病的首选药，单用易产生耐药性，常与其他抗结核药联用，既能延缓抗药性的产生又能增强疗效。粟粒性结核和结核性脑膜炎应加大剂量，延长疗程，必要时注射给药。

【不良反应和注意事项】

1.神经系统反应 一般剂量可出现周围神经炎，表现为手脚麻木、步态不稳、四肢无力、关节软弱、失眠和头痛等。大剂量可引起记忆减退、注意力不集中、兴奋、抑郁、头晕、失眠、抽搐，甚至精神失常。同服维生素B_6可以防治。癫痫、精神病患者慎用。

2.肝毒性 表现为转氨酶升高、黄疸甚至肝细胞坏死，与利福平合用可增加肝毒性。用药期间应禁止饮酒，定期检查肝功能。有肝、肾功能不全者慎用。

3.其他 偶有药热、皮疹、胃肠道反应等。

利 福 平

利福平（rifampicin，甲哌利福霉素）为广谱抗菌药，是一线抗结核药物。

【药理作用】抗菌谱广，抗菌作用强大，对静止期和繁殖期的结核杆菌均有作用，对麻风杆菌有杀灭作用，对革兰阳性和革兰阴性球菌、某些病毒、沙眼衣原体等有抑制作用。口服吸收迅速，食物可影响其吸收，应空腹给药。对氨基水杨酸可阻碍其吸收，两者合用应间隔8~12小时。该药穿透能力强，分布广。主要经肝脏代谢，代谢产物可使尿、粪、泪、痰和汗染成橘红色，是目前最有效的抗结核药物之一。

【临床应用】与其他抗结核药合用可治疗各型结核病。也可治疗麻风病和耐药的金黄色葡萄球菌及其敏感菌引起的感染。此外，也可用于沙眼、结膜炎、病毒性角膜炎的治疗。

【不良反应和注意事项】

1.常见恶心、呕吐、腹痛、腹泻。

2.长期大量用药可出现转氨酶升高、黄疸、肝大、肝功能异常，原有肝病、嗜酒者或与异烟肼合用时发生率明显增高，用药期间应定期检查肝功能。

3.大剂量间歇给药可出现"流感样综合征"，表现为寒战、发热、头痛、全身酸痛等症状。少数患者出现皮疹、药热等反应。动物实验有致畸作用，故妊娠早期妇女禁用。

4.利福平是肝药酶诱导剂，可加速其他药物的代谢，如糖皮质激素、避孕药、洋地黄毒苷、普萘洛尔、口服降血糖药、口服抗凝血药等。与这些药物合用时注意调整剂量。

乙胺丁醇

【药理作用和临床应用】乙胺丁醇（ethambutol）对结核分枝杆菌有较强的杀菌作用，对耐异烟肼、链霉素的结核分枝杆菌也有效。单用易产生耐药性，与异烟肼、利福平合用可增强疗效，延缓抗药性的产生。与异烟肼、利福平合用治疗各型结核病。

【不良反应和注意事项】大剂量长期使用可致视神经炎，表现为视力下降、视野缩小、辨色力减弱，及时停药可恢复。可出现恶心、呕吐及肝功能损害等。用药期间注意检查视力。肝、肾功能不全者和妊娠妇女禁用。

吡嗪酰胺

吡嗪酰胺（pyrazinamide，PZA）口服吸收迅速，给药2小时后达血药峰浓度。经肝代谢，约70%经肾排出，在酸性环境中作用增强，能杀灭细胞内结核杆菌，单用易产生耐药性，与其他抗结核药无交叉耐药性。与异烟肼、利福平合用能提高疗效，缩短疗程，是治疗结核病联合用药的重要药物。可见转氨酶升高、黄疸和痛风样关节炎等，用药期间应定期检查肝功能。肝病患者慎用。

链霉素

链霉素（streptomycin）是最早用于结核病的药物，作用弱于异烟肼和利福平。此药口服无效，需注射给药，不易渗入细胞内，不能杀灭细胞内的结核杆菌，易产生耐药性和严重的耳肾毒性。主要与其他抗结核药联合用于结核病的初治。儿童禁用。

对氨基水杨酸钠

对氨基水杨酸钠（sodium para aminosalicylate）仅对结核杆菌有抑制作用，耐药性产生缓慢。常与其他抗结核药合用，以增强疗效并延缓耐药性产生。常见胃肠道反应，宜饭后服用。长期使用可损害肝、肾功能。

丙硫异烟胺

丙硫异烟胺（protionamide）为异烟肼的衍生物，对结核分枝杆菌作用较弱，能减少异烟肼在肝内乙酰化而增强其作用。临床上主要与其他抗结核药联合应用。不良反应较多。

氟喹诺酮类

氟喹诺酮类（quinolones）药物中的氧氟沙星、左氧氟沙星、司氟沙星等均有较强的抗结核杆菌作用；与其他抗结核药合用具有协同作用、无交叉耐药，甚至对已耐链霉素、异烟肼、对氨基水杨酸的结核杆菌仍有效。不良反应少且轻。

二、抗结核病药的应用原则

1.早期用药　结核病早期多为渗出性病变，病灶局部血液循环良好，药物易渗入，机体抗病能力和修复功能较强，细菌正处于繁殖期，对药物敏感，此时用药疗效显著。

2.联合用药　三到四种药物联合应用可增强疗效、延缓耐药性的产生、降低毒性，至少联用三到四种杀菌剂或未曾用过的敏感抗结核药，异烟肼和利福平是比较常用的联用基础。

3.规律用药　严格按照治疗方案所规定的品种、剂量及给药频次，以保证有效的血药浓度。随意改变药物种类、剂量或疗程均可导致治疗失败。

4.全程督导治疗　WHO提出全程督导治疗是当今控制结核病的首要策略，即患者的病情、用药、复查等都应在医务人员的监视之下，在全程化疗期间均有医务人员指导，确保治疗规范。

5.定期检查　用药期间定期检查肝肾功能，及时调整药物或剂量。

第二节　抗麻风病药

抗麻风病药（Leprostatics）主要是砜类药物，包括氨苯砜（dapsone）、醋氨苯砜（acedapsone）、苯丙砜（solasulfone）和氯法齐明（clofazimine），还有抗麻风病反应药物如沙利度胺（thalidomide）。

氨苯砜

对麻风杆菌有抑制作用，口服吸收缓慢而完全，主要用于治疗各型麻风，近年使用本品治疗系统性红斑狼疮、痤疮、银屑病、带状疱疹等。不良反应常见背、腿痛，胃痛，食欲减退，变性血红蛋白血症等，偶有剥脱性皮炎、精神错乱、周围神经炎等。对本药及磺胺类药物过敏者、严重肝肾功能损害、严重贫血和精神障碍者禁用。

氯法齐明

抑制麻风杆菌作用慢，组织浓度高，排泄慢，可与氨苯砜、利福平合用，用于治疗瘤型麻风、耐砜类药物菌株引起的感染及其他药物引起的急性麻风反应等。主要不良反应为服药2周后，可使皮肤、黏膜和分泌物红染，着色程度与剂量、疗程成正比，偶有眩晕、嗜睡、肝炎、上消化道出血、皮肤瘙痒等。对本品过敏、严重肝肾功能障碍及胃肠道疾病患者禁用。

沙利度胺

为谷氨酸衍生物，对麻风病无治疗作用，与抗麻风病药同用可减少麻风反应，治疗各型麻风反应，如淋巴结肿大、结节性红斑、发热、关节痛及神经痛等疗效较好。

第三节 用药护理

一、用药前护理

1.用量用法 ①异烟肼 口服，每次0.1～0.3g，每日0.2～0.6g；静脉注射，每次0.3～0.6g，加5%葡萄糖或0.9%氯化钠注射液20～40mL缓慢推注，或加入250mL中静脉滴注。②利福平 口服，每日0.45～0.6g，每日1次，清晨空腹顿服。③利福喷汀 口服，每次0.6g，每周1～2次，清晨空腹服。④乙胺丁醇 口服，每次0.25g，每日2～3次；小儿每日15～20mg／kg，分2～3次服。⑤吡嗪酰胺 口服，每日35mg／kg，分3～4次服。⑥对氨基水杨酸钠 口服，每次2～3g，每日4次。小儿每日0.2～0.3g／kg，分4次服。静脉滴注，每日4～12g加入5%葡萄糖或0.9%氯化钠注射液中，稀释为3%～4%的溶液，2小时内滴完。⑦丙硫异烟胺 口服，每次0.1～0.2g，每日3次。小儿每日10～15mg／kg，分3次服。

2.明确用药目的，评估患者一般情况：心功能、肝肾功能、血液及造血系统、神经系统等情况。

3.了解患者结核类型，感染结核的时间，是初治还是复治，身体状况能否耐受药物，有无药物过敏史。

4.指导患者合理用药，应严格遵守抗结核药的应用原则。告知患者结核病是一种慢性消耗性疾病，治疗时间较长，且需联合用药，规律用药，不能随意更改化疗方案。患者随意停用抗结核病药或变换抗结核病药的剂量是结核病治疗失败的主要原因。

5.嘱咐患者用药期间注重加强营养等。

二、用药中护理

1.遵医嘱用药，应严密监测患者的肝功能及神经系统毒性，并及时采取措施。主动向患者解释定期检查肝功能的必要性。

2.应用利福平期间，要指导患者空腹用药，宜晨起顿服，以避免食物影响吸收。利福平可将尿液、粪、泪液、痰液和汗液染成橘红色，对健康无影响，应提前告知患者，以免引起恐慌。

3.异烟肼不良反应与剂量及疗程有关，用药期间应密切注意及时调整剂量，以避免严重不良反应的发生。服用期间禁止饮酒，以防增加其肝脏毒性。服药期间饮茶或咖啡可发生失眠和高血压。

4.利福平宜空腹服用，与肾上腺皮质激素、避孕药、洋地黄等药物合用时应注意调整剂量。

5.服用乙胺丁醇后，应注意患者视力变化和红、绿色分辨力。

三、用药后护理

1.长期使用异烟肼时，注意观察有无出现周围神经炎症状，可加服维生素B_6预防。

2.异烟肼、利福平、乙胺丁醇等药物肝脏毒性较重，应定期检查肝功能。

3.长期、大剂量使用吡嗪酰胺可产生肝损害、关节痛、高尿酸血症。用药期间应嘱咐患者定期检查肝功，警惕肝脏毒性；注意关节疼痛，并监测血尿酸，防止诱发痛风。

4.定期复查监测肝肾功能，及时评估药物疗效。

案例回顾

本章案例提示大家，肺结核的化疗原则是要在疾病的早期、全程、联合、规律用药，而且要在医生的督导下进行用药。规范的抗结核治疗能够起到最好的效果，治愈的可能性更大。希望通过本章节药物的学习，能加深同学们对此类病症和用药的认识，并从职业角度关爱患者。

第三十二章
抗真菌药和抗病毒药

上智云图

数字资源素材

章前引言

　　对人类有致病性的真菌约有300多个种类。除新型隐球菌和蕈外，医学上有意义的致病性真菌几乎都是真菌。根据侵犯人体部位的不同，分为浅部真菌和深部真菌。浅部真菌（癣菌）仅侵犯皮肤、毛发和指（趾）甲，而深部真菌能侵犯人体深部组织和内脏，甚至引起全身播散性感染。抗真菌药物主要有3种作用机制：一是作用于真菌细胞膜中甾醇，抑制其合成，如酮康唑、两性霉素以及特比萘芬等；二是作用于真菌细胞壁抑制其合成，如卡泊芬净；三是抑制真菌核酸合成，如5-氟胞嘧啶等。

　　病毒是病原微生物中最小的一种，体积微小，结构简单，其核心是核酸，外壳是蛋白质，不具有细胞结构。大多数病毒缺乏酶系统，必须依靠宿主的酶系统才能使其本身复制繁殖，具有遗传性和变异性。繁殖过程可分为吸附、穿入与脱壳、生物合成及组装、成熟与释放四个阶段。病毒感染发病率高，传播快，流行广，对人类威胁较大。病毒的种类繁多，约60%流行性传染病是由病毒感染引起的，常见的有流行性感冒、麻疹、腮腺炎、小儿麻痹症、传染性肝炎等。抗病毒药可抑制病毒的繁殖，主要有穿入和脱壳抑制剂，如金刚烷胺；DNA多聚酶抑制剂，如阿昔洛韦、伐昔洛韦；逆转录酶抑制剂，如拉米夫定、阿德福韦酯；蛋白质抑制剂，如沙奎那韦；神经氨酸酶抑制剂，如奥司他韦。

学习目标 ✏️

1.理解抗真菌药和抗病毒药的临床应用、主要不良反应及用药护理事项。

2.识记抗真菌药和抗病毒药的作用机制。

3.学会各类抗真菌药物的抗菌作用特点。

思政目标 📑

通过学习抗真菌及抗病毒药物的药理知识及临床应用，让学生充分了解并严格掌握药物适应证，合理应用抗菌药物，避免滥用，培养学生具有细致的观察能力，慎独、严谨求实的工作态度；运用学习到的知识与技能，在临床工作过程中减轻患者痛苦，将社会的关爱、医（护）患关系的和谐体现到护理过程之中。

案例导入 📑

患儿，男，4岁。其母亲诉患儿几日来一直抓挠胳膊上的一个红斑，红斑逐渐扩大。无发热等其他症状，亦无过敏史。经检查，右前臂有一五分钱币大小的红斑，边缘突起，中部平坦。其余体征及一般体格检查正常。

诊断：癣菌病。

治疗：以制霉菌素软膏涂抹患处治疗。

思考题

请分析该患者用药是否合理？若不合理，请提出用药建议。

第一节　抗真菌药

抗真菌药物按照分子结构主要有以下几类：多烯类，是临床上最早应用的抗真菌药物，主要是两性霉素B及类似物；吡咯类，包括咪唑类和三唑类，咪唑类常用的有酮康唑、咪康唑，三唑类常用的有氟康唑、伊曲康唑和伏立康唑；嘧啶类，常用的有5-氟胞嘧啶；棘白菌素类，是一类较新的抗真菌药，主要有卡泊芬净、米卡芬净等。

一、多烯类

两性霉素B

两性霉素B（amphotericin B）来源于结节链霉菌，属多烯类深部抗真菌药。口服、肌内注射均难吸收，临床常用缓慢静脉滴注给药。不易通过血脑屏障，治疗脑膜炎时，可鞘内注射。主要在肝脏代谢，由肾排泄，$t_{1/2}$约为24小时。

【药理作用】通过与敏感真菌细胞膜上的麦角甾醇结合，损伤细胞膜的通透性，导致细胞内重要物质如钾离子、核苷酸和氨基酸等外漏，破坏细胞的正常代谢从而抑制其生长。

【临床应用】对多种深部真菌如假丝酵母菌、白色念珠菌、新型隐球菌、荚膜组织胞浆菌、粗球孢子菌、孢子丝菌等有较强的抑制作用，高浓度有杀菌作用。静脉给药主要用于治疗真菌性肺炎、心内膜炎、脑膜炎及尿路感染等深部真菌感染性疾病。口服给药仅用于肠道假丝菌感染，也可局部用于皮肤及黏膜真菌感染。

【不良反应和注意事项】不良反应较多，毒性较大。

1.寒战、高热为静脉注射时最常见的急性中毒反应，伴有头痛、恶心、呕吐等。滴注前可预防性服用解热镇痛药和H_1受体阻断药，同时给予氢化可的松或地塞米松。

2.心血管系统反应。静脉滴注速度过快或浓度过高可致心动过速、心室纤颤或心搏骤停，滴速不能过快。

3.其他肾脏、肝脏、神经系统反应。用药期间必须定期检查尿常规、血象、血钾、心电图等，严重时必须住院治疗。

制霉菌素

制霉菌素（nystatin，制霉素）口服后不易吸收，仅外用防治消化道念珠菌病；局部用药可治疗口腔、皮肤及阴道白色念珠菌感染。

二、吡咯类

本类药物作用机制为影响麦角甾醇合成，使真菌细胞膜合成受阻，影响真菌细胞膜的稳定性，导致真菌细胞破裂而死亡。

酮康唑

酮康唑（ketoconazole）为咪唑类广谱抗真菌药，口服易吸收，蛋白结合率为80%，不易透过血脑屏障，主要由肝脏代谢，胆汁排泄，可透过胎盘屏障，$t_{1/2}$约为8小时。临床应用主要对深部及浅部真菌均有抗菌活性，主要用于浅表和深部真菌感染。不良反应最常见的为胃肠道反应，如恶心、呕吐、厌食等。偶有严重肝毒性及过敏反应等，注意定期检查肝功能。

氟康唑

氟康唑（fluconazole）为三唑类广谱抗真菌药。口服吸收良好，与静脉给药效价相同。可通过血脑屏障，脑脊液中浓度为血浓度的60%，血浆$t_{1/2}$为24～30小时，主要以原形经肾排泄。对白色念珠菌、新型隐球菌及多种皮肤癣菌有抑制作用，但对曲霉菌属作用弱，抗菌活性比酮康唑强。主要用于假丝酵母菌和隐球菌及各种真菌引起的脑膜炎和皮肤癣菌感染。毒性较低，常见有恶心、呕吐等胃肠反应，偶见脱发，可出现一过性的尿素氮、肌酐及转氨酶升高。

伊曲康唑

伊曲康唑（itraconazole）为三唑类衍生物，高脂溶性，餐后有利吸收。对念珠菌、孢子菌、新型隐球菌、曲霉菌等都有较好抗菌作用，可用于治疗芽生菌和组织孢浆菌的感染，尤适用于治疗指（趾）甲真菌病。不良反应较酮康唑少，主要为胃肠反应、头痛及过敏反应，偶见短暂性肝功能异常、白细胞减少等。

三、嘧啶类

氟胞嘧啶

氟胞嘧啶（flucytosine）又称5-氟胞嘧啶。口服吸收迅速而完全，体内分布广泛，炎症时脑脊液及腹腔、关节腔都有较多的分布。$t_{1/2}$为2～8小时。可进入真菌细胞内，转变为具有抗代谢作用的氟尿嘧啶，抑制真菌核酸合成。适用于治疗白色念珠菌、新型隐球菌和芽生菌等敏感菌株所致的深部真菌感染，单用易产生耐药性，使用受限。不良反应有胃肠道反应及皮疹，与两性霉素B合用或用药剂量过大时，可致肝功能和造血功能损害。

四、棘白菌素类

卡泊芬净

卡泊芬净，是一种由Glarea Lozoyensis发酵产物合成而来的半合成脂肽（棘白菌素，echinocandin）化合物。卡泊芬净能抑制许多丝状真菌和酵母菌细胞壁的 β（1，3）–D–葡聚糖的合成，从而破坏真菌结构，发挥抗真菌的作用。主要用于治疗对其他无效或不耐受的侵袭性曲霉菌病。

五、其他

特比萘芬

特比萘芬（terbinafine）属丙烯胺类抗真菌药。脂溶性高，口服吸收好，主要分布于皮肤角质层并可长期存留。肝内代谢，排泄缓慢，$t_{1/2}$约为16小时。对各种浅部真菌如毛癣菌属、皮肤菌属有杀菌作用，对酵母菌、假丝酵母菌有抑菌作用。主要用于治疗甲癣、体癣、手足癣、股癣等。不良反应少，主要有胃肠反应，有时出现皮肤瘙痒、荨麻疹、皮疹，偶见肝功能损害，偶有暂时性转氨酶升高。严重肝肾功能减退者宜减量。

灰黄霉素

灰黄霉素（griseofulvin）能抑制真菌有丝分裂，是有丝分裂的纺锤结构断裂，终止中期细胞分裂。其结构类似鸟嘌呤，能竞争性抑制鸟嘌呤进入DNA发挥抗真菌作用。适用于各种癣病的治疗，对念珠菌属、组织胞浆菌病属、放线菌属、芽生菌属及隐球菌属等引起的感染无效。常见头痛、嗜睡、乏力等不良反应，偶见皮疹、血管神经水肿、剥脱性皮炎、肝毒性及蛋白尿等。卟啉症、肝功能衰竭、孕妇及对本药过敏者禁用。

第二节　抗病毒药

抗病毒药物的分类主要是按结构、抗病毒谱和作用分类。按结构可分为核苷类、三环胺类、焦磷酸类、蛋白酶抑制剂、反义寡核苷酸及其他类药物。按抗病毒谱和作用可分为广谱抗病毒药物、抗反转录酶病毒药物、抗巨细胞病毒药物、抗疱疹病毒药物、抗流感及呼吸道病毒药物和抗肝炎病毒药物等。

一、抗 HIV 药

HIV是一种反转录病毒，由HIV感染可引起获得性免疫缺陷综合征（acquired immunodeficiency syndrome，AIDS），又称艾滋病。治疗药物可分为两类：反转录酶抑制剂（如齐多夫定、双脱氢肌苷、拉米夫定、司坦夫定等）及蛋白酶抑制剂（如沙奎那韦、利托那韦等）。

齐多夫定

齐多夫定（zidovudine，AZT）是第一种用于抗艾滋病的药物。可竞争性抑制HIV反转录酶的活性，作用于HIV复制的早期，抑制病毒DNA的合成。临床用于治疗艾滋病及重症艾滋病相关症候群，是各期艾滋病患者包括3个月以上婴儿的首选药物。不良反应主要有抑制骨髓（如红细胞、白细胞和血小板减少），还可引起口腔溃疡和唇舌肿胀。用药期间要定时检查血象。

去羟肌苷

去羟肌苷（didanosine）是第二种用于治疗HIV感染的药物，对HIV反转录酶起竞争性抑制作用，抑制病毒DNA的合成，减少HIV对未感染细胞的扩散。主要适用于不能耐受齐多夫定，或在应用齐多夫定过程中产生耐药性，或病情恶化的艾滋病患者。不良反应主要为胰腺炎、外周神经炎。

二、治疗呼吸道病毒感染药

金刚烷胺

金刚烷胺（amantadine）作用于病毒复制早期，干扰病毒进入宿主细胞，阻止病毒脱壳及其核酸的释放，并能抑制病毒颗粒的装配。主要用于甲型流感病毒的预防和治疗，对乙型流感无效。也可用于抗帕金森病。不良反应有胃肠道反应和中枢神经系统反应，表现为恶心、厌食、焦虑、头晕、失眠、共济失调等。禁用于妊娠期妇女、幼儿、脑血管硬化与癫痫患者。

利巴韦林

利巴韦林（ribavirin，病毒唑）为广谱抗病毒药，能抑制多种DNA和RNA病毒的复制。口服吸收好，$t_{1/2}$约为25小时。临床用于治疗病毒性肺炎、疱疹性角膜炎和甲、乙型流感等。不良反应有腹泻、白细胞减少和贫血等。有致畸作用，妊娠期妇女禁用。

奥司他韦

奥司他韦（oseltamivir）是一种作用于神经氨酸酶的特异性抑制剂，其抑制神经氨酸酶的作用，可以抑制成熟的流感病毒脱离宿主细胞，从而抑制流感病毒在人体内的传播，以起到治疗流行性感冒的作用。奥司他韦是基于结构的合理药物设计的成功案例，在这种药物的研发过程中大量应用了计算机辅助药物设计的手段，根据靶酶的三维结构有针对性地设计了高效低毒专一性强的神经氨酸酶抑制剂。

三、治疗疱疹病毒感染药

阿昔洛韦

阿昔洛韦（aciclovir，无环鸟苷）属于人工合成的嘌呤核苷类抗DNA病毒，为广谱、高效的抗病毒药物。口服吸收差，生物利用度低，为15%～20%，易透过生物膜，也可进入胎盘和乳汁。主要以原形经肾脏排泄。主要用于治疗单纯性疱疹病毒和带状疱疹病毒等所致的感染。也用于单纯疱疹性角膜炎、单纯疱疹性脑炎以及严重免疫缺陷患者的预防等。不良反应少见，偶见胃肠道反应和局部刺激症状。肾功能减退者慎用，孕妇忌用。

四、治疗乙型肝炎病毒药物

拉米夫定

拉米夫定（lamivudine）为胞嘧啶衍生物，通常与齐多夫定或司坦夫定合用治疗HIV感染，也能抑制乙型肝炎病毒的复制，是目前治疗慢性乙型肝炎病毒感染的有效药物之一。不良反应主要为头痛、失眠、疲劳和胃肠道不适等。

干扰素

干扰素（interferon，IFN）是机体细胞受病毒感染或其他诱导剂刺激产生的具有多种生物活性的一类糖蛋白，目前临床常用的是利用基因重组技术产生的干扰素。具有广谱的抗病毒作用，抑制病毒的蛋白合成、装配和释放，还具有抗肿瘤以及调节免疫作用。临床上主要用于流感、乙型肝炎、丙型肝炎、病毒性角膜炎、流行性腮腺炎、新生儿病毒性脑炎等，尤其适用于慢性丙型肝炎。不良反应有胃肠反应、嗜睡、精神紊乱，偶见白细胞和血小板减少，停药后可恢复，大剂量可引起嗜睡，也可发生骨髓暂时性抑制、低血压等。

第三节　用药护理

一、用药前护理

1.用量用法　①两性霉素B　静脉滴注时先用注射用水溶解，后加入5%葡萄糖注射液中，稀释成0.1mg／mL，从每日0.1mg／kg开始渐增至每日1mg／kg。鞘内注射：首剂：

0.05~0.1mg，渐增至每次0.5mg，浓度不超过0.3mg／mL。②制霉菌素 口服，每次50万～100万U，每日3次，7天为1个疗程。③克霉唑 软膏：1%、3%；外用。口腔药膜：4mg；每次4mg，每日3次，贴于口腔。栓剂：0.15g；每次0.15g，每日1次，阴道给药。溶液剂：1.5%；涂患处，每日2～3次。④酮康唑 口服，每次0.2～0.4g，每日1次。深部真菌感染，连服1～6天；浅部真菌感染，连服1～6周。⑤氟康唑 口服，每次50～100mg，每日1次，必要时每日150～300mg。静脉滴注剂量同口服。⑥伊曲康唑 口服，每日100～200mg，每日1次。⑦氟胞嘧啶 口服，每日4～6g，分4次服，疗程数周至数月，静脉滴注，每日50～150mg／kg，分2～3次。⑧阿昔洛韦 口服，每次0.2g，每4小时1次，或每日1g，分5次服。静脉滴注，每次5mg／kg，每日3次，7天为1个疗程，先用注射用水配成2%的溶液，后加入输液中静脉滴注。⑨齐多夫定 口服，每次200mg，每4小时1次。静脉滴注，每次50～200mg，每日3次。⑩奥司他韦 口服，成人和青少年（13岁以上）每日服用2次，每次75mg，连续用5天。

2.明确用药目的，评估患者一般情况：感染部位、症状、体征、血象、肝、肾功能等情况。

3.用药前详细询问病史，了解用药史及药物过敏史。

4.合理制订护理程序，根据病情正确选择剂型。

二、用药中护理

1.用药中严格按照剂量用药，防止出现不良反应。

2.灰黄霉素不宜与抗凝血药和口服避孕药同用，用药期间忌饮酒，定期检查血常规、肝功能，孕妇禁用。

3.两性霉素B静脉滴注溶剂应用5%葡萄糖溶液，不宜使用生理盐水以避免出现沉淀。且用药期间定期检查血、尿常规、血钾水平。

4.酮康唑用药期间，禁与抗酸药或抑酸药同用，肝病患者、孕妇禁止使用，用药期间定期检查肝功能。

5.利巴韦林、干扰素长期大量使用时应注意检查血象和肾功能。

6.使用干扰素期间要严密观察患者是否出现发热症状。体温不高者可不必处理。

三、用药后护理

1.密切观察防止严重不良反应发生。定期随访血象、肝肾功能。

2.做好饮食方面护理，有助于提高疗效。

3.及时评估药物疗效。

案例回顾

本章案例提示大家，制霉菌素软膏可用于白色念珠菌感染。此案例为癣菌病，用特比萘芬乳膏、阿莫罗芬乳膏等更为合理。希望通过本章节药物的学习，能加深同学们对此类病症和用药的认识，并从职业角度关爱患者，指导患者局部外用药物时，先清洗干净患处，再使用棉签将药物涂抹于患处，涂抹时应注意避免接触眼睛。

第三十三章
抗恶性肿瘤药

章前引言

　　恶性肿瘤亦被称为癌症，是多种疾病的统称。人体的组织和器官都由细胞构成，细胞正常的增值和分化可以维持人体的生存，但是，细胞出现不受控制的、持续的增值和分化，就会形成异常的包块，这些异常包块不断浸润、破坏正常器官，影响其结构和功能。还可以通过直接蔓延、种植转移、淋巴和血液系统转移到其他组织和器官，进一步影响人体机能。同时，这些异常增值的细胞会消耗大量的营养，释放出多种毒素，造成感染、贫血、免疫力下降、内分泌失调等症状，临床常表现为消瘦、乏力、发热等。恶性肿瘤常用发病部位+肿瘤来命名，发病种类与地域性和性别有关，我国发病率最高的恶性肿瘤为肺癌、肝癌、胃癌、食管癌、大肠癌，男性肺癌最常见，女性乳腺癌最常见。

　　引起恶性肿瘤的原因很多，常见的有化学因素如烟草、亚硝酸盐、酒精，物理因素如强烈的紫外线，病毒因素如乙肝病毒引起肝癌，基因因素如P53基因等。恶性肿瘤常见的治疗手段有外科手术、药物化疗、放射治疗、靶向治疗、免疫治疗、内分泌治疗、中医药治疗、高温治疗等，其中药物治疗在恶性肿瘤的治疗中占有重要地位。

1.识记抗恶性肿瘤药对细胞增殖周期的影响，抗恶性肿瘤药的分类、作用机制及其主要不良反应。

2.识记常用抗恶性肿瘤药物。

3.理解联合应用抗肿瘤药物的原则。

4.学会药物治疗疾病过程中，对不同的药物反应从哪些方面去观察。

思政目标

培养学生运用学习到的知识与技能，对于常见抗恶性肿瘤药用药后出现的各种反应，学会合理的进行处理。恶性肿瘤患者本身就属于特殊群体，这样的疾病很容易使他们产生一定的心理压力，因此这类患者常常会出现抑郁和悲观的情绪，甚至抵触和拒绝进行治疗，从而对治疗和护理的过程产生负面影响。对肿瘤患者的专门护理是具有针对性的，在对患者进行有效治疗的同时应格外注重患者的精神护理以及心理的开导。因此，在日常的护理工作中，我们在不同的治疗阶段为患者带来的人文关怀，会在很大程度上减少患者对于疾病的恐惧和焦虑心理，使患者能够以积极乐观的心理状态接受治疗。

案例导入

患者，男，72岁，直肠癌，体重70kg，身高1.72m。既往已行药物化疗4次，具体方案为FOLFOX6：奥沙利铂100mg/m^2，持续静脉滴注2小时，D1。亚叶酸钙400mg/m^2，持续静脉滴注2小时，D1。氟尿嘧啶400mg/m^2，静脉注射，D1。氟尿嘧啶2400mg/m^2，持续静脉滴注46小时，D1。

思考题

1.所用化疗药物的作用机制是什么？

2.所用化疗药物主要的不良反应是什么？

3.用药后主要护理要点是什么？

第一节 概述

一、细胞增殖周期及药物对细胞增殖周期的影响

（一）细胞增殖周期

细胞增殖是生命的基本特征。人体中细胞每时每刻都在不断衰老、凋亡，同时也有新的细胞增殖出现。细胞以分裂的形式进行增殖，分裂后的细胞经过生长后才能再次进行分裂。细胞增殖周期是指上一次分裂结束后开始生长到下一次分裂结束的这一过程。

细胞的增殖周期可以分为间期和分裂期（图33-1-1）。间期又可以分为G1期、S期和G2期。G1期又称DNA合成前期，在这个阶段细胞开始变大，合成RNA、核糖体、蛋白质及各种复制DNA所需的酶和蛋白。S期又称DNA合成期，细胞利用G1期合成的物质进行DNA的复制，同时合成组装双螺旋染色体所必需的蛋白。G2期又称DNA合成后期，是指DNA复制完成后到分裂期开始这段时间，这时细胞开始为分裂做准备，合成分裂所需的大量RNA和蛋白质，主要是组蛋白，微管蛋白和膜蛋白。分裂期又称有丝分裂期或M期，主要是将间期准备的遗传物质均分到两个细胞中去，完成细胞的增殖，M期在整个细胞增殖周期中所占时间最短，包括了前、中、后、末期。如果细胞完成一次分裂增殖后将继续分裂，那么就会进入下一个增殖周期，如不在进行分裂，则进入静止期，又称为G0期。综上所述，整个细胞增殖周期是一个动态、完整的过程，各个环节不分开，如其中某个节点受到影响，则会影响整个细胞的增殖。

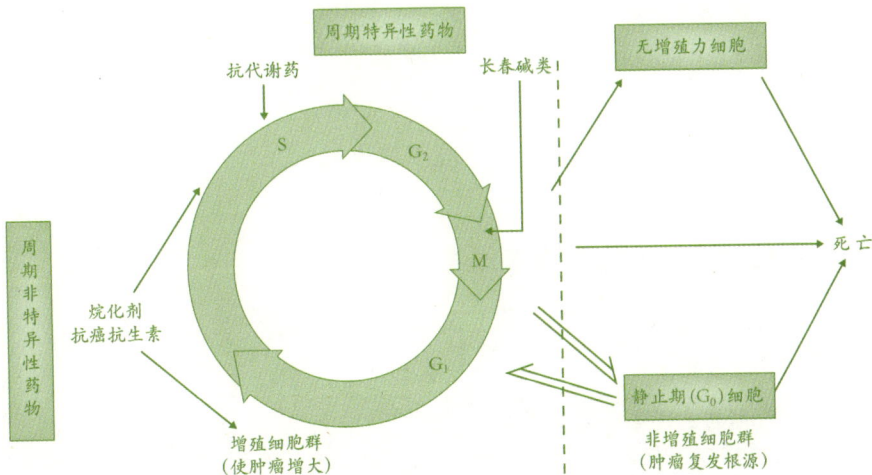

图33-1-1 细胞增殖周期及抗肿瘤药物作用示意图

（二）药物对细胞增殖周期的影响

肿瘤细胞的增殖同样也要经过G1、S、G2、M期，于是我们就可以利用药物对肿瘤细胞的增殖周期其中某个阶段进行干扰，阻碍其增殖的过程。烷化剂在体内形成碳正离子，与细胞中的DNA、RNA相结合，使其丧失活性或凋亡，从而灭杀肿瘤细胞，比如顺铂、环磷酰胺，烷化剂可以杀灭细胞增殖周期各环节的细胞，还包括G0期的细胞。抗代谢类药物可以参与体内代谢过程，竞争性与代谢物或参与代谢的酶进行结合，从而阻断代谢，还可以替代原有物质自身参与代谢，生成无活性的代谢物，阻止代谢的进行，如氟尿嘧啶、甲氨蝶呤。还有抗细胞微管聚集的药物，作用于细胞分裂中形成纺锤体的微管蛋白，防止其二聚化，从而影响细胞分裂，如紫杉醇类药物。

二、抗恶性肿瘤药的分类

抗恶性肿瘤药物的分类可以按作用于细胞增殖周期、药物作用机制、药物来源及化学结构进行分类。随着近年来对抗恶性肿瘤药物研究的深入，新型抗恶性肿瘤药物不断出现，临床上又进一步对其进行了分类。

（一）根据细胞增殖周期分类

1.周期非特异性药物　可以杀灭细胞增殖周期各环节的细胞，还包括G0期的细胞。如烷化剂、抗恶性肿瘤抗生素等。

2.周期特异性药物　仅对细胞增殖周期中某个时期起作用，对G0期细胞没有作用。如抗代谢类药物、紫杉类药物等。

（二）根据药物作用机制分类

1.干扰核酸生物合成的药物　甲氨蝶呤、氟尿嘧啶、巯嘌呤。

2.直接影响DNA结构和功能的药物　环磷酰胺、顺铂、氮芥。

3.干扰转录过程和阻止RNA合成的药物　多柔比星、柔红霉素。

4.抑制蛋白质合成与功能的药物　紫杉醇、三尖杉碱。

5.调节体内激素平衡的药物　他莫昔芬、比卡鲁胺。

6.其他　三氧化二砷。

（三）根据药物来源及化学结构分类

1.烷化剂　环磷酰胺。

2.抗代谢类药物　氟尿嘧啶、甲氨蝶呤。

3.抗恶性肿瘤抗生素　柔红霉素、博来霉素。

4.抗恶性肿瘤植物药　紫杉醇、长春新碱。

5.激素类药物　糖皮质激素、他莫昔芬

6.其他　铂类。

（四）临床根据药物分子机制分类

1.细胞毒类药　　作用于DNA化学结构的药物、作用于核酸转录的抗生素药物、影响核酸生物合成的抗代谢药物、影响蛋白质合成，干扰有丝分裂的植物类药、拓扑异构酶抑制药物。

2.影响内分泌平衡的药物　　性激素类药物、性激素调变剂、芳香化酶抑制剂、孕酮类药物、促性腺激素释放素类药物、肾上腺皮质激素类药物。

3.生物反应调节剂　　免疫增强剂。

4.分子靶向药物　　单克隆抗体。

5.中药制剂　　参一胶囊、复方斑蝥胶囊。

三、抗恶性肿瘤药的作用机制

1.干扰核酸生物合成的药物　　此类药物的结构与肿瘤细胞所需合成核酸的原料结构类似，可替代正常原料干扰肿瘤细胞合成，杀灭肿瘤。

2.直接影响DNA结构和功能的药物　　直接破坏DNA结构或抑制拓扑异构酶活性，使DNA处于拓扑结构，影响其复制和修复。

3.干扰转录过程和阻止RNA合成的药物　　药物嵌入DNA碱基之间，阻碍mRNA的合成。

4.抑制蛋白质合成与功能的药物　　可通过影响微管蛋白活性、干扰核糖体功能、影响氨基酸供应等方式抑制蛋白质的合成和功能。

5.调节体内激素平衡的药物　　干扰体内激素的分泌，影响激素依赖性肿瘤的生长。

四、抗恶性肿瘤药的不良反应

药物的不良反应是指按正常用法、用量应用药物预防、诊断或治疗疾病过程中，发生与治疗目的无关的有害反应。抗恶性肿瘤药物通常在杀灭肿瘤细胞的同时，对正常细胞也造成影响，产生了毒性作用。

1.消化系统　　恶心和呕吐最常见，主要原因为药物直接刺激肠道或引起肠道释放5-HT，发生中枢性呕吐。通常用5-HT$_3$受体拮抗剂治疗，如昂丹司琼。常见的还有黏膜炎、腹泻、便秘，以对症治疗为主。

2.血液系统　　骨髓抑制是抗恶性肿瘤药物最常见的不良反应，常表现为粒细胞、血小板的减少，粒细胞减少出现在血小板减少之前，严重时还会出现血红蛋白的减少，氮芥、拓扑替康等常见。通常用粒细胞刺激因子和促红细胞生成素治疗。

3.过敏反应　　常见皮疹、血管性水肿、呼吸抑制、低血压、过敏性休克，紫杉醇类药物常见，通常在使用抗恶性肿瘤药物之前预防性使用抗过敏药物。

4.神经系统　　外周神经常见肢体麻木、末梢神经炎。中枢神经常见意识混乱、语言障碍。奥沙利铂常见肢端感觉异常，遇冷常激发。

5.心血管系统　主要表现为心电图改变、心律失常，常由蒽环类药物引起，为剂量依赖性毒性，常用右雷佐生进行预防。

6.泌尿系统　主要为肾功能异常、膀胱炎，顺铂、环磷酰胺为代表药物，可在使用顺铂时充分水化，在使用环磷酰胺时用美司钠进行预防。

7.呼吸系统　间质性肺炎、肺纤维化，一旦出现立即停药并对症处理，博来霉素、卡莫司汀常见。

8.局部反应　常见静脉炎和药物外渗引起的皮肤、组织损害。长春碱类、氟尿嘧啶常见。

9.其他　常见为脱发，一般发生于首次化疗后2～3周，停药后可恢复。电解质紊乱、色素沉着，少数患者出现生殖功能障碍。

第二节　常用抗恶性肿瘤药物

一、烷化剂

具有高度活性的烷化基团，可与细胞内蛋白质和核酸上的富含电子基团相结合，改变其正常生理活性。可分为氮芥类、乙撑亚胺类、磺酸酯类、亚硝基脲类、三氮烯咪唑类等。

氮芥

氮芥（Nitrogen mustard），为双氯乙胺类烷化剂的代表。

【药理作用】氮芥通过分子内成环作用，形成高度活泼的乙烯亚胺离子，与羧基、巯基、氨基等结合，抑制DNA、RNA和蛋白质的合成。主要与鸟嘌呤第7位氮共价结合，产生DNA的双链内交叉联结或DNA的同链内不同碱基的交叉联结，阻止DNA复制。对肿瘤细胞的G1期和M期杀伤作用最强，大剂量时对各期细胞均有杀伤作用，属细胞周期非特异性药物。

【临床应用】常外用于白癜风、皮肤蕈样霉菌病。注射剂用于恶性淋巴瘤，尤其是霍奇金病的治疗，腔内用药对控制癌性胸腔、心包腔及腹腔积液有较好疗效。

【不良反应】骨髓抑制：主要表现为白细胞和血小板减少，严重时可导致全血细胞减少。胃肠道反应：恶心、呕吐，常出现于注射后3～6小时，可持续24小时。生殖功能影响：包括睾丸萎缩、精子减少、精子活动能力降低和不育，妇女可致月经紊乱、闭经。其他反应还包括脱发、乏力、头晕、注射于血管外时可引起溃疡。局部涂抹可产生迟发性皮肤过敏反应。

白消安

白消安属双甲基碳酸酯类的双功能烷化剂，为细胞周期非特异性药物。其细胞毒性作用主要为对粒细胞产生抑制作用，其次是血小板和红细胞。主要用于慢性粒细胞白血病，也可用于治疗原发性血小板增多症，真性红细胞增多症等慢性骨髓增殖性疾病。

二、抗代谢类药物

嘧啶、嘌呤、叶酸是细胞在增殖代谢过程中必需的化合物，而抗代谢药物与嘧啶、嘌呤、叶酸化学结构类似，在代谢过程中替代了原有化合物，从而干扰了细胞增殖代谢过程，阻滞了恶性肿瘤细胞DNA增殖过程。

5-氟尿嘧啶

【药理作用】5-氟尿嘧啶（5-Fluorouracil）结构与嘧啶相似，在体内转化为5-氟尿嘧啶脱氧核苷酸后，通过抑制胸腺嘧啶核苷酸合成酶而抑制DNA的合成，主要作用于S期，属于细胞周期特异性药物。

【临床应用】对多种肿瘤如消化道肿瘤、乳腺癌、卵巢癌、绒毛膜上皮癌、子宫颈癌、肝癌、膀胱癌等均有一定疗效。单独或与其他药物联合应用于乳腺癌和胃肠道肿瘤手术辅助治疗，也用于一些非手术恶性肿瘤的姑息治疗。

【不良反应】主要不良反应为骨髓抑制，常见白细胞减少，血小板减少少见。其他还有恶心、食欲减退或呕吐，偶见口腔黏膜炎或溃疡。极少见咳嗽、气急或小脑共济失调等。长期应用可导致神经系统毒性。

甲氨蝶呤

【药理作用】甲氨蝶呤（methotrexate）结构与叶酸相似，抑制二氢叶酸还原酶，阻止二氢叶酸还原成有生理活性的四氢叶酸，从而使DNA的生物合成收到抑制，主要作用于S期，属于细胞周期特异性药物。

【临床应用】全身用药治疗绒毛膜上皮癌、恶性葡萄胎、各类急性白血病、乳腺癌、肺癌、头颈部癌、消化道癌、宫颈癌及恶性淋巴瘤等。大剂量甲氨蝶呤辅以亚叶酸钙救援，作为骨肉瘤、软组织肉瘤、恶性淋巴瘤、急性淋巴细胞性白血病、乳腺癌、卵巢癌的辅助治疗。

【不良反应】骨髓抑制主要表现为白细胞下降。胃肠道反应主要为口腔炎、口唇溃疡、咽炎、恶心、呕吐、胃炎及腹泻。大剂量可出现血清丙氨酸氨基转移酶（ALT）升高，肾脏损害等。还有脱发、皮炎、色素沉着及药物性肺炎等。妊娠早期使用可致畸胎，少数患者有月经延迟及生殖功能减退。

巯唑嘌呤

巯唑嘌呤结构与嘌呤相似，是6-硫基嘌呤的咪唑衍生物，在体内干扰嘌呤代谢，阻止DNA增殖。主要作用于S期，属于细胞周期特异性药物。本品还可以抑制T细胞而抑制免疫，可用于减少器官移植的排斥反应。还可用于风湿性关节炎，系统性红斑狼疮、急慢性粒细胞白血病，起效较慢。主要不良反应为骨髓抑制、肝肾功能异常。

三、抗恶性肿瘤抗生素

由微生物产生的具有抗恶性肿瘤作用的化学物质。通过嵌入DNA、与DNA共价结合、使DNA断裂等方式，抑制DNA复制、转录。属周期非特异性药物，但对S期细胞有更强的杀灭作用，可以分为多肽类和蒽醌类抗肿瘤抗生素。

（一）多肽类抗生素

放线菌素D

【药理作用】放线菌素D（Actinomycin）又名更生霉素，其与DNA结合紧密，结合方式可逆，一般认为其通过抑制RNA多聚酶来阻止DNA复制。为周期非特异性药物，以G1期尤为敏感，阻碍G1期细胞进入S期。

【临床应用】与长春新碱、阿霉素合用，治疗维耳姆期（Wilms）瘤；与氟尿嘧啶合用治疗绒毛膜上皮癌及恶性葡萄胎；与环磷酰胺、长春碱、博来霉素、顺铂合用，治疗睾丸瘤；与阿霉素、环磷酰胺、长春新碱合用，治疗软组织肉瘤、尤因（Ewing）瘤；也可用于治疗恶性淋巴瘤的联合化疗方案中。还可提高肿瘤对放射治疗的敏感性。本品浓集并滞留于有核细胞内，妨碍放射修复。

【不良反应】骨髓抑制、消化道反应常见，用药数小时后可引起口腔黏膜炎，其严重程度随剂量增多而增加。长期应用可抑制睾丸或卵巢功能，引起闭经或精子缺乏。

博来霉素

本品与铁的复合物嵌入DNA，干扰DNA的合成，引起DNA单链和双链断裂。用于头颈部、食管、皮肤等多部位的鳞癌，霍奇金病及恶性淋巴瘤。常见不良反应为肺毒性，表现为非特异性肺炎和肺纤维化，治疗期间可出现肿瘤坏死引起出血，还可以引起口腔黏膜炎，骨髓抑制程度轻微。

（二）蒽环类抗生素

多柔比星

【药理作用】多柔比星（Doxorubicin）其作用机制在于可直接作用于DNA，插入DNA的双螺旋链，使其解开。抑制DNA聚合酶从而既抑制DNA，也抑制RNA合成。还可形成超氧基自由基，并破坏细胞膜结构和功能。

【临床应用】抗菌谱广，用于包括乳腺癌的多种恶性肿瘤，还可以用于急性白血病、恶性淋巴瘤。

【不良反应】细胞毒性大，主要为骨髓抑制和心脏毒性，可引起心电图异常、心动过速、急性心力衰竭等，与药物累积剂量呈正比，用药前应查心电图。

米托蒽醌

米托蒽醌（mitoxantrone）作用机制与多柔比星类似，抗恶性肿瘤作用是多柔比星的5倍，心脏毒性较多柔比星轻，常见于既往使用过其他蒽环类药物的患者，其他不良反应为骨髓抑制和消化道反应。适应证广，多种药物联合治疗恶性肿瘤，主要用于恶性淋巴瘤、乳腺癌和急性白血病。

四、抗恶性肿瘤植物药

此类药物的有效成分都是从植物中提取的，如长春花中提取的长春新碱、长春碱，从红杉树中提取的紫杉醇，从喜树中提取的喜树碱。按照来源，可以分为长春碱类、紫杉醇类、鬼臼毒素类、喜树碱类和其他类。

（一）长春碱类

长春新碱

【药理作用】长春新碱（vincristine）从夹竹桃科植物长春花中提取的吲哚类生物碱。抗肿瘤作用靶点是微管，主要抑制微管蛋白的聚合而影响纺锤体微管的形成，使有丝分裂停止于中期。还可干扰蛋白质代谢及抑制RNA多聚酶的活力，并抑制细胞膜类脂质的合成和氨基酸在细胞膜上的转运。

【临床应用】主要用于血液系统恶性肿瘤，如急性白血病，尤其是儿童急性白血病，对急性淋巴细胞白血病疗效显著。

【不良反应】因其在神经系统内浓度较高，故神经毒性为其剂量限制性毒性，主要为外周神经多发，表现为麻木、感觉消失、神经炎等，40岁以上发生率较高。骨髓抑制反应较轻。药物在使用过程中不能外漏，否则容易发生局部坏死。

长春瑞滨

长春瑞滨抑制微管蛋白的聚合，高浓度下抑制轴突微管，阻断G2期和M期细胞有丝分裂。常用于非小细胞肺癌、转移性乳腺癌、晚期卵巢癌、恶性淋巴瘤。其神经毒性较长春新碱低，骨髓抑制较长春新碱严重，常见粒细胞的减少。在用药时同样需注意防止渗漏，容易导致局部组织坏死和血栓性静脉炎。

（二）紫杉醇类

紫杉醇

【药理作用】紫杉醇（Paclitaxel）主要来源于红豆杉树皮，主要作用机制为促进微管蛋白聚合，防止微管解聚，形成异常的维管束，使细胞停留在G2期和M期。

【临床应用】目前为多种恶性肿瘤的一线用药，包括乳腺癌、卵巢癌和非小细胞肺癌，对头颈部癌、食管癌也有疗效。其过敏反应发生率较高，需要在使用前用抗过敏药物进行预防。体外实验证明紫杉醇具有显著的放射增敏作用，可能是使细胞中止于对放疗敏感的G2和M期。

【不良反应】过敏反应发生率为39%，表现为支气管痉挛性呼吸困难，荨麻疹和低血压。几乎所有的反应发生在用药后最初的10分钟。骨髓抑制为主要剂量限制性毒性，表现为中性粒细胞减少，血小板降低少见。周围神经病最常见的表现为轻度麻木和感觉异常。肌肉关节疼痛常见，发生于四肢关节，发生率和严重程度呈剂量依赖性。

多西他赛

多西他赛又称多西紫杉醇，作用机制与紫杉醇相同，但其细胞内浓度较紫杉醇高，滞留时间长，体外抗恶性肿瘤活性比紫杉醇强。适应证、不良反应与紫杉醇类似，不同的是多西他赛常见液体潴留，需预防性使用皮质类固醇，如糖皮质激素。

（三）鬼臼毒素类

依托泊苷

【药理作用】依托泊苷（EtoposideInjection）又称鬼臼乙叉甙，作用于G2期和S期，为细胞周期特异性抗肿瘤药物。机制为与DNA拓扑异构酶Ⅱ，形成药物-酶-DNA稳定的可逆性复合物，阻碍DNA修复。

【临床应用】主要用于小细胞肺癌、恶性淋巴瘤、恶性生殖细胞瘤、白血病。

【不良反应】主要为骨髓抑制和消化道反应，本品不能静脉注射，静脉滴注时间小于30分钟易引起过敏反应，如低血压、喉头痉挛。

（四）喜树碱类

伊立替康

【药理作用】伊立替康（Irinotecan）是喜树碱的一种半合成化合物，是第一个特异性拓扑异构酶Ⅰ抑制剂，使DNA双螺旋结构解体。伊立替康及其活性代谢物SN-38可与拓扑异构酶Ⅰ-DNA复合物结合，从而阻止断裂单链的再连接。主要作用于S期，属于周期特异性药物。

【临床应用】主要用于结直肠癌、小细胞肺癌、胰腺癌，还可以用于胃癌、食管癌。

【不良反应】其主要不良反应为迟发性腹泻，通常发生于用药24小时后，由其活性代谢物SN-38引起，发生率高达90%，位于肝脏的UGT1A1基因是SN-38代谢失活的关键基因，如果UGT1A1基因发生突变，使SN-38代谢减少，伊立替康腹泻反应加重。伊立替康还可能出现短暂严重的胆碱能综合征，表现为早发性腹泻，常在用药后24小时内发生，可用阿托品治疗。其他常见不良反应还有骨髓抑制，恶心、呕吐等胃肠道反应。

（五）其他

三尖杉酯碱

从三尖杉科植物三尖杉中提取的一种生物碱。抑制真核细胞蛋白质的合成，解聚多聚核糖体，干扰细胞核糖体功能。主要对G1、G2期细胞起作用，属于周期特异性药物。常用于血液系统恶性肿瘤，如急性髓细胞性白血病，对骨髓增生异常综合征、真性红细胞增多症，慢性髓细胞性白血病。常见不良反应为骨髓抑制、心脏毒性、低血压等，有心律失常的患者慎用或禁用，如引起心房扑动应立即停药。

五、激素类药物

是一类以人和动物激素或与其化学机构、作用原理相同的药物，通常以抑制恶性肿瘤细胞生长为主要作用，无法杀灭恶性肿瘤细胞，常用于与激素分泌相关的恶性肿瘤，如乳腺癌、前列腺癌。主要可以分为抗雌激素药物、抗雄激素药物、芳香化酶抑制药物、促性腺激素释放激素抑制药物等。

（一）抗雌激素药物

他莫昔芬

他莫昔芬（tamoxifen）化学结构与雌激素类似，可竞争性与雌激素受体结合，形成药物–受体复合物，影响雌激素依赖性的恶性肿瘤继续生长，其疗效与雌激素受体的水平呈正相关。主要用于晚期乳腺癌，雌激素受体阳性、绝境期后的女性患者有效率更高。常见不良反应为面部潮红、月经失调和恶心、呕吐。

屈洛昔芬

屈洛昔芬（droloxifene）化学结构、作用机制与他莫昔芬类似，但对雌激素受体的亲和力比他莫昔芬强10倍以上，不良反应较他莫昔芬轻微。因其对骨骼有雌激素样作用，对子宫和乳腺无此作用，有望用于治疗骨质疏松。常见不良反应为潮热、高钙血症、阴道出血。

（二）抗雄激素药物

氟他胺

氟他胺（flutamide）是非甾体雄激素受体拮抗剂，可竞争性结合雄激素受体，抑制恶性肿瘤生长。主要用于前列腺癌和良性前列腺增生。主要不良反应为男性乳房女性化、恶心呕吐。

比卡鲁胺

比卡鲁胺（bicalutamide）是非甾体雄激素受体拮抗剂，作用机制与氟他胺类似。与氟他胺相比，更加降低疾病进展风险，肝功能异常、腹泻发生率更低，耐受性更好。

（三）芳香化酶抑制药物

来曲唑

来曲唑（letrozole）是一种竞争性芳香化酶抑制剂，以离子键的形式与芳香化酶可逆性的结合，阻止底物雄激素向雌激素转化，从而降低体内雌激素水平。主要作用于绝经期后乳腺癌的治疗，绝经期前乳腺癌应避免使用，本品通常与他莫昔芬序贯治疗，雌激素受体的水平同样对其疗效有较大影响。对全身各系统和器官无潜在毒性，耐受性较好，常见不良反应为胃肠道反应、关节痛、潮热。

依西美坦

依西美坦（exemestane）结构与雄激素相似，以共价键的形式与芳香化酶不可逆的结合，造成酶的永久失活。与来曲唑相比疗效无差异，对肝功能、骨质疏松的影响可能高于来曲唑，所以肝肾功能不全的患者慎用依西美坦。

（四）促黄体激素释放激素类似物

亮丙瑞林

天然的促黄体激素释放激素可以使下丘脑分泌黄体激素和卵泡激素，这两种激素可以促使雌激素大量分泌。亮丙瑞林（leuprorelin）属于促黄体激素释放激素类似物，可以竞争性结合大部分受体，产生一过性的垂体-性腺兴奋作用，刺激下丘脑分泌黄体激素和卵泡激素，重复给药后会使受体数量减少，激素分泌受限。它还进一步抑制卵巢和睾丸对促性腺激素的反应，从而降低雌二醇和睾酮的生成，停药后激素分泌可恢复正常。主要用于绝经期前乳腺癌、前列腺癌，子宫内膜异位症。由于其一过性激素分泌增多，治疗初期可见恶性肿瘤症状加重，如骨痛加重、排尿困难。常见不良反应还有面色潮红、男性乳房女性化、性欲减退、骨质疏松。

六、铂类

顺铂

【药理作用】顺铂（cisplatin）是第一个被发现有抗恶性肿瘤活性的铂类药物，本药物中心是二价铂同两个氯原子和两个氨分子结合的重金属络合物，能阻止DNA的复制。本药物为周期非特异性药物，抗癌作用强，作用机制与其他药物机制不同，耐药机制也不同，常联合其他药物进行治疗。

【临床应用】可用于多种恶性肿瘤。对卵巢癌及睾丸癌疗效显著，对非精原细胞睾丸癌疗效较好，亦可用于鼻咽癌、甲状腺癌、膀胱癌、肺癌、恶性淋巴瘤、乳腺癌等其他肿瘤。还可以在放疗时起增敏作用，是应用最广泛的抗恶性肿瘤药物之一。

【不良反应】主要不良反应为严重的恶心、呕吐，剂量相关性的肾功能损伤，听神经和外周神经损伤引起的听力下降和肢端麻木，骨髓抑制较轻。

卡铂

卡铂（carboplatin）是第二代铂类抗恶性肿瘤药物，作用机制与顺铂相同，适应证与顺铂类似。与顺铂相比，卡铂胃肠道反应较轻，肾功能损伤较少，但骨髓抑制作用较强。本品应避免与铝接触，用药后患者也应避免接触铝。

奥沙利铂

奥沙利铂（oxaliplatin）是第三代铂类抗恶性肿瘤药物。常与5-氟尿嘧啶和亚叶酸钙联用于消化道恶性肿瘤，也可以用于乳腺癌、卵巢癌等。常见不良反应中，骨髓抑制、消化道反应、肝肾功能异常较顺铂、卡铂轻，神经系统异常较顺铂、卡铂常见，常见于末梢神经，口腔、上呼吸道等痉挛和感觉异常。用药后应避免接触寒冷物品，包括洗漱用水，否则会加重神经系统的异常。

第三节　联合应用抗肿瘤药物的原则

一、从细胞增殖周期方面

抗恶性肿瘤药物可以分为周期非特异性药物和周期特异性药物，用药顺序可以针对不同的情况。

1.先用周期非特异性药物　对生长较慢的大多数实体恶性肿瘤中，G0期细胞比率较高，可以先用周期非特异性药物杀灭处于各增殖周期中的细胞和部分G0期细胞。待剩余G0期细胞进入增殖周期后，再使用周期特异性药物进行杀灭。

2.先用周期特异性药物　对生长较快的恶性肿瘤，如血液系统恶性肿瘤，处于细胞增殖周期内的细胞较多，G0期细胞较少，先用周期特异性药物，杀死处于S、M期内的肿瘤细胞，再用周期非特异性药物杀灭其他周期肿瘤细胞。

二、从药物作用机制方面

抗肿瘤药物可以按作用机制分为六类，可以针对肿瘤细胞增殖包括多个环节发挥作用，起到协同作用，同时类似的不良反应也相应加重。

三、从药物不良反应方面

甲氨蝶呤阻碍叶酸的生成，亚叶酸钙作为叶酸还原型的甲酰化衍生物，是叶酸在体内的代谢活性物质，可以减少甲氨蝶呤引起的叶酸减少，通常联合使用。长春新碱骨髓抑制作用较轻，通常和其他骨髓抑制明显的抗恶性肿瘤药物联用。

四、从抗肿瘤适应证方面

适应证类似的抗恶性肿瘤药物可以联合使用，如结直肠癌常用奥沙利铂、氟尿嘧啶。乳腺癌常用紫杉醇、多柔比星、环磷酰胺。

五、从人体耐受性方面

抗恶性肿瘤药物通常不良反应较多，对人体造成较大的影响，所以在患者身体机能较好的时期，一般采用多种药物联用，以快速杀灭肿瘤细胞。抗肿瘤药物治疗一般不采取每日给药，以避免对人体机能造成严重的影响，而采取周期式治疗，用药一次后间隔一段时间再使用下一次，给人体以恢复的时间。在经过多次治疗后，患者身体机能下降，无法同时使用多种药物，通常采取单药治疗。

第四节　用药护理

一、用药前护理

1.药物的配置　①应有专用的生物安全柜来配置抗恶性肿瘤药物，配置时应做好防护工作，动作较轻缓，减少药物飞溅和外溢，避免接触、吸入药物。②加入溶媒时仔细核对，观察配置好药物的形状，有无沉淀、变色等。如不立即使用需注意保存条件，如冷藏、遮光。③配置完成后的空安瓿、注射器等放入专用垃圾桶，避免污染。

2.明确患者血管情况，首选中心静脉用药，次选留置针。避免反复穿刺同一血管，避免下肢血管用药。

3.做好抗肿瘤药物的预处理。如使用紫杉醇之前需用地塞米松、苯海拉明、西咪替丁进行预处理。

二、用药中护理

1.注意静脉滴注速度，速度过快可能导致患者出现恶性呕吐等不良反应，速度过慢可能导致达不到有效血药浓度，应按说明书要求时间用药。

2.关注血管情况。抗恶性肿瘤药物通常对血管刺激较大，观察是否有静脉炎发生。特别是发疱剂类药物，一旦渗漏会导致周围皮肤坏死，如长春新碱、依托泊苷。

3.关注过敏反应。部分抗恶性肿瘤药物在用药开始后数分钟到数小时内，可能出现过敏反应，通常表现为低血压、呼吸抑制、皮疹等，一旦出现应立即停药并对症处理。

4.注意药物使用先后顺序，正确的用药顺序可以增大疗效，减少不良反应。

5.抗恶性肿瘤药物不可与其他药物共用同一静脉通道，在使用抗恶性肿瘤药物前后，均应使用溶媒冲洗，避免发生反应。

三、用药后护理

1.针对患者所用药物常见不良反应，用真诚语言关心患者，帮助患者树立战胜疾病的信心。

2.告知患者注意休息，以清淡饮食为主，注重高蛋白质食物、维生素的摄入。

案例回顾

在日常临床工作中，可以遇到常见恶性肿瘤疾病，比如肺癌、胃癌、乳腺癌、结直肠癌、肝癌等，需要熟悉常见恶性肿瘤所用药物，才能做好护理工作。通过本章节的学习，同学们应该熟悉抗恶性肿瘤药对细胞增殖周期的影响，抗恶性肿瘤药的分类、作用机制及其主要不良反应，特别是化疗方案中多种药物联用时，存在的药物不良反应相互影响的情况，只有有的放矢才能更好的做好护理工作。

第三十四章
影响免疫功能的药物

章前引言

　　免疫系统包括参与免疫反应的各种细胞、组织和器官，如胸腺、淋巴结、脾、扁桃体以及分布在全身体液和组织中的淋巴细胞和浆细胞。这些组分及其正常功能是机体免疫功能的基本保证，任何一方面的缺陷都将导致免疫功能障碍，丧失抵抗感染能力或形成免疫性疾病。机体免疫系统在抗原刺激下所发生的一系列变化称为免疫反应。影响免疫功能的药物有两类：免疫抑制药（immunosuppressive drugs）能抑制免疫活性过强者的免疫反应；免疫增强药（immunopotentiating drugs）能扶持免疫功能低下者的免疫功能。学好这类药物对指导今后的临床用药工作有着重要的意义。

学习目标 ✏️

1.掌握常用免疫抑制药如环孢素、肾上腺皮质激素等，及常用免疫增强药如卡介苗、干扰素等药物的药理作用、临床用途和不良反应。

2.熟悉影响免疫功能的药物的作用机制和其他常用免疫抑制药和免疫增强药的特点。

3.了解常用调节免疫功能的制剂和用法。

4.学会观察和预防调节免疫功能药物的不良反应，能够利用用药护理综合分析判断，正确进行用药指导。

思政目标 📋

培养学生能够通过本章节所学的相关药物的药理与用药护理知识，带给患者更好的用药护理体验，提升护理质量，促进医（护）患关系的和谐。

案例导入 📋

学生小王因尿毒症入院治疗，在接受肾移植手术后，使用了环孢素进行抗排异辅助治疗，以确保移植器官顺利存活，但是小王的家属对该药物感到陌生，担心药物不良反应会很强烈，于是来找护士咨询。

思考题

1.环孢素的抗排异治疗原理是什么？

2.环孢素的药物不良反应是什么？如何进行用药护理？

第一节 免疫抑制药

免疫抑制药是一类具有免疫抑制作用的药物。临床主要用于对抗器官移植引起的排斥反应，也用于治疗各种自身免疫病如类风湿关节炎、红斑狼疮等，但对于人体正常的免疫功能也会造成抑制，故不良反应多见且较强烈。其中环孢素、硫唑嘌呤、环玲酰胺等免疫抑制药物可针对某些免疫细胞发挥抑制作用，如抑制T细胞、B细胞等淋巴细胞增殖，或者抑制其功能，发挥免疫抑制作用。激素类免疫抑制药和抗淋巴细胞蛋白等药物可对免疫过程中的各环节造成影响（图34-1-1），中断或干扰免疫机制发挥作用，起到免疫抑制的效果。

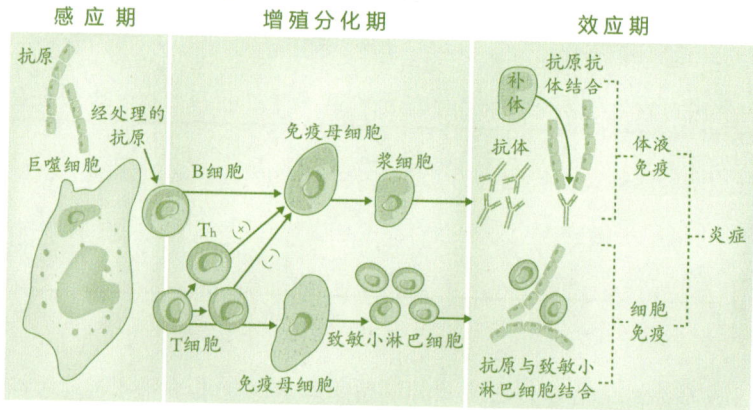

图34-1-1 免疫反应的基本过程

环孢素

环孢素（ciclosporin，cyclosporin A）是霉菌生成的一种脂溶性环状十一肽化合物。现已可以人工合成。

【药理作用】环孢素可选择地作用于T淋巴细胞活化初期。辅助性T细胞被活化后可生成增殖因子白细胞介素2（interleukin 2，IL-2），环孢素可抑制其生成；但它对抑制性T细胞及吞噬细胞无影响。它的另一个重要作用是抑制淋巴细胞生成干扰素。因而环孢素不同于细胞毒类药物的作用，它仅抑制T细胞介导的细胞免疫而不致显著影响机体的一般防御能力。

【临床应用】环孢素在临床上主要用于防止异体器官或骨髓移植时排斥等不利的免疫反应，广泛用于肝、肾、胰、心、肺、皮肤、角膜及骨髓移植等，常和糖皮质激素合用。在治疗自体免疫性疾病方面，临床应用主要是其他药物无效或难治性疾病如类风湿性关节炎、系统性红斑狼疮、银屑病、皮肌炎等。

【不良反应】发生率较高，严重程度与用药剂量、持续时间及个体差异等均有关。其毒性反应主要在肝与肾，一般多为可逆性毒性。肾毒性为最常见，约70%，肝毒性常见于用药早期，多为一过性，故在应用过程中宜监测肝、肾功能。继发感染也较常见，多为病毒感染。继发肿瘤发生率为一般人群的30倍左右，以淋巴瘤和皮肤瘤最多见。此外，还有胃肠道反应，过敏所致变态反应，牙龈增生等。

他克莫司

他克莫司又名FK506，是从链霉素属分离提取的大环内酯类抗生素，作用机制与环孢素相似。主要用于肝、肾、心及骨髓移植，不良反应同环孢素。

抗淋巴细胞球蛋白

抗淋巴细胞球蛋白（antilymphocyteglobulin，ALG）是直接抗淋巴细胞的抗体，现已能用人淋巴细胞或胸腺细胞、胸导管淋巴细胞，或培养的淋巴母细胞免疫动物（马、羊、兔等），利用单克隆抗体技术获得血清提纯蛋白，特异性高，安全性好。

【药理作用】本品为直接抗淋巴细胞的抗体。选择性地与淋巴细胞结合，在补体的共同作用下使淋巴细胞裂解。主要杀伤T淋巴细胞，起到抑制免疫功能的作用。能有效抑制各种抗原引起的初次免疫应答，对再次免疫应答作用较弱。

【临床应用】防止器官移植的排斥反应，与其免疫抑制药合用还可预防肾移植或骨髓移植排斥反应，临床还试用与白血病、多发性硬化症、重症肌无力及溃疡性结肠炎、类风湿性关节炎和系统性红斑狼疮等疾病。

【不良反应】常见不良反应有寒战、发热、血小板减少、关节疾病和血栓性静脉炎等。静脉注射可引起血清病及过敏性休克，还可引起血尿、蛋白尿等，停药后可消失。重复肌内注射可使局部发生剧烈疼痛，可配合使用局部麻醉药，或者少量多次深部肌内注射，也可用理疗、超声波、按摩等加速药物分布以减少疼痛。

肾上腺皮质激素类

常用的有泼尼松、泼尼松龙、地塞米松等，它们对免疫反应的许多环节均有抑制作用。主要是抑制巨噬细胞对抗原的吞噬和处理；抑制白介素-1的合成和分泌；也阻碍淋巴细胞DNA合成和有丝分裂，破坏淋巴细胞，使外周淋巴细胞数明显减少，并损伤浆细胞，从而抑制T细胞的细胞免疫反应和B细胞的体液免疫反应，减轻效应器的免疫性炎症等反应对人体的损害。临床多用于器官移植的抗排异反应和自身免疫疾病。

烷化剂

常用的有环磷酰胺、白消安、噻替派等。此类药物能选择性地抑制B淋巴细胞，大剂量也能抑制T细胞。还可抑制免疫母细胞，从而阻断体液免疫和细胞免疫反应。不影响已经活化的巨噬细胞的细胞毒性。环磷酰胺作用明显，不良反应较小，且可口服，故常用。临床用于防止排异反应和移植物抗宿主反应，及激素类药物不能长期缓解的多种自身免疫性疾病。不良反应有骨髓抑制，胃肠道反应，出血性膀胱炎及脱发等。

抗代谢药类

常用6-巯嘌呤与硫唑嘌呤。它们主要抑制DNA、RNA和蛋白质合成。硫唑嘌呤的毒性较小，故较常用。本类药物能选择性地对B淋巴细胞进行抑制，大剂量也可抑制T细胞，并可抑制两类淋巴母细胞，故兼能抑制细胞免疫和体液免疫反应，但不抑制巨噬细胞的吞噬功能。用于肾移植的排异反应和自体免疫性疾病如类风湿关节炎和全身性红斑狼疮等。不良反应主要有骨髓移植、胃肠道反应、口腔食管溃疡、肝损害等。

来氟米特

来氟米特（leflunomide），又名爱若华、妥抒，为抗增生活性的免疫抑制药。本药口服吸收后在肠道和肝脏内迅速转化为活性代谢产物，并通过此代谢产物影响DNA、RNA的合成，阻断淋巴细胞的细胞分裂、增殖，减少体液免疫抗体合成，不仅有免疫抑制作用，还有明显的抗炎作用。$t_{1/2}$为9天，血药浓度稳定。临床主要用于治疗类风湿关节炎、抗移植排斥反应以及其他自身免疫病。不良反应较少，主要有腹泻、可逆性氨基转移酶升高、皮疹等。

吗替麦考酚酯

又名霉酚酸酯（Mycophenolate mofetil，MMF）是霉酚酸（mycophenolic acid，MPA）的酯类衍生物，现通称吗替麦考酚酯（CellCept，骁悉），具有独特的免疫抑制作用和较高的安全性。临床用于预防同种肾移植患者的排斥反应及治疗难治性排斥反应，可与环孢素和肾上腺皮质激素同时应用。用于银屑病和类风湿性关节炎疗效较好，对系统性红斑狼疮血管炎、重症IgA肾病也有一定效果。优点是无明显的肝肾毒性。常见不良反应有胃肠道反应，表现为恶心、呕吐、腹泻、腹痛等，通过调整剂量即可减轻；贫血和白细胞减少，多为轻度，通常发生在30～120天，大部分病例在停药一周后可得到缓解；机会感染轻度增加；可能诱发肿瘤。动物试验证明MMF有致畸作用，而且MMF可分泌到乳汁中，因而育龄妇女应用时要注意避孕。对本药过敏者禁用，孕妇及哺乳期妇女慎用。避免与影响肝肠循环的药物合用。

第二节　免疫增强药

免疫增强药又称免疫调节药，因大多数免疫增强药可能使过高的或过低的免疫功能调节到正常水平，临床主要用其免疫增强作用，治疗免疫缺陷疾病、慢性感染和作为肿瘤的辅助治疗。常用药物有卡介苗、干扰素、白细胞介素-2、转移因子、左旋咪唑、胸腺素等。

卡介苗

卡介苗（bacillus calmette-guérin，简称BCG）是用于预防结核病的疫苗，具有免疫佐剂的作用，能增强巨噬细胞的吞噬作用，促进IL-1产生，促进T细胞增殖，增强抗体反应和抗体依赖性淋巴细胞介导的细胞毒性，增强天然杀伤细胞的活性。临床除用于预防结核病外，还用于肿瘤的辅助治疗，如白血病、黑素瘤和肺癌等。也可用于膀胱癌术后灌洗，预防肿瘤复发。本药物局部注射可见红斑、硬结和溃疡，也可出现寒战、高热、全身不适、过敏等。瘤内注射频繁可发生过敏性休克和肉芽肿性肝炎，甚至死亡。严重免疫功能低下的患者，可致播散性BCG感染。剂量过大，可降低免疫功能，甚至促进肿瘤生长。皮内注射用药应绝对避免注射至皮下，皮下划痕菌苗严禁用于注射。

干扰素

干扰素（interferon，IFN）是一类糖蛋白，它具有高度的种属特异性，故动物的IFN对人无效。干扰素具有抗病毒、抑制细胞增殖、调节免疫及抗肿瘤作用。在抗病毒方面，它是广谱抗病毒药，临床可用于病毒感染性疾病，如疱疹性角膜炎、病毒性眼病、带状疱疹等皮肤疾患、慢性乙型肝炎等。其免疫调节作用在小剂量时对细胞免疫和体液免疫都有增强作用，大剂量则产生抑制作用。IFN的抗肿瘤作用在于它既可直接抑制肿瘤细胞的生长，又可通过免疫调节发挥作用。临床数据统计表明，它对肾细胞癌、卡波济肉瘤、多毛细胞白血病以及某些类型的淋巴瘤、黑素瘤、乳癌等有效，而对肺癌、胃肠道癌及某些淋巴瘤无效。在临床应用时常见的不良反应有发热和白细胞减少等，偶见变态反应、肝功能障碍、注射局部疼痛红肿等。少数患者快速静脉注射时可出现血压下降。约5%的患者用后可产生IGN抗体。过敏体质、严重肝肾功能不全、白细胞及血小板减少患者慎用。

白细胞介素-2

白细胞介素-2又名T细胞生长因子（T cell growth factor，TCGF），诱导TH和TC（杀伤）细胞分化增殖，它对B细胞、自然杀伤细胞、抗体依赖性杀伤细胞和淋巴因子激活的杀伤（LAK）细胞等均可促进其分化增殖。临床主要用于抗恶性肿瘤（如黑素瘤、肾细胞癌、霍奇金淋巴瘤等），控制肿瘤发展，减小肿瘤体积并延长患者生存时间，还可用于免疫缺陷病和自身免疫性疾病的治疗。常见不良反应为发热、寒战、厌食、肌痛、关节痛、神经系统症状。

转移因子

转移因子（transfer factor，TF）是从正常人的淋巴细胞或淋巴组织、脾、扁桃体等制备的一种核酸肽。它可将供体细胞免疫作息转移给受体的淋巴细胞，使之转化、增殖、分化为致敏淋巴细胞，从而获得供体样的免疫力。由此获得的免疫力较持久，一般为6个月左右，且特异性免疫和非特异性免疫能力皆可获得。本品可起到免疫佐剂的作用，但不会转移体液免疫，不起抗体作用。临床主要用于先天性或获得性免疫缺陷病的治疗，还用于难以控制的病毒性和霉菌感染，以及麻风及恶性肿瘤等的辅助治疗。

左旋咪唑

左旋咪唑（levamisole，LMS）为四咪唑的左旋体。它有免疫增强作用，对抗体产生有双向调节作用，能使抗体恢复正常水平，但对免疫功能正常的人或动物抗体形成没有影响。也能使受抑制的巨噬细胞和T细胞功能恢复正常。临床常用于免疫功能低下者，恢复免疫功能后，可增强机体的抗病能力，如用于慢性反复发作的细菌感染如麻风病、布氏菌感染等。也可用于化疗药的辅助用药治疗多种肿瘤，在肿瘤进行手术及放射治疗后使用左旋咪唑可以延长缓解期，减低复发率，延长寿命。肺癌手术合用左旋咪唑可延长无瘤期，减低复发率及肿瘤死亡率。对鳞癌较好，可减少远处转移。用于多种自身免疫性疾病，如类风湿性关节炎、红斑性狼疮等用药后均可得到改善。其不良反应主要有胃肠道症状，神经系统反应如头痛、头晕、失眠等，变态反应如过敏、多汗、全身不适等。少数患者有白细胞及血小板减少，停药后可恢复。偶见肝功能异常。肝炎活动期患者忌用。

胸腺素

胸腺素（thymosin）又称胸腺多肽，为胸腺分离出的一种小分子活性物质，除提纯外可利用基因工程合成。可促进T细胞分化成熟，即诱导前T细胞（淋巴干细胞）转变为T细胞，并进一步分化成熟为具有特殊功能的各亚型群T细胞，调节胸腺依赖性免疫应答反应。临床主要用于胸腺依赖性免疫缺陷疾病（如艾滋病），某些自身免疫性疾病、病毒感染和晚期肿瘤。除少数过敏反应外，一般无严重不良反应。

第三节　用药护理

一、用药前护理

1.用量用法　①环孢素，口服，每日10～15mg/kg。于器官移植前3小时开始应用并持续1～2周，然后逐渐减至维持量5～10mg/kg。静脉滴注时可将50mg以生理盐水或5%葡萄糖注射液200mL稀释后于2～6小时内缓慢滴注，剂量为口服剂量的1/3。②来氟米特，每日口服50～100mg，3天后改为每日20mg，连续服用可改善类风湿关节炎各种症状。③卡介苗，注射剂0.5mg/mL、1.5mg/2mL。皮肤注射或者皮肤划痕接种。④左旋咪唑，治疗肿瘤：每2周用药3天或每周2天，每日3次，每次50mg。自身免疫性疾病：每日2～3次，每次50mg，连续用药。⑤胸腺素，肌内注射，每次2～10mg，每日1次或隔日1次。⑥转移因子，肌内注射，每次2mL，相当于10^8个淋巴细胞（或1g扁桃体），每周1～2次。⑦白细胞介素-2，注射剂10万单位、20万单位、40万单位、100万单位。静脉滴注：每次50～200万单位，每日1次，每周5次，连续给药2～6周。体腔给药：每次50～200万单位，每周2次。

2.提前告知患者及家属影响免疫功能药物的功能和使用原因，并说明常见不良反应，取得患者及家属的配合。

3.对吗替麦考酚酯过敏者禁用，孕妇及哺乳期妇女慎用吗替麦考酚酯，避免与影响肝肠循环的药物合用。

4.卡介苗皮内注射用药应绝对避免注射至皮下，皮下划痕菌苗严禁用于注射。

5.干扰素慎用于过敏体质、严重肝肾功能不全、白细胞及血小板减少患者。

二、用药中护理

1.因环孢素的肾毒性和肝毒性常见，用药过程中必须监控肝、肾功能，采取必要的保肝护肾措施，注意患者可能出现的过敏反应等，及时采取护理措施，减轻患者不适。

2.因抗淋巴细胞球蛋白肌内注射时的不良反应常见，给药过程中必须注意药量和给药速度，或配合局部麻醉药、理疗等手段减轻不良反应，对其他不良反应做出心理疏导、辅助护理等合理应对。

三、用药后护理

1.使用环孢素等免疫抑制剂后饮食起居护理注意预防病毒性疾病感染，防寒保暖，营养均衡。

2.器官移植排斥反应或自身免疫反应得到有效控制说明免疫抑制剂起效，若出现严重过敏或其他不良反应强烈应停用或调整治疗方案。

案例回顾

本章节教学案例中提及的环孢素等影响免疫的药物，经过学习，相信同学们对于这类影响免疫的药物的使用有了清晰的答案。

对于临床医护人员来说，掌握环孢素等影响免疫的药物的药理机制，掌握该类药物在使用过程中会出现的不良反应及此类药物在用药期间应该注意的事项是非常重要的。掌握这些临床药理知识对于医护工作者的临床用药有极其重要的意义。

第三十五章
抗寄生虫病药

上 智 云 图
数字资源素材

章前引言

　　抗寄生虫病药是指能驱除或杀灭体内外寄生虫的药物。根据不同寄生虫感染，抗寄生虫药分为抗疟药、抗阿米巴病药与抗滴虫病药、抗血吸虫与抗丝虫病药以及抗肠蠕虫病药等。

学习目标

1.掌握氯喹、伯氨喹、乙胺嘧啶等抗疟药的临床应用及不良反应。

2.熟悉氯喹、伯氨喹、乙胺嘧啶等抗疟药的药理作用；熟悉青蒿素及抗肠蠕虫药的临床应用及不良反应。

3.了解青蒿素及抗肠蠕虫药的药理作用。

4.学会观察和预防常用抗寄生虫药的不良反应，学会根据不同患者需求选择合适的治疗寄生虫病的药物，能够利用用药护理综合分析判断，正确进行用药指导。

思政目标

培养学生运用所学的药理与用药护理知识，带给患者更好的用药护理体验，提升护理质量，促进医（护）患关系的和谐。

案例导入

患者，小刘，男，22岁，近日因经常发热来医院就诊。在过去的2年内，几乎每隔1个月出现一次发热症状。体格检查和常规血液检查发现转氨酶水平升高和轻度贫血，快速抗原检测试验结果显示对疟疾呈阳性反应。血涂片试验结果显示鞭毛生物的存在。诊断：该患者感染的寄生虫为间日疟原虫。

思考题

1.针对该患者情况，可选用哪种药物进行治疗？

2.大剂量应用该药治疗疾病时，应注意什么问题？

第一节　抗疟药

　　抗疟药是用于预防或治疗疟疾的药物，通过作用于疟原虫生活史的不同环节，既能防治疟疾，又能阻止疟原虫的传播并消灭传染源。现有抗疟药中尚无一种能对疟原虫活史的各个环节都有杀灭作用。因此，必须了解各种抗疟药对疟原虫生活史的不同环节的作用，以便根据不同目的正确选择药物（图35-1-1）。

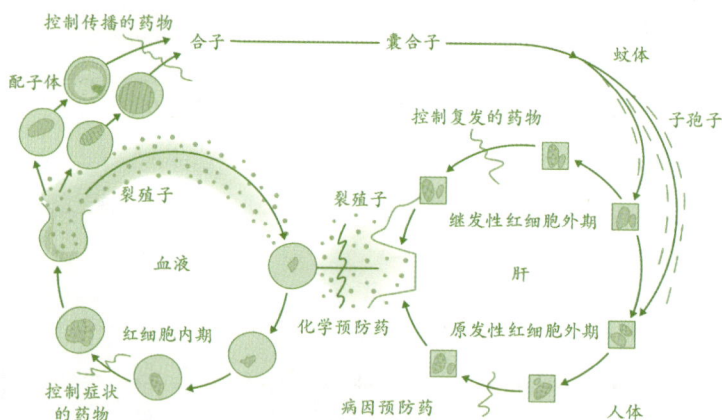

图35-1-1　疟原虫生活史和各类抗疟药的作用部位

一、疟原虫的生活史和抗疟药的作用环节

　　疟疾是由疟原虫感染引起的，经雌性按蚊传播的一种传染性疾病，流行于热带、亚热带地区。致病的疟原虫主要有间日疟原虫、三日疟原虫及恶性疟原虫，它们分别引起间日疟、三日疟及恶性疟，前两种又称良性疟。恶性疟病情较严重，可危及患者生命。疟疾的主要临床症状有周期性的寒战、高热、大汗后缓解，常伴有肝脾肿大、贫血等。在我国以间日疟和恶性疟最为常见。疟原虫的生活史分为两个阶段，即人体内的无性生殖阶段和雌性按蚊内的有性生殖阶段。

（一）人体内的无性生殖阶段

　　1.原发性红细胞外期　受感染按蚊叮咬人时，将其唾液中的子孢子输入人体。30分钟内子孢子即侵入肝细胞中开始其红细胞前期发育和裂体增殖。经过10～14天，生成大量裂殖子。此期不发生症状，为疟疾的潜伏期。对此期有杀灭作用的药物，如乙胺嘧啶，可起病因预防作用。

　　2.红细胞内期　原发性红细胞外期在肝细胞内生成的大量裂殖子破坏肝细胞而进入血液，侵入红细胞，经滋养体发育成裂殖体，并破坏红细胞，释放出大量裂殖子及其代谢产物，再加上红细胞破坏产生的大量变性蛋白，至一定程度，刺激机体，引起寒战、高热等症状。从红细胞内逸出的裂殖子又复进入红细胞进行发育。如此周而复始，每完成一个无性生殖周期，引起一次症状发作。不同种的疟原虫完成无性生殖周期所需时间不同：恶性疟36～48小时，间日疟48小时，三日疟72小时。对此期疟原虫有杀灭作用的药物，如氯喹、奎宁、青蒿素等，有控制症状发作和症状抑制性预防作用。

3.继发性红细胞外期　间日疟原虫在进行红细胞内期无性生殖时，在肝细胞内仍有疟原虫生长、发育。此时肝细胞内疟原虫的来源尚无定论。有认为来源于原发性红细胞外期生成的裂殖子。但近又证明，间日疟原虫的子孢子在遗传学上有不同的两个型，即速发型子孢子和迟发型子孢子。它们同时进入肝细胞，速发型子孢子完成原发性红细胞外期后，即全部由肝细胞释放，进入红细胞内期。而迟发型子孢子则在相当长的时间内处于休眠状态（称休眠子），然后才开始并完成其红细胞外期裂体增殖，并向血液释放裂殖子，引起间日疟复发。能杀灭继发性红细胞外期的药物，如伯氨喹，对间日疟有根治（阻止复发）作用。恶性疟和三日疟原虫无继发性红细胞外期，故无须用药进行根治。

（二）雌按蚊体内的有性生殖阶段

红细胞内期疟原虫一方面不断进行裂体增殖，同时也产生雌、雄配子体。按蚊在吸入血时，雌、雄配子体随血液进入蚊体。两者结合成合子，进一步发育产生子孢子，移行至唾液腺内，成为感染人的直接传染源。能抑制雌、雄配子体在蚊体内发育的药物，如乙胺嘧啶，则有控制疟疾传播和流行的作用。

二、常用抗疟药

氯喹

【药理作用】氯喹（Chloroquine）抗疟作用机制复杂。应用氯喹后，疟原虫溶酶体内药物的含量高出宿主溶酶体千倍以上，由此认为疟原虫有浓集氯喹的特异机制。氯喹可插入DNA双螺旋链之间，形成DNA-氯喹复合物，影响DNA复制和RNA转录，并使RNA断裂，从而抑制疟原虫的分裂繁殖。再者，氯喹为弱碱性药物，大量进入疟原虫体内，必然使其细胞液的pH升高，形成对蛋白质分解酶不利的环境，使疟原虫分解和利用血红蛋白的能力降低，导致必需氨基酸缺乏，也可干扰疟原虫的繁殖。

【临床应用】

1.抗疟作用　氯喹对间日疟和三日疟原虫，以及敏感的恶性疟原虫的红细胞内期的裂殖体有杀灭作用。能迅速治愈恶性疟；有效地控制间日疟的症状发作，也可用于症状抑制性预防。其特点是疗效高、生效快。多数病例在用药后24～48小时内发作停止，48～72小时内血中疟原虫消失。由于此药在体内代谢和排泄都很缓慢，加之在内脏组织中的分布量大，停药后可逐渐释放入血，故作用持久。用于间日疟，症状复发较迟。用于症状抑制性预防，每周服药一次即可。其本身毒性小，与伯氨喹合用时不增加后者的毒性。对红细胞外期无效，既不能作病因性预防，也不能根治间日疟。

2．抗肠道外阿米巴病作用　氯喹对阿米巴痢疾无效。但由于它在肝组织内分布的浓度比血药浓度高数百倍，对阿米巴肝脓肿有效。

3．免疫抑制作用　大剂量时能抑制免疫反应，用于自身免疫病，例如类风湿关节炎、系统性红斑狼疮。

【不良反应】

1．一般反应　主要有轻度头晕、耳鸣、胃肠道不适等，停药可消失。

2．视力障碍　大剂量或长期用药时可出现视物模糊，应定期做眼科检查。

3．急性中毒　可因呼吸衰竭而导致死亡，用氯化铵酸化尿液可促进药物的排泄。

4．其他反应　大剂量或快速静脉给药，可致低血压、心律失常、惊厥等，故禁止静脉推注，不宜肌内注射。还可致畸，孕妇禁用。

奎宁

【药理作用和临床应用】奎宁（Quinine）对各种疟原虫的红细胞内期滋养体有杀灭作用，能控制临床症状。但疗效不及氯喹而毒性较大。主要用于耐氯喹或耐多药的恶性疟，尤其是严重的脑型疟。奎宁在肝内迅速氧化失活并由肾排出，加之毒性较大，因此不用于症状抑制性预防。对红细胞外期无效，对配子体亦无明显作用。

【不良反应】

1．金鸡纳反应　表现为恶心、呕吐、耳鸣、头痛、听力和视力减弱。因为奎宁得自金鸡纳树皮，金鸡纳树的其他生物碱也有此反应，故称金鸡纳反应。

2．心肌抑制作用　奎宁降低心肌收缩力、减慢传导和延长心肌不应期。但不及其D-异构体奎尼丁的作用明显。静脉注射时可致血压下降和致死性心律失常。用于危急病例时，仅可静脉滴注。

3．特异质反应　少数恶性疟患者即使应用很小剂量也能引起急性溶血，发生寒战、高热、背痛、血红蛋白尿（黑尿）和急性肾功能衰竭，甚至死亡。

4．子宫兴奋作用　奎宁对妊娠子宫有兴奋作用，故孕妇忌用。

5．中枢神经抑制　有微弱的解热镇痛作用。也可引起头晕、精神不振等症状。

伯氨喹

【药理作用和临床应用】伯氨喹（primaquine）是人工合成的8-氨基喹啉类行生物，又称为迟发型红细胞外期和配子体杀灭剂，对良性疟红细胞外期迟发型子孢子和各种疟原虫配子体有较强的杀灭作用，是根治良性疟和控制疟疾传播的首选药。

【不良反应】

1．治疗量可引起头晕、乏力、恶心呕吐等，停药后可消失。

2.大剂量可引起高铁血红蛋白血症，可用小剂量亚甲蓝抢救。

3.少数特异质患者（先天缺乏G-6-PD者）可发生急性溶血性贫血，服用本品应注意观察尿液颜色，如变黑色，为溶血的表现，应及时处理。

乙胺嘧啶

【药理作用和临床应用】疟原虫不能利用环境中的叶酸和四氢叶酸，必须自身合成叶酸并转变为四氢叶酸后，才能在合成核酸的过程中被利用。乙胺嘧啶对疟原虫的二氢叶酸还原酶有较大的亲和力，并能抑制其活性，从而阻止四氢叶酸的生成，阻碍核酸的合成。乙胺嘧啶对恶性疟和间日疟某些虫株的原发性红细胞外期有抑制作用，用作病因预防药，作用持久，服药一次，预防作用可维持1周以上。对红细胞内期的未成熟裂殖体也有抑制作用，对已成熟的裂殖体则无效。用于控制耐氯喹株恶性疟的症状发作，生效较慢，常需在用药后第二个无性增殖期才能显效。此药并不能直接杀灭配子体，但含药血液随配子体被按蚊吸入后，能阻止疟原虫在蚊体内的孢子增殖，起控制传播的作用。

【不良反应】

1.此药略带甜味，易被儿童误服而中毒，表现恶心、呕吐、发热、发绀、惊厥，甚至死亡。

2.成人长期大量服用时，可因二氢叶酸还原酶受抑制而引起巨幼细胞性贫血。

临床上常用的其他抗疟药见表35-1-1。

表35-1-1 临床常用的其他抗疟药

药名	作用及应用	不良反应及须知
咯萘啶	抗疟作用同氯喹，不良反应轻，用于各种类型疟疾，主要用于耐氯喹的恶性疟疾	部分患者有轻度胃肠道反应。严重心、肝、肾疾病患者慎用
青蒿素	能迅速杀死各种红细胞内期疟原虫，对红细胞外期原虫无效。主要用于治疗耐氯喹或多种药物耐药的恶性疟，抢救脑型疟	不良反应少，少数患者有轻度胃肠道反应，个别患者有一过性氨基转移酶升高及轻度皮疹

第二节 抗阿米巴病药与抗滴虫病药

阿米巴病是由溶组织阿米巴原虫感染引起的疾病。临床上可分为肠内阿米巴病（常见急性或慢性同米巴痢疾）和肠外阿米巴病（有阿米巴肝肺及脑脓肿）。根据药物作用部位，将抗阿米巴病药分为如下几种类型。抗肠内、肠外阿米巴病药，如甲硝唑、依米丁；抗肠内阿米巴病药，如二氯尼特、卤化喹啉类；抗肠外阿米巴病药，如氯喹。滴虫病是由阴道毛滴虫感染所致的一种常见的性传播疾病，它仅累及泌尿生殖道系统，男性感染者较少。

甲硝唑

【药理作用和临床应用】

1.抗阿米巴作用　甲硝唑对阿米巴大滋养体有直接杀灭作用。治疗急性阿米巴痢疾和肠外阿米巴病效果最好。但对肠腔内阿米巴原虫则无明显作用。因此，单用甲硝唑治疗阿米巴痢疾时，复发率颇高，须再用肠腔抗阿米巴药继续治疗。甲硝唑不适用于排包囊者。

2.抗滴虫作用　甲硝唑对阴道滴虫亦有直接杀灭作用。口服后可出现于阴道分泌物、精液和尿中，故对女性和男性泌尿生殖道滴虫感染都有良好疗效。

3.抗贾第鞭毛虫作用　甲硝唑是目前治疗贾第鞭毛虫病最有效的药物。

4.抗厌氧菌作用　对厌氧性革兰阳性和阴性杆菌和球菌都有较强的抗菌作用。其中尤以对脆弱杆菌的杀菌作用受到重视。对口腔及盆腔和腹腔内厌氧菌感染及由此引起的败血症，以及气性坏疽等，均有良好的防治作用。

【不良反应】

1.胃肠道反应最常见，可引起头晕、恶心、呕吐、口腔金属味等。

2.极少数患者出现神经系统症状，如肢体麻木、感觉异常共济失调或惊厥等，一经出现，立即停药。

3.本药可抑制乙醛脱氢酶，用药期间饮酒可引起双硫仑样反应，服药期间应禁止饮酒。

4.长期大剂量使用有致癌、致畸作用，故孕妇及哺乳期妇女禁用。

临床上常用的其他抗阿米巴病药与抗滴虫药见表35-2-1。

表35-2-1　临床常用的其他抗阿米巴病药与抗滴虫病药

药名	作用及应用	不良反应及须知
替硝唑	抗阿米巴原虫和抗滴虫作用似甲硝唑	似甲硝唑
二氯尼特	目前最有效的杀包囊药，有效防止复发。可作为治疗无症状包囊携带者的首选药。对肠外阿米巴病无效	不良反应轻，偶有恶心、呕吐、皮疹等。大剂量可致流产，孕妇禁用
氯喹	可杀灭阿米巴大滋养体。主要用于甲硝唑无效或者有禁忌证的阿米巴肝脓肿的治疗	治疗量不良反应少

第三节　抗血吸虫病药及抗丝虫病药

一、抗血吸虫病药

血吸虫病是由血吸虫感染人体所引起的地方性疾病。我国流行的血吸虫病主要是日本血吸虫、主要分布于长江流域及以南地区。目前治疗血吸虫病的药物主要是吡喹酮。

吡喹酮

吡喹酮（praziquantel）为吡嗪异喹啉衍生物，为广谱抗吸虫药和驱绦虫药，尤以对血吸虫有杀灭作用而受重视。对线虫和原虫感染无效。

【临床应用】

1.抗血吸虫作用　吡喹酮对血吸虫成虫有明显的杀灭作用，但对未成熟的幼虫无效，是治疗各型血吸虫病的首选药。

2.抗其他寄生虫作用　吡喹酮对其他吸虫，如华支睾吸虫、姜片吸虫、肺吸虫，以及各种绦虫感染和其幼虫引起的囊虫症、包虫病都有不同程度的疗效。

【不良反应】不良反应轻，主要有胃肠道反应，如恶心、腹部不适等；神经肌肉反应，如头晕、头痛、乏力、肌肉酸痛、肌束颤动等。孕妇禁用。

二、抗丝虫病药

丝虫病是由丝状线虫感染引起的一种流行性寄生虫病。我国流行的丝虫有班氏丝虫和马来丝虫，蚊子为其传播媒介。丝虫病在感染早期表现为急性淋巴管炎和淋巴结炎，晚期表现为淋巴管阻塞性病变，如象皮肿、睾丸鞘膜积液及乳糜尿等。乙胺嗪是目前治疗丝虫病的首选药。

乙 胺 嗪

【药理作用与临床应用】服用乙胺嗪后，班氏丝虫和马来丝虫的微丝蚴迅速从患者血液中减少或消失。对淋巴系统中的成虫也有毒杀作用，但需较大剂量或较长疗程。本药在体外无作用，是治疗丝虫病的首选药。

【不良反应】乙胺嗪本身毒性较低而短暂，可引起厌食、恶心、呕吐、头痛、无力等。但因丝虫成虫和蚴虫死亡释出大量异体蛋白质引起的过敏反应则较明显。表现为皮疹、淋巴结肿大、血管神经性水肿、畏寒、发热、哮喘，以及心率加快、胃肠功能紊乱等。一般于给药之日开始，持续3～7天。

第四节　抗肠蠕虫病药

肠道蠕虫包括绦虫、钩虫、蛔虫、蛲虫、鞭虫和姜片虫等。抗肠蠕虫药是驱除或杀灭肠道蠕虫的药物。不同蠕虫对不同药物的敏感性不同，因此，必须针对不同的蠕虫感染正确选药。

甲苯达唑

【药理作用与临床应用】甲苯达唑（mebendazole）是一种高效、广谱驱肠蠕虫药。它选择性地使线虫的体被和肠细胞中的微管消失，抑制虫体对葡萄糖的摄取，减少糖原量，减少ATP生成，妨碍虫体生长发育。对多种线虫的成虫和幼虫有杀灭作用。对蛔虫、蛲虫、鞭虫、钩虫、绦虫感染的疗效好，尤其适用于上述蠕虫的混合感染。

【不良反应】本品口服吸收少，首过效应明显，无明显不良反应。少数病例可见短暂腹痛、腹泻。大剂量时偶见过敏反应、脱发、粒细胞减少等。有致畸胎作用和胚胎毒作用，故孕妇忌用。对2岁以下儿童和对本品过敏者不宜使用。

阿苯达唑

【药理作用与临床应用】阿苯达唑（Albendazole）对肠道寄生虫，如线虫类的蛔虫、蛲虫、钩虫、鞭虫和粪类圆线虫，绦虫类的猪肉绦虫、牛肉绦虫、短膜壳绦虫等的驱杀作用及其机制基本同甲苯达唑。但由于它口服后吸收迅速，血药浓度比口服甲苯达唑后高出100倍，肝、肺等组织中均能达到相当高的浓度，并能进入棘球蚴囊内。因此，对肠道外寄生虫病，如棘球蚴病（包虫病）、囊虫症、旋毛虫病，以及华支睾吸虫病、肺吸虫病等也有较好疗效，为甲苯达唑所不及。对于脑囊虫症，也有较缓和的治疗作用，比吡喹酮较少引起颅内压升高和癫痫发作等强烈反应，但仍应住院治疗，随时警惕脑疝等反应的发生。对华支睾吸虫病的疗效则稍逊于吡喹酮，疗程也稍长。

【不良反应】本品不良反应轻，一般耐受良好。部分病例可出现消化道反应和头晕、嗜睡、头痛等。多在数小时内自行缓解。有部分患者出现白细胞减少，5～6个月后可恢复。少数可见肝功能障碍，1～2周内恢复。治疗囊虫症和包虫病时，所用剂量较大，疗程很长，但也多能耐受。主要反应系由猪囊尾蚴解体后释出异体蛋白所致。可见头痛、发热、皮疹、肌肉酸痛。脑型囊虫症时则可引起癫痫发作、视力障碍、颅内压升高，甚至脑水肿和脑疝。治旋毛虫病时也可发生发热、肌痛和水肿加重等反应。

临床常用的其他抗肠蠕虫病药见表35-4-1。

表35-4-1 临床常用的其他抗肠蠕虫病药

药名	作用及应用	不良反应及须知
左旋咪唑	主要对蛔虫、蛲虫钩虫有效，还具有免疫增强作用	不良反应主要为胃肠道反应、皮疹，偶见肝功能异常
哌嗪	对蛔虫和蛲虫作用较强，主要用于驱除肠道蛔虫	不良反应轻，大剂量可出现胃肠道反应，甚至神经系统症状。肾功能不全及神经系统疾病患者禁用
噻嘧啶	主要用于治疗蛔虫、钩虫、蛲虫单独或混合感染	偶有发热、头痛、腹部不适等不良反应

第五节 用药护理

一、用药前护理

1.用量用法 ①磷酸氯喹（chloroquine phosphate）间日疟，口服首剂1.0g，6小时后0.5g，第二、三天各0.5g；恶性疟，静脉滴注，第一天1.5g，第二、三天各0.5g，一般每0.5～0.75g氯喹加入5%葡萄糖注射液500mL中，第一天药量于入院12小时内全部输完；抑制性预防疟疾，每次0.5g，每周1次。肠外阿米巴病，口服每日1g，连服2天后改为每日0.5g，总疗程为3周。小儿酌减，必要时可适当延长疗程。②硫酸奎宁（quinine sulfate）口服，每次0.3～0.6g，每日3次，连服5～7天。③二盐酸奎宁（quinine dihydrochloride）严重病例静脉滴注，5～10mg/kg（极量500mg），加入氯化钠注射液500mL，4小时滴完，12小时后重复1次，病情好转后改为口服。④甲氟喹（mefloquine）口服，用于耐多药恶性疟治疗，成人每次1.0～1.5g；儿童每次25mg/kg；用于耐多药恶性疟预防，每周250mg，连用4周以后每周125mg。⑤乙胺嘧啶（pyrimethamine）口服，预防用药，于进入疫区前1～2周开始服药，一般宜服至离开疫区后6～8周，成人每次25mg，小儿0.9mg/kg，每周1次。⑥吡喹酮（praziquantel）口服，抗血吸虫病，每次10mg/kg，每日3次，连服两天或每次20mg/kg，每日3次，服1天；驱猪肉、牛肉绦虫，20mg/kg，清晨顿服，1小时后服硫酸镁导泻；驱短膜壳绦虫，25mg/kg，顿服。⑦枸橼酸乙胺嗪（dethylarbarnazine cirate；hetrazan）口服，1天疗法，1.5g，1次或分3次服；7天疗法，每次0.2g，每日3次，连服7天。⑧甲苯达唑片（mebendazole）口服，蛔虫和蛲虫病，200mg顿服；钩虫和鞭虫病，每次200mg，每日2次，连服3天；第一次未见效果2周后再给予第二疗程；绦虫病：300mg，每日3次，连服3日。⑨甲硝唑（metronidazole）口服，阿米巴痢疾，每次0.5g，每日2次，疗程5～7天，或2g顿服，疗程3～5天；肠外阿米巴病，2g顿服，疗程7～10天；阴道滴虫病和男性尿道滴虫感染，每次0.25g，每日3次，共7天或2g顿服；贾第鞭毛虫病，0.25g，每日3次，共5～7天或每日2g，连服3天。静脉注射，厌氧菌感染，7.5mg/kg，每6小时1次，首剂加倍，共7～10天。⑩阿苯达唑片（albendazole）口服，蛔虫和蛲虫病，每日400mg，顿服；钩虫和鞭虫病，每次400mg，每日2次，连服3天；绦虫病，每次300mg，每日3次，连服3天；囊虫病，每次200～300mg，每日3次，10天为1个疗程，一般给予2～3个疗程，疗程间隔15～21天。4岁以下小儿用量减半。

2.详细了解患者用药史、过敏史及当前症状，根据适应证和禁忌证，提出合理化建议和措施。

3.氯喹大剂量或快速静脉给药，可致低血压、心律失常、惊厥等，故禁止静脉推注，不宜肌内注射。还可致畸，孕妇禁用。奎宁对妊娠子宫有兴奋作用，故孕妇忌用。

4.甲硝唑长期大剂量使用有致癌、致畸作用，故孕妇及哺乳期妇女禁用。

二、用药中护理

1.告知患者及家属此类药物的常见不良反应。严格掌握用药量，避免用药过量。

2.氯喹大剂量或长期用药时可出现视物模糊，应定期做眼科检查。

3.奎宁静脉注射时可致血压下降和致死性心律失常。用于危急病例时，仅可静脉滴注。

4.少数特异质患者（先天缺乏G-6-PD者）在使用伯氨喹过程中可发生急性溶血性贫血，服用本品应注意观察尿液颜色，如变黑色，为溶血的表现，应及时处理。

5.成人长期大量服用乙胺嘧啶时，可因二氢叶酸还原酶受抑制而引起巨幼细胞性贫血。

6.极少数患者服用甲硝唑后出现神经系统症状，如肢体麻木、感觉异常、共济失调或惊厥等，一经出现，立即停药。甲硝唑可抑制乙醛脱氢酶，用药期间饮酒可引起双硫仑样反应，服药期间应禁止饮酒。

三、用药后护理

1.氯喹急性中毒　可因呼吸衰竭而导致死亡，用氯化铵酸化尿液可促进药物的排泄。

2.使用乙胺嗪后，因丝虫成虫和蚴虫死亡释出大量异体蛋白质引起的过敏反应则较明显。表现为皮疹、淋巴结肿大、血管神经性水肿、畏寒、发热、哮喘，以及心率加快、胃肠功能紊乱等。一般于给药之日开始，持续3~7天。

3.伯氨喹大剂量可引起高铁血红蛋白血症，可用小剂量亚甲蓝抢救。

4.阿苯达唑治疗囊虫症和包虫病时，所用剂量较大，疗程很长，但也多能耐受。主要反应系由猪囊尾蚴解体后释出异体蛋白所致。可见头痛、发热、皮疹、肌肉酸痛。脑型囊虫症时则可引起癫痫发作、视力障碍、颅内压升高，甚至脑水肿和脑疝。治旋毛虫病时也可发生发热、肌痛和水肿加重等反应。

案例回顾

本章节教学案例中提及疟疾这种疾病，经过学习，相信同学们对于治疗此病的药物有了清晰的答案。

对于临床医护人员来说，掌握氯喹等抗疟疾药物的药理机制，掌握该类药物在使用过程中会出现的不良反应及此类药物在用药期间应该注意的事项是非常重要的。掌握这些临床药理知识对于医护工作者的临床用药有极其重要的意义。

第三十六章
消毒防腐药

章前引言

消毒防腐药分为消毒药与防腐药，消毒药是指能迅速杀灭病原微生物的药物，防腐药是指能抑制病原微生物生长繁殖的药物，两者之间无严格的界限，低浓度的消毒药也可作防腐药使用，高浓度的防腐药也可作消毒药使用，因此，总称为消毒防腐药。此类药物通过变性蛋白质、增加通透性、氧化活性部分等发挥消毒防腐作用，包括醇、酚、醛、酸类，卤素类，氧化剂类，表面活性剂、染料和重金属盐类。消毒防腐药对病原微生物及机体组织细胞无明显的选择性，主要用于体表（皮肤、黏膜、创面等）、器械、器具、排泄物以及周围环境等外用消毒，在预防疾病传染、消毒隔离、卫生防疫等方面有着重要意义。

1.掌握临床常用消毒防腐药的分类及代表药。

2.了解各类药物的作用特点。

提高学生在临床工作中对加强个人卫生与环境卫生管理，减少院感的发生及传染病传播的思想认识。培养学生运用学习到的知识与技能，更好地为患者提供高质量医疗服务。

2020年以来，全球各地暴发新冠疫情。新冠病毒主要的传播方式是经飞沫传播、接触传播（包括手污染）等，冠状病毒对热敏感，56℃30分钟，75%乙醇，含氯消毒剂，过氧乙酸，乙醚和氯仿等脂溶剂均可有效灭活病毒。

思考题

以下说法不正确的是：

A.含氯消毒剂、过氧乙酸、乙醚和氯仿等均属于有机物

B.电解食盐水制取次氯酸钠喷洒房间能杀死新冠病毒

C.75%乙醇可以使蛋白质变性，从而达到杀菌消毒的目的

D.高温可以使蛋白质发生变质

第一节 醇、酚、醛和酸类

乙醇

【药理作用及临床用途】乙醇具有脱水作用，其分子能进入蛋白质的肽链内，使菌体蛋白凝固变性。用乙醇涂擦皮肤，能扩张局部血管，增强血液循环，同时乙醇易挥发，有助热量散发。

1.灭菌消毒　75%乙醇用于医疗常规消毒，可杀灭细菌繁殖体及某些病毒和真菌，但是不能杀灭芽孢，主要用于皮肤、医疗器械等消毒，皮肤过敏时忌用乙醇消毒，用于器械消毒时须将器械洗净、擦干，器械必须被完全淹没，浸泡时间至少30分钟。

2.预防压疮　长期卧床的患者，臀部、腰部因长期受压引起局部血液循环障碍而发生局部组织坏死和溃疡，可经常用40%～60%乙醇揉擦，按摩皮肤的受压部位，促进血液循环减少压疮的发生。

3.物理降温　20%～30%乙醇可用于物理降温，对于高热的患者，乙醇擦浴是一种简单、有效且安全的降温方法，由于乙醇是一种挥发性液体，当乙醇在皮肤上迅速蒸发时，会吸收并带走机体大量的热量，同时可以刺激皮肤血管扩张，增强皮肤的散热能力。

【不良反应及用药护理】

1.必须使用医用乙醇，严禁使用工业乙醇消毒和作为原材料配制消毒药。

2.本品易挥发，如果乙醇浓度低于70%，虽可进入细菌体内，但不能将其体内的蛋白质凝固，同样也不能将细菌彻底杀死，因此使用后要密塞保存。

3.勿用本品大面积消毒，因本品引起周围血管扩张，导致热量散失，老年人可发生体温低下。

4.本品对皮肤和黏膜伤口有强烈刺激，可引起剧痛。

苯酚

【药理作用及临床应用】高浓度酚类可以裂解并穿透细胞壁，使菌体蛋白质凝集沉淀，快速杀灭细胞，低浓度酚类可使细菌的酶系统失去活性，导致细胞死亡。苯酚、煤酚皂溶液、对氯间二甲苯酚等属于酚类防腐消毒药，其对细菌、真菌有效，对芽孢和病毒无作用。临床将0.5%～1%苯酚溶液用于皮肤止痒，1%～2%苯酚甘油溶液用于外耳道或中耳炎，3%～5%苯酚溶液用于手术器械、房间、排泄物的消毒。

【不良反应与用药监护】苯酚具有腐蚀性，浓度不宜超过2%，避免用于伤口及婴幼儿。

甲醛

【药理作用及临床应用】甲醛杀灭微生物的机制主要是烷基化作用，甲醛分子中的醛基可与微生物蛋白质和核酸分子中的氨基、羧基、羟基、巯基等发生反应，从而破坏了生物分子的活性，致死微生物，其对细菌、真菌、芽孢、病毒均有效。甲醛的杀菌效果可靠，使用方便，对物品损坏轻，但其浓烈的刺激性气味且不易驱除，甲醛气体在常温常压下穿透力差，从而影响其在灭菌方面的应用。

1.标本防腐及固定　　10g/L的甲醛水溶液，俗称福尔马林溶液，处理病理解剖标本，起到防腐和固定的作用。

2.医疗器械消毒　　70%的乙醇中含8g/L甲醛浸泡清洁的医疗器械18~24小时，可以达到灭菌要求。

【不良反应与用药监护】甲醛毒不良反应明显，长期过量接触，可能会对心血管系统，内分泌系统，消化系统，生殖系统产生毒性作用，我国已经明令禁止用甲醛气体消毒室内空气。

醋酸

【药理作用及临床应用】醋酸属于酸类消毒防毒药，通过氧化菌体蛋白质来发挥杀菌作用。0.5%~2%溶液用于烧伤感染创面消毒，0.1%~0.5%溶液冲洗治疗滴虫性阴道炎，按2mL/m³加热后用于环境消毒，同类药物还有水杨酸、苯甲酸、乳酸等。

【不良反应与用药监护】注意浓度的准确性。

第二节　卤素类

碘伏

【药理作用及临床应用】碘伏为碘与表面活性剂的络合物，游离的碘可直接与菌体蛋白以及细菌酶蛋白发生卤化反应，破坏蛋白的生物学活性导致微生物死亡。具有杀菌谱广、杀菌力强、毒性低等优点，并且对皮肤无黄染、无刺激。对细菌，病毒及真菌作用强，在临床上用于皮肤、黏膜的消毒，也可以处理烫伤，皮肤真菌感染等。5%~10%碘伏可用于治疗烧伤，0.5%~2%碘伏可用于外科手术中手及其他部位皮肤的消毒，0.5%碘伏可用于阴道炎的冲洗治疗。

【不良反应与用药监护】

1.避光保存，碘过敏者慎用，不宜大面积涂抹。

2.对金属有腐蚀性，不应做金属制品的消毒。

第三节　氧化剂类

过氧乙酸

【药理作用与临床应用】过氧乙酸是强氧化剂，可使菌体蛋白质氧化而使微生物死亡，为广谱、速效、高效灭菌剂，可以杀灭一切微生物，对病毒、细菌、真菌及芽孢均能迅速杀灭。0.1%～0.2%溶液用于洗手消毒，0.3%～0.5%溶液用于器械消毒，0.04%溶液用于餐具、空气、家具等消毒，1%溶液用于衣服消毒。

【不良反应与用药监护】

1.金属有腐蚀性，不可用于金属器械的消毒。

2.如药液不慎溅入眼中或皮肤上，应立即用大量清水冲洗。

3.在阴暗处保存，并远离可燃性物质，其稀释液更易分解，宜随配随用。

高锰酸钾

【药理作用与临床应用】高锰酸钾强氧化性可使细菌细胞的蛋白质变性，起到杀菌作用，0.01%～0.02%溶液用于洗胃，0.02%溶液用于口腔冲洗消毒，0.012%溶液用于阴道冲洗或者坐浴，0.1%～0.5%溶液用于膀胱和创面洗涤。

【不良反应与用药监护】

1.高锰酸钾低浓度有收敛作用，高浓度有刺激和腐蚀作用，注意对眼睛、皮肤的防护。

2.需要用凉开水配制，且久放容易失效，应先配现用。

3.宜密闭保存，不宜与乙醇、碘、甘油等放在一起。

第四节　表面活性剂、染料和重金属盐类

苯扎溴铵

【药理作用与临床应用】苯扎溴铵是一类阳离子表面活性剂，在水中带正电荷，可以吸附于微生物表面，形成微团，并逐步渗入细胞浆的类脂层和蛋白质层，从而改变胞膜通透性，使细胞内容物外渗，导致微生物死亡。杀菌作用强而快，毒性低，对皮肤和组织无刺激性，渗透力强，0.05%～1%溶液用于外科手术前洗手，0.01%～0.05%溶液用于黏膜和创面消毒，0.1%溶液用于餐具和器械消毒。

【不良反应与用药监护】

1.不可与普通肥皂及其他阴离子表面活性剂、碘化物、硝酸盐、枸橼酸盐、高锰酸盐、水

杨酸盐、银盐、酒石酸盐、生物碱、过氧化氢、含水羊毛脂等配伍。

2.本品不适用于膀胱镜、眼科器械、橡胶及铝制品的消毒。

3.不可与碘、碘化钾、蛋白银、硝酸银、硫酸锌、氯化锌、黄降汞、酒石酸、水杨酸盐、枸橼酸及其钠盐配伍。

4.本品不适于痰、粪便、呕吐物、污水及饮料水的消毒。

甲紫

【药理作用及临床应用】甲紫属三苯甲烷类染料消毒剂，能与微生物酶系统发生氢离子的竞争性对抗，使酶成为无活性的氧化状态，而发挥杀菌作用。本品具有收敛性，无刺激性。1%～2%溶液用于皮肤、创伤感染，也可用于小面积烧伤。

【不良反应与用药监护】

1.用药部位可能有皮肤刺激感、烧灼感、局部红肿、疼痛。

2.本品可使皮肤和衣服染色。

3.动物研究有致癌性，避免长期或大面积使用。

4.禁用于黏膜和开放性伤口，并避免与眼睛及破损的皮肤接触。

硝酸银

【药理作用与临床应用】硝酸银属于重金属盐类防腐药，银离子能与蛋白质结合，抑制酶系统，使细菌蛋白质凝固而死亡。本品具有杀菌、收敛和促进创面愈合的作用，临床使用硝酸银棒剂腐蚀黏膜溃疡、出血点、肉芽组织过度增生及疣，10%水溶液可用于重症坏死性牙龈炎，0.25%～0.5%水溶液用于结膜炎、沙眼、眼睑炎等。

【不良反应与用药监护】本品见光易析出银，应避光保存，配制需用蒸馏水，用后立即用生理盐水冲洗，以免损伤组织。

案例回顾

通过本章节的学习，相信同学们对消毒防腐药的分类、药理作用、临床用途等已有所了解。

我们知道新冠病毒对紫外线、有机溶剂（乙醚、75%乙醇等）以及含氯消毒剂敏感，其中含氯消毒剂又分为无机氯化合物和有机氯化合物，无机氯化合物包括次氯酸钠、次氯酸钙等，有机氯化合物包括二氯异氰尿酸钠、三氯异氰尿酸等。我们常用的84消毒液就是无机含氯消毒剂的一种。

第三十七章
药物一般知识

章前引言

　　什么是药品，药品有哪些名称，如何进行分类和管理？目前纳入《中国药典》2020年版的药品有 5 151种，其中中药2 270种，西药2 712种，生物制品169种。药品分类方法有多种多样，可按药品主要成分来源、药品的外观形态、给药途径分类；也可从药品安全有效、使用方便性分类；还可从和药品的监督、管理和使用进行分类。不同药品品种、不同剂型或同品种不同规格的药品，其理化性质、质量标准和生产要求、卫生要求各不相同，其运输、储存、销售和使用须有相应的信息指导。药品说明书、标签正是指导如何储运和使用药品的重要信息来源。药品说明书向用户介绍药品的重要信息，指导人们正确经销、贮存和使用药品。下面就从医务人员角度，结合我国药品法律法规来阐述这些问题。

学习目标 ✎

1.掌握药品的定义，药品通用名的定义，药品的批准文号、批号、有效期，药品的贮存条件，护理给药原则，各种药物剂型的正确使用方法。

2.熟悉药品的分类方法，药物递送系统的定义，药品外观检查内容及方法。

3.了解药物缓、控释递药系统、经皮递药系统、靶向递药系统、智能型递药系统、生物大分子递药系统的概念。

思政目标 📋

培养学生运用学习到的知识与技能，在临床工作过程中指导患者认识药品和使用药品，对药品的分类有初步的认知，将社会的关爱、医（护）患关系的和谐体现到护理过程之中。

案例导入 📋

某市场监管局在2020年8月12日接王女士电话投诉，称其2020年8月7日在某乡镇医院就诊时，医生开了复方黄藤洗液，使用时发现有效期至2020年4月，该药已超过有效期。接到举报后，执法人员对该乡镇医院药品库和药房现场检查，发现超过有效期的复方黄藤洗液5盒，生产日期：2018/05/05，有效期至2020年4月。同时在检查中还发现，有一个冷藏药品冰箱温度为12℃，阴凉库的温度为29℃，湿度为78%。处罚结果：责令医院对药品贮存条件进行立即整改，对过期药品没收违法销售所得，予以相应罚款，并予以通报。

思考题

1.如何对药品效期进行管理？

2.药品的贮存条件有哪些要求？

3.过期药品是属于劣药还是假药？

第一节 药品名称

药品的定义：药品是指用于预防、治疗、诊断人的疾病，有目的地调节人的生理功能并规定有适应证或者功能主治、用法和用量的物质，包括中药、化学药和生物制品等。药品一般有三种名称，即通用名、商品名和化学名。

一、药品的通用名

药品的通用名称是按照"中国药品通用名称命名原则"制定的、在药品监督管理部门注册时规定的药品产品名称，是药品的法定名称。通用名又可分为品种通用名和产品通用名。品种通用名亦称品种名，品种通用名是有效成分的原料药通用名，不包含剂型。一个品种通用名代表一种成分的药物。产品通用名即原料药通用名+剂型，广义上的药品通用名是指产品通用名。如硝苯地平控释片是产品通用名，其品种通用名为硝苯地平。在开具处方时须使用产品通用名。

二、药品的商品名

药品的商品名是指经国家药品监督管理部门批准的特定企业使用的，该药品专用的商品名称，企业确定药品商品名，可进行注册和专利保护。如苯磺酸氨氯地平片是降压药物，不同药厂生产苯磺酸氨氯地平片，其商品名有氨氯地平、压氏达等。

商品名与通用名的区别：一种药品常有多个厂家生产，可以有多个商品名，如药品通用名称为布洛芬缓释胶囊，商品名有芬必得、太平等。药品通用名，不能作为商标或商品名注册。药品通用名可以帮助识别药品，避免重复用药。

三、药品的化学名

化学名是根据药品的化学成分确定的化学学术名称。一般是根据中国化学会编的《化学命名原则》，并参考国际理论和应用化学联合会1979年公布的有机化学命名原则命名。如布洛芬的化学名为2-甲基-4-（2-甲基丙基）苯乙酸。

第二节　药品分类

药品分类方法有多种，这里介绍的是按来源、管理、使用、剂型分类，其目的是加强药品的监管，保障人民用药安全有效。

一、按来源分类

药品成分按来源可分为：

1.动物来源药物　如牛磺酸、甲状腺。

2.植物来源药物　如长春碱、颠茄。

3.矿物来源药物　如硼砂、芒硝。

4.生物来源药物　如微生态制剂、益生菌。

5.化学合成或半合成来源药物　如阿司匹林、布洛芬等。

二、按管理分类

1.依据药品安全有效、使用方便的原则进行分类　根据药品品种、规格、适应证、剂量及给药途径不同，药品可分为处方药与非处方药。处方药必须凭执业医师或执业助理医师处方才可调配、购买和使用；非处方药不需要凭执业医师或执业助理医师的处方即可自行判断、购买和使用。非处方药的包装上有椭圆形的OTC标志。根据药品的安全性，非处方药又可分为甲、乙两类，乙类安全性相对较高。

2.按药事管理分类

（1）根据药事管理可分为普通药品、血液制品、麻醉药品、精神药品、医疗用毒性药品、药品类易制毒化学品、药品类兴奋剂制品。

（2）根据基本药物属性可分为国家基本药物、非基本药物。

（3）根据是否纳入医保，可分为基本医疗保险、工伤保险、生育保险药品和自费药品。

三、按使用分类

可将药品分为抗微生物药、抗寄生虫病药、麻醉药、镇痛、解热、抗炎、抗风湿药、抗痛风药、神经系统用药、治疗精神障碍药、呼吸系统用药、心血管系统用药、消化系统用药、泌尿系统用药、血液系统用药、激素及影响内分泌药、抗变态反应药、免疫系统用药、抗肿瘤药、皮肤科用药、眼科用药、耳鼻喉科用药、妇产科用药等。

四、按剂型分类

药品常用剂型有四十余种，制剂分类方法有多种。

1.按给药途径分类

（1）经胃肠道给药剂型：是指药物制剂经口服用药后进入胃肠道，起局部或经吸收而发挥全身作用的剂型。如常用的有片剂、胶囊剂、颗粒剂、散剂、溶液剂、乳剂、糖浆剂、混悬剂、滴丸剂、丸剂、粉剂等。

（2）非经胃肠道给药剂型：是指除口服给药途径以外的所有其他剂型，这些剂型可在给药部位起局部作用或被吸收后发挥全身作用。主要有：①注射给药剂型：包括注射剂、注射用无菌粉末（含冻干粉针剂）。②呼吸道给药剂型：喷雾剂、气雾剂、粉雾剂。③黏膜给药剂型：如滴眼剂、滴鼻剂、眼用软膏、贴膜剂、含漱剂。④皮肤给药剂型：如外用溶液剂、洗剂、搽剂、软膏剂、乳膏剂、贴剂、硬膏剂等。⑤腔道给药剂型：栓剂、泡腾片、气雾剂、滴剂，用于直肠、阴道、鼻腔、耳道等。

2.按形态分类　将药物剂型按物质形态分类。

（1）液体制剂：溶液剂、注射剂、洗剂、合剂、搽剂、芳香水剂、混悬剂。

（2）固体制剂：如散剂、颗粒剂、片剂、丸剂、膜剂、胶囊剂、贴膏剂、吸入粉雾剂。

（3）半固体制剂：如眼膏剂、软膏剂、乳膏剂、糊剂、凝胶剂。

（4）气体剂型：如气雾剂、喷雾剂

3.按药物释放速度的快慢分类　可以将药物制剂分为速释制剂（如速崩片、速溶片、分散片等），缓、控释制剂（如渗透泵片、缓释片、缓释胶囊等）和普通制剂。

第三节　药物传递系统

药物传递系统（drug delivery system，DDS）是指在空间、时间及剂量上全面调控药物在生物体内分布的技术体系。其目标是在恰当的时机，将适量的药物传递到正确的位置，从而增加药物的利用效率，提高疗效，降低成本，减少毒副作用。药物递送系统是医学、工学及药学的融合学科，其研究对象包括药物本身，搭载药物的载体材料、装置，还包括对药物或载体等进行物理化学改性、修饰的相关技术。

一、缓、控释递药系统

1.缓、控释递药系统的定义 缓、控释递药系统是指药物在体内以恒速或非恒速从制剂中缓慢持续地释放，使血药浓度长时间恒定或维持在有效浓度范围，从而延长药物作用时间的一类给药系统。缓、控释给药系统可分为缓释制剂和控释制剂，缓释制剂能缓慢地非恒速释放药物，控释制剂能缓慢地恒速释放药物。

2.缓、控释制剂的特点

（1）减少半衰期短的或需要频繁使用药物的给药次数，大大提高患者的用药顺应性，特别适用于需要长期用药的慢性病患者。

（2）血药浓度平稳，减少峰谷现象，有利于降低药物的毒副作用，减少耐药性的发生。

（3）毒副作用小，减少用药的总剂量，可用最小剂量达到最大药效，发挥药物的最佳治疗效果。

3.缓、控释制剂的分类

（1）根据药物的存在状态：缓、控释制剂可分为骨架型、膜控型以及渗透泵型3种。

骨架型缓、控释制剂主要有：①骨架片：亲水性凝胶骨架片、蜡质类骨架片、不溶性骨架片；②缓、控释颗粒（微囊）压制片；③胃内滞留片；④生物黏附片；⑤骨架型小丸。如目前上市的硝苯地平控释片为骨架型控释制剂。

膜控型缓释、控释制剂主要是将含药核芯，用适宜的包衣液，采用一定的工艺制成均一的包衣膜，达到缓、控释的目的。主要有：①微孔膜包衣片；②膜控释小片；③肠溶膜控释片；④膜控释小丸。

渗透泵型缓、控释制剂主要有：渗透泵片。

（2）根据释药类型：缓、控释制剂可分为定速、定位、定时释药系统。

二、经皮递药系统

1.经皮递药系统的定义 经皮递药系统又称经皮给药制剂，系指经皮肤敷贴方式用药，药物由皮肤吸收进入全身血液循环并达到有效血药浓度并转移至各组织或病变部位，实现疾病治疗或预防作用的一类给药制剂。常用的剂型为透皮贴剂、贴膏剂。

2.经皮给药制剂的优点

（1）避免了口服给药可能发生的肝首过效应及胃肠灭活效应，提高了治疗效果，药物可长时间持续扩散进入血液循环。

（2）维持恒定的血药浓度，增强治疗效果，减少胃肠给药的不良反应。

（3）延长作用时间，减少用药次数，改善患者用药依从性。

（4）可通过改变给药面积调节给药剂量，减少个体间差异和个体内差异，患者可以自主用药，可随时停止用药。适用于婴儿、老年人和不宜口服给药的患者。

3.经皮给药制剂的局限性

（1）起效慢、不适合要求起效快的药物。

（2）大面积给药，可能会对皮肤产生刺激性和过敏性。

（3）存在皮肤的代谢与储库作用。

4.经皮给药制剂的基本结构　经皮给药制剂是由几层具有不同性质和功能的高分子薄膜层叠而成。大致可分五层：背衬层、药物贮库层、控释膜、胶黏膜和保护膜。

5.经皮给药制剂的分类　经皮给药制剂可以分为膜控释型，黏胶分散型、骨架扩散型和微贮库型。

三、靶向递药系统

1.靶向递药系统的定义　靶向递药系统又称靶向制剂，是指借助载体、配体或抗体将药物通过局部给药、胃肠道给药或全身血液循环而选择性地浓集定位于靶组织、靶器官、靶细胞或细胞内结构的给药系统。常以脂质体、微囊、微球、微乳、纳米囊、纳米球、传递体（柔性脂质体）等作为药物载体进行靶向性修饰是目前制剂研究传递系统的热点之一。

2.靶向制剂的特点

（1）可提高药物在作用部位的治疗浓度、使药物具有专一药理活性、增加药物对靶组织的指向性和滞留性，控制释药。

（2）降低药物对正常细胞的毒性、减少剂量、提高药物制剂的生物利用度。

（3）可提高药品的安全性、有效性、可靠性和患者的顺应性。

（4）无毒及生物可降解性。

3.靶向制剂的分类

（1）被动靶向制剂：乳剂、脂质体、微球和纳米粒等可作为被动靶向制剂的载体。

（2）主动靶向制剂：包括经过修饰的药物微粒载体系统和前体药物与药物大分子复合物两大类制剂。

（3）物理化学靶向制剂：包括磁靶向制剂、栓塞靶向制剂、热敏靶向制剂，pH敏感的靶向制剂。

四、智能型递药系统

1.触发释药前体给药系统　触发释药前体给药系统，是应用对特定刺激敏感的化学键、刺激响应方式如内部肿瘤微环境病理生理学的变化（比如pH、酶、还原性环境等）和外部刺激信号（比如光、热和磁场等），设计出触发释药传递系统。该系统可以使药物在血液循环系统中保持相对稳定，而达到肿瘤部位通过特定的刺激响应机制快速释放药物，在降低药物的不良反应和提高抗肿瘤活性方面具有显著优势。如目前正在研究的温度和氧化双重响应性共聚物抗癌递药系统。

2.葡萄糖敏感的智能型胰岛素递送系统　葡萄糖敏感的智能型胰岛素递送系统主要是基于葡萄糖氧化酶、刀豆蛋白M和苯硼酸的葡萄糖敏感型胰岛素递送系统，pH触发胰岛素释放系统利用葡萄糖氧化酶氧化葡萄糖时产生的葡萄糖酸，造成局部pH降低，进而引发载体结构的变化（解离、溶胀或坍塌），最终导致药物释放。

3.智能型蛋白毒素给药系统　利用蛋白重组技术和PEG定点修饰技术，制备具有肿瘤微环境双重响应性的智能型蛋白毒素给药系统，该系统具有酸敏感和酶敏感双重响应特性。

五、生物大分子递药系统

生物大分子结构复杂，体内外稳定性差，难以穿透细胞膜等生物屏障进入病变组织深部，用药依从性差等。因此，如何最大程度保留生物大分子药物的生物活性并高效递送和及时释放至靶部位、靶细胞及特定细胞器，是发挥生物大分子药物药效和提高其成药性的关键。目前研究热门的生物大分子递药系统如下。

1.仿生纳米递释系统　可用于蛋白质、多肽、抗体、疫苗与核酸等体内外递送。

2.蛋白质类药物新型给药系统

（1）新型注射（植入）给药系统：如生物大分子药物控释微球制剂和生物大分子药物纳米递药系统，如腺苷酸脱氨酶（ADA）与PEG复合形成PEG-ADA，治疗因ADA缺乏引起免疫缺损综合征的患者，已获FDA批准生产。

（2）非注射给药系统：①鼻腔给药系统：如胰岛素鼻腔给药系统；②口服给药系统：如胰岛素微乳制剂，胰岛素肠溶胶囊；③直肠给药系统；④口腔黏膜给药系统；⑤肺部给药系统。

3.白蛋白载药系统　临床上一些常用的抗肿瘤药物与人血白蛋白形成复合物，可增强药物向肿瘤部位的递送，如紫杉醇被制成白蛋白结合药物，经FDA批准以Abraxane的名称上市，甲氨蝶呤-白蛋白耦合物也已用于临床治疗。

第四节　药品的标识

药品包装应当按照规定印有或者贴有标签并附有说明书。药品的标识包括药品外包装标识、药品说明书和药品标签。药品说明书与药品研制、生产、销售、贮运、使用等众多环节密切相关。药品说明书是指导贮运、使用的最重要、最基本的信息来源，它们向药品生产者、销售者、医务人员和患者介绍药品的重要信息，指导人们正确地经销、贮存、养护和使用药品。经国家药品监督管理局审核批准的药品说明书是药品的法定文件，是医师、药师、护士和患者合理用药的科学依据。各国将药品说明书、标签作为药品法规管理的重要内容加以规范。

一、药品的批准文号、批号、有效期

1.药品批准文号　药品的批准文号是指在药品监督管理部门注册通过时给予的编号，包括药品批准文号、进口药品注册证号、医药产品注册证号、新药证书号。药品的外盒及说明书上必须注明药品的批准文号。

药品的批准文号有固定格式，其格式见表37-4-1。2020年7月8日以后批准的药品，一律采用该格式。不同厂家生产的同一通用名的药品，其批准文号不同。如上海上药信谊药厂有限公司生产的盐酸二甲双胍片（0.5g/片），其批准文号为国药准字H20123035；外企MERCK SANTE公司生产的盐酸二甲双胍片（0.85g/片）则为国药准字HJ20200039。

表37-4-1 不同药品批准文号格式

药品类型	批准文号格式
国产药品	国药准字H（Z、S）＋四位年号＋四位顺序号
进口药品	国药准字H（Z、S）J＋四位年号＋四位顺序号
港、澳、台地区药品	国药准字H（Z、S）C＋四位年号＋四位顺序号
医院制剂	X药制（备）字H（Z）＋四位年号＋四位流水号

注：其中H代表化学药，Z代表中成药，S代表生物制品。医院制剂中，X代表省、自治区、直辖市简称，H代表化学制剂，Z代表中药剂

2.药品批号　药品的批号又称产品批号，是用于识别某一批药品的一组数字或数字加字母。在药品生产过程中，将同一次投料、同一次生产工艺所生产的药品用一个批号来表示。需注意药品批号可能与该药品的生产日期没有直接联系，如某药品批号可标示为20200215、20191245、200507AD等形式。《中华人民共和国药品管理法》规定在药品的包装上必须标明产品批号、生产日期、有效期，未注明或者更改产品批号的药品为劣药。

3.药品有效期　有效期是指药品在规定的储藏条件下能保持其质量的期限，有效期从生产日期开始算起。根据其稳定性试验和留样观察，预测或掌握其效价（或含量）下降至不合格的时间，规定药品在一定储藏条件时的有效使用时限。《中华人民共和国药品管理法》规定未标明、更改有效期或超过有效期的药品为劣药。

有效期的表示方法有3种：

（1）直接标明有效期：有效期至××××年××月××日，或有效期至××××/××/××。如有效期至2021年10月11日，表明至2021年10月12日起便不得使用。目前国内多数药厂都用这种方法。

（2）标明有效期年限：则可由批号推算，如某药品批号为190511，有效期为3年。由批号可知本产品为2019年5月11日生产，有效期3年，表明本品可使用到2022年5月10日为止。

（3）直接标明失效期：如某药品的失效期为2019年8月15日，表明可使用至2019年8月14日。一些进口药品可见这种表示方法。

有效期药品的管理：近效期先用；定期检查效期，按效期登记；近效期药品及时处理，效期在3个月内的药品粘贴近效期标识，过期药品禁用。

二、药品规格

药品规格包括制剂规格和包装规格，药品规格应当根据药品用法用量合理确定，一般不得小于单次最小用量，也不得大于单次最大用量。药品包装规格应当经济、方便，有使用疗程的药品，其包装规格一般应当根据药品使用疗程确定。药品的制剂规格，一般情况下是指以每片、每包、每粒或每支为单位的药物制剂内所含有效成分的量，特殊情况下以装量（重量或容量）、浓度、面积等代表制剂规格。如头孢呋辛酯片，0.25g/片，12片/盒，制剂规格为0.25g/片，包装规格为12片/盒。

三、药品说明书

药品说明书是药品使用的指南，根据2019年版《中华人民共和国药品管理法》，药品说明书应当注明药品的通用名称、成分、规格、上市许可持有人及其地址、生产企业及其地址、批准文号、产品批号、生产日期、有效期、适应证或者功能主治、用法、用量、禁忌证、不良反应和注意事项。此外有些药品说明书还包括：孕妇及哺乳期妇女用药、儿童用药、老年用药、药物相互作用、药物过量、临床试验、药理毒理、药代动力学、贮藏、包装、执行标准。中药制剂说明书还应包括主要药味（成分)性状。药品说明书中的文字应当清晰，生产日期、有效期等事项应当显著标注，容易辨识。

麻醉药品、精神药品、医疗用毒性药品、放射性药品、外用药品和非处方药的标签、说明书，应当印有特殊管理的药品、外用药和非处方药等专用的标识（图37-4-1至图37-4-6）。

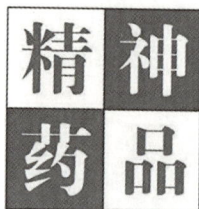
精神药品
图37-4-1 精神药品标识

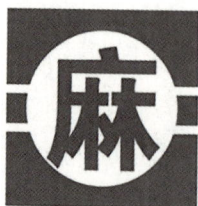
麻醉药品
图37-4-2 麻醉药品标识

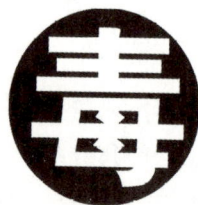
图37-4-3 毒性药品标识图片

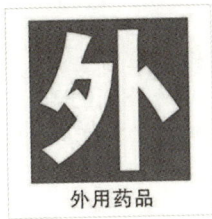

图37-4-4 外用药品标识　　　图37-4-5 甲类非处方药　　　图37-4-6 乙类非处方药

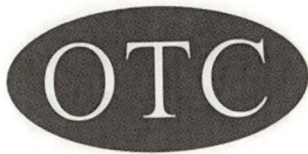

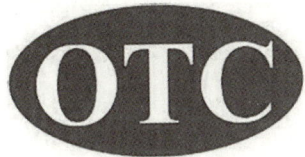

第五节　药品的贮存条件及外观检查

一、药品的贮存条件

1.药品贮存的设施、设备　药库应干净、整齐，地面平整、干燥，货架由洁净、坚固材料制成，门与通道的宽度便于搬运药品和符合防火安全要求。有照明设施；有防冻、保温设备；有防鼠、防虫、防火、防盗设备；通风、排水设备；根据贮存需要设立不同库（区），常温库、阴凉库、冷库应安装温湿度调控设备，温湿度测定仪表。

2.药品贮存的温度、湿度　《中国药典》2020年版"贮藏"项下的规定是对药品贮藏与保管的基本要求。

（1）冷藏：系指温度保持在2～10℃。

（2）阴凉：系指温度要求不高于20℃。

（3）常温：系指温度保持在10～30℃。

（4）凉暗：系指避光并不超过20℃。

（5）贮存相对湿度：应保持在45%～75%。

（6）中药材储存条件：室内温度不超过30℃；相对湿度不超过60%；中药饮片贮存过程中应注意经常倒垛，保证中药材的质量。

3.药品的养护

（1）遮光：系指用不透光的容器包装，例如棕色容器或黑色包装材料包裹的无色透明、半透明容器。

（2）避光：系指避免日光直射。

（3）密闭：系指将容器密闭，以防止尘土及异物进入。

（4）密封：系指将容器密封，以防止风化、吸潮、挥发或异物进入。

（5）熔封或严封：系指将容器熔封或用适宜的材料严封，以防止空气与水分的侵入并防止污染。

4.特殊药品的贮存保管　麻醉药品、精神药品、医疗用毒性药品、放射性药品实行"五专管理"即专人负责、专柜加锁、专用账册、专用处方、专册登记，危险药品、易燃、易爆药物应专库存放。

二、药品外观检查

1.检查内容

（1）药品包装的外观：装箱、封条、包装盒、药瓶、合格证等项。药品标签和说明书上必须印有生产企业、批准文号、产品批号，否则为假药。

（2）药品外观质量检查主要是对药品性状进行检查，包括形态、颜色、气味、味感等。不同剂型的药物检查内容有所不同。

1）片剂：普通药片检查外观应完整光洁，色泽均匀，无吸潮，无斑点，无裂片，无发黏、变形。糖衣片检查有无变色、粘连、裂开等。

2）胶囊剂（胶丸）：检查装液体药剂的软胶囊，应无粘连，无破裂漏药，无异味；检查装粉剂的硬胶囊，应无受潮粘连，无破碎等现象。

3）注射剂和粉针剂：注射剂要检查澄清度、色泽等。溶液型注射液应澄清，无浑浊、沉淀；乳状液型注射液，检查有无相分离现象；粉针剂检查是否黏瓶、结块、变色等。

4）液体制剂：糖浆剂、酊剂、溶液剂、流浸膏剂，应检查有无大量挥发、沉淀、发霉、变色及异味等；乳剂，检查有无沉淀、分层等；滴眼液，检查有无浑浊、沉淀产生；如絮状物、混浊、沉淀、发酵和出现异味。

5）栓剂、软膏及乳膏：应无硬块、变色，无分层及颗粒析出，无酸败和异味。栓剂应检查有无溶化、变形现象。

6）冲剂、颗粒剂、散剂：应干燥、松散，颜色与颗粒应均匀，无发黏、吸潮结块，无生霉或变色。

7）生物制品：其中液体生物制品检查有无变色、异臭、摇不散的凝块及异物，冻干生物制品应为白色或有色疏松固体，无融化迹象。

如上述制剂中，有上述现象则为变质药品，一旦判定药品变质，应按照假药处理，不得再使用。

2.外观检查方法　需将容器包装打开，通过视、触、听、嗅觉检查；通过比较法检查。

第六节　给药护理概述

一、护理给药原则

1.应根据医嘱给药。严格遵医嘱用药，在用药时应注意观察药物的疗效及其病情变化，对于有疑问的医嘱应该提出质疑。

2.严格执行查对制度，做到"三查八对"。三查：即操作前、操作中、操作后进行查对。八对：即对床号、姓名、药名、浓度、剂量、用法、时间、有效期。严格检查药物质量，注意观察患者的用药反应。

3.准确掌握给药剂量、浓度、方法和时间。备好的药品应及时分发或使用，避免放置过久，药效降低或造成污染。

4.正确实施给药　给药前应询问有无过敏史，根据说明书要求做药物过敏试验。

5.密切观察　用药后应注意观察药物的疗效及不良反应，并做好记录。

二、各种药物剂型的正确使用方法

1.口服药的使用方法

（1）片剂、胶囊：洗净双手，倒一杯温开水；先喝一口水，润润喉咙和食管；把药含入口中，再抿一口水，像平时咽东西一样把药咽下，紧接着多喝几口水；服药后不要马上躺下，最好站立或走动一分钟，以便药物完全进入胃里。

如果某些药片如普通片剂或胶囊不易吞咽，可将药片研碎或胶囊打开，倒在汤匙中，用苹果汁或汤混匀。但是，肠溶片、缓释片、控释片或胶囊，除说明书标注可掰开服用外，一般应整粒吞服，不能研碎或将胶囊打开。

（2）舌下片：将药片放在舌头下，尽可能在舌下长时间地保留一些唾液以帮助药片溶解；服药后至少5分钟内不要饮水；药物溶解过程中不要吸烟、进食或嚼口香糖。

（3）口腔崩解片或含片：将口腔崩解片放于口腔内，闭上嘴；尽可能在口腔长时间地保留一些唾液以帮助药片溶解；服药后至少5分钟内不要饮水。注意含片不要咀嚼，让其在口中溶解。

（4）泡腾片：先将泡腾片用适量不超过60℃的温水溶解完全后再服用，因在溶解过程中可释放出二氧化碳，易引起窒息，泡腾片不得直接吞服。

（5）干混悬剂、散剂、粉剂和颗粒剂：需要用适量的液体溶解或混合完全后再吞服，不宜直接吞服。

（6）口服溶液剂或混悬剂：服药前，清洗量杯，依照医嘱，按刻度倾倒适量液体，混悬剂在用前一定要振摇均匀，保证成分均一，服药后再次清洗量杯。

2.外用药的使用方法

（1）滴耳剂：清洁双手，用药棉清洁外耳；将头部侧倾或身体侧卧，患耳向上；抓住耳垂轻轻拉向后上方使耳道变直（图37-6-1）；依照医嘱的滴数，将滴耳液滴入耳内，避免将滴管接触到耳朵，以免污染滴管；滴药后，保持头部侧倾约半分钟，以防止药水由耳朵流出或可用药棉塞耳；立即拧紧滴耳液瓶盖。注意切勿使用已变色、变坏或过期的滴耳液；在启用后最多可使用4周；连续用3日患耳仍痛，应及时就诊。

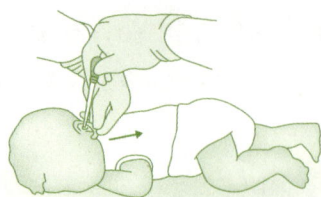

儿童向后下方拉耳郭　　　　　成人向后上方拉耳郭

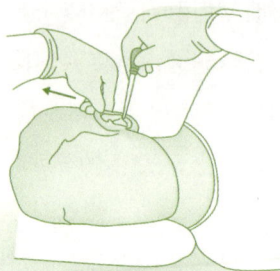

图37-6-1　滴耳剂的使用方法

（2）滴眼剂：点药前洗手、擦净眼周围，坐下或躺下；头稍后仰，眼视头顶方向，轻轻将下眼睑向下拉，形成小囊；将滴眼瓶接近眼睑，但不要触及，依照医嘱滴规定量的药液。然后轻轻闭上眼睛，尽量不要眨眼，用一个手指轻轻按压鼻侧眼角1～2分钟，可防止药液从眼睛表面通过鼻泪管流入鼻腔和口腔。用干净的纸巾将滴眼瓶多余药液擦去，拧紧药瓶保存。

（3）眼膏剂：挤出一定量眼膏使成线状，滴入下眼睑（注意药膏管不要触及眼睛），闭上眼睛，并转动几次以使药膏分散。白天用滴眼剂，临睡前用眼膏剂。非眼科专用的药膏不能点入眼睛。眼用制剂不能存放于高温、高湿或阳光直射处；有些眼用制剂需遮光。开封后若发现药水颜色改变或有混浊沉淀物应丢弃；未开封眼用制剂使用前应注意保存期限；在启用后最多可使用4周。

（4）滴鼻剂与喷鼻剂：清洁鼻部，头后仰，滴入规定滴数：成人2～3滴，儿童1～2滴。滴瓶不要接触鼻黏膜，滴完后保持头部向后倾斜5～10秒，同时轻轻用鼻吸气2～3次。使用喷鼻剂时，头不要后倾。喷嘴插入鼻子尽量避免接触鼻黏膜，并在按压喷雾器的同时吸气，在抽出喷雾器之前，要始终按压喷雾器，以防鼻中的黏液和细菌进入药瓶。在一侧或双侧鼻孔中喷药后，轻轻地用鼻吸气2～3次。滴鼻剂开启后使用期一般不超过4周。

（5）局部软膏和乳膏剂：涂药前，将皮肤清洗、擦干，再按说明涂药。霜剂的油脂少，最好用于头皮和身体其他多毛发的部位。干性皮肤则应使用软膏，可以保持皮肤柔软。勿轻易覆盖涂药处。

（6）外用液体制剂：药液用于涂抹皮肤患处，倒出少量液体在棉片或纱布上，用手指或棉棒将药液涂开，不要将棉棒或棉花、纱布浸入药瓶中。外用混悬液用前应摇匀。

3.特殊剂型的使用方法

（1）局部用气雾剂：使用气雾剂之前，振摇药罐；将药罐置于皮肤上10～15cm高处，按下喷嘴几秒钟后释放；若用气雾剂治疗脸部区域，可先将溶液喷在手中，然后涂抹于脸部。

（2）直肠栓：在炎热的天气下，若栓剂变软可将栓剂放入冰箱中，直到变硬为止。使用时，左侧卧位并弯曲右膝。插入后在给药后1小时内不宜解大便。如果在插入直肠栓时困难或有疼痛感，可将栓剂涂上一层薄的凡士林或矿物油。

（3）喉部喷雾剂：使用时应张大嘴并尽可能向口腔后部喷射药物；使药物在口中保留尽可能长的时间；用药后数分钟内不要饮用任何液体。

（4）阴道用软膏、阴道用药片和栓剂：①使用前，必须阅读使用说明；②仰卧，将膝部提起；③使给药器保持水平，尖端微微向下倾斜；④向前、下方将药推入，只要感觉正常，将给药器尽可能深地插入阴道；⑤合拢双腿，保持仰卧20分钟；⑥给药后1～2小时不排尿；⑦入睡前给药，月经期停药。

（5）吸入用制剂：吸入用气雾剂：①摘下气雾剂喷嘴的盖子，上下摇晃吸入器。②站立位，如果是在床上，则建议上半身要保持直立。③然后缓慢呼气，直到不能再呼出为止。④将气雾剂喷嘴放入嘴内，上下嘴唇封住吸嘴，不要漏气。用力吸气的同时按下吸入装置将药物喷出，吸气末屏住呼吸，并将吸嘴从嘴部移开。⑤屏气5～10秒或尽可能长，一般10～20秒，然后呼气，即完成一次用药（图37-6-2）。

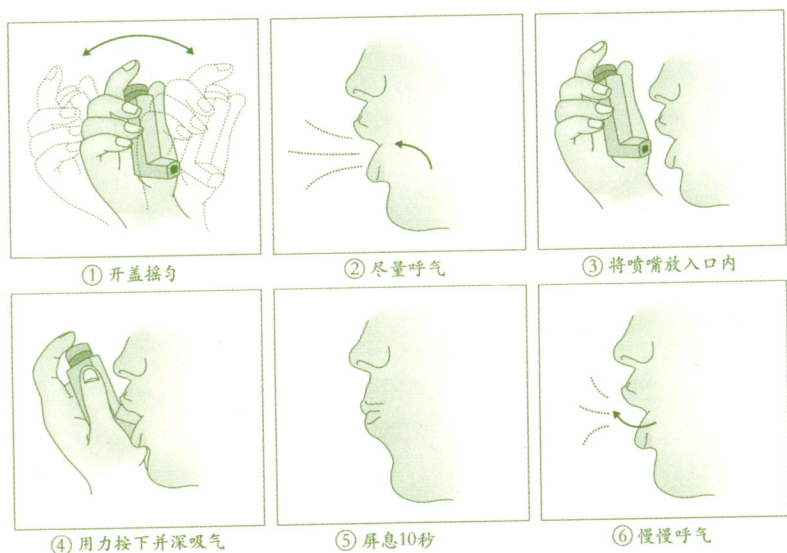

①开盖摇匀　②尽量呼气　③将喷嘴放入口内　④用力按下并深吸气　⑤屏息10秒　⑥慢慢呼气

图37-6-2 吸入用气雾剂的使用方法

准纳器的使用要点：①查看剂量指示窗了解剩余药量。②一只手握住外壳，另一只手的拇指放在拇指柄上，向外推动滑动杆至末端位置，此时发出"咔嗒声"，准纳器吸嘴处暴露出吸口，说明准纳器已成功打开一个剂量的药物，以备吸入。③然后缓慢呼气，直到不能再呼出为止。④呼气后不要吸回，而用双唇包住准纳器吸嘴后才用力深长吸气，吸气末屏住呼吸，并将吸入器移开嘴部。⑤屏气10秒或尽可能长，一般10～20秒，然后恢复正常呼吸，即完成一次用药。⑥如果吸力足够，一般吸一次可以吸完一个剂量的药物。如果怀疑吸力不足，可以再重复3～5的步骤。⑦如果需要吸第二个剂量则重头再操作一次。⑧给药完毕后，用干净纸巾擦拭吸嘴，向内拨回滑动杆，关闭准纳器。

含激素的吸入制剂，用完后清水漱口，避免真菌感染。

案例回顾 📑

　　通过本章节的学习，同学们对药品的名称、批号、分类、药品标识及外观检查有所了解，对药品的贮存条件和效期管理有了更深入的认识。同学们应全面掌握并学会药品效期的识别，药品的贮存方法，了解哪些药品属于劣药，哪些药品属于假药。通过对案例的学习，深刻认识到药品贮存养护和效期管理是保证药品质量的关键环节。掌握药品效期需按照"先进先出"的原则进行管理，近效期3~6个月的药品做好标识。严禁过期药品的发出和使用。

参考文献

[1]国家药典委员会.中华人民共和国药典[M].北京：中国医药科技出版社，2020.

[2]国家药典委员会.中华人民共和国药典临床用药须知[M].北京：中国医药科技出版社，2020.

[3]国家卫生和计划生育委员会疾病预防防控局.中国居民营养与慢性病状况报告（2015）[M].北京：人民卫生出版社，2015.

[4]陈新谦，金有豫，汤光.新编药物学[M].18版.北京：人民卫生出版社，2018.

[5]Sweetman SC.马丁代尔药物大典[M].37版.李大魁，金有豫，汤光等译.北京：化学工业出版社，2014.

[6]艾德琳·尼雅马斯.新编当代护理学[M].沈小平，王骏，许方蕾译.上海：复旦大学出版社，2018.

[7]杨宝峰.高等药理学[M].北京：人民卫生出版社，2021.

[8]全国护士执业资格考试用书编写专家委员会.2019全国护士执业资格考试指导[M].北京：人民卫生出版社，2018.

[9]姚红，黄刚.药物学基础[M].3版.北京：人民卫生出版社，2018.

[10]苗久旺，袁超.药理学[M].北京：中国科学技术出版社，2016.

[11]詹沛晶.药物应用护理[M].北京：中国中医药出版社，2018.

[12]瓮生彬，展敏，林向阳.医学基础知识[M].西安：第四军医大学出版社，2017.

[13]肖顺贞，李湘萍.护理药理学[M].北京：北京大学医学出版社，2014

[14]叶宝华.用药基础（数字案例版）[M].武汉：华中科技大学出版社，2021.

[15]葛均波，徐永健，王辰.内科学[M].9版.北京：人民卫生出版社，2018.

[16]李小鹰，林曙光.心血管疾病药物治疗学[M].2版.北京：人民卫生出版社，2013.

[17]陈树君.护理药理学[M].3版.北京：人民卫生出版社，2014.

[18]桑德福.热病-桑德福抗微生物治疗指南[M].44版.中国协和医科大学出版社，2014.

[19]杨世民.药事管理学[M].北京：人民卫生出版社，2016.

[20]方亮.药剂学[M].北京：人民卫生出版社，2016.

[21]黄志力.药物学[M].上海：复旦大学出版社，2016.

[22]王开贞，李卫平.药理学[M].北京：人民卫生出版社，2019.

[23]王清，李红月.护理药理学[M].北京：人民卫生出版社，2021.

[24]《中国高血压防治指南》修订委员会.中国高血压防治指南2018年修订版[J].心脑血管病防治，2019，2（19）：8-30.

[25]Joseph Arthur，Eduardo Bruera.平衡癌症患者中阿片类药物镇痛与非医学目的使用的风险[J].中国疼痛医学杂志，2020，26（2）：81-84.

[26]阮亚华.护理干预对老年精神病患者饮食安全的影响研究[J].中西医结合心血管病电子杂志，2020，8（14）：127-127.

[27]王志纲，杨毓章.抗精神失常药物不良反应监测[J].中华神经精神科杂志，1994（6）：368-371.

[28]范淑军，殷波，龚洁玲.非甾体类抗炎药[J].健康必读（中旬刊），2012，11（6）：328-329.

[29]贾继东，崔儒涛.非甾体类抗炎药的肝脏毒性[J].肝脏，2001（1）：51-52.

[30]傅得兴，封宇飞.非甾体类抗炎药的安全性研究[J].临床合理用药杂志，2011，4（12）：3-5.

[31]冯宝玉，陈纪春，李莹，等.中国成年人超重和肥胖与高血压病关系的随访研究[J].中华流行病学杂志，2016，37（5）：606-611.

[32]王闯世，王杨，杨进刚，等.近十年中国主要心血管指南的推荐分类和证据水平分析[J].中国循环杂志，2020，7（9）：206-211.

[33]韩天娇，胡玉玺，等.高分子前药的研究进展[J].中国药科大学学报，2019，50（4）：397-404.

[34]磺脲类药物临床应用专家共识（2016年版）[J].药品评价，2017，14（1）：5-11.